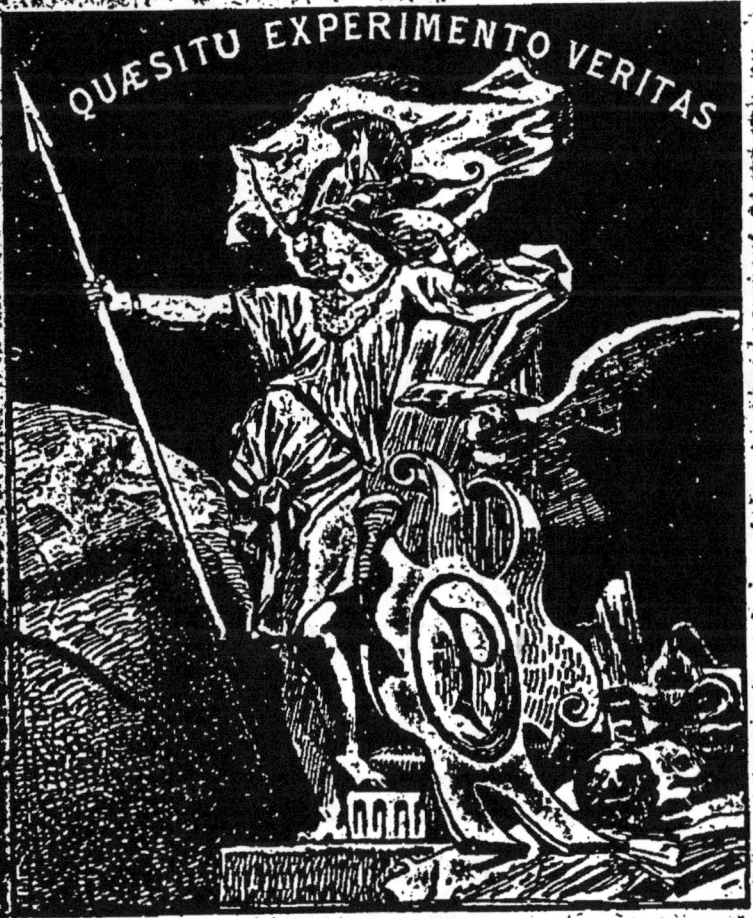

QUÆSITU EXPERIMENTO VERITAS

12-14

MÉDECINE

ET

MÉDECINS

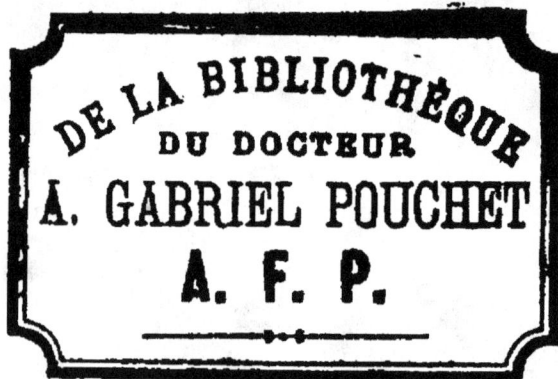

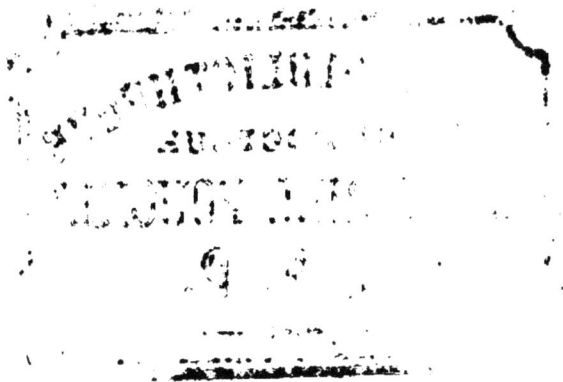

Paris. — Imp. Viéville et Capiomont, rue des Poitevins, 6

MÉDECINE

ET

MÉDECINS

PAR

É. LITTRÉ

DE L'INSTITUT ET DE L'ACADÉMIE DE MÉDECINE

DEUXIÈME ÉDITION

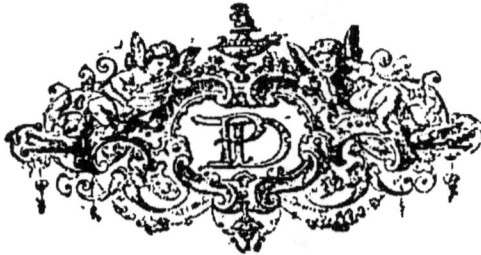

PARIS

LIBRAIRIE ACADÉMIQUE

DIDIER ET Cie LIBRAIRES-ÉDITEURS

35, QUAI DES AUGUSTINS, 35

1872

A LA MÉMOIRE

DE M. LE DOCTEUR RAYER

DE L'ACADÉMIE DES SCIENCES ET DE L'ACADÉMIE DE MÉDECINE

———

Une amitié de près de quarante ans nous a unis ; elle commença, moi humble étudiant, lui médecin déjà renommé ; elle a duré inaltérable, quelque diverses qu'aient été nos fortunes. Je survis ; mais je n'ai pas oublié.

PRÉFACE

———

Ceci, comme l'*Histoire de la langue française* et les *Études sur les barbares et le moyen âge*, est derechef ce que j'appelle un demi-livre, c'est-à-dire un recueil de fragments traitant d'un seul et unique objet. Le présent volume est consacré à la médecine. Mon intention est bien de ne pas clore cette courte préface sans indiquer brièvement quelles sont les idées générales qui ont inspiré et dirigé chacun des morceaux particuliers. Mon intention n'est pas, non plus, de la borner à cela ; et par une impulsion qui me vient au moment où je tiens la plume, et à laquelle je me laisse aller, je commence par une causerie, comme fait un vieillard qui, n'ayant plus que peu d'heures devant lui, les emploie à jeter un regard sur son passé.

J'ai beaucoup écrit sur la médecine : articles de journaux, articles de dictionnaires, monographie sur le choléra, édition d'Hippocrate; j'ai vécu dix ans dans les hôpitaux comme externe, comme interne, comme disciple assidu à la visite de M. Rayer, et cependant je n'ai passé aucun examen, n'ai aucun titre médical, et ne suis pas docteur.

C'est une conduite bizarre, j'en conviens; elle n'est pourtant pas sans explication. En 1827, j'avais mes seize inscriptions et me préparais à passer mes examens (il fallait alors avoir toutes ses inscriptions pour les passer), quand mon père mourut. Cet événement que, pour me servir du langage du poëte latin,

> *semper acerbum,*
> *Semper honoratum, sic dii voluistis, habebo,*

changea ma position, et m'obligea de pourvoir non-seulement à ma subsistance, mais aussi à celle de ma mère, soin du reste que mon frère partagea avec moi. Alors je jugeai que l'avenir médical se fermait, et je n'eus pas la hardiesse de grever mon présent, en essayant de m'établir médecin, installation qui, à Paris, est toujours dispendieuse et toujours incertaine. Il est inutile de dire au lecteur ce que je devins; mais, par une ténacité d'esprit qui m'a porté à ne pas vouloir perdre, en l'abandonnant, les fruits d'une étude commencée, je me mis, tout en gagnant ma vie, à suivre, en disciple bénévole, la clinique de M. Rayer à la Charité. Ce fut là que je me liai avec lui. Cette clinique était une excellente école : j'en profitai; et de la sorte, tout en m'éloignant de la pratique, je ne cessai de me rapprocher de la science.

Cette situation studieuse et précaire durait depuis quelque temps, lorsque M. Rayer, qui en fut, je ne sais comment, informé, m'offrit de m'avancer une somme d'argent pour me faire recevoir docteur. Très-reconnaissant de cette offre spontanée et inattendue, je refusai. Un certain temps après, le libraire Hachette (nous avions été camarades de collége et nous étions excellents amis) me proposa de me faire, pendant quelques années, les fonds nécessaires pour mon installation médicale. Je refusai encore, par défiance de ne pouvoir rendre les sommes avancées, bien que, certainement, ni M. Rayer ni M. Hachette ne m'eussent, si je n'avais pu rendre, jamais rien redemandé.

C'est ainsi que, tout en me livrant studieusement à la médecine, je ne devins pas médecin. Les années passèrent; pendant qu'elles passaient, je ne cessai de visiter le laboratoire de M. Rayer et de suivre ses travaux; et, d'une autre part, je formai avec M. Hachette l'entreprise considérable du Dictionnaire de la langue française. Ce vieil ami n'en a pas vu la fin; je la verrai peut-être; peut-être... car qui, à soixante et onze ans tout à l'heure, peut se flatter de terminer quelque chose?

Je viens de parler de camarades de colléges; il y a aussi les camarades d'hôpitaux. Les jeunes gens qui arrivent à l'internat, triés par un examen, sont généralement studieux et désireux d'employer utilement les quatre années qui leur sont dévolues. On se lie, on étudie ensemble, on discute les cas et les méthodes, on juge les maîtres, et, la médecine offrant tant d'occasions de philosopher, on philosophe. C'est là que je contractai une intime amitié avec trois hommes, tous trois morts, et dont j'éprouve une douloureuse satisfaction à réunir ici autour de moi les souvenirs, Michon, Natalis Guillot et Costallat, de Bagnères de Bigorre; l'un, capable d'écrire, mais plus désireux de faire, rangé pour son habileté et son savoir entre les premiers chirurgiens de Paris et se conciliant l'estime et l'attachement de tous par son honnête dévouement aux devoirs de sa profession; l'autre, professeur distingué, esprit original, curieux de recherches anatomiques et pathologiques, et plein, pour tous ceux qui étaient autour de lui, d'un charme exquis; le troisième, enfin, ardent au bien public, toujours en souci d'améliorer un service, d'être utile à sa ville, à ses concitoyens, et connu par ses travaux sur la pellagre et ses propositions, non encore essayées, de la supprimer absolument. Notre amitié, commencée dans les hôpitaux et à la salle de garde, a subi toutes les épreuves, même celle de la mort, et subsiste, dernier refuge, dans le cœur de celui qui va bientôt disparaître à son tour.

J'ai très-peu pratiqué la médecine; pourtant, dans mon village, pendant une vingtaine d'années, j'ai donné quelques soins aux paysans mes voisins. Prudent et suffisamment éclairé, je leur ai certainement été utile; et, de cette utilité, j'ai obtenu la meilleure des récompenses dans leur reconnaissance, manifestée

par un bon vouloir constant et, au besoin, par des services. Là aussi j'ai éprouvé, pour ma part, combien la
médecine peut causer d'angoisses, quand, dans un cas
grave où il va de la vie et de la mort, l'incertitude du
diagnostic ou du traitement et la crainte de s'être
trompé suscitent de cuisants regrets qui ressemblent
à des remords. Il n'y a point de parité entre la responsabilité du médecin et son pouvoir; l'une est grande,
et l'autre est petit; et c'est justement à cause des limites où ce pouvoir est resserré, que, bien qu'il soit
trop facile d'en laisser perdre une parcelle, la moindre
parcelle perdue cause une poignante anxiété.

Par un autre côté aussi, la pratique de la médecine
est douloureuse, c'est par la prévision ; non pas pour
soi, j'ai vu plus d'un médecin reconnaître en sa personne l'annonce d'un mal incurable et, longtemps à
l'avance, se prononcer avec résignation l'arrêt de mort
qu'un autre n'aurait connu qu'à toute extrémité; non
pas pour soi, mais pour de chères existences qu'un mal
menaçant vient saisir. Prévoir alors est une torture
épargnée à qui conserve longtemps un ignorant espoir;
mais les semaines, les mois, les années sont bien longs
à celui qui ne peut les charmer par aucune illusion.

Malgré tout, et quoi que la médecine m'ait coûté, je
ne voudrais pas qu'elle eût manqué à mon éducation
générale. C'est, moralement et intellectuellement, une
bonne école, sévère et rude, mais fortifiante. Moralement : je ne dirai pas que c'est un office secourable,
car secourable aussi est l'office du paysan qui laboure

le sol, du maçon qui taille la pierre, du forgeron qui
bat le fer, et de tous les coopérateurs sociaux ; mais je
dirai que, perpétuel témoin des souffrances et de la
mort, elle inspire une profonde pitié pour la condition
humaine. Intellectuellement : il est bon d'avoir vu
l'amphithéâtre et l'hôpital, et de savoir par quel procédé organique la maladie se produit dans le corps
vivant, quels troubles elle y cause, et comment elle
vient à la guérison ou à la mort.

La médecine, au moment où j'en commençai l'é-
tude, subissait dans sa doctrine un amendement considérable. Jusque-là, on avait considéré la pathologie
comme un phénomène qui avait en soi sa raison d'être ;
on entendait que la maladie, fièvre, inflammation,
cancer, était quelque chose à existence indépendante
et à lois propres. De la sorte, il n'existait aucune connexion entre l'état pathologique et l'état physiologique ;
le premier était simplement superposé au second ; et
l'on ne passait pas du second au premier. Cette manière
de voir fut inévitable aussi longtemps que la physiologie n'était pas devenue positive ; mais elle le devint au
commencement de ce siècle ; et, après l'intervalle de
temps nécessaire pour que les grandes méthodes fassent
subir leur influence, elle renouvela toute la doctrine
médicale. Il fut établi qu'aucune loi nouvelle et particulière ne se manifeste dans la maladie ; que la pathologie n'est pas autre chose que de la physiologie
dérangée, et que l'on passe de l'une à l'autre sans
quitter un même domaine de phénomènes et d'actions.

Rien n'a plus que cette notion essentielle contribué à l'affermissement et au progrès de la médecine.

Cette notion essentielle règne explicitement ou implicitement dans le présent volume. Aujourd'hui, grâce à une action latente de la philosophie qu'Auguste Comte a inaugurée, et qui est connue sous le nom de philosophie positive, de bons esprits ne se contentent plus d'être informés de la constitution intérieure d'une science; ils demandent comment elle se rattache à la science totale ou générale. Il est de fait que cette même philosophie positive, que je viens de nommer, a seule le pouvoir de donner satisfaction à un tel désir. Je n'ai pas besoin de dire que la philosophie théologique ne s'occupe pas de pareilles questions, et qu'elle laisse flotter à leur gré les méthodes du savoir humain, sous la seule condition qu'il se soumette absolument à la foi. La philosophie métaphysique, de son côté, n'a fourni que des coordinations purement arbitraires et systématiques; le lien y est toujours exclusivement subjectif; et ce caractère subjectif lui ôte toute efficacité pour trouver la méthode générale de la science objective. Il n'en est pas de même de la philosophie positive; et c'est justement en ce problème d'un ordre si élevé que se manifeste sa fonction essentielle. Pour elle, toute la science forme un long enchaînement où chaque science particulière a une place véritablement naturelle et absolument déterminée. A ce point de vue, la nature, la détermination d'une science gît dans le plus ou moins de complication qui lui appartient. La

plus simple est la mathématique ; la plus compliquée est
la sociologie. La physiologie, avec son annexe la médecine, précède la sociologie et succède à la chimie. Par
le seul énoncé de sa place dans la hiérarchie, l'étudiant voit aussitôt qu'elle a besoin, pour se constituer,
d'emprunter des lumières aux sciences inférieures ou
moins compliquées et particulièrement à la chimie et à
la physique, et qu'elle est d'un secours indispensable
à la constitution de la sociologie. C'est cette lumière
perpétuelle jetée sur les méthodes et les sciences particulières qui me rangea jadis sous la doctrine de la philosophie positive, et qui m'y retient.

Octobre 1871.

GRANDES ÉPIDÉMIES[1]

Parmi les maladies, il en est qui sont aussi individuelles que les plaies et les fractures, et qui se remarquent dans tous les temps et dans tous les lieux ; il en
est d'autres qui sont spéciales à certaines contrées, sans
qu'il soit possible d'expliquer par quel concours de circonstances locales elles naissent dans tel district, et
pourquoi elles n'en sortent pas. Tel est le *bouton* d'Alep,
qui attaque seulement les habitants de cette ville et
les étrangers qui viennent y séjourner.

Enfin, une troisième classe de maladies a pour caractère d'envahir une immense étendue de pays ; et, ce
qu'il y a de plus remarquable, c'est qu'elles n'ont pas
une durée indéfinie ; je veux dire qu'elles ne sont pas
aussi anciennes que les races humaines, que nos histoires en connaissent l'origine, que les unes sont déjà
éteintes et ne sont pas arrivées jusqu'à nous, et que les
autres, qui les remplacent, n'ont pas affligé nos aïeux

1. *Revue des Deux-Mondes*, 15 janvier 1836.

1

et sont peut-être destinées à cesser à leur tour. Ce sont
de grands et singuliers phénomènes. On voit parfois,
lorsque les cités sont calmes et joyeuses, le sol s'ébranler tout à coup, et les édifices s'écrouler sur la tête des
habitants; de même il arrive qu'une influence mortelle
sort soudainement de profondeurs inconnues et couche
d'un souffle infatigable les populations humaines,
comme les épis dans leurs sillons. Les causes sont
ignorées, les effets terribles, le développement immense. Rien n'épouvante plus les hommes; rien ne
jette de si vives alarmes dans le cœur des nations;
rien n'excite dans le vulgaire de plus noirs soupçons.
Il semble, quand la mortalité a pris ce courant rapide,
que les ravages n'auront plus de terme, et que l'incendie, une fois allumé, ne s'éteindra désormais que
faute d'aliments. Il n'en est pas ainsi; les traits de l'invisible archer s'épuisent; ces vastes épidémies restent
toujours dans de certaines limites; l'intensité n'en va
jamais jusqu'à menacer d'une destruction universelle
la race humaine. J'ai dit jamais, j'aurais dû dire dans
l'intervalle des cinq ou six mille ans qui font toute
notre histoire, ou, si l'on veut, des quelques milliers de
siècles où figure l'homme préhistorique; car qui peut
répondre de ce que renferme l'avenir? Des races d'animaux ont disparu du globe; les découvertes de Cuvier
sur les fossiles l'ont prouvé sans réplique. La pathologie
a-t-elle joué quelque rôle dans ces extinctions?

Les maladies universelles ont tout l'intérêt des
grands événements; le médecin en étudie les symptômes et les rapports avec d'autres maladies, et
cherche en même temps à entrevoir la place qu'elles
occupent dans l'enchaînement des choses du monde, et
le lien par lequel les existences humaines et la planète
qui les porte semblent tenir ensemble.

Dans le cadre des influences considérables qui ont agi sur les destins des sociétés, il faut faire entrer, quelque étrange que cela puisse paraître au premier coup d'œil, la pathologie, ou, pour mieux dire, cette portion de la pathologie qui traite des vastes et universelles épidémies. Que sont vingt batailles, que sont vingt ans de la guerre la plus acharnée, à côté des ravages que causent ces immenses fléaux ? Le choléra a fait périr en peu d'années autant d'hommes que toutes les guerres de la révolution; on compte que la peste noire du quatorzième siècle enleva à l'Europe seule vingt-cinq millions d'individus; la maladie qui dévasta le monde, sous le règne de Justinien, fut encore plus meurtrière. En outre, nulle guerre n'a l'universalité d'une épidémie. Que comparer, pour prendre un exemple bien connu de nous, au choléra, qui, né dans l'Inde, a passé à l'est jusqu'en Chine, s'est porté à l'ouest en Europe, l'a parcourue dans presque toutes ses parties, et est allé jusqu'en Amérique ?

La première grande maladie dont l'histoire fasse mention est celle que l'on connaît sous le nom de *peste d'Athènes*, et dont Thucydide a donné une description célèbre. On se trompe grandement, lorsqu'on pense que la maladie fut bornée à la capitale même de l'Attique, et causée par l'encombrement des habitants qui s'y étaient réfugiés pendant l'invasion de l'armée lacédémonienne. Ce fléau venait de l'Orient, Thucydide dit qu'il était parti de l'Éthiopie et qu'il avait parcouru l'Égypte et la Perse; les lettres d'Hippocrate, bien que supposées, attestent néanmoins les ravages qu'il exerça dans le reste de la Grèce, et les historiens en signalent l'apparition dans des troupes occupées à faire le siège de quelques villes de la Thrace. S'il est impossible de le suivre en Italie ou dans les Gaules, c'est que, à une époque aussi reculée que celle de la guerre du Péloponèse, les écrivains manquent en Occident partout ailleurs que dans la Grèce. On n'avait pas conservé le souvenir d'une pareille destruction d'hommes; les médecins ne suffisaient pas à soigner les malades, et d'ailleurs ils furent surtout atteints par l'épidémie. Le mal se déclara d'abord dans le Pirée, et les habitants commencèrent par dire que les Péloponésiens avaient empoisonné les fontaines ; c'est ainsi que les Parisiens dirent, en 1832, que des misérables empoisonnaient la viande chez les bouchers et l'eau dans les fontaines. Puis l'épidémie gagna la ville avec un redoublement de fureur.

L'invasion était subite : d'abord la tête était prise d'une chaleur ardente, les yeux rougissaient et s'enflammaient, la langue et la gorge devenaient sanglantes ; il survenait des éternuments et de l'enrouement. Bientôt après, l'affection gagnait la poitrine et produisait une toux violente; puis, lorsqu'elle était fixée sur l'estomac, il en résultait des vomissements, avec des angoisses extrêmes, des hoquets fréquents et de violents spasmes ; la peau n'était, au toucher, ni très-chaude, ni jaune; elle était légèrement rouge, livide et couverte de petits boutons vésiculeux et d'ulcérations. Mais la chaleur interne était si grande, que les malades ne pouvaient supporter aucun vêtement; ils voulaient rester nus, et plusieurs, tourmentés par une soif inextinguible, allaient se précipiter dans les puits. La mort survenait vers le septième ou le neuvième jour; plusieurs perdaient les mains ou les pieds par la gangrène; d'autres, les yeux; quelques autres éprouvaient une abolition complète de mémoire, et ne se connaissaient plus ni eux ni leurs proches.

Dans ce tableau, et quand on examine attentivement

les détails et l'ensemble, il est impossible de retrouver aucune des maladies qui nous affligent maintenant. La *peste d'Athènes* est une des affections aujourd'hui éteintes.

Mais cette grande fièvre épidémique ne se montra pas une première fois, pour ne plus jamais reparaître ; on la retrouve dans les siècles postérieurs avec les mêmes caractères d'universalité et de gravité, qui avaient épouvanté la Grèce. Le règne de Marc-Aurèle, entre autres, fut signalé par un des retours de cette meurtrière maladie. Cette fois les relations historiques en indiquent le développement sur presque tous les points de l'empire romain. L'Orient encore fut le point de départ. C'est au siège de Séleucie qu'elle commença à infecter l'armée romaine ; partout où se porta le cortège de Lucius Verus, frère de l'empereur Marc-Aurèle, elle se déclara avec une nouvelle violence, et quand les deux frères entrèrent en triomphateurs dans la ville de Rome, le mal s'y développa avec une telle intensité, qu'il fallut renoncer aux enterrements habituels, et emporter les corps par charretées. En peu de temps la fièvre épidémique était arrivée des bords du Tigre jusqu'aux Alpes, et de là, franchissant ces montagnes, elle pénétra dans les Gaules et même au delà du Rhin. Ce n'est pas ici le lieu d'entrer dans une explication purement médicale des symptômes que présentait la *peste d'Athènes*, reproduite si souvent dans les siècles qui suivirent ; je me contenterai de faire observer que cette fièvre était une fièvre éruptive, c'est-à-dire qu'elle se manifestait au dehors, comme la variole ou la rougeole, par une éruption caractéristique.

On trouve, dans les anciens auteurs, la description d'une maladie particulière qu'ils désignent sous le

nom de *maladie cardiaque* (*morbus cardiacus*). On la
nommait aussi *diaphorèse*, à cause de l'excessive sueur
qui l'accompagnait. Les écrits d'Hippocrate n'en présentent aucune trace. Après Galien, le souvenir s'en
efface de plus en plus, de sorte que cette maladie a
dû naître sous les successeurs d'Alexandre, et cesser
vers le second siècle de l'ère chrétienne.

Elle commençait par un sentiment de froid et de
stupeur dans les membres et parfois dans tout le
corps ; le pouls, prenant aussitôt le plus mauvais caractère, devenait petit, faible, vide, fréquent, plus
tard, inégal et tremblotant, et il disparaissait même
entièrement ; en même temps, les sens des malades
se troublaient, une insomnie invincible les dominait, ils désespéraient de leur guérison, et, dans la
plupart des cas, le corps tout entier ruisselait soudainement d'une sueur qui coulait par torrents dans
le lit, de sorte que les malades semblaient se fondre ; la respiration était courte et pressée jusqu'à la
syncope ; à chaque instant, ils craignaient d'étouffer ;
dans leur anxiété, ils se jetaient çà et là, et d'une
voix très-faible et tremblante ils prononçaient quelques mots entrecoupés ; ils éprouvaient continuellement, au côté gauche ou même dans toute la poitrine,
une intolérable oppression ; et, dans les accès qui
commençaient par une syncope ou qui en étaient
suivis, le cœur palpitait violemment, le visage prenait la pâleur de la mort, les yeux s'enfonçaient dans
les orbites ; et, si la terminaison devait être fatale,
la vue des malades s'obscurcissait de plus en plus,
les mains et les pieds se coloraient en bleu, le cœur,
malgré le refroidissement de tout le corps, continuait à palpiter violemment ; la plupart conservaient
leur raison jusqu'au bout, peu seulement en per-

daient l'usage avant la mort. Enfin, les mains restaient froides, les ongles se courbaient, la peau se ridait, et les malades expiraient sans aucun relâchement dans leur souffrance. On reconnaît, dans ce tableau, beaucoup d'analogies avec la suette anglaise, qui a régné dans les quinzième et seizième siècles, et dont je parlerai plus loin.

Je n'ai pas la prétention de faire un tableau complet de tout ce que l'antiquité nous a laissé sur plusieurs autres maladies qui ont eu jadis un tout autre développement que de nos jours ; j'ai voulu seulement prendre deux exemples saillants d'affections considérables, mais éteintes ; et en rappelant la *peste d'Athènes* et la *maladie cardiaque*, qui sont sans analogues parmi nous, j'ai voulu inculquer cette vérité que les maladies changent avec les siècles, qu'une loi inconnue préside à la succession de pareils phénomènes dans la vie de l'humanité, et qu'ils sont dignes de toute l'attention, aussi bien du médecin que du philosophe et de l'historien. Mais on se tromperait, si l'on pensait que cette extinction d'un fléau épidémique est, si je puis m'exprimer ainsi, un don gratuit de la nature. Les races humaines, en laissant derrière elles une forme de maladies, ne tardent pas à en rencontrer une nouvelle sur leur chemin.

Au moment où ce typhus qui avait désolé l'antiquité quittait les hommes par une cause ignorée, un nouveau fléau vint le remplacer : la peste d'Orient, celle qui règne encore de nos jours en Égypte, et qui est caractérisée par l'éruption de bubons. Bien que, d'après le témoignage d'anciens auteurs conservé par Oribase, la peste ait existé dans l'antiquité en Égypte et en Syrie, cependant les historiens ni les médecins ne font aucune mention d'une grande épidémie de peste, et c'est sous le règne de Justinien que le mal prit pour la première fois le caractère pandémique. Rien ne fut plus épouvantable que les ravages qu'il causa dans le monde.

Naturellement il vint d'Orient, et se répandit vers l'Occident avec une extrême rapidité ; partout il dépeupla les villes et les campagnes, et certains historiens ont estimé à cent millions le nombre des hommes qu'il enleva. Cette maladie était signalée par les bubons pestilentiels, tels que ceux qu'on observe en Orient ; et, depuis le temps de Justinien, la peste n'a cessé de se montrer d'intervalles en intervalles dans différents pays. Durant une certaine époque, elle fut aussi commune en Europe qu'elle l'est aujourd'hui en Égypte. Paris ou Londres en étaient alors aussi souvent ravagés que l'est aujourd'hui Constantinople ou le Caire ; mais depuis assez longtemps elle a cessé de se montrer parmi nous. La peste de Marseille est le dernier exemple pour la France. Moscou et une grande partie de la Russie en ont horriblement souffert vers le milieu du siècle dernier, et aujourd'hui l'Autriche défend contre elle les villages croates qui sont limitrophes de l'empire ottoman.

De grands renseignements sur cette affreuse épidémie sont donnés par l'historien Procope. J'aime mieux réunir ici quelques détails moins connus sur les malheurs qu'elle causa dans notre Occident.

Dès l'an 540 après Jésus-Christ, la peste était arrivée à Paris. On lit dans le *Livre des miracles de saint Jean* : « Tandis que la peste ravageait les peuples de notre patrie, je sentis, à mon départ de Paris, où elle régnait alors, que la contagion du mal me gagna. Nul n'ignore, je pense, quelle épouvantable maladie dévasta à cette époque notre pays. »

Les historiens occidentaux du temps font souvent mention de cette maladie. Marseille en fut infecté violemment en 588. Un navire arriva de la côte d'Espagne avec des marchandises. Plusieurs citoyens ayant fait des achats, une famille, composée de huit membres, périt subitement. Le mal ne se propagea pas tout d'abord dans le reste de la ville; mais il se passa un certain intervalle comme quand le feu couve quelque temps dans une maison; puis tout à coup l'incendie s'étendit sur Marseille tout entier. L'évêque Théodore se tint pendant tout le temps de l'épidémie dans l'enceinte de la basilique de Saint-Victor, se livrant aux veillées et aux prières et implorant la miséricorde divine. La peste ayant enfin cessé en deux mois, le peuple, plein de sécurité, revint dans la ville; mais il y eut une recrudescence et ceux qui étaient revenus périrent. Depuis ce temps, la peste fit plusieurs apparitions à Marseille.

Dans ce tableau tracé par Grégoire de Tours, on croirait lire une description moderne d'une invasion de la peste à Alexandrie ou à Smyrne.

A peu près vers la même date, la peste ravageait Rome; le pape Pélage en fut la première victime, et un témoin oculaire rapporta à Grégoire de Tours avoir vu tomber, durant une supplication publique, en une heure de temps, quatre-vingts personnes qui expirèrent immédiatement.

A Clermont, en 571, le même auteur vit, un certain dimanche, dans la seule basilique de Saint-Pierre, trois cents corps de personnes mortes de la peste. Il se formait dans les aines ou dans les aisselles une plaie, et les malades succombaient en deux ou trois jours.

A peu près à l'époque où la peste d'Orient faisait sa première apparition dans l'Europe, on y vit aussi se développer une maladie non moins terrible èt qui dure encore, quoique singulièrement affaiblie par les découvertes de la médecine moderne : je veux parler de la variole ou petite vérole.

Déjà nommée par Marius, évêque d'Avenches, dans la chronique de l'année 570, elle est décrite d'une manière très-distincte par Grégoire de Tours, sous le nom de *maladie dysentérique* (morbus dysentericus), de *peste valétudinaire* (lues valetudinaria). Dans la description suivante qu'il en donne, liv. IV, à l'année 580, aucun médecin ne méconnaîtra la petite vérole : « La *maladie dysentérique* envahit presque toutes les Gaules. Ceux qu'elle attaquait étaient pris d'une forte fièvre avec des vomissements, d'une douleur excessive dans les reins, et de pesanteur de tête; puis survenaient des pustules. Des ventouses appliquées aux épaules ou aux cuisses, procurant l'écoulement d'une grande quantité d'humeur avec le développement et l'éruption des boutons, sauvèrent beaucoup de malades; de même, les herbes qui servent de contre-poison, prises en boisson, rendirent de grands services. Cette maladie, commencée au mois d'août, attaqua surtout les jeunes enfants. Le roi Chilpéric en fut atteint, et bientôt après le plus jeune de ses fils, qui venait d'être baptisé, la contracta; enfin le frère aîné de celui-là, nommé Chlodobert, la gagna à son tour. » Frédégonde fut plongée dans la douleur à la vue de ses enfants malades, et, accusant de leur danger les vexations qu'avaient souffertes les peuples sous son gouvernement et sous celui de son mari, elle jeta dans le feu les registres de nouvelles taxes qui venaient d'être imposées. Ce qui n'empêcha pas ses enfants de mourir peu de temps après.

C'est donc tout à fait à tort qu'on rapporte ordinairement l'invasion de la petite vérole à l'irruption des

Arabes dans l'Occident. Cette maladie s'établit dans nos contrées vers la fin du sixième siècle de l'ère chrétienne; elle est à peu près contemporaine des pandémies de peste d'Orient.

Le moyen âge fut plus qu'aucune autre époque en proie à des calamités de ce genre. Certaines maladies, déjà connues de l'antiquité, prirent un effroyable développement. Tel fut l'éléphantiasis, connu vulgairement sous le nom de lèpre, et qui fit, pendant plusieurs siècles le désespoir de nos populations occidentales. Sans entrer dans le détail de toutes les souffrances corporelles de nos aïeux, je vais en rappeler quelques-unes au souvenir du lecteur.

Le *mal des ardents* se présente d'abord avec des caractères effrayants, et qui ne sont pas en contraste avec la sombre et rude époque où il se développa. Le plus *ancien monument qui en fasse mention*, est la chronique de Frodoart, pour l'année 945.

« Quantité de monde, tant à Paris qu'en province, périt d'une maladie appelée le *feu sacré* ou *les ardents*. Ce mal les brûlait petit à petit, et enfin les consumait sans qu'on y pût remédier. Pour éviter ce mal ou pour en guérir, ceux de Paris quittaient la ville pour prendre l'air des champs et ceux de la campagne se réfugiaient dans Paris. Hugues le Grand fit alors éclater sa charité, en nourrissant tous les pauvres malades, quoique parfois il s'en trouvât plus de six cents. Comme tous les remèdes ne servaient à rien, on eut recours à la Vierge dans l'église Notre-Dame, qui, dans cette occasion, servit longtemps d'hôpital. »

Les auteurs ne font d'ailleurs mention d'aucune circonstance particulière relative aux aliments, à l'air ou aux eaux. On sait seulement que cela arriva dans le temps que ce Hugues, comte de Paris, faisait la guerre à

Louis d'Outremer, et après les courses des Normands, qui avaient plusieurs fois pillé et saccagé le territoire de Paris.

C'est à la même époque que Félibien rapporte une ancienne charte de l'église de Paris, par laquelle on établit qu'on allumerait six lampes toutes les nuits devant l'autel de la Vierge, en mémoire de cet événement.

Rodulphus Glaber, dans son livre des Histoires, II, a un chapitre intitulé *De incendiis et mortibus nobilium*, où il rapporte qu'en 993, il régnait une mortalité parmi les hommes (*clades pessima*). C'était, dit-il, un feu caché, qui, dès qu'il avait atteint quelque membre, le détachait du corps après l'avoir brûlé. Plusieurs éprouvèrent l'effet de ce feu dans l'espace d'une nuit.

Depuis la fin du onzième siècle, c'est-à-dire depuis 1090 jusqu'au commencement du douzième, on observa en France les plus fortes attaques de cette maladie. On sait que c'était le temps de la plus grande ferveur pour les croisades ; qu'on abandonnait tout pour aller se signaler dans la Terre-Sainte ; que les guerres féodales continuelles et les courses des ducs de Normandie rendaient la partie septentrionale et la partie moyenne de la France le théâtre d'une infinité de misères de toute espèce, parmi lesquelles le mal dont il est question était peut-être un des moindres. La France se dépeuplait sensiblement ; les champs, l'agriculture, étaient abandonnés. Presque toute la France, le Dauphiné principalement, se ressentit de la maladie dont on parle : c'est ce qui détermina le pape Urbain II à fonder l'ordre religieux de Saint-Antoine, dans la vue de secourir ceux qui en étaient atteints, et à choisir Vienne en Dauphiné pour le chef-lieu de cet ordre. Cette fondation eut lieu l'an 1093. Vingt-cinq ans avant, le corps du saint de ce nom avait été transporté de Constantinople en Dauphiné, par Josselin, seigneur de la Mothe-Saint-Didier.

On croyait généralement, dans le onzième et le douzième siècle, que les malades que l'on conduisait à l'abbaye Saint-Antoine, où reposent les cendres de ce saint, étaient guéris dans l'espace de sept ou neuf jours. Ce bruit, répandu en Europe, attirait à Vienne un grand nombre de malades, dont la plupart y laissaient quelque membre. On trouve dans l'histoire des ordres monastiques qu'en 1702 on voyait encore dans cette abbaye des membres desséchés et noirs, que l'on conservait depuis ce temps.

L'auteur de la Vie d'Hugues, évêque de Lincoln, dit qu'il vit de son temps, au Mont-Saint-Antoine, en Dauphiné, plusieurs personnes de l'un et de l'autre sexe, des jeunes et des vieux, guéris du feu sacré, et qui paraissaient jouir de la meilleure santé, quoique leurs chairs eussent été, en partie, brûlées et leurs os consumés ; qu'il accourait de toutes parts en cet endroit des malades de cette espèce, qui se trouvaient tous guéris dans l'espace de sept jours ; que, si au bout de ce temps ils ne l'étaient pas, ils mouraient ; que la peau, la chair et les os des membres qui avaient été atteints de ce mal ne se rétablissaient jamais, mais que les parties qui en avaient été épargnées restaient parfaitement saines, avec des cicatrices si bien consolidées, qu'on voyait des gens de tout âge et de tout sexe, les uns privés de l'avant-bras jusqu'au coude, d'autres de tout le bras jusqu'à l'épaule, enfin d'autres privés d'une jambe ou de la jambe et de la cuisse jusqu'à l'aine, jouir de la santé et de la gaieté de ceux qui se portent le mieux.

Quand on voit survenir ainsi de temps en temps des

maladies nouvelles, il semble que les peuples, occupés
au mouvement et au progrès de leur vie, soulèvent, sans
le savoir, des agents hostiles et funestes qui leur apportent la mort et la désolation. Les peuples, dans
leur sourd et aveugle travail de développement, sont
comme les mineurs qui, poursuivant le filon qu'ils sont
chargés d'exploiter, tantôt déchaînent les eaux sou-
terraines qui les noient, tantôt ouvrent un passage aux
gaz méphytiques qui les asphyxient ou les brûlent, et
tantôt enfin provoquent les éboulements de terrain qui
les ensevelissent sous leurs décombres.

Une épidémie dont l'universalité et les caractères
rappelèrent celle qui avait ravagé le monde sous Justinien, épouvanta le quatorzième siècle et laissa un
long souvenir parmi les hommes. Cette maladie fut
une véritable peste, dans le sens médical du mot,
c'est-à-dire une affection signalée par des tumeurs gan-
gréneuses dans les aisselles et dans les aines. On lui
donna dans le temps le nom de *peste noire*, parce
qu'elle couvrait le corps de taches livides ; en Italie,
celui de *mortalité grande* (*mortalega grande*), à cause
des ravages inouïs qu'elle exerça partout où elle se
montra. L'historien impérial Cantacuzène, dont le fils
Andronique succomba à cette maladie, décrit littérale-
ment ces tumeurs propres à la peste ; il en signale de
plus petites qui apparaissaient sur les bras, le visage
et d'autres parties. Chez plusieurs, il se développait
sur tout le corps, des taches noires qui restaient isolées ou qui se réunissaient et devenaient confluentes.
Ces accidents ne se trouvaient pas rassemblés sur tous ;
chez quelques-uns, un seul suffisait pour produire la
mort ; quelques-uns, atteints de tous ces symptômes,
guérissaient contre tout espoir. Les accidents cérébraux étaient fréquents ; plusieurs malades tombaient

dans la stupeur et un sommeil profond; ils perdaient
aussi la parole; d'autres étaient en proie à l'insomnie
et à une extrême anxiété. La langue et la gorge devenaient noires et comme teintes de sang; aucune boisson n'étanchait la soif, et les souffrances duraient ainsi
sans adoucissement jusqu'à la mort, que plusieurs hâ-
taient dans leur désespoir. La contagion était manifeste, car ceux qui soignaient leurs parents et leurs
amis tombaient malades, et plusieurs maisons, dans la
capitale de l'empire grec, perdirent tous leurs habitants jusqu'au dernier.

Jusque-là, nous ne voyons que les accidents de la
peste ordinaire; mais, dans cette peste du quatorzième
siècle, il se joignit un symptôme particulier, ce fut
l'inflammation gangréneuse des organes de la respiration: une violente douleur saisissait les malades dans
la poitrine, ils crachaient du sang, et leur haleine répandait une odeur empestée[1].

1. Quelques années après la publication de cet article, je trouvai
dans un manuscrit de la Bibliothèque impériale un poëme inédit
sur la peste noire qui fut imprimé dans la *Bibliothèque des Chartes*,
1re série, t. I. p. 201. L'auteur, Simon de Covino, fut témoin de ce
qu'il décrit. Le nom qu'il donne à la maladie, *pestis inguinaria*,
montre bien que ce fut la peste à bubons, la véritable peste d'Orient.
« Une douleur brûlante, dit-il, naît tantôt dans l'aine, tantôt sous
« les aisselles, ou se propage dans la région précordiale. Des fièvres
« mortelles s'emparent des parties vitales; le cœur et le poumon
« sont totalement infectés; les voies respiratoires ont horreur de ce
« virus; aussi les forces tombent subitement, et le malade ne peut
« supporter ce fléau que pendant peu de jours. » Une chose singulière, c'est que, suivant l'auteur, la peste marquait son influence
sur toute la population: « Le visage pâlit, la rougeur de la face
« prend une teinte forcée; à peine est-il un seul être vivant sur le-
« quel la pâleur n'ait pas marqué une empreinte. Il suffit de voir la
« figure des hommes et des femmes pour y lire la funeste écriture et
« le coup qui les menace; cette teinte pâle annonce le trépas qui
« s'approche, et avant le jour fatal la mort semble assise sur le vi-
« sage. » La peste parut éminemment contagieuse à l'auteur de
notre opuscule: « On a éprouvé, dit-il, que, lorsqu'elle commence

Quelque inconnue que soit la cause qui produit
dans les organisations humaines des désordres aussi
multipliés et aussi profonds, ils ont quelque chose de
matériel et de physique qui prouve que le corps est
particulièrement attaqué par le mal. Mais il est aussi
des affections moins grossières, si je puis m'exprimer
ainsi, dont l'action se porte sur l'intelligence et engendre épidémiquement les altérations mentales les
plus singulières. Le moyen âge a été remarquable par
plusieurs affections de ce genre; les unes propagées
surtout par l'imitation, les autres développées sous
l'influence des idées qui prédominaient parmi les
hommes. J'emprunte à M. Hecker, que j'ai mis à contribution dans les pages précédentes, les détails sur la
maladie qu'il a appelée la *chorée* ou *danse de Saint-
Guy épidémique*, et qui était caractérisée par un besoin
irrésistible de se livrer à des sauts et à des mouvements désordonnés.

« dans une maison, à peine un seul des habitants échappe-t-il. La
« contagion est telle, qu'un malade infecte tout le monde. Ceux qui
« s'efforcent d'administrer aux malades les secours ordinaires en
« sont les victimes. Il en arrive autant aux prêtres, sacrés médecins
« des âmes, qui étaient saisis de la peste pendant l'administration
« des secours spirituels; et souvent, par le seul attouchement ou par
« le seul souffle de la peste, ils périssaient plus vite que les malades
« qu'ils étaient venus secourir. Les vêtements étaient regardés
« comme infectés, et tout le mobilier était suspect. » La mortalité
frappa surtout les classes pauvres : « Celui, dit notre auteur, qui
« était mal nourri d'aliments peu substantiels, tombait frappé au
« moindre souffle de la maladie; le vulgaire, foule très-pauvre,
« meurt d'une mort bien reçue; car pour lui vivre c'est mourir.
« Mais la Parque cruelle respecte les princes, les chevaliers, les
« juges : de ceux-là peu succombaient, parce qu'une vie douce leur
« est donnée dans le monde. » Simon de Covino porte la mortalité
très-haut; suivant lui, à peine un tiers des hommes resta-t-il en
vie : « Le nombre des personnes ensevelies, dit-il, fut plus grand
« que le nombre même des vivants; les villes sont dépeuplées, mille
« maisons sont fermées à clef, mille ont leurs portes ouvertes, et,
« vides d'habitants, sont remplies de pourriture. »

Ces phénomènes laissent pénétrer profondément le regard dans le domaine moral de la société humaine; ils appartiennent à l'histoire, et ne se reproduiront jamais tels qu'ils furent; mais ils révèlent un endroit vulnérable de l'homme, le penchant à l'imitation, et tiennent par conséquent de très-près à la vie sociale. De telles maladies se propagent avec la rapidité de la pensée, et elles sont placées entre les pestes qui, d'une origine plus grossière, attaquent plus le corps que l'âme, et les passions qui, flottant sur les limites de la maladie, sont toujours près de les franchir.

Voici ce qu'était la danse de Saint-Guy: des bandes d'hommes et de femmes, réunis par un égarement commun, se répandaient dans les rues et les églises, où ils donnaient un spectacle singulier. Ils formaient des cercles en se tenant par la main; et, en apparence hors d'eux-mêmes, ils dansaient avec fureur, sans honte, devant les assistants, jusqu'à ce qu'ils tombassent épuisés. Alors ils se plaignaient d'une grande angoisse, et ne cessaient de gémir que lorsqu'on leur serrait fortement le ventre avec des linges; ils revenaient à eux et restaient tranquilles jusqu'à un nouvel accès. Cette constriction de l'abdomen avait pour but de prévenir le gonflement qui se développait après ces terribles convulsions; on obtenait aussi parfois le même résultat à l'aide de coups de pied et de coups de poing. Pendant la danse convulsive, ils ne voyaient pas, n'entendaient pas; les uns avaient des apparitions de démons; les autres apercevaient des anges et l'empyrée. Quand la maladie était complétement développée, l'accès débutait souvent par des convulsions épileptiques; les malades tombaient sans connaissance et écumants, puis ils se relevaient et commençaient leur danse forcenée. La couleur rouge avait la propriété de les irriter et d'augmenter la violence de leurs accès. Il en était de même des sons d'une musique bruyante, avec laquelle on les accompagnait dans plusieurs villes, et qui paraît avoir plusieurs fois provoqué l'explosion de la maladie chez des spectateurs. Un moyen qu'on employait souvent pour abréger leur accès, était de placer devant eux des bancs et des siéges, qui les obligeaient à faire des bonds prodigieux, et ils tombaient promptement épuisés de fatigue.

Cette maladie singulière a fait son apparition en Allemagne vers 1374, lorsqu'à peine avaient cessé les dernières atteintes de la peste noire; et il ne faut pas croire qu'elle n'attaquât que quelques individus. Elle frappait du même vertige des masses considérables, et il se formait des bandes de plusieurs centaines, quelquefois de plusieurs milliers de convulsionnaires qui allaient de ville en ville, étalant le spectacle de leur danse désordonnée. Leur apparition répandait le mal, qui se propageait ainsi de proche en proche.

Le tarentisme est une maladie analogue qui a régné en Italie pendant plusieurs siècles, et qui, comme la danse épidémique de Saint-Guy, a disparu, au moins dans sa forme primitive. C'est dans la Pouille qu'elle a pris naissance, mais de là elle s'est propagée sur presque toute la péninsule. Dans ce pays, on l'attribua à la morsure d'une araignée appelée tarentule; mais la morsure venimeuse d'une araignée, et surtout les terreurs qui s'ensuivaient, n'étaient que la cause occasionnelle d'une maladie nerveuse qui apparaissait aussi en Allemagne avec des symptômes peu différents, et qui avait une cause profonde dans la condition des peuples.

Les personnes qui avaient été ou qui se croyaient mordues par la tarentule tombaient dans la tristesse, et, saisies de stupeur, elles n'étaient plus en possession de leur intelligence; la flûte ou la guitare pouvait seule les secourir. Alors elles s'éveillaient comme d'un enchantement, les yeux s'ouvraient, et leurs mouvements, qui suivaient lentement la musique, s'animaient bientôt et devenaient une danse passionnée. C'était une chose fâcheuse que d'interrompre la musique; les malades retombaient dans leur stupeur; il fallait la continuer jusqu'à ce qu'ils fussent complétement épuisés de fatigue. Un phénomène remarquable chez les malades, c'était leur désir de la mer; ils demandaient qu'on les portât sur ses rivages, ou au moins qu'on les entourât de l'image de l'eau; grande opposition avec cette autre redoutable maladie nerveuse : la rage.

On trouve dans plusieurs médecins grecs, et entre autres dans Marcellus de Sida, qui vivait sous Adrien et Antonin, la description d'une singulière maladie nerveuse. Voici le tableau qu'en trace Oribase, médecin de l'empereur Julien : « Ceux qui sont atteints de ce mal sortent de chez eux pendant les heures de nuit; ils imitent les allures du loup en toute chose et errent jusqu'au lever du soleil autour des tombeaux. Il est facile de les reconnaître; ils sont pâles, ils ont les yeux ternes, secs et enfoncés dans leurs orbites; la langue est très-sèche, ils n'ont point de salive dans la bouche et la soif les dévore; leurs jambes, attendu qu'ils font de fréquentes chutes dans la nuit, sont couvertes d'ulcères incurables. « Les médecins grecs appelèrent ces malades *lycanthropes*, et le vulgaire, dans nos contrées, les désigna sous le nom de *loups-garous*. Ils pullulèrent, en effet, dans le moyen âge; et ces individus qu'une étrange perversion des facultés intellectuelles portait à fuir dans les lieux déserts, à errer la nuit, souvent à marcher à quatre pattes, et même à se livrer à d'horribles appétits; ces individus qu'une superstition non moins étrange plaçait sous l'influence des démons, ont été nombreux à certaines époques. Il est des temps où il s'établit une réaction entre les opinions régnantes et certaines altérations mentales, et où celles-ci se multiplient d'autant plus qu'on les croit plus communes. Les hommes qui étaient sous l'influence de mauvaises dispositions et d'un dérangement prochain, et qui n'entendaient parler autour d'eux que de ces transformations d'êtres humains en bêtes sauvages, tombaient soudainement atteints du mal qui régnait, et allaient grossir la foule de ces malheureux fous qui se croyaient réellement changés en loups. Ce Léger de Versailles, qui tout récemment s'est enfui dans les bois, y a vécu plusieurs mois solitaire et a fini par y assassiner une petite fille et la dévorer en partie, était atteint d'une aliénation toute semblable, et aurait passé jadis pour un loup-garou.

On rangera dans la même catégorie les sorciers qui ont tant occupé les hommes, il y a quelques siècles. La plupart n'étaient ni des scélérats en communication avec le diable, comme le pensaient les juges aveugles qui les condamnaient, ni des imposteurs qui essayaient de tromper le vulgaire, comme on est de nos jours porté à le croire; c'étaient des fous que l'on nomme, en langage technique, *hallucinés*. Ils croyaient voir le diable, lui parler, être transportés au sabbat, danser sur la bruyère avec les démons et les sorcières. Toutes ces choses, ils les racontaient de la meilleure foi du monde, ils les soutenaient au milieu des tortures et des supplices; ils assuraient, quoique chargés de fers et renfermés dans des prisons d'où ils ne pouvaient sortir, être allés chaque nuit à leurs rendez-vous nocturnes. Tout cela était faux; ils l'affirmaient cependant et mouraient en l'affirmant. C'est qu'en effet ces visions avaient pour eux toute la réalité que les visions ont pour les fous. La sorcellerie fut une véritable et longue hallucination qui, pendant plusieurs siècles, affligea l'humanité ; et l'on peut dire qu'elle fut doublement une source de maux, d'abord en pervertissant les facultés intellectuelles d'un grand nombre d'hommes, et secondement en provoquant, de la part de la société contemporaine, les plus atroces persécutions contre des malheureux qui avaient besoin d'un traitement médical, et qu'on livrait partout aux tortures et aux bûchers.

Il faut encore faire mention d'une maladie singulière qui s'empara de quelques enfants en 1458. Elle appartient bien plus, par son caractère, à la grande époque des croisades qu'à la dernière moitié du quinzième siècle. En cette année les enfants, sur plusieurs points de l'Allemagne, furent saisis d'un tel désir d'aller en pèlerinage et en troupe au mont Saint-Michel de Normandie, que ceux à qui l'on refusait la permission d'accomplir le voyage mouraient infailliblement de dépit et de douleur. On n'empêcha pas en conséquence ces *enfants de Saint-Michel*, comme on les appelait, de suivre l'irrésistible penchant qui les entraînait vers un rocher lointain, et l'on s'occupa de leur procurer les moyens de faire la route. D'Ellwangen, de Schwabisch-Hall et d'autres lieux, il en partit plusieurs centaines. A Hall, on leur donna un pédagogue et un âne pour porter les malades. La bande alla jusqu'aux rivages de la mer, où elle attendit le temps du reflux pour arriver de pied sec au lieu désiré. Ces malheureux pèlerins ne trouvèrent pas, en France, des sentiments analogues à ceux qui les avaient conduits si loin, et ils essuyèren toutes sortes de malheurs. Une vieille chronique allemande dit, dans son langage simple et naïf : « Plusieurs moururent de faim, plusieurs moururent de froid, quelques-uns furent pris en France et vendus; aucun n'est jamais revenu. »

Il est difficile de ne pas reconnaître dans ces maladies nerveuses une influence des idées religieuses qui prédominaient à cette époque. Les esprits, entretenus dans des croyances mystiques, entourés de visions, de prodiges, de saints et de sorciers, s'ébranlaient facilement, et la moindre circonstance tournait vers la maladie des cerveaux déjà enclins aux émotions surnaturelles. Les hommes, à en juger par leur conduite depuis les croisades jusqu'aux pèlerinages des enfants, se livraient, dans la simplicité de leurs besoins, de leurs connaissances et de leurs ressources, à leurs impulsions tout autrement que nous, et ils essayaient leurs forces, encore mal réglées par la civilisation, d'une façon si différente de la nôtre, que ces manifestations paraissent étranges à l'âge actuel. Les convulsionnaires du siècle dernier étaient atteints d'une maladie nerveuse incontestable, et les *camp-meetings* des Américains, assemblées où l'on se livre à mille extravagances religieuses, sont sur cette étroite limite où la raison est bien voisine de la folie. Mais le siècle actuel favorise peu par ses opinions le développement d'affections qui restent bien plus isolées que dans des siècles plus crédules.

Entre les grandes maladies qui déciment de temps en temps les peuples, il est une importante distinction à faire. C'est celle qui sépare les maladies que l'on peut produire artificiellement de celles qui naissent par les seules forces de la nature, et que nulle combinaison des circonstances à notre disposition ne peut engendrer. Je m'explique : le scorbut, par exemple, est une maladie que l'on peut produire à volonté. Que l'on enferme un équipage nombreux dans un bâtiment malpropre, humide, où toutes les précautions d'hygiène sont négligées, avec des vivres insuffisants et malsains; qu'on lance un tel vaisseau et un tel équipage dans une lointaine expédition, et le scorbut ne tardera pas à s'y développer. Cette maladie a été jadis l'effroi des navigateurs; on ne pouvait entreprendre un long voyage, on ne pouvait réunir une flotte pour une grande expédition, sans que cette cruelle maladie vînt à se développer parmi les équipages. Aujourd'hui elle ne se montre plus que rarement et seulement dans les occasions où des circonstances fâcheuses ont soumis les marins à des privations et à des souffrances inaccoutumées.

Le typhus des camps est dans le même cas. Supposez un hôpital encombré de malades et de blessés, l'air stagnant dans des salles trop étroites, l'humidité répandue partout, le linge ne suffisant pas aux besoins, la malpropreté et les immondices dans les lits, sur les murs et sur les planchers, le découragement, la crainte, l'ennui maîtrisant les esprits de tous les malheureux renfermés dans un pareil asile, et bientôt vous verrez des fièvres du plus mauvais caractère naître dans cette enceinte; et, si un semblable état de choses existe dans les innombrables hôpitaux qui appartiennent à des armées aussi nombreuses que le furent celles de Napoléon et de la coalition, en 1813, si ces armées occupent une vaste étendue de pays et se meuvent avec rapidité, alors le typhus, se développant sur une grande échelle, passera de ville en ville, comme la flamme d'un incendie, et ressemblera aux grandes épidémies spontanées; cependant il sera né de toutes pièces au milieu de circonstances dont on peut provoquer la réunion quand on veut.

Il en est tout autrement des maladies que la nature seule développe. Celles-là, nulle combinaison humaine

ne peut les enfanter : quoi qu'on fît, on ne détermi-
nerait jamais une petite vérole sur un individu. La peste
ni le choléra n'ont pas leur origine dans des circonstances que l'art des hommes puisse préparer. Là, jusqu'à présent du moins, tout est invisible, mystérieux ;
là tout est produit par des puissances dont les effets
seuls se révèlent.

Autre point à distinguer : parmi les maladies épidémiques, les unes occupent le monde et en désolent
presque toutes les parties, les autres sont limitées à des
espaces plus ou moins étendus. De ces dernières, l'origine peut être recherchée soit dans des circonstances
locales d'humidité, de marécages, de matières animales
ou végétales en décomposition, ou bien dans des changements que le genre de vie des hommes éprouve. L'antiquité usait de beaucoup de mets qui sont tombés en désuétude ; nous, de notre côté, nous avons des aliments
que nos aïeux ne connaissaient pas. Il n'est pas indifférent d'avoir une bonne ou une mauvaise nourriture,
de se vêtir bien ou de se vêtir mal, d'habiter des villes
bien aérées et bien nettoyées, ou des rues étroites,
humides et salés. Or, comme tout cela change de pays
à pays, et, pour un même lieu, de siècle à siècle, il
n'est pas étonnant qu'il survienne des changements
dans la santé des hommes.

Un des exemples les plus remarquables de ces maladies locales, dues à des influences locales et néanmoins
souvent ignorées, est la maladie *des pieds et des mains*,
qui a régné à Paris en 1828, et qui a reçu en médecine
le nom grec d'*acrodynie*. Ce fut une chose singulière de
voir affluer dans les hôpitaux une foule de personnes
saisies de douleurs plus ou moins vives aux mains et
surtout aux pieds. Ces parties prenaient une coloration
rougeâtre ; les malades n'en pouvaient faire aucun

usage, et dans quelques cas la mort même a été la suite de cette affection. Plusieurs casernes, entre autres, comptèrent un grand nombre de malades. Ce mal, inconnu jusqu'alors, et qui ne ressemblait à rien de ce que les médecins voyaient journellement ou de ce que les auteurs avaient décrit, disparut subitement comme il était venu, et depuis il n'en a plus été question. Un médecin qui s'est occupé avec beaucoup de distinction des maladies de la peau, M. Rayer, l'a rapproché avec sagacité de la *pellagre*, autre affection singulière dont je ne puis me dispenser de dire un mot ici.

La *pellagre* est une maladie propre à l'Italie septentrionale [1]. Elle attaque presque uniquement les gens de la campagne; commençant par une maladie de peau, elle finit par porter atteinte aux organes les plus importants, particulièrement au cerveau et aux viscères qui servent à la digestion: l'on conçoit que quand elle a atteint ce degré, elle devient une affection excessivement grave; elle cause en effet souvent la mort des individus qui en sont atteints. Cette maladie ne voyage pas, et elle paraît essentiellement tenir à certaines conditions d'insalubrité qui se remarquent dans la haute Italie [2].

Il y a dans ces maladies des transformations, et pour ainsi dire des jeux, qui ne permettent aucune attribution précise. Quelques-unes, par exemple, après avoir eu un caractère très-longtemps local, acquièrent soudainement une puissance bien plus grande et débordent à l'improviste sur les pays environnants. La suette

---

1. Depuis que ceci a été écrit, la pellagre a été reconnue dans le sud-ouest de la France, en Espagne et dans plusieurs autres lieux.

2. Cette insalubrité n'est pas autre chose que le verdet, parasite vénéneux du maïs. C'est M. Balardini, médecin italien, qui a découvert la cause de la pellagre; M. le docteur Costallat et M. le docteur Roussel, en France, ont beaucoup contribué à faire prévaloir les idées de Balardini.

anglaise est dans ce cas; d'abord exclusivement bornée
à l'Angleterre, elle fit lors de sa dernière apparition
une invasion sur le continent et désola tout le nord de
l'Europe. Cette maladie est si étonnante, qu'elle mérite une mention détaillée. Je l'emprunte à M. Hecker.

La suette anglaise était une affection excessivement
aiguë, qui se jugeait en vingt-quatre heures. Dans
cette marche si rapide, elle présentait des degrés et
des formes différentes; et les observateurs en ont signalé une où le signe caractéristique, la sueur, manquait, et où la vie, succombant sous un coup trop violent, s'éteignait en peu d'heures.

Le mal arrivait sans que rien l'annonçât. Chez la
plupart, la suette, comme presque toutes les fièvres,
commençait par un court frisson et un tremblement
qui, dans les cas mauvais, se transformait en convulsions; chez d'autres, le début était une chaleur modé-
rée, mais toujours croissante, qui les surprenait, sans
cause connue, au milieu du travail, souvent le matin
au lever du soleil, même au milieu du sommeil, de
sorte qu'ils se réveillaient tout en sueur.

Alors le cerveau devenait rapidement le siége de dangereux phénomènes. Plusieurs tombaient dans un délire furieux, et ceux-là mouraient pour la plupart. Tous
se plaignaient d'un sourd mal de tête, et au bout de
très-peu de temps survenait le terrible sommeil, qui
se terminait le plus souvent par la mort. Une angoisse
horrible tourmentait les malades, tant qu'ils conservaient l'usage de leurs sens. Chez plusieurs, la face
devenait bleue et se tuméfiait, ou du moins les lèvres
et le cercle des yeux prenaient une teinte bleue. Les
malades respiraient avec une extrême difficulté; en
outre, le cœur était saisi de tremblement et de battement continuels; et cet accident était accompagné d'un

sentiment incommode de chaleur interne, qui, dans les cas funestes, montait vers la tête et déterminait un délire mortel.

Après quelques délais, et chez beaucoup de prime abord, une sueur se manifestait sur tous les points du corps et coulait avec une grande abondance, apportant le salut ou la mort, suivant que la vie résistait à une aussi furieuse attaque.

La suette anglaise n'a pas été une maladie signalée par une seule invasion, et passant comme un ouragan sur les populations; elle a eu cinq irruptions, séparées les unes des autres par d'assez longs intervalles, et variables par l'étendue des pays ravagés.

La suette, au moment où elle parut, était une maladie complétement nouvelle pour les hommes parmi lesquels elle sévissait. C'est aux premiers jours d'août de l'an 1485 que l'on fixe son apparition sur le sol de l'Angleterre. Le même mois, elle éclata à Oxford, et tel fut l'effroi qu'elle répandit dans cette université, que les maîtres et les élèves s'enfuirent, et que cette école célèbre resta déserte pendant six semaines. Londres fut envahi par la maladie dans le mois de septembre et perdit un grand nombre de ses habitants; mais cette rapide et redoutable maladie ne devait pas avoir une longue durée : elle cessa subitément dans les premiers jours de janvier 1486, après s'être strictement renfermée dans les limites de l'Angleterre.

Après cette première attaque, la suette s'est montrée quatre autres fois en Angleterre, respectant toujours l'Écosse et l'Irlande, n'infectant de la France que Calais, alors occupé par les Anglais, et n'ayant pénétré qu'une fois en Allemagne et dans le nord de l'Europe.

Depuis lors, la suette n'a plus reparu en Angleterre; elle y est aujourd'hui aussi inconnue qu'elle l'était avant le mois d'août 1485. On remarquera néanmoins qu'elle offre de grandes ressemblances avec la *maladie cardiaque* de l'antiquité, caractérisée aussi par un flux de sueur abondant.

Les sociétés, dans le cours du temps et par le progrès de la civilisation, éprouvent dans leurs mœurs, dans leurs habitudes, dans leur genre de vie, des changements considérables qui ne peuvent manquer d'exercer leur part d'influence dans l'hygiène publique.

Hippocrate fait la remarque que de son temps les femmes n'étaient pas sujettes à la goutte; et Sénèque, que cette observation avait frappé, signale la fréquence de cette maladie chez les dames, accusant de cette différence les mœurs dissolues de Rome. Les voyageurs qui ont parcouru les premiers les divers archipels de l'océan Pacifique, assurent que les catarrhes n'existaient pas chez ces peuples avant l'arrivée des Européens. Platon dit la même chose des Grecs avant Solon.

C'est une question curieuse, mais difficile à examiner, que de savoir si, à mesure que la civilisation avance et se perfectionne, les maladies se multiplient et se compliquent. Bien des points sont à distinguer avant que l'on puisse répondre directement.

D'abord, quand on jette les regards sur l'origine des sociétés, les plus anciens monuments nous les montrent établies, avec une civilisation très-avancée, dans l'Égypte, dans la Babylonie, dans l'Assyrie; c'est de ces sources que sont sortis tous les ruisseaux qui, allant tantôt en se rétrécissant, tantôt en s'augmentant, présentent cependant de nos jours un flot de civilisation bien plus considérable qu'aux premiers temps où, pour nous, l'histoire commence. Il serait impossible de refaire l'histoire médicale de ces anciennes sociétés; d'ailleurs une culture très-perfectionnée les rendait, en beaucoup de points, fort semblables à nous. C'est autre part qu'il faut prendre nos termes de comparaison.

Il s'agit de considérer dans l'antiquité les Germains, les Gaulois, les peuplades scythes répandues en Europe et en Asie, et, de nos jours, les sauvages de l'Amérique, des archipels de l'océan Pacifique et de l'Australie. Ces peuples furent ou sont encore plus près que nous de ce qu'on appelle l'état de nature, puisqu'il est vrai que l'état de nature est cette condition chétive et errante de l'homme sans industrie, sans art et sans science.

Or, pour formuler en peu de mots l'état hygiénique de ces peuples par comparaison avec le nôtre, il faut reconnaître, en laissant de côté le calcul exact du nombre des malades, impossible à établir, qu'ils ont non-seulement moins de ressources contre les maux qui assaillent l'espèce humaine, mais aussi moins de force de résistance en eux-mêmes contre les influences morbifiques, quand ils viennent à y être exposés.

Toute l'antiquité a reconnu que le Germain et le Gaulois, pleins d'impétuosité et d'ardeur, ne savaient résister ni à la fatigue, ni au travail, ni à la chaleur, tandis que le soldat romain l'emportait notablement, par ces qualités physiques, sur l'homme grand et blond de la Gaule et de la Germanie. De nos jours, la même chose a été constatée d'une manière différente ; c'est que la force musculaire des hommes civilisés, estimée par le dynamomètre, est notablement supérieure à celle des sauvages de l'Amérique. Volney avait été frappé de voir beaucoup de sauvages des États-Unis en proie au rhumatisme ; et Hippocrate, qui avait étendu ses voyages dans la Scythie, fait la même remarque touchant ces hordes qui, de son temps, vivaient à cheval et dans des chariots. Le père de la médecine a fondé à ce sujet la doctrine de l'influence

des climats sur le naturel des hommes, doctrine qui
paraît d'autant plus plausible qu'on se rapproche davantage de l'origine des nations. L'action du sol et de
l'atmosphère est plus sensible et plus réelle sur des
peuplades peu habillées, sans habitations fixes, toujours en contact avec l'air, les eaux et la terre, que sur
les peuples modernes, où les sciences et l'industrie ont
donné à l'homme tant de moyens de se défendre contre
les agents extérieurs. Hippocrate eut certainement une
vue grande et profonde des choses, et Montesquieu,
qui l'a adoptée et reproduite, aurait dû y faire quelques restrictions, devenues nécessaires par le progrès
des ans et de la puissance de l'humanité.

On ne peut se refuser à croire que les modifications
que la vie des hommes reçoit de tout ce qui constitue
la civilisation, prennent une part dans la production
de certaines maladies et dans les altérations pathologiques que nous voyons amenées par le cours des
siècles. Mais je crois qu'il est impossible d'attribuer à
cette cause unique toutes les grandes épidémies que
signale l'histoire, et qu'il faut chercher une influence
différente, ou plutôt reporter l'influence morbifique à
des siéges particuliers qui ont la funeste propriété de
rayonner. Cela est vrai pour la peste, pour le choléra,
pour la fièvre jaune. De la sorte, on est rejeté de nouveau sur les causes locales, ignorées du reste, qui
créent le germe de la peste, du choléra, de la fièvre
jaune, en Égypte, en Inde, en Amérique.

L'influence des vastes épidémies est évidente sur les
mœurs; mais elle n'est pas favorable. La vie paraît
alors si précaire, qu'on s'empresse de jouir de ces
heures qui vont peut-être cesser bientôt. Les grandes
calamités ont pour effet, en général, de laisser prédo-
miner l'égoïsme et l'instinct de conservation à un point

qui efface tout autre sentiment et change l'homme en une espèce de bête malfaisante. Rappelons-nous les naufrages, les famines, les désastres comme la retraite de Moscou; alors une seule idée préoccupe, c'est celle du salut; et, pour se conserver, on commet les actions les plus cruelles. Dans les épidémies, le même instinct se fait sentir, le même égoïsme se manifeste, et d'une part il conduit à l'abandon des attachements les plus chers et de l'autre à une jouissance précipitée de tous les plaisirs; négligence de nos devoirs envers les autres et recherche désordonnée de nos plaisirs, tels sont en effet les caractères de l'égoïsme, en tout temps, mais qui deviennent plus frappants en temps de peste. Ce spectacle fut donné par Athènes, quatre siècles avant Jésus-Christ. Il le fut encore davantage dans la peste noire du quatorzième siècle; à cette dernière époque, on vit d'une part un esprit de pénitence s'emparer des populations, et de l'autre, les plus effroyables cruautés être exercées à l'occasion d'absurdes soupçons. Ce mélange singulier vaut la peine d'être raconté; j'en emprunte les principaux traits au livre de M. Hecker, sur la peste noire.

Le malheur est superstitieux; aussi les imaginations des hommes du moyen âge s'ébranlèrent-elles à l'aspect des désastres que la peste noire leur apporta. Les flagellants, qui s'étaient montrés déjà dans le courant du siècle précédent, reparurent d'abord en Hongrie, et puis bientôt dans toute l'Allemagne. Ces bandes, peu nombreuses dans le commencement, finirent par s'augmenter, et l'on vit de toutes parts s'avancer, à travers les villes et les campagnes, de longues processions d'hommes qui chantaient des hymnes pleins de pénitence, et qui essayaient d'apaiser par leurs mortifications la colère du ciel. On les accueillait partout avec

transport; et souvent le même vertige enlevait soudainement à une ville une partie de ses habitants, qui
commençaient le pèlerinage et ses rudes dévotions. Ce
fut comme une monomanie de pénitence et de deuil
qui saisit un grand nombre d'esprits en Europe; effet
combiné des vieilles superstitions et de l'épouvante
nouvelle.

Mais à ces folles dévotions ne se bornèrent pas les
effets de la peste sur l'esprit des peuples. Un vertige
de sanglante cruauté accompagna le vertige de la superstition. Nous savons par expérience comment le
vulgaire cherche à s'expliquer ces morts soudaines,
mystérieuses, inévitables des épidémies. Comme le dix-
neuvième siècle, le quatorzième crut aux empoisonnements. On ferma les portes des villes, on mit des
gardes aux fontaines et aux puits, et l'on accusa les
Juifs de l'effroyable mortalité. Alors, l'Europe tout entière offrit un des plus affreux spectacles qui se puissent concevoir. Tandis que la peste invisible dépeuplait les villes et les villages et rendait les cimetières
trop étroits pour la foule des morts, des passions in-
fernales déchaînées ajoutaient de nouvelles souffrances
aux souffrances universelles, et toutes les fureurs de
l'homme aux fureurs de la nature. Ce fut en Suisse
que le massacre des Juifs commença. On les accusa de
correspondre avec les Maures d'Espagne et de s'entendre avec eux pour empoisonner les chrétiens. Mis à la
torture, quelques-uns avouèrent, et l'on a encore les
procès-verbaux de ces prétendus jugements. Condamnés, on les brûla; mais la rage populaire n'attendit
presque nulle part ces assassinats juridiques. Là, on
enferma les Juifs dans leurs synagogues et on y mit le
feu. Ailleurs, plusieurs milliers de ces malheureux,
hommes, femmes, enfants, sont entassés dans de

vastes bûchers. A Mayence ils essayent de résister ;
vaincus, ils s'enferment dans leurs quartiers et s'y brûlent. On veut les convertir, leur fanatisme s'en irrite,
et l'on voit les mères jeter leurs enfants dans les flammes pour les arracher aux chrétiens, et s'y précipiter
après eux. Ces massacres sont partout un moyen de
payer les dettes contractées envers ces étrangers riches
et industrieux ; puis l'on va fouiller dans leurs demeures incendiées, et on y recueille l'or et l'argent que
le feu a épargnés. C'est toute l'Europe qui donne ce
spectacle atroce ; les campagnes ne se trouvent pas
plus sûres pour eux que les villes : les paysans tra-
quent de toutes parts les fugitifs, la populace les massacre, les magistrats les livrent à la torture, les princes
et les nobles à leurs hommes d'armes ; et les juifs,
poursuivis sans pitié, ne trouvent de refuge que dans
la lointaine Lithuanie, où le roi Casimir le Grand les
reçoit sous sa protection. C'est pour cette raison qu'ils
sont encore aujourd'hui en si grand nombre dans toute
la Pologne.

Au milieu de tant de calamités et d'horreurs, tous
les liens sociaux s'étaient rompus : les magistrats
étaient sans autorité ; les attachements de famille
avaient cessé ; les malades mouraient dans l'isolement,
sans que leur lit fût entouré de leurs proches ; les
morts étaient portés dans les cimetières, sans cortége
d'amis ni de voisins, sans cierge, sans prière. La contagion avait écarté le prêtre comme le parent. Guy de
Chauliac, médecin d'Avignon, dont la conduite faisait
une honorable exception, dit dans son latin simple et
énergique : « On mourait sans serviteur ; on était enseveli sans prêtres ; le père ne visitait pas son fils, ni
le fils son père ; la charité était morte, l'espérance
anéantie. »

On peut dire qu'il y a, de notre temps, amélioration dans les mœurs publiques. Nous aussi nous avons été témoins d'une épidémie meurtrière qui a semé, dans nos campagnes et dans nos cités, l'épouvante et le deuil ; nous avons vu les morts s'amonceler avec une rapidité si effrayante qu'on a été un moment embarrassé sur les moyens de les ensevelir ; nous avons vu les tristes tombereaux parcourir lentement les rues de notre capitale, et recueillir de porte en porte les victimes de la journée. Quelques années auparavant, le typhus, aussi fatal que les batailles, avait décimé nos armées et nos hôpitaux, de sorte que l'on peut parler de ce qu'a été le siècle actuel au milieu des grands fléaux du monde. Or, les médecins n'ont nulle part déserté leurs postes : loin de là, ils ont redoublé de courage et de zèle avec le redoublement du mal ; les administrateurs n'ont pas fui davantage les lieux ravagés par l'épidémie ; quelques hommes des classes ignorantes se sont livrés à des égarements funestes ; mais ceux qui avaient des devoirs, les ont remplis. Nos médecins en ont encore donné un mémorable exemple dans la peste qui vient de désoler l'Égypte. Quelque dangereuse que parût la contagion, ils ont bravé le mal avec un courage qui a étonné Ibrahim lui-même ; et, si l'on veut chercher les causes de ces différences qui sont en faveur de notre époque, on les trouvera et dans une instruction plus répandue et dans ce sentiment de l'honneur, qui oblige chaque homme à faire au moins bonne contenance dans le poste où le hasard l'a jeté. Je ne dis pas qu'il ne puisse survenir de telles calamités qu'elles triomphent de ce sentiment même ; j'avouerai que la peste du quatorzième siècle a dépassé tout ce que nous avons vu dans le typhus ou le choléra ; mais il n'est pas sûr que la peste d'Athènes ait été plus meurtrière que le choléra à Paris, et les épreuves par lesquelles nous avons passé ont été assez rudes pour justifier ce qui vient d'être dit.

La faculté de médecine de Paris, une des plus célèbres du quatorzième siècle, fut chargée de donner son avis sur les causes de la peste noire et sur le régime qu'il fallait suivre. Cet avis est d'une bizarre absurdité. En voici le commencement :

« Nous, les membres du collége des médecins à Paris, après de mûres réflexions sur la mortalité actuelle, avons pris conseil auprès de nos anciens maîtres de l'art, et nous voulons exposer les causes de cette peste plus clairement qu'on ne pourrait le faire d'après les règles et les principes de l'astrologie. En conséquence, nous exposons qu'il est connu que, dans l'Inde, dans la région de la grande mer, les astres qui combattent les rayons du soleil et la chaleur du feu céleste, ont exercé leur puissance contre cette mer et combattu violemment avec ses flots. En conséquence, il naît souvent des vapeurs qui cachent le soleil et qui changent la lumière en ténèbres. Ces vapeurs répètent leur ascension et leur descente, pendant vingt-huit jours de suite ; mais à la fin le soleil et le feu ont agi si violemment sur la mer, qu'ils en ont attiré vers eux une grande partie, et que l'eau de mer s'éleva sous la forme de vapeur. Par là, dans quelques contrées, les eaux ont été tellement altérées, que les poissons y sont morts. Mais cette eau corrompue ne pouvait consumer la chaleur solaire, et il n'était pas non plus possible qu'il sortît une autre eau saine, de la grêle ou de la neige. Bien plus, cette vapeur se répandit par l'air en plusieurs parties du monde et les couvrit d'un nuage. C'est ce qui arriva dans toute l'Arabie, dans une portion de l'Inde, dans la Crète, dans les plaines et les vallées de la Macédoine, dans la Hongrie, l'Albanie et la Sicile. S'il parvient jusqu'en Sardaigne, aucun homme n'y restera en vie, et il en sera de même des îles et des pays circonvoisins, où ce vent corrompu de l'Inde arrivera ou est déjà arrivé, aussi longtemps que le soleil est dans le signe du Lion. Si les habitants de ces régions n'emploient pas le régime suivant ou un autre analogue, nous leur annonçons une mort inévitable, à moins que la grâce du Christ ne leur conserve la vie. »

Suivent les règles tracées, et que je supprime, car ce document fait peu d'honneur au corps médical qui les rédigea au quatorzième siècle. On se tromperait cependant, si on voulait juger la raison de ce siècle par un tel échantillon de fausse science et de bavardage pédantesque. En dehors des corps constitués, se trouvèrent quelques hommes qui méritent à plus juste titre d'être consultés, et qui ont déposé dans leurs écrits les fruits de leur expérience et de leurs méditations.

Je viens d'exposer des faits qui n'entrent pas ordinairement dans l'histoire de l'humanité. Tout cela forme un sombre tableau. D'immenses épidémies, dévastant le monde, se manifestent par les phénomènes les plus divers : quelques-unes disparaissent, et il semble que le temps ne doive plus les ramener; d'autres surviennent et les remplacent; l'homme lutte, meurt ou quelquefois triomphe, comme dans la petite vérole où il se protége par la vaccine, ou dans la peste où il se préserve par la séquestration. C'est le déchaînement de certaines grandes forces dont les effets seuls se montrent, de tempêtes qui troublent l'harmonie des choses qui font vivre, de venins mortels dont le

genre humain est, pour ainsi dire, l'unique réactif.
Mais ces phénomènes dans quel sens marchent-ils? De
quel ordre de conditions dépendent-ils?

Les maladies universelles sont tellement distinctes
dans leurs formes, que l'on pourrait partager médicalement l'histoire de l'humanité en périodes qui carac-
tériseraient la destinée des mortels d'après leurs souffrances corporelles.

La première époque est occupée par la *peste antique*,
qui a une origine obscure, mais qui est désignée,
pour la première fois, dans la guerre du Péloponèse,
et qui désola souvent les peuples jusqu'au quatrième
siècle de l'ère chrétienne. Depuis lors, après avoir
ainsi duré longtemps, elle a disparu de la terre avec
son éruption de boutons, son délire furieux, son inflammation des yeux et des voies aériennes, avec sa
gangrène des membres qui mutila tant de victimes.

Lorsqu'à la fin du cinquième siècle, les hordes
sauvages du Nord et de l'Asie se précipitèrent sur
l'empire romain et mirent, par le glaive, un terme à
l'ancienne organisation sociale, il apparut non pas une
nouvelle maladie, mais une nouvelle pandémie, la
peste d'Orient dont la première invasion fut peut-être
plus meurtrière que tout ce qu'on avait vu jusqu'alors
et tout ce qu'on a vu depuis. La variole paraît être
aussi sa contemporaine. La fièvre jaune, issue de l'A-
mérique, marque une autre phase dans l'histoire pathologique. Enfin le choléra, importé de nos jours
hors de l'Inde, montre les souffrances de l'humanité
sous une nouvelle face.

Notre planète, qui occupe une place déterminée
dans le système du monde, qui reçoit la lumière et
une portion de sa chaleur du soleil, et qui n'est
qu'une petite portion d'un grand ensemble, est ani-

mée par des forces puissantes qui la rendent pesante
et magnétique. Mais la plus merveilleuse de ces forces
est sans doute la vie, qui s'y déploie à la surface
sous mille formes diverses. De même que l'électricité,
suivant la théorie des physiciens, occupe toujours
l'extérieur des corps électrisés et ne demeure jamais
dans leur intérieur, de même la vie est répandue sur
toute la superficie du globe terrestre et s'y manifeste par la végétation et l'animalité. C'est un riche
et brillant spectacle qu'elle déploie à profusion ;
cependant toutes ces décorations sont produites, si
je puis m'exprimer ainsi, à peu de frais. Elle ne combine que quelques couleurs pour enfanter tant de
nuances ; elle ne jette dans son creuset que de l'oxygène, de l'hydrogène, de l'azote, du carbone et quelques
substances terreuses, pour engendrer l'infinie variété
d'êtres qui viennent un moment jouir des rayons du
soleil, et puis rendent leurs éléments à l'éternelle
chimie.

Les combinaisons élémentaires sont tellement voisines l'une de l'autre, qu'on ne distingue entre une
substance végétale et une substance animale que des
différences de proportions; et la nature se joue si facilement dans tous ces arrangements que, par la plus
légère et la plus simple modification, elle transforme
la patte d'un quadrupède en aile ou en nageoire, de
telle sorte que l'œil reconnaît sur-le-champ la complète
similitude entre des organisations en apparence si différente. Ce n'est pas tout : la vie, à des époques dont
nulle race humaine n'a conservé la mémoire (car elles
sont antérieures à toute race humaine), avait jeté sur
la face de la terre, alors bien différente de ce qu'elle
est aujourd'hui, des végétaux et des animaux qui
n'ont pas conservé de représentants parmi les espèces

vivantes. Tous ces êtres ont disparu par des causes
plus ou moins générales, qui prouvent l'intime liaison
existant entre les conditions de la terre et la persistance des organisations vivantes.

Entre toutes les existences répandues avec tant de
profusion sur la planète, la vie humaine ou l'humanité occupe le premier rang. Cette fourmilière s'est
étendue sous tous les climats, et elle a imprimé à la
superficie du sol des modifications qui sont déjà importantes, mais qui surtout le deviendront encore davantage. Il n'est donc pas étonnant qu'elle ressente de
temps en temps quelque grande commotion qui lui
rapelle tous ses liens de communauté avec la terre
qui la porte, et dont les éléments sont les siens. C'est
un point de vue auquel on peut considérer l'origine
des maladies générales ; et plusieurs médecins allemands se sont complu à développer cette thèse, en
l'appuyant de toutes sortes de recherches, pour prouver que de grandes perturbations atmosphériques,
des éruptions de volcans et des tremblements avaient
toujours précédé et accompagné l'apparition de ces
épidémies : comme si une sorte d'état fébrile de la
terre avait été la source des fléaux qui devaient
frapper notre espèce ; comme si la nature, ne se
contentant plus de la succession ordinaire de la vie et
de la mort, empruntait soudainement des moyens plus
prompts de destruction. Cela n'est qu'une hypothèse,
et, il faut le dire, une hypothèse peu probable ; car
nous ne connaissons aucun rapport tellurique avec
l'origine des miasmes, des infections et des virus. ..

A vrai dire, cette origine ne peut, dans l'état de
nos connaissances, être cherchée qu'au sein des substances organiques, vivantes ou mortes. Elles seules
ont la funeste propriété de se transformer en poisons,

voyez le suc des plantes vénéneuses; en venins, voyez le liquide des serpents venimeux; en virus, voyez la salive du chien enragé. Le poison et le venin, s'éteignant sur place après avoir opéré le mal qui leur est propre, ne se reproduisent pas dans le corps de la victime; mais les virus et les miasmes se reproduisent et se propagent. Rien de plus obscur pour le physiologiste et le médecin que ces sournoises combinaisons d'éléments organiques; mais c'est là l'atelier de malfaisance et de mort où il faut essayer de pénétrer.

DES

TABLES PARLANTES

ET DES

ESPRITS FRAPPEURS[1]

———

Les historiens anciens racontent que l'empereur
Néron eut le désir de devenir habile dans les arts magiques. La magie de ce temps-là opérait par l'eau, par
les boules, par le cuivre, par les lanternes, par les
bassins, par la hache et par bien d'autres procédés au
moyen desquels elle dévoilait l'avenir; par-dessus tout,
elle promettait de mettre les curieux en rapport et en
conversation avec les ombres des morts et avec les divinités des enfers : ce fut ce qui tenta l'empereur Néron.
La fortune l'avait élevé au faîte des choses humaines.
Maître de l'univers connu et des hommes, il voulut
commander aux dieux, et porter au delà des limites
terrestres cette extravagance d'une âme qui, mal née
sans doute, était surtout stimulée par les aiguillons de
la toute-puissance. Ni les accords de la lyre ni la dé-

1. *Revue des Deux-Mondes*, 15 février 1856.

clamation tragique n'excitèrent davantage son envie;
à aucun art plus qu'à la magie il ne donna faveur et
appui. De plus, rien ne lui manquait, ni la richesse,
ni les forces, ni le talent d'apprendre, ni toutes ces
énormités desquelles le monde finit par se lasser. Les
magiciens d'alors avaient des échappatoires pour les cas
où leurs opérations ne réussissaient pas : quand celui
qui invoquait les divinités était affecté de quelque défaut corporel, elles ne lui obéissaient pas ou ne lui
étaient pas visibles; mais cela ne faisait pas obstacle
chez Néron, dont le corps était parfait. Il pouvait choisir les jours favorables; il pouvait immoler des victimes qui toutes fussent de couleur noire. Tiridate
était venu d'Arménie vers lui, amenant des mages et
refusant d'aller par mer, vu qu'il regardait comme
défendu de souiller la mer par des expuitions et autres
excrétions. Pourtant rien n'y fit, et Néron, qui donnait
à Tiridate le royaume d'Arménie, ne put recevoir de
lui en retour le domaine de la magie et l'empire sur la
nature souterraine et les mânes ensevelis. Pour expliquer cet insuccès, il faut penser que Néron était de
nature peu nerveuse, et que les épreuves auxquelles le
mage arménien le soumit furent incapables de développer en lui les sensations, les hallucinations qui
persuadent souvent aux adeptes qu'ils ont été définitivement initiés.

Le grammairien Apion, que Pline vit dans sa jeunesse, disait dans un de ses ouvrages avoir évoqué des
ombres pour interroger Homère sur sa patrie et sur
ses parents; mais il ne paraît pas que la réponse ait
été plus satisfaisante que celles de tant de tables
parlantes ou d'esprits frappeurs qui n'apprennent
jamais rien aux interrogateurs; toujours est-il qu'Apion
n'en sut pas plus après avoir causé avec les ombres

qu'il n'en savait auparavant sur cette question tant
controversée de la patrie du grand poëte placé à l'au-
rore de la civilisation héllénique. Il y avait à Rome,
sous les premiers empereurs, une illustre maison du
nom d'Asprenas : de deux frères de cette maison, qui
vivaient du temps de Pline, l'un s'était guéri de la
colique en mangeant une alouette et en portant le
cœur de cet oiseau renfermé dans un bracelet d'or ;
l'autre, par un certain sacrifice fait dans une chapelle
de briques crues, en forme de fourneau, et qui fut
murée après l'accomplissement de la cérémonie. La
magie florissait alors, on le voit, sous toutes les
formes, et les tables tournantes, si tant est qu'on ne les
connût pas (car M. Chevreul a déterré un texte ancien,
obscur il est vrai, mais qui semble bien les indiquer),
les tables tournantes, dis-je, n'auraient pas produit au
milieu de cette société l'effet qu'elles ont produit
parmi nous. Macbeth, venant à ouïr les lamentations
des femmes, s'écrie : « Le temps a été où mes sens se
seraient glacés à entendre un gémissement la nuit, où
ma chevelure, à quelque récit effrayant, se serait soulevée comme si la vie y était ; mais je suis rassasié
d'horreurs. » Nous, nous étions comme le Macbeth
jeune et avant le temps des sorcières ; le moindre pro-
dige nous émeut. L'antiquité était comme le Macbeth
endurci et familiarisé, et je doute fort que nos tables
et nos esprits eussent paru grand'chose à des gens qui
pouvaient évoquer la triple Hécate, troubler le sommeil de la mort, et faire descendre la lune du haut du
firmament.

Pourtant le sort fait à la magie, à la sorcellerie
dans l'antiquité, était bien différent de ce qu'il fut
dans le moyen âge et surtout à la sortie du moyen âge,
aux quinzième et seizième siècles. Les anciens n'exer-

çaient guère de persécutions contre les magiciens ;
il n'y eut d'exception considérable que contre les
druides, tourbe de prophètes et de médecins (je me
sers, sans m'y associer, de l'expression méprisante de
l'auteur latin) ; l'empereur Tibère les supprima dans
les Gaules, et ils se réfugièrent dans l'île de Bretagne.
Au reste, il paraît que leurs rites comportaient des
atrocités et des actes de cannibalisme, car le même
auteur ajoute : « On ne saurait suffisamment estimer
l'obligation due aux Romains pour avoir supprimé
des monstruosités dans lesquelles tuer un homme était
faire un acte de religion, et manger de la chair humaine une pratique salutaire (Pline). » Le fait général
n'en subsiste pas moins, et l'autorité n'était pas incessamment à la recherche des sorciers pour extirper
cette folle engeance par le fer et par le feu. Une aussi
notable différence a sa source dans la conception que
les anciens se faisaient de l'univers et des êtres divins
qui le gouvernaient. Il y avait, il est vrai, des dieux
méchants ; mais ces dieux n'en étaient pas moins res-
pectables, ils n'en participaient pas moins à la nature
divine, et ils n'étaient pas moins nécessaires à l'administration universelle. S'il y avait des dieux souterrains qui ne voyaient pas la lumière du jour, qui tenaient dans leur sombre empire les âmes des morts
et qui régissaient les choses ensevelies dans les abîmes
de la terre et des ténèbres, *res alta terra et caligine
mersas*, ce n'était là qu'un département de cette gestion du monde que les anciens se figuraient. On trem-
blait en approchant des divinités redoutables ; mais,
terribles comme leurs demeures et leurs fonctions,
l'idée de crime, de tentation au mal, de révolte contre
l'ordre éternel, ne se joignait pas à leur culte. Aussi
ceux qui essayaient d'avoir commerce avec elles n'é-

taient point, pour cela même, marqués d'un stig-
mate de réprobation. Si on s'adressait à elles plus
souvent qu'aux divinités lumineuses dans ces rites qui
prétendaient dévoiler l'avenir ou obtenir des services,
c'est qu'elles avaient le royaume de la mort, et que
faire apparaître les trépassés et converser avec eux a
toujours été un des plus vifs désirs de la magie et de
ceux qui la consultent. Voyez la différence qu'a apportée, même dans les tendances de la curiosité, le
progrès des connaissances positives. Jadis c'étaient les
profondeurs de la terre qui attiraient la pensée des
hommes ; là s'étendait un autre monde peuplé de
divinités et d'ombres, pâle reflet de cette vie que, dans
Homère, un guerrier, tout en bravant la mort, ne
quitta jamais sans regretter sa jeunesse et sa vaillance.
Aujourd'hui ce sont les profondeurs de l'espace infini
qui attirent les imaginations, et un voyage dans les
gouffres du globe serait distraction de géologue ; le
géologue, qui, à l'aide d'observations et d'inductions,
s'efforce à son tour de pénétrer *les choses ensevelies dans
les abîmes de la terre et des ténèbres.*

Il arrive néanmoins un temps où la tranquillité relative entre la magie et l'autorité reçoit une profonde
atteinte, où la paix est rompue et où la persécution
commence contre les magiciens. Ce fut quand le mot
démon changea de signification. Dans la religion des
gentils, les démons étaient des génies, des divinités
qui planaient au-dessus de l'existence humaine, sans
avoir en eux rien de nécessairement funeste ; mais,
quand les démons furent les anges rebelles, les ennemis de Dieu, les auteurs du mal, les tentateurs de
l'homme, les inspirateurs des noirs forfaits, les con-
tempteurs de tout bien, alors on s'inquiéta de ceux
qui prétendaient fréquenter habituellement une aussi

redoutable, une aussi mauvaise compagnie. Ajoutez
que l'imagination se peignait ces diables, qui erraient
volontiers parmi nos demeures, d'une façon fantastique, aussi repoussante que ridicule, qui signifiait la
dépravation morale de leur nature et celle de leurs
sectateurs ; ajoutez qu'elle leur attribuait un pouvoir
mal défini, il est vrai, et mal compatible avec l'ordre
des choses divines et humaines, mais en tout cas un
pouvoir supérieur et disposant des éléments. Ajoutez
enfin que beaucoup de sorciers étaient des gens
d'esprit malade et halluciné qui confessaient être allés
au sabbat et y avoir commis et vu commettre les plus
grandes horreurs. Dans cette situation, où était le
recours qui pouvait sauver les sorciers des mains d'une
justice impitoyable ? Ne fallait-il pas à tout prix interrompre ces liaisons coupables entre la terre et l'enfer,
et retrancher de la société ces hommes qui n'avaient
plus d'autre société que les esprits pervers et im-
mondes ? Et quand même tout familier du démon
n'eût pas été par cela seul criminel, ces gens n'a-
vouaient-ils pas s'être associés à des pratiques sans
nom et à des actions atroces ? On ne peut le méconnaître, la justice humaine était sur une de ces pentes
où ce qu'elle croyait sûr et vrai la poussait irrésistiblement au mal et à la cruauté, et l'on vit s'allumer de
toutes parts les bûchers dont la flamme lugubre se
projette sur la fin du moyen âge.

Mais de ce que l'autorité, dans l'antiquité, ne se
croyait pas tenue à supprimer la sorcellerie, et de ce
quelle s'y croyait tenue dans l'âge qui suivit, est-ce
que je voudrais conclure que historiquement la première est supérieure à la seconde ? Pas le moins du
monde. Je suis de ceux qui pensent et qui soutiennent
que, tout compensé, la période qu'on appelle moyen

âge est une évolution au-delà de la période gréco-
romaine, non pas aussi régulière que si l'empire
romain était tombé par ses propres éléments et non par
l'intervention des barbares, mais enfin une évolution
qui, en fait, est la fille de celle qui précède et la mère
de celle qui suit, ou, âge moderne. L'histoire est un
long développement de mutations enchaînées l'une à
l'autre qui, ayant pour instrument un agent intelligent, le genre humain, ne peuvent que tendre, insciem-
ment d'abord, sciemment enfin, vers une amélioration
progressive ; mais dans ce grand phénomène naturel,
soumis à tant de causes complexes, surviennent incessamment les perturbations et les désordres, qui
retardent, entravent, altèrent la marche, et cette
double considération écarte à la fois le fatalisme et
l'optimisme.

Témoin les sorciers et leur histoire, à peu près tranquilles sous le paganisme, poursuivis à outrance sous
le christianisme, en raison de l'incident qui, de divinités
subalternes, fit des êtres uniquement dévoués à la souffrance et à la perversité. Au reste, la magie ou sorcellerie est quelque chose de très-compliqué qui occupe
une part dans l'histoire, qui se trouve au début des
sociétés naissantes, et qui, persistant bien au delà, a
suscité des jugements divers. Sans parler des mystères
dont elle réussit à s'entourer, surtout quand elle fut
devenue une science occulte, sans parler des superche-
ries qui s'y joignaient, sans parler non plus des crimes
qu'elle abritait quand le magicien y prêtait la main,
elle se compose fondamentalement d'une croyance à
un pouvoir sur la nature par l'intermédiaire, soit des
êtres surnaturels, soit des forces élémentaires, et d'une
somme de conceptions délirantes, d'hallucinations qui
exaltent le sorcier, il vaut mieux dire le patient, en

communication avec les démons. La première portion
est celle que j'appellerai raisonnable, celle qui prétend
par des pratiques s'assujettir les agents des choses; elle
a eu pendant longtemps des points de contact avec la
science réelle. La seconde portion est complétement du
domaine du médecin et du philosophe moraliste, vu
qu'à la fois elle dérange la raison des individus et, suivant la circonstance, jette de la perturbation dans l'in-
tellect social.

Avant d'aller plus loin, il est nécessaire de rappeler
quelques-uns des phénomènes qui se présentèrent dans
des épidémies anciennes de sorcellerie et de démono-
pathie.

En Italie, sous le pontificat de Jules II, l'inquisition
livra au supplice plusieurs milliers d'individus qui,
d'après leurs propres dires, avaient à se reprocher la
mort d'une foule d'enfants. Ces gens recevaient de la
main du diable, auquel ils s'abandonnaient corps et
âme, une pincée de poudre qu'ils portaient, leur vie
durant, dans un endroit secret de leur vêtement. Un
seul atome de cette poudre suffisait pour causer aussitôt la perte des individus qu'elle atteignait. Le plus ordinairement, les sorcières de ce genre parvenaient à se
métamorphoser en chattes, et c'est sous la forme d'animaux qu'elles allaient tendre leurs embûches aux
nouveau-nés. Possédant l'agilité et la souplesse des
chats, elles pouvaient s'introduire par les lucarnes,
sauter lestement sur les lits, sucer gloutonnement le
sang de leurs victimes et s'évader prestement par les
moindres issues. Les doigts, les orteils, les lèvres
étaient autant d'endroits qu'elles choisissaient de préférence pour appliquer leur bouche avide. Chacune
d'elles devait de la sorte mettre à mort au moins deux
nourrissons par mois. L'ongle, une aiguille que les

sorcières avaient soin d'emporter avec elles, servaient à pratiquer sur les vaisseaux des petits enfants une ouverture imperceptible. Cependant plus d'une mère, éveillée en sursaut par les vagissements et les cris plaintifs de son enfant, ne s'était que trop souvent aperçue, à la rougeur de la peau, aux taches de sang sur les langes du nouveau-né, que le malheureux avait été sucé. Ces disciples de Satan se faisaient une grande joie d'assister aux assemblées des esprits déchus, que présidait une espèce de diablesse nommée par eux *la sage déesse*. Une fois que les adorateurs de Satan sont réunis dans le lieu qui leur a été indiqué, ils n'ont plus rien à faire, si ce n'est de se livrer au plaisir de la danse, de s'abandonner aux jouissances des festins et de prêter l'oreille aux accents de la musique. Il arrive cependant que le diable fascine les yeux des convives en faisant apparaître des mets prestigieux, et les convives, qui ont mâché à vide, arrivent le matin à leur domicile plus affamés qu'ils ne l'étaient la veille. Certains jours, les tables sont chargées de viandes réelles et de vins exquis; des bœufs entiers qu'on a eu la précaution d'enlever dans les étables des riches servent à assouvir l'appétit des sorciers. Ces vols ne peuvent être soupçonnés par les propriétaires. La *sage déesse* connaît le secret de remplir les futailles qui ont été vidées, et il lui suffit de faire rassembler les ossements des bœufs qui ont été dévorés, de les faire déposer les uns auprès des autres sur la peau et d'agiter sa baguette, pour que ces bœufs puissent recommencer à vivre et être reconduits dans leurs étables. Dans ce fait, pour lequel, pendant quelques années, s'allumèrent les bûchers, on remarquera, au premier chef, un phénomène qui est capital : c'est le caractère collectif. Toutes ces sorcières se disent changées en chattes, et elles le disent en face du supplice qui les attend, tant leur conviction est inébranlable ; elles s'accusent aussi d'homicides sans nombre. En confirmation, des mères assurent avoir vu des traces de sang sur leurs enfants ; elles se plaignent de l'importunité de certains chats qui s'introduisaient dans leurs maisons, et les maris signalent la peine qu'ils avaient eue à les atteindre en leur donnant la chasse. A toute cette tragédie si bien attestée de toutes parts, scellée par les aveux des sorciers, certifiée par le jugement solennel des inquisiteurs, il ne manque qu'une chose : c'est que, malgré ces assassinats de tant d'enfants, la mortalité ne fut pas accrue ni la contrée dépeuplée.

De ces traits épars, je ne signale que ceux qui ont été simultanément observés chez un grand nombre de personnes, c'est-à-dire qui ont eu un caractère collectif, afin que le lecteur en attribue la cause, quelle qu'elle soit, non à un cas particulier, mais à un cas général. Je continue. Au seizième siècle, dans un couvent, les nonnes furent réveillées en sursaut, croyant entendre les gémissements plaintifs d'une personne souffrante. Bientôt, se persuadant que leurs compagnes appelaient au secours et se levant à tour de rôle en toute hâte, elles étaient étonnées de leur méprise. Quelquefois il leur semblait qu'elles étaient chatouillées sous la plante des pieds, et elles s'abandonnaient aux accès d'un rire inextinguible. Elles se sentaient aussi entraînées hors du lit, et glissaient sur le parquet comme si on les eût tirées par les jambes. Plusieurs portaient sur le corps des marques de coups dont nul ne soupçonnait l'origine. Ces phénomènes eurent une issue tragique. Les personnes ainsi atteintes attribuaient leurs souffrances aux effets d'un pacte ; leurs accusations se portèrent sur une pauvre femme qui, saisie par le bras séculier et mise à la question, nia avec fermeté l'accusation, mais succomba aux suites des tortures endurées. On remarquera que souvent les vases qu'elles tenaient leur étaient violemment retirés des mains, qu'à quelques-unes une violence de même nature arrachait une partie de la chair, qu'à d'autres elle retournait sens devant derrière les jambes, les bras et la face; qu'une d'entre elles fut soulevée en l'air, quoique les assistants s'efforçassent de l'empêcher et y missent la main, qu'ensuite rejetée contre terre, elle semblait morte, mais que, se relevant bientôt après, comme d'un sommeil profond, elle sortit du réfectoire n'ayant aucun mal. C'était là un genre d'esprits frappeurs.

Veut-on voir les morts apparaître et se mêler aux vivants? L'an 1594, au marquisat de Brandebourg, se montrèrent plus de cent soixante démoniaques, dont les paroles excitaient un vif étonnement. Ils connaissaient, nommaient les gens qu'ils n'avaient jamais vus, et dans leur bande on remarquait des personnes mortes depuis longtemps qui cheminaient, criant qu'on se repentît, que l'on quittât toutes les dissolutions, dénonçant le jugement de Dieu et confessant qu'il leur était commandé de publier, malgré qu'ils en eussent, amendement et retour au droit chemin.

En Lorraine, de 1580 à 1595, il y eut des manifestations d'un genre analogue, pour lesquelles plus de neuf cents personnes furent mises à mort par les juges. Ce n'était pas seulement dans la solitude et dans l'ombre de la prison que les prévenus voyaient le diable rôder autour de leur personne; ils le voyaient, le sentaient, l'entendaient dans e tribunal et même pendant qu'on leur infligeait la question. Une femme était étendue sur le chevalet, et Satan, niché dans l'épais-

seur de sa chevelure, cherchait à ranimer son courage
et répétait que l'épreuve touchait à sa fin. Près de
certains condamnés, le diable se tint jusqu'à la fin des
épreuves de la question, et ils l'entendaient parler
aussi distinctement que s'il eût été logé dans leur
tympan. Une autre, s'étant décidée à raconter les moindres détails de son histoire, préluda à ce récit en adressant une prière au Seigneur ; tout à coup elle est précipitée en arrière, la tête à la renverse. D'abord on la
croit morte, mais aussitôt qu'elle a repris ses esprits :
« Comment ne voyez-vous pas, s'écria-t-elle, le démon
qui vient de me terrasser et qui s'est caché sous ce
meuble ? »

Le Labourd, au commencement du dix-septième
siècle, eut sa sorcellerie, que les juges chargés de cette
commission s'efforcèrent de détruire par la torture et
par le feu. Les supplices, mêlés avec les visions du
diable, jetèrent les inculpés dans un état d'esprit qui
leur faisait ardemment souhaiter la mort. La plupart
parlaient, avec une expression passionnée, des sensations éprouvées au sabbat ; ils peignaient en termes
licencieux leur enivrement, ils assuraient avoir vu, à
ces réunions, des individus appartenant à toutes les
contrées de la terre, et disaient que les adorateurs du
démon ne sont pas moins nombreux que les étoiles du
firmament. Beaucoup déclaraient être présentement
trop bien habitués à la société du diable pour redouter
les tourments de l'enfer, ayant la conviction que les
flammes qui brûlent dans les abîmes de la terre ne
diffèrent pas des feux du sabbat. Quand les femmes
étaient amenées devant la justice, elles ne pleuraient
pas, ne versaient pas une seule larme, et même le
martyre de la torture ou du gibet leur était si *plaisant*
(pour me servir de l'expression de celui qui les y en-

voyait), qu'il tardait à plusieurs d'être exécutées à mort, souffrant fort joyeusement qu'on leur fît leur procès, tant elles avaient hâte d'être avec le diable; elles ne s'impatientaient de rien tant en leur prison que de ce qu'elles ne lui pouvaient témoigner combien elles désiraient souffrir pour lui, et elles trouvaient fort étrange qu'une chose si agréable fût punie. Là ne s'arrêtaient pas les phénomènes, et à peine les cendres de ces sorcières étaient-elles livrées aux vents, que d'autres scènes éclataient. Les filles de celles qui avaient péri adressaient d'amers reproches au diable : « Tu nous avais promis, lui criaient-elles dans leurs lamentations, que nos mères prisonnières seraient sauvées; néanmoins les voilà réduites en cendres. » Alors le diable se disculpait, il leur maintenait effrontément que leurs mères n'étaient ni mortes ni brûlées, mais qu'elles reposaient en quelque lieu où elles étaient beaucoup mieux à leur aise que dans ce monde. Et, pour mieux les surprendre, il leur disait : « Appelez-les, et vous verrez ce qu'elles vous en diront. » Alors ces pauvres filles criaient l'une après l'autre, comme qui veut faire parler un écho, et chacune rappelait sa mère, lui demandant si elle était morte et où elle se trouvait maintenant. Les mères, se faisant remarquer chacune par sa voix, répondaient toutes qu'elles étaient en beaucoup meilleur état et en plus de repos qu'auparavant.

Le démon accordait aussi à ses adorateurs des facultés qui leur permettaient de ressentir des impressions à distance et de lire dans la pensée d'autrui, témoin un couvent d'Espagne dont presque toutes les religieuses étaient possédées. L'une d'elles était tenue par un démon chef des autres, et il suffisait qu'elle exprimât le désir de voir auprès d'elle l'une de ses compa-

gnes pour que celle-ci, quoique se trouvant loin de là
et hors de la portée de la voix, se sentît intérieurement
appelée et arrivât, parlant déjà de ce qui faisait l'objet
d'une conversation qu'elle n'avait pas entendue. Témoin encore un couvent d'Auxonne. Là, un évêque
rapporte que toutes les filles de cette maison, qui sont
au nombre de dix-huit, tant séculières que régulières,
et sans en excepter une, lui ont paru avoir le don de
l'intelligence des langues, car elles ont toujours répondu fidèlement au latin qui leur était prononcé par
les exorcistes, qui n'était point emprunté du Rituel, et
encore moins concerté avec eux; souvent elles se sont
expliquées en latin, quelquefois par des périodes entières, quelquefois par des discours achevés. Toutes ou
presque toutes ont témoigné avoir connaissance de
l'intérieur et du secret de la pensée, ce qui a paru particulièrement dans les commandements intérieurs qui
leur ont été faits très-souvent par les exorcistes en
diverses occasions, commandements auxquels elles ont
obéi très-exactement pour l'ordinaire, sans qu'ils fussent exprimés ni par parole, ni par aucun signe extérieur. De cela l'évêque fit plusieurs expériences, entre
autres sur la personne d'une religieuse à laquelle il
ordonna, dans le fond de sa pensée, de le venir trouver
pour être exorcisée, et elle vint incontinent, quoiqu'elle
demeurât dans un quartier de la ville assez éloigné,
disant à l'évêque qu'elle avait été commandée par lui
de venir. Une autre, sortant de l'exorcisme, lui dit le
commandement intérieur qu'il avait fait au démon
pendant l'exorcisme. L'évêque ayant ordonné menta-
lement à une autre, au plus fort de ses agitations, de
venir se prosterner devant le saint sacrement, le
ventre contre terre et les bras étendus, la religieuse
exécuta le commandement au même instant qu'il eut

été formé, avec une promptitude et une précipitation tout extraordinaires.

Jusqu'ici, dans les fragments que j'ai fait passer sous les yeux du lecteur, c'est le diable qui a joué le grand rôle; et, comme le diable est le père du mal, comme il est le type de la laideur, comme il se plaît aux actions détestables, les manifestations ont été empreintes de son caractère. Singulières et merveilleuses sans doute, elles se sont passées dans les abominations du sabbat, dans les impiétés, dans les méfaits de tout genre; l'imagination de ceux qui étaient sous son inspiration, sous sa domination, n'a cherché que les choses perverses ou dégoûtantes; et, mettant dès lors les inquisiteurs et les juges à cet affreux diapason, la scène s'est encore assombrie. La justice, se montrant aussi cruelle que le diable était méchant, a promené la mort parmi les sectateurs du prince des ténèbres, et les flammes terrestres des bûchers dévorants ont répondu aux flammes de l'enfer et aux feux nocturnes du sabbat sur la bruyère solitaire et désolée. Cependant il s'en faut de beaucoup que les manifestations aient toujours le caractère diabolique, et maintes fois elles ont été inspirées par des influences qui venaient du ciel. Tel fut le cas des camisards. Dans un temps où les passions religieuses avaient perdu de leur violence, et où la persécution commençait, dans une société refroidie, à n'avoir plus de raison, une des plus cruelles persécutions qui se vit jamais s'abattit sur les paisibles populations des Cévennes, à la honte ineffaçable de Louis XIV et des agents qui le servirent dans ces impardonnables violences. Soudainement les maisons furent envahies: la fuite et l'exil séparèrent les familles; les enfants furent arrachés aux pères et aux mères; les récalcitrants furent livrés au gibet, à la roue, aux galères; les biens furent confisqués; une soldatesque effrénée fut chargée du système de conversion, qui a gardé le nom historique de *dragonnades*. Dans cet excès de misère, des visitations célestes vinrent adoucir les maux des persécutés; ce ne fut plus le démon et son hideux cortége qui hantèrent les imaginations; ce fut la foi dans le secours divin, le courage dans la souffrance qui s'emparèrent des cœurs. Alors se manifestèrent toute une série de phénomènes sans exemple dans l'histoire. Le don de prophétie se répandit parmi les gens les plus illettrés; la bouche même des enfants s'ouvrit pour prononcer des paroles illuminées, et ces paroles envoyaient les insurgés au-devant des fusils des convertisseurs. Un enfant de quinze mois, qui fut mis en prison avec sa mère, prophétisait; il parlait avec sanglots, distinctement et à voix haute, mais pourtant avec des interruptions, ce qui était cause qu'il fallait prêter l'oreille pour entendre certaines paroles; il parlait comme si Dieu eût parlé par sa bouche, se servant toujours de cette manière d'assurer les choses : Je te dis, mon enfant. Ailleurs, quelques camisards étant réunis, une fille de la maison vint appeler sa mère et lui dit : « Ma mère, venez voir l'enfant. » Puis la mère appela les autres personnes, disant qu'elles vinssent voir le petit enfant qui parlait, et ajoutant qu'il ne fallait pas s'épouvanter et que ce miracle était déjà arrivé. Tous coururent. L'enfant, âgé de treize ou quatorze mois, était emmaillotté dans le berceau; il parlait distinctement, d'une voix assez haute vu son âge, en sorte qu'il était aisé de l'entendre par toute la chambre; il exhortait, comme les autres, à faire des œuvres de repentance. Là ne s'arrêtaient pas les phénomènes; à cette exaltation prophétique se joignit une faculté singulière, celle de voir ou d'entendre à des

distances où la vue et l'ouïe ordinaires ne s'exercent
plus. De la sorte la prophétie se manifestait et par les
discours mystiques qui coulaient d'une multitude de
bouches inspirées, et par les œuvres qui venaient en
appui aux discours. Néanmoins il faut remarquer que
ces merveilles, qui remuaient si profondément les protestants, qui les assuraient dans leurs misères, qui les
animaient dans leurs résistances, passaient comme non
avenues aux yeux de leurs adversaires, qui, suivant
l'expression du poëte, avaient des yeux pour ne pas
voir, et des oreilles pour ne pas entendre.

La même incrédulité, au milieu de phénomènes non
moins extraordinaires, accueillit les jansénistes quand
ils devinrent convulsionnaires sur le tombeau du diacre
Pâris. Et pourtant là aussi les merveilles ne manquèrent
pas. Un personnage de la cour, fort opposé à la cause
des jansénistes, se trouva dans une maison où on l'a-
vait invité à dîner avec une grande compagnie. Tout à
coup il se sentit forcé, par une puissance invisible, de
tourner sur un pied avec une vitesse prodigieuse, ne
pouvant se retenir, ce qui dura plus d'une heure sans
un seul instant de relâche. Notez qu'il faisait jusqu'à
soixante tours par minute. Les convulsionnaires avaient,
comme les camisards, le don de la parole inspirée,
improvisant sur les choses qui se rapportent aux matières religieuses. Les protestants des Cévennes annonçaient l'abolition prochaine du papisme ; les jansénistes
de Saint-Médard déclamaient contre la perversion du
clergé et de la cour de Rome. L'effet ordinaire de la
convulsion était de donner à l'âme plus de lumière et
d'activité, et de communiquer aux esprits les plus
humbles et les plus vulgaires une élévation et une
abondance qui faisaient taire les hommes les plus con-
fiants en eux-mêmes. Ce n'était pas tout, et le tombeau

du diacre Pâris se signalait par une vertu spécifique
et merveilleuse : il communiquait une sorte d'invulné-
rabilité à ceux qui recevaient son influence souveraine.
Ni les distensions ou les pressions à l'aide d'hommes
vigoureux, ni les supplices de l'estrapade, ni les coups
portés avec des barres ou des instruments lourds et
contondants, n'étaient capables de léser, de meurtrir,
d'estropier les victimes volontaires. Les muscles de
femmes faibles résistaient à ces tractions puissantes,
leurs chairs supportaient ces contusions énormes, afin
que personne ne doutât qu'il était facile au pouvoir
occulte qui les dominait de rendre invulnérables et
impassibles des corps fragiles et délicats.

C'est parmi un grand nombre d'histoires de ce genre
que j'ai choisi ces quelques exemples. On voit que les
temps jadis ont été agités par les manifestations dites
surnaturelles, que ces manifestations ont eu un caractère éminemment collectif, saisissant toujours un grand
nombre de personnes et les soumettant à un même
ordre de sensations et d'actions, qu'elles ont été diver-
sement jugées au sein des populations où elles éclataient, tantôt considérées comme le plus abominable
des forfaits et poursuivies comme telles, tantôt débat-
tues, contredites, et exerçant aussi peu d'empire sur
ceux qui n'y croyaient pas qu'elles en exerçaient sur
ceux qui y croyaient, et que finalement elles se sont
éteintes sans laisser d'autre trace de leur passage que
le souvenir de leur singularité et la difficulté d'en faire
la théorie, et sans avoir sur la société contemporaine
ou future aucune de ces influences que semblait leur
promettre la nature des agents ou des effets.

Il y avait longtemps qu'aucun grand fait de ce genre
ne s'était produit dans les temps modernes. Tout se
réduisait à des cas isolés, et partant sans importance

et sans retentissement, lorsque tout à coup, à l'occasion du phénomène des meubles qui craquent et des tables qui tournent, reparaît, sous une autre forme, un ébranlement analogue à celui des âges précédents. Tout le monde connaît l'histoire des tables qui tournent : après avoir tourné quelque temps, elles commencèrent à se dresser sur leurs pieds et à frapper des coups; puis, leur parlant et conversant avec elles au moyen d'un alphabet, on apprit qu'elles étaient animées par des âmes de morts, par des esprits, par des démons, et l'on obtint, grâce à cet intermédiaire, des renseignements sur le passé, sur l'avenir des individus et de la société, et sur le mode d'existence des êtres incorporels à qui on avait affaire. Quant aux meubles qui craquent, les premiers bruits se firent entendre, il y a six ou sept ans, dans une maison située à Hydesville (État de New-York). Cette maison passait pour avoir antérieurement retenti de bruits étranges, et deux jeunes filles furent les premières qui se trouvèrent en communication avec les nouveaux phénomènes. Ces bruits, à la différence des anciens bruits, qui s'étaient éteints sans trouver un milieu favorable, se propagèrent dans le voisinage, et successivement gagnèrent toute l'étendue des États-Unis. Au moyen des coups, les êtres invisibles sont parvenus à faire des signes affirmatifs et négatifs, à compter, à écrire des phrases et des pages entières. Non-seulement ils battent des marches suivant le rhythme des airs qu'on leur indique ou qu'on chante avec eux, et imitent toute sorte de bruits, mais encore on les a entendus jouer des airs sur des instruments, sonner les cloches et même exécuter des marches militaires. D'autres fois, on voit des meubles ou des objets de diverse nature se mettre en mouvement, tandis que d'autres, au contraire, prennent une telle adhérence au plancher, que plusieurs hommes ne peuvent les ébranler. Là, des mains sans corps se laissent voir et sentir, ou bien elles apposent, sans qu'on les voie, des signatures appartenant à des personnes décédées. Ici, on aperçoit des formes humaines diaphanes dont on entend même quelquefois la voix ; ailleurs, des porcelaines se rompent d'elles-mêmes, des étoffes se déchirent, des fenêtres sont brisées à coups de pierres, des femmes sont décoiffées. Le lecteur rapprochera ces derniers phénomènes de celui que j'ai rapporté plus haut, où des vases étaient arrachés des mains de religieuses en proie au démon. Il rapprochera encore du cas de ces mêmes religieuses ces hommes qui, dans la manifestation américaine, sont entraînés tout d'un coup d'un bout d'une chambre à un autre ou bien enlevés en l'air, et y demeurent quelques instants suspendus.

Pour que ces choses se produisent, une condition est nécessaire, c'est la présence de certaines personnes qui en sont les intermédiaires obligés, et qu'en conséquence on désigne sous le nom de *mediums*. Il y a les *rapping mediums*, c'est-à-dire ceux dont l'intervention est signalée par les coups et les bruits ; sous l'influence des esprits, ils tombent dans des états nerveux où ils ne sont plus que de véritables automates, et alors, aux questions qu'on leur adresse, ils répondent par des mouvements spasmodiques et involontaires, soit en frappant des coups avec la main, soit en faisant des signes de la tête ou du corps, soit en parcourant du doigt les lettres d'un alphabet. Il y a les *writing mediums*, les mediums qui écrivent ; tout à coup ils sentent leur bras saisi d'une roideur tétanique, et, munis d'une plume ou d'un crayon, ils servent d'instruments passifs pour écrire des pages et quelquefois des volumes entiers sans que leur intelligence soit en jeu. Il est curieux que le bras seul soit affecté, mais on trouvera un exemple d'une semblable localisation (je demande pardon pour ce terme de médecine) dans les aboiements démoniaques des femmes d'Amou, près de Dax, au dix-septième siècle; il s'y joignait un violent remuement du bras, avec un tel mouvement de la main et des doigts, qu'aucun joueur d'instrument n'eût pu les mouvoir si vite et avec une telle agilité, et ce bras était devenu comme un membre ou une pièce étrangère du corps qui n'était plus à la libre disposition de la possédée. Il y a les *speaking mediums*, les mediums qui parlent. Ceux-ci sont de véritables pythonisses; d'une voix, souvent différente de la leur, ils prononcent des paroles qui leur sont inspirées ou qui sont mises directement dans leur bouche. Cette passivité a été notée chez les convulsionnaires. Plusieurs parlaient comme si les lèvres, la langue, tous les organes de la prononciation eussent été remués et mis en action par une force étrangère; dans l'abondance de leur éloquence, il leur semblait qu'ils débitaient des idées qui ne leur appartenaient aucunement, et dont ils n'acquéraient la connaissance qu'au moment où leurs oreilles étaient frappées par le son des mots. Ils articulaient d'une manière forcée la plus grande partie de leurs discours, de façon qu'ils sentaient une puissance supérieure remuer leur bouche et former leurs paroles, sans que leur volonté eût besoin d'y contribuer. Ils écoutaient eux-mêmes comme faisaient les assistants. Il en était ainsi parmi les camisards. Une de leurs prophétesses disait, et ce qu'elle déclarait s'appliquait à des milliers d'autres : « Je sens que l'esprit divin forme dans ma bouche les paroles qu'il me veut faire prononcer. Il y a des fois que le premier mot qui me

reste à prononcer est déjà formé dans mon idée; mais
assez souvent j'ignore comment finira le mot que l'esprit m'a déjà fait commencer. C'est à l'ange de Dieu
que j'abandonne entièrement, dans mes extases, le
gouvernement de la langue. Je sais que c'est un pouvoir étranger et supérieur qui me fait parler. Je ne
médite point ni ne connais point par avance les choses
que je dois dire moi-même. Pendant que je parle,
mon esprit fait attention à ce que ma bouche prononce, commé si c'était un discours récité par un
autre. »

Les mediums de nos jours écrivent des volumes
entiers. On a recueilli de même des volumes de prédications chez les camisards. Certains, parmi les prophètes cévenols, prononçaient parfois jusqu'à sept im-
provisations par jour. On a un recueil des discours
d'un d'entre eux; les idées mystiques y pullulent à
l'exclusion de toutes les autres, et la personnalité de
l'orateur y est constamment oubliée.

Les musiques miraculeuses qui retentissent en Amérique sans musiciens et sans instruments ont eu leurs
précédents dans les Cévennes. Des chants de psaumes
ont été entendus en beaucoup d'endroits par les camisards comme venant du haut des airs. Cette divine
mélodie a éclaté en plein jour et en présence de beaucoup de personnes, dans des lieux écartés des maisons,
où il n'y avait ni bois ni creux de rochers, et où, en
un mot, il était absolument impossible que quelqu'un
fût caché. Les voix célestes étaient si belles que les
voix des paysans cévenols n'étaient assurément pas
capables de former un pareil concert. A la vérité, on
ajoute que, par une permission céleste, ceux qui ac-
couraient pour entendre n'entendaient pas tous, et
que plusieurs protestaient ne rien ouïr, pendant que

les autres étaient charmés de cette mélodie angélique.

Sous l'influence qui les domine, certains médiums imitent avec une habileté surprenante la figure, la voix, la tournure et les gestes de personnes qu'ils n'ont jamais connues, et jouent des scènes de leur vie d'une façon telle qu'on ne peut s'empêcher de reconnaître l'individu qu'ils représentent. De la sorte il se développe en eux une aptitude singulière à la mimique, comme se développe la faculté de composer ou d'écrire. On a rencontré ailleurs des exemples d'une semblable faculté, et Joseph Acosta, qui résida longtemps au Pérou dans la seconde moitié du seizième siècle, rapporte qu'il y existait encore à cette époque des sorciers qui savaient prendre ou du moins imiter toutes les formes qu'ils voulaient.

Les camisards, qui se voyaient entourés de merveilles, pour qui les petits enfants faisaient entendre des paroles de piété et de consolation, à qui les prophètes annonçaient l'avenir, qui entendaient des musiques célestes dans le vide de l'air, ne doutaient pas que d'aussi éclatants miracles ne touchassent les cœurs endurcis; ils attendaient que les dragons s'éloigneraient, que le grand roi serait fléchi, et que même le pontife de Rome inclinerait devant la volonté divine sa triple couronne. Les convulsionnaires fondaient d'autres espérances, mais non pas moindres, sur les visitations dont ils étaient les objets; ce Paris, ce lieu de tumulte, d'affaires et de licence, ce Paris, au sein duquel les œuvres surnaturelles s'accomplissaient, allait se convertir, et la cour de Rome, subissant à son tour l'action de ces manifestations irrésistibles, se réformerait. Rien de tout cela ne s'accomplit; et, quelque garanties qu'elles fussent par des miracles, les espérances étaient vaines. A la vérité, grâce à l'exaltation reli-

gieuse qui les animait, une poignée de camisards tint
longtemps tête aux dragons de Louis XIV, et arracha .
une meilleure capitulation qu'une si faible troupe ne
devait l'attendre ; mais la grande persécution n'en
poursuivit pas moins son cours, et le protestantisme
ne fit aucun progrès. Il en fut de même du jansénisme;
lui aussi ne retira aucun profit des merveilles de Saint-
Médard ; et, si l'ordre des jésuites fut supprimé, cette
suppression est le résultat de conditions historiques
qui n'ont aucun rapport avec les phénomènes du con-
vulsionarisme. De nos jours, ceux des Américains
parmi lesquels les forces mystiques ont élu domicile,
qui reconnaissent qu'un pouvoir inconnu s'applique à
remuer, soulever, retenir, suspendre et déranger de
diverses manières la position d'un grand nombre de
corps pesants, le tout en contradiction directe avec les
lois reconnues de la nature; qui voient des éclairs ou
clartés de différentes formes et de couleurs variées apparaître dans des salles obscures, là où il n'existe aucune substance capable de développer une action chimique ou phosphorescente, et en l'absence de tout
appareil ou instrument susceptible d'engendrer l'électricité ou de produire la combustion; qui entendent
une singulière variété de sons produits par des agents
invisibles, tels que des tapotements, des bruits de
scies ou de marteaux, des rugissements de vent et de
tempête, des concerts de voix humaines ou d'instruments de musique; ceux-là, dis-je, pensent, comme
les camisards et les jansénistes, que la puissance du
ciel est ici révélée, et qu'il en doit résulter des conséquences prodigieuses pour le genre humain. Seulement, comme il n'est plus question, à notre époque,
d'une persécution particulière contre des calvinistes ou
des jansénistes, d'autres objets sont en vue, et il ne

s'agit de rien de moins que de modifier par là les conditions de notre existence, la foi et la philosophie de notre siècle, ainsi que le gouvernement du monde.

Les annales de la sorcellerie, de la possession, de la vision, de l'extase, de la convulsion, sont très-considérables, et je n'ai voulu qu'y prendre quelques traits, afin de signaler la continuité du phénomène. Ce n'est rien de nouveau qui se manifeste aujourd'hui. Quelque loin que l'on remonte dans l'histoire, on aperçoit de nombreuses traces qui témoignent que nul siècle n'a été exempt de telles perturbations. Elles renaissent pour périr, elles périssent pour renaître; elles sont comme les maladies qui ne quittent jamais l'espèce humaine, et que l'on retrouve aussi bien dans les antiques sociétés que dans les modernes, avec un fonds toujours le même, bien qu'avec des traits diversifiés, non-seulement suivant les lieux et la géographie, mais aussi suivant les temps et la chronologie. De même entre les cas particuliers du phénomène général qui m'occupe ici règne une analogie fondamentale, qui n'empêche pas des variétés en rapport avec le temps et le lieu : ainsi on n'a signalé nulle part ailleurs que dans l'événement contemporain, à ma connaissance du moins, les tournoiements de tables, cette agitation des meubles et ces tapotements.

Je n'ai pas besoin de rappeler que ceux qui sont agents et patients dans ces déplacements de meubles et ces tapotements, les attribuent, ainsi que le reste, à une agence surnaturelle; je n'ai pas besoin d'ajouter non plus que telle fut aussi l'opinion de l'antiquité et du moyen âge pour les manifestations analogues qui eurent lieu dans ces époques. Toutefois, il vint un moment où une opinion qui était appuyée d'une part sur le témoignage en apparence le plus évident des sens, et

d'autre part sur les témoignages les plus respectés, fut
ébranlée, à peu près comme la croyance au mouvement du soleil autour de la terre et à l'immobilité de
notre planète, et fit place à une explication toute différente, malgré le dire des sens et les affirmations des
autorités traditionnelles. Ce fut au sujet de la sorcellerie. Et en effet il y avait là quelque chose d'incompatible avec le surnaturalisme, et qui fit réfléchir. Des
sorciers, amenés devant le tribunal, confessaient avoir
fait périr par leurs sortiléges telle et telle personne, et
ces personnes étaient vivantes au su et au vu de tout le
monde, et on les amenait en confrontation avec les
hommes qui disaient leur avoir donné la mort. D'autres fois, un sorcier était surveillé soigneusement, et on
ne le perdait pas de vue pendant son sommeil, et,
quand il en sortait, il racontait des scènes du sabbat
auxquelles il venait d'assister, bien que certainement
il n'eût pas bougé de sa place. Cependant cela n'était
rien à côté d'une singularité encore plus grande. Ces
mêmes sorciers, qui avaient la faveur du prince des
ténèbres, à qui il prêtait une part de sa puissance, qui,
à leur gré, changeaient de forme, qui excitaient les
tempêtes et soulevaient les flots, ces mêmes sorciers,
dis-je, n'avaient ni richesses, ni éclat, ni grandeur, et
par-dessus tout ne pouvaient se défendre de l'échafaud
et du bûcher.

Ce furent les médecins qui prirent un ascendant sur
la question et détournèrent le cours des opinions dominantes. Sans doute, en aucun temps il ne manqua
d'esprits incrédules à toute sorcellerie, à toute possession ; mais nier et expliquer sont deux choses fort différentes, dont l'une ne remplace jamais l'autre : la né-
gation est individuelle et laisse toujours le fait rebelle
et *incompatible* ; l'explication est collective et soumet

le fait au système général de la science positive. Et ici, en ce point difficile et délicat, je veux faire toucher au lecteur la loi de connexion qui unit les phénomènes historiques les uns aux autres, et qui, après la loi de filiation, est la plus importante de l'histoire. La filiation, c'est la condition suivant laquelle un fait engendre un fait, et le passé le présent; la connexion, c'est la condition suivant laquelle certaines parties de civilisation s'allient et s'appellent, et certaines autres se repoussent et s'excluent. Ceci posé, comment advint-il que dans le cours du dix-septième siècle la médecine commença d'attirer à elle les sorcelleries, les possessions, les extases, d'en donner une doctrine et d'en chasser les doctrines antécédentes, qui attribuaient tout cela aux esprits purs ou impurs, bons ou mauvais? Rien de pareil n'avait surgi dans l'antiquité ni dans le moyen âge : le plus qu'il y avait eu de dit, c'est que toutes les maladies étaient naturelles; mais on n'avait pas dit que les états démoniaques fussent des maladies. Les progrès que la pathologie avait faits depuis la renaissance, tout réels qu'ils étaient, n'auraient pas autorisé la médecine à contredire directement les opinions accréditées, et surtout ne lui auraient pas permis d'y substituer les siennes, si une autre circonstance n'avait concouru. De grands événements s'étaient accomplis dans le domaine de la science : l'astronomie, la physique et des essais très-réels de chimie modifiaient profondément l'ensemble des idées sur l'ordre et le gouvernement des choses, et tendaient à écarter loin des phénomènes les agences surnaturelles. C'est cette coïncidence qui favorisa la tentative hardie de la médecine. Quand les hommes éclairés virent d'une part que la sorcellerie était impuissante à tenir ses promesses et à garantir ses adeptes, et d'autre part

qu'on leur offrait une explication non-seulement
satisfaisante, mais concordante avec l'ensemble des
idées scientifiques, ils laissèrent celles de la vieille
doctrine, et les bûchers ne s'allumèrent plus. Noble
et éclatant service, qui ne doit pas être oublié parmi
ceux qu'a rendus et que rend tous les jours la médecine !

Quelques traits généraux montreront sur quoi elle
se fonde. Toutes les fois que se sont présentés les phénomènes dont il s'agit, il s'est manifesté aussi, sur les
personnes qui y étaient agents ou patients, des dérangements nerveux parfaitement caractérisés, si bien
qu'on aurait dû dire, si la doctrine des esprits ou des
démons avait été suivie jusqu'au bout, que ces êtres
ne pouvaient agir que par l'intermédiaire des nerfs,
exactement comme font les causes des maladies. Toutes
les fois qu'un esprit ou démon s'est introduit dans le
corps d'un homme, ou que des influences surnaturelles
venant du ciel ou de l'enfer se sont fait sentir, il est
survenu des tremblements, des convulsions, des roi-
deurs tétaniques, des mouvements spontanés, des
troubles dans les sens, des perversions de la sensibilité,
des paralysies; mais ces accidents sont, si je puis parler
ainsi, de la connaissance du médecin : il n'y a pour
lui dans tout cela rien de surnaturel. Il sait non pas
ce qu'est la vie en soi, distinguons bien le genre de
connaissances qui est accessible à la science positive,
mais comment, cette vie une fois donnée et allumée,
les actes s'en produisent et s'en manifestent ; il sait
l'influence des viscères sur le cerveau, du cerveau sur
les viscères; il connaît le réseau des nerfs qui unit le
centre à la circonférence, et la circonférence au centre ;
le lit des malades l'a familiarisé avec des désordres
tout semblables, et, quand il voit un muscle paralysé

ou contracté, il est disposé à chercher si c'est dans le
nerf, dans la moelle épinière ou dans le cerveau que
gît la cause du mal.

D'ailleurs un lien étroit unit ces effets morbides au
monde extérieur, au milieu même dans lequel l'homme
est plongé. Des affinités singulières existent entre notre
système nerveux et des agents que la nature a disséminés çà et là; grand phénomène qui laisse pénétrer
l'œil profondément dans l'histoire de la vie, montrant,
dans le point en apparence le plus délicat et le plus
indépendant, les subordinations nécessaires qu'indique
déjà l'emploi des éléments, oxygène, hydrogène, azote
et carbone, dans la constitution des êtres vivants. Une
foule de substances ont le pouvoir de troubler les mouvements, la sensibilité, l'intelligence. Veut-on produire une succession indéfinie de visions enivrantes
qui charment le temps et soustraient la vie à ses en-
nuis, à ses fatigues, à ses devoirs, on n'a qu'à fumer
l'opium, qu'à boire le hachich, pour déplacer aussitôt
le centre des sensations et faire disparaitre la réalité
sous des illusions changeantes; aujourd'hui même,
des milliers ou plutôt des millions d'individus demandent à ces agents le facile bonheur de rêves délicieux.
D'autres livrent le corps à des convulsions que rien
ne peut maîtriser; administrez quelques parcelles de
strychnine, et vous verrez les muscles s'agiter sous
l'aiguillon qui les pique, et, comme des chevaux qui
ne connaissent plus le frein, échapper au contrôle
habituel de la volonté. Voulez-vous faire entendre à
l'oreille des bruissements prolongés et formidables,
sans qu'il y ait au dehors aucun son de produit, donnez
une suffisante quantité de sulfate de quinine, et il
semblera à celui qui l'aura prise qu'une cataracte l'as-
sourdit incessamment du fracas de ses eaux qui se

brisent au loin. Voulez-vous agir sur l'œil et troubler
la vision, la belladone est là toute prête pour infliger
une cécité transitoire. Je m'arrête; ces substances et
bien d'autres sont autant de doigts qui vont faire mouvoir telle touche, faire vibrer telle corde. Tout est département, tout est spécialité, tout est localisation,
tout a une organisation et un office séparé, et c'est sur
ces organes tous différents et tous chargés d'actes différents que se portent les agents ou accidentels et nuisibles (ce qui constitue la maladie, la pathologie), ou
choisis et envoyés (ce qui constitue la médecine). Tout
concourt, a dit le vieil Hippocrate, dans le corps. A
cette vérité générale qui frappa tout d'abord la vue
d'une science naissante, il faut ajouter que tout y est
spécialité, vérité qui était reculée loin des yeux, et
qu'une science plus avancée a mise en lumière.

Indépendamment de tant de substances qui suscitent
les troubles les plus variés, il est d'autres conditions
qui désordonnent et déconcertent le système des fonctions nerveuses. Les sens, les mouvements, le moral,
l'intelligence, n'ont pas besoin d'être sollicités par des
objets du dehors, par des impressions extérieures, par
des agents introduits dans l'économie, pour produire
les actes qui leur sont respectivement affectés. Il suffit
que les organes chargés de ces divers offices soient
excités par quelque cause externe ou interne, pour que
ces offices se manifestent aussitôt. En d'autres termes,
l'œil peut voir de la lumière sans qu'il y ait là une
lumière effective; l'oreille peut percevoir un son sans
qu'il y ait là un son réel. Un homme frappé à la tête
dans un lieu obscur vit à l'instant des lueurs brillantes,
et, confronté devant le tribunal avec celui qui était
accusé de l'avoir blessé, il prétendait l'avoir reconnu
à cette lueur même qui avait soudainement éclairé ses

yeux et l'obscurité, quand un médecin appelé aux débats fit observer que la lumière dont il était question, borné au nerf optique du patient, n'avait rien de réel et n'avait pu se projeter dans les ténèbres ni aider à reconnaître qui que ce fût. En irritant les nerfs du goût par un courant électrique, on produit dans la bouche une saveur indépendamment de tout corps sapide. Semblablement, sous l'influence d'états pathologiques, les sens éprouvent des sensations, les yeux voient, les oreilles entendent, les narines flairent, la langue goûte, les muscles s'agitent, des visions se produisent, des sentiments et des impulsions surgissent, l'intelligence crée des associations étranges d'idées, et le patient, soustrait au monde réel et visible, appartient désormais à un monde fictif et invisible, auquel il ne peut s'empêcher d'ajouter foi entière. Tous les degrés, toutes les combinaisons se présentent dans ces désordres; et le médecin qui les contemple en fait spontanément le rapport à la pathologie surnaturelle ou démoniaque, qui n'est ni plus singulière ni plus compliquée.

Dans l'ordre des faits démoniaques, c'est l'hallucination qui domine; c'est elle qui change les apparences des choses et introduit dans l'existence de l'halluciné une série de phénomènes illusoires. Elle a une puissance merveilleuse pour donner corps, lumière, son, saveur, odeur, à ce qui n'a rien de tout cela. La réalité n'est pas plus réelle que les apparences qu'elle suscite, et il faut toute l'intégrité des autres facultés pour que la confusion n'arrive pas. Un savant allemand du siècle dernier, Gleditsch, à trois heures après midi, vit nettement, dans un coin de la salle de l'académie de Berlin, Maupertuis, mort à Bâle quelque temps auparavant; il n'attribua cette illusion qu'à un dérangement momen-

tané de ses organes ; mais, en en parlant, il affirmait que
la vision avait été aussi parfaite que si Maupertuis eût
été vivant et placé devant lui. Il y a dans les recueils
médicaux nombré d'observations de ce genre ; une des
plus remarquables est celle d'un médecin qui, ayant
pleinement conscience de lui-même et s'examinant avec
attention, ne pouvait se soustraire aux hallucinations
qui l'obsédaient, particulièrement aux hallucinations
de l'ouïe ; et mainte fois, tout prévenu qu'il était, il lui
arriva de quitter une occupation pour répondre à une
voix qui l'appelait, et qui pourtant n'avait d'autre
siége que son nerf acoustique. Mais souvent l'intelligence ne demeure pas ainsi spectatrice vigilante des
fausses sensations qui l'assaillent. Ou bien elle finit par
se laisser séduire, et, tout en conservant sa rectitude
en autre chose, ces fausses sensations sont tellement
intenses et lui deviennent tellement plausibles,
qu'elles prennent la place des sensations réelles ; dès
lors le monde a changé de face, et, tandis que la masse
continue à entendre et voir ce qui se voit et s'entend,
quelques-uns voient et entendent ce qui ne se voit pas
et ne s'entend pas. Ou bien l'intelligence elle-même
prend part au désordre, et à la série des phénomènes
hallucinatoires se joignent diverses séries d'autres
phénomènes, suivant le genre de désordres qui
surgissent.

Parmi les formes diverses que revêt l'hallucination,
une mérite d'être signalée à cause de l'importance
qu'elle prend par moments : c'est l'hallucination collective. L'hallucination, au lieu de se borner à frapper
des individus, en peut frapper simultanément un grand
nombre, et, au lieu de leur suggérer des sensations
différentes, les soumettre à un même groupe de sensations. Ce qui en fait le caractère, ce n'est pas tant d'at-

teindre à la fois beaucoup de personnes que de faire
naître dans leur esprit des aperceptions de même genre
et d'imprimer à leurs visions une certaine uniformité.
On ne peut en rappeler aucun exemple plus remarquable que celui de la sorcellerie; dans ce vaste et
long phénomène qui a occupé tant de pays et tant de
siècles, les formes fondamentales se reproduisaient
toujours; le sorcier, la sorcière étaient transportés au
sabbat, et là voyaient le diable, lui parlaient, le touchaient; nul n'échappait à ce genre de vision qui était
déterminé par le concours de la lésion mentale avec la
prédominance d'un ordre d'idées alors familières à
tous les esprits. La maladie, bien qu'elle soit un trouble
de l'arrangement naturel et régulier, n'est pourtant
aucunement arbitraire; elle aussi est soumise à des
règles qui imposent des limites au désordre et déterminent les nouvelles associations; elle dépend de la cause
qui la produit et des éléments vivants qu'elle atteint.
De même l'hallucination se subordonne à des conditions qui lui impriment leur cachet; oscillant entre
des écartements qui ne sont pas illimités, elle dépend,
elle, du sens qu'elle affecte et du milieu où elle naît:
du sens, ce sont des voix, des sons qu'on entend, des
formes, des lumières, qu'on voit, des odeurs qu'on perçoit, etc.; du milieu, ce sont des opinions générales
et puissantes qui en déterminent le caractère et
donnent corps et vie à ces impressions. Ayant reçu
ainsi naissance et accroissement, l'hallucination devient un événement historique qui mérite d'être consigné dans les annales du genre humain. Si la maladie
ne peut être supprimée de l'histoire de l'homme individuel, elle ne peut pas l'être non plus de l'histoire des
sociétés.

Dans la vie, à chaque instant se présente la maladie

isolée. A celui-ci, tout à coup une douleur aiguë se fait sentir entre les côtes, la toux s'éveille et la fièvre s'allume ; à celui-là, les articulations se gonflent douloureusement ; à un troisième, le blanc de l'œil jaunit, et bientôt toute la peau offre cette même teinte ; et ainsi de suite, tant et tant de formes de souffrir que les médecins ont soigneusement décrites, et pour lesquelles ils ont, suivant les cas, des remèdes puissants, faibles, incertains, inefficaces. A cela cependant ne se borne pas la pathologie : la maladie dépasse mainte fois l'individu, et, devenant, comme on dit, épidémique, elle frappe d'une même lésion des foules entières. Il éclate sur quelques points des affections qui se généralisent, et dans un cercle plus ou moins étendu la diversité des accidents disparaît, l'uniformité s'établit. Enfin le cercle peut s'étendre encore d'avantage et embrasser de vastes régions, comme cela est pour la lèpre du moyen âge, la peste du quatorzième siècle, la suette du quinzième, et le choléra de notre temps. Ce qui se passe dans le domaine de la vie végétative, — car toutes les affections dont je viens de parler, et celles qui s'y rattachent, appartiennent à des lésions du sang, des humeurs, des tissus, des organes, et de leurs actions et réactions, — ce qui se passe dans le domaine de la vie végétative se passe aussi dans celui de la vie intellectuelle et morale, dans celui des fonctions nerveuses. Les troubles qui y surviennent ne se présentent pas seulement sous la forme isolée, la forme épidémique y a aussi sa place ; mais, au lieu d'être des influences de nourriture, d'air, de chaud, de froid, de miasmes et d'agents délétères, manifestes ou occultes, qui dérangent l'être vivant, ce sont des influences morales, des opinions, des croyances, des craintes, qui causent la perturbation. De la sorte naissent des penchants qui s'emparent irrésisti-

blement d'une foule d'esprits, par exemple le besoin
d'expiation et la grande épidémie des flagellants au
quatorzième siècle ; de·là naissent les extases et les visions mystiques, par exemple l'épidémie qui a régné
parmi les camisards persécutés. De même que chez
l'individu les passions touchent de près aux dérangements de la raison, si bien que parfois la distinction
est difficile, de même dans la société les troubles intellectuels et moraux qui se généralisent tiennent de
près aux entraînements collectifs, aux émotions dominantes.

C'est dans les sciences, et surtout dans les sciences
de la vie et de l'histoire, un procédé efficace et lumineux que de rapprocher les uns des autres les faits
desquels on dispute, et qui, pris isolément, laissent
l'esprit dans le doute. Le groupement seul est une
clarté ; il élimine ce qui est accidentel, montre la constance du phénomène, et le présente sous toutes ses
faces. Ainsi, de nos jours, plusieurs ont pu être singulièrement étonnés d'entendre parler d'esprits qui frappent, de tables qui ont des âmes, de lumières qui apparaissent, de sons qui se produisent miraculeusement.
Eh bien ! qu'ils se retournent vers le passé, et ils vont
trouver tout cela, ou l'analogue, dans les récits historiques. Je dirais, s'il avait pu rester quelque méfiance
sur le fond de ces récits, que les faits actuels leur
donnent créance, comme à leur tour ces récits mettent
à leur place les faits actuels. L'ensemble de ces manifestations maladives est limité dans un cercle assez
étroit. Il s'agit toujours de troubles des sens qui font
voir, entendre ou toucher, d'extases qui mettent le
système nerveux dans des conditions très-singulières,
de modifications graves dans la sensibilité, de convulsions énergiques qui donnent au système musculaire

une puissance incalculable. Puis, à ces circonstances générales se joint ce que fournissent les idées et les croyances du temps. Dans un siècle, la pythonisse reçoit le souffle d'Apollon, et la sorcière conjure Hécate par ses évocations; dans un autre, c'est le diable difforme ou ridicule du moyen âge qui hante les imaginations. Sous une autre influence, les anges du Seigneur envoient des secours aux malheureux persécutés. Sous une autre influence encore, à cette vision des esprits se mêlent des idées mystiques sur les fluides hypothétiques que la science a mis en honneur.

C'est ce qui est arrivé de notre temps et ne pouvait arriver qu'à ce moment en effet. De notre temps aussi on peut apercevoir quelques causes analogues à celles qui jadis ont agi collectivement sur les esprits. Notre époque est une époque de révolutions. Des ébranlements considérables ont à de courts intervalles troublé la société, inspiré aux uns des terreurs inouïes, aux autres des espérances illimitées. Dans cet état, le système nerveux est devenu plus susceptible qu'il n'était. D'un autre côté, quand le sol social semblait manquer, bien des âmes se sont retournées avec anxiété vers les idées religieuses comme vers un refuge, et ce retour n'était pas pur de tout alliage; il se faisait en présence des idées opposées, qui conservent leur part d'ascendant; et en présence des idées scientifiques, qui ont inspiré un grand respect, même à ceux qui en redoutent l'influence. Voilà un concours de circonstances qui a dû favoriser l'explosion contemporaine. Je dis favoriser et non produire, car il en est, je pense, de ces affections collectives de l'esprit comme des affections collectives du corps; on connaît souvent ce qui en aide le développement, on connaît rarement ce

qui le cause de fait. Au reste, tout le chapitre très-
digne de méditation qui est constitué dans l'histoire
par la série des affections démoniaques est à peine
ébauché.

On aperçoit parfois dans la campagne, surtout dans
les lieux marécageux et où le pied ne peut se poser
avec sûreté, des lueurs nocturnes qui frappent et
attirent l'œil du voyageur attardé. Ces flammes ne
brûlent pas, et, si on va sur la place, on ne voit pas
qu'elles y aient marqué leur passage par la cendre et
les charbons. Ces flammes n'illuminent pas, ne faisant
que voltiger dans les ténèbres sans les dissiper : véritables feux follets, suivant l'expression vulgaire, qui
n'ont ni force ni chaleur. De même, comme autant de
feux follets se projettent dans les champs de l'histoire
ces manifestations de démons, de mânes, d'esprits,
d'agents surnaturels. Bien des fois elles y apparaissent
pour disparaître bientôt, et, comme leur apparition
n'éclaircit rien, rien non plus n'est obscurci par leur
disparition. Leur lumière est maladive, et qui la suit
dans ses mouvements irréguliers ne fait que tourner et
n'avance pas. D'ailleurs, malgré les promesses merveilleuses qu'elles prodiguent, malgré les immensités
qu'elles semblent découvrir, leur impuissance finale
demeure manifeste. Tout dans l'histoire chemine comme
si elles n'existaient pas. Elles tiennent la baguette des
fées, et cette baguette ne produit pas d'œuvres dans
leurs mains. Elles commandent aux pouvoirs occultes
des choses, et les choses suivent une direction propre
et assujettie à de tout autres conditions. En un mot,
dans l'histoire ces manifestations se montrent semblables à ce dormeur de Virgile qui dans son rêve
veut en vain s'élancer et courir : il s'affaisse au milieu
de ses efforts, sa langue n'obéit pas, ses forces le tra-

hissent, et de sa bouche qui se refuse à le servir il ne sort ni parole ni voix.

> Ac velut in somnis, oculos ubi languida pressit
> Nocte quies, nequidquam avidos extendere cursus
> Velle videmur, et in mediis conatibus ægri
> Succidimus, non lingua valet, non corpore notæ
> Sufficiunt vires, nec vox aut verba sequuntur.

La théorie spontanée (il faut ici allier ces deux mots), servant à lier et à représenter pour l'esprit les phénomènes dont il s'agit, est indiquée par l'histoire : l'agence surnaturelle, qui d'ailleurs était admise partout, les déterminait. Sans doute il n'y avait dans cette théorie rien qui répugnât soit aux faits, soit à la raison : aux faits, l'intervention des démons ou des âmes en rendait compte; à la raison, cette intervention lui semblait bien autrement plausible que ne lui aurait semblé l'action de causes naturelles qui alors n'avaient aucune vertu d'explication. Les choses apparaissaient ainsi avant toute expérience et quand l'esprit était à l'égard de ces phénomènes ce que l'œil était à l'égard du mouvement diurne des étoiles, qu'il voyait et croyait tourner autour de la terre; mais vint le moment où l'on se mit à reviser les notions spontanées reçues des aïeux, pour certifier les unes et repousser les autres, ce qui proprement constitue la science abstraite. Au début, manifestement l'investigation désirait plutôt trouver des résultats conformes à la tradition que des nouveautés toujours suspectes. Malgré cette tendance, il fallut peu à peu laisser tomber ce qui avait été transmis touchant les sorcelleries, les possessions, les extases, les convulsions. Ces faits ne purent s'expliquer par la théorie des esprits, et ils purent s'expliquer autrement. De là les convictions modernes. On dira,

je le sais, que de temps en temps ces faits renaissent,
et que les convictions modernes ne les suppriment
pas. Oui, sans doute, ils renaissent, car les conditions
qui les suscitent, c'est-à-dire les divers ébranlements
du système nerveux, gardent toujours leur activité.
D'ailleurs, à quoi bon prolonger la discussion? Vous
êtes en communication avec les esprits qui pénètrent
à travers la matière impénétrable, avec le prince de
l'enfer pour qui les plus grandes merveilles ne sont
qu'un jeu, avec les âmes des morts qui habitent des
séjours interdits aux frêles humains, avec tous ces
êtres en un mot immatériels et puissants pour qui rien
n'est caché et rien n'est impossible : par conséquent,
vous pouvez et vous savez. Eh bien! donnez des preuves
de votre pouvoir et de votre savoir. Mais point. Tout
se borne aux plus pauvres manifestations, et l'on ne
sait que remuer des meubles, ébranler des portes et
des fenêtres, produire des sons ou des lumières, et
tenir des langages où l'on ne trouve jamais que des
redites mystiques de ce qui a été cent fois dit beaucoup
mieux.

Suivant d'autres, dans les merveilles magiques, ce
n'est pas avec le peuple infini des êtres immatériels
que l'on se met en rapport, c'est avec les forces élémentaires de la nature. Comme il est vrai qu'un
homme, à l'aide de procédés divers, peut susciter dans
le système nerveux d'un autre des phénomènes très-
singuliers, pourquoi ne serait-il pas vrai aussi qu'une
action analogue, dépendant de la volonté, s'exerçât
sur les animaux qui ont également un système nerveux susceptible d'impressions? Pourquoi n'irait-elle
pas jusqu'aux végétaux, qui, s'ils ne sont pas sensibles, sont du moins vivants? Pourquoi ne passerait-
elle pas jusqu'aux substances composées, comme l'être

humain, d'oxygène ou d'hydrogène, de carbone ou d'azote, et ayant conséquemment par ce côté une certaine affinité avec lui? Pourquoi enfin, franchissant toute barrière, ne s'étendrait-elle pas jusqu'aux corps bruts, quels qu'ils soient, en raison d'une certaine vie universelle qui pénètre tout, c'est-à-dire pourquoi la volonté, qui, dans le corps, passe instantanément jusqu'au bout des doigts, ne passerait-elle pas instantanément aux objets extérieurs, et ne leur communiquerait-elle pas l'impulsion et le mouvement? Pourquoi?... Mais que servirait de multiplier ces pourquoi, qui demeuraient plausibles jusqu'à ce que l'expérience répondît? Si la volonté et par elle le mot magique ont pouvoir, qu'ils le montrent; qu'ils remplacent la vapeur, l'électricité, et tous ces agents que la science abstraite a mis à la disposition du travail et de l'industrie. Rien ne se meut cependant, et, pour que le navire quitte le rivage, il faut toujours que le vent enfle ses voiles, ou que la houille fasse tourner ses roues.

Savoir et pouvoir sont les deux grands termes de la raison collective, dont le développement progressif fait la trame de l'histoire. A l'origine des annales humaines, on trouve la magie liée étroitement et confondue d'une part avec la science commençante, d'autre part avec la maladie, sans qu'il fût possible alors de faire un départ entre les trois. La magie, comme la science, cherchait à scruter les choses et à les faire servir à son usage, et sans doute mainte fois elle a, dans ses investigations, rencontré, comme fit plus tard l'alchimie, des phénomènes curieux ou importants. A son tour, la science, peu sûre en sa doctrine, peu riche de faits, ne refusait pas une alliance que les penseurs de la Grèce furent les premiers à oser repousser. Enfin la maladie, rêvant conformément à toutes les croyances reçues, apportait une confirmation apparente à l'art occulte. Tout cela, par l'office du temps révélateur et instructeur, s'est séparé et distingué. La science, riche de faits et assurée en sa doctrine, sait qu'elle n'agit que par l'intermédiaire des propriétés des choses, propriétés où elle ne pénètre peu à peu qu'en construisant, par la main des générations successives, des théories abstraites et profondes. La magie, isolée de la science et à part de la maladie, invoquant en vain les êtres immatériels de l'espace ou les forces élémentaires de la nature, a des charmes et des formules, mais rien qui leur obéisse. La maladie, qui si longtemps lui donna certificat d'existence, reconnue sous les formes singulières qui la masquaient, ajoute à la médecine une page que l'histoire, de son côté, ne doit pas négliger.

SOCRATE ET PASCAL

PATHOLOGIE MENTALE

I

DU DÉMON DE SOCRATE

Par Lélut. Paris, 1836 [1].

Socrate a dit, et toute l'antiquité a cru, qu'il avait un génie ou un démon dont il entendait la voix, et qui le dirigeait dans ses actions. On est resté dans le doute pour savoir ce qu'il fallait comprendre par cette communication du philosophe avec un être surnaturel. M. Lélut examine cette question dans le livre qu'il vient de publier, et, la discutant avec toutes les lumières que fournit la médecine, seule compétente dans une pareille enquête, il n'hésite pas à déclarer que Socrate était affecté de la folie qu'en langage technique on appelle *hallucination*. L'hallucination est une

1. *National*, 1er août 1836.

espèce d'illusion par laquelle l'homme prête un corps
réel à ses impressions, et voit, entend ou sent des objets
qui n'existent que dans son imagination.

Avant d'aller plus loin, exposons l'état mental de
Socrate, tel que l'ont décrit Xénophon, Platon et quelques autres. Ces renseignements, dus à des disciples
du philosophe qui furent souvent témoins des faits
racontés par eux, ne peuvent être sujets à aucune contestation. Bien plus, ils portent en eux-mêmes un caractère intrinsèque de vérité : ils sont tellement d'accord avec ce que la médecine observe journellement,
les expressions dont Socrate et ses disciples après lui
se sont servis ressemblent tellement au langage spécial
des hallucinés, que tout cet ensemble n'a pu être con-
trouvé.

« La faveur céleste, dit Socrate, dans le *Théagès* de
« Platon, m'a accordé un don merveilleux qui ne m'a
« pas quitté depuis mon enfance : c'est une voix qui,
« lorsqu'elle se fait entendre, me détourne de ce que
« je vais faire et ne m'y pousse jamais. Si un de mes
« amis me communique quelque dessein, et que la
« voix se fasse entendre, c'est une marque sûre qu'elle
« n'approuve pas ce dessein et qu'elle l'en détourne ;
« et je puis vous en citer des témoins : vous connaissez
« le beau Charmide, fils de Glaucon ; un jour il vint
« me faire part d'un dessein qu'il avait d'aller disputer
« le prix de la course aux jeux Néméens. Il n'eut pas
« plutôt commencé à me faire cette confidence, que
« j'entendis la voix. Je l'en détournai en lui disant :
« — Tandis que je te parle, j'ai entendu la voix divine,
« ainsi ne va point à Némée. »

Plus loin, Socrate dit encore : « Quand Timarque se
« leva de table avec Philémon, fils de Philoménide, il
« n'y avait qu'eux deux dans la conspiration ; il me

« dit en se levant : — Qu'as-tu? Vous autres, conti-
« nuez à boire; moi, je suis obligé de sortir, mais je
« reviendrai dans un moment, si je puis. Sur cela,
« j'entendis la voix, et je lui dis : — Ne sors pas, je
« reçois le signal accoutumé. Il s'arrêta; mais, quelque
« temps après, il se leva encore et me dit : — Socrate,
« je m'en vais. La voix se fit entendre de nouveau, et
« de nouveau je l'arrêtai. Enfin, la troisième fois,
« voulant s'échapper, il se leva sans me rien dire, et,
« prenant le temps que j'avais l'esprit occupé ailleurs,
« il sortit et fit ce qui le conduisit à la mort. Voilà
« pourquoi il dit à son frère ce que je vous répète
« aujourd'hui, qu'il allait mourir pour n'avoir pas
« voulu me croire. »

Par ces passages et par plusieurs autres analogues,
qu'il serait trop long de rapporter ici, on voit que
Socrate entendait une voix qui lui parlait, qui lui donnait des conseils et qui l'avertissait dans le besoin.
Remarquez bien qu'il se sert du mot *voix*. En effet, ce
n'étaient pas ses propres pensées qu'il désignait ainsi;
c'était un son qu'il entendait, un être différent de lui
qui lui parlait, en un mot, une illusion du sens de
l'ouïe que Socrate prenait pour une réalité. Cette voix,
il l'appelait le dieu, le génie, et il s'en autorisait comme
d'une prérogative rare parmi les hommes. Il lui accordait une foi absolue, et Xénophon dit formellement
que rien au monde ne l'aurait décidé à faire ce que la
voix lui avait défendu.

Ce n'est pas tout; Socrate était sujet à un autre
accident : c'est une espèce d'extase ou de ravissement
qui l'absorbait quelquefois au milieu de la conversation de ses amis. On a conservé le récit d'une de ses
extases qui se prolongea beaucoup plus que les autres :
ce fut au siége de Potidée que Socrate tomba dans cet

état. Le siége dura trois ans. Pendant l'hiver, Socrate
y avait marché nu-pieds sur les glaçons, vêtu à la
légère, comme à son ordinaire, ce qui étonna déjà
beaucoup ses amis ou ses compagnons d'armes. L'été
vint, et voilà qu'un beau jour on le trouva debout dans
la campagne, regardant fixement le soleil, comme font
certains aliénés. On va, on vient autour de lui, on se
le montre du doigt; Socrate n'y prend garde. Le soir
arrive; des soldats ioniens apportent leurs lits de campagne en cet endroit, pour observer s'il passera la nuit
dans la même position. C'est ce qui eut lieu en effet,
et ce ne fut que le lendemain, au lever du soleil,
qu'après avoir fait un grand salut à l'astre, Socrate se
retira à pas lents dans sa tente, sans mot dire et sans
faire attention à ceux qui le suivaient, tout stupéfaits
d'une pareille scène.

Il est bien démontré que Socrate entendait une voix,
qu'il la rapportait à un être placé en dehors de lui,
qu'il appelait cet être le dieu ou le génie, qu'il en
recevait de continuelles communications, auxquelles
il se fiait entièrement, et qui dirigeaient sa conduite;
de telle sorte que cet être avait pour Socrate une existence véritable, que sa voix était bien un son qu'il
entendait, et qu'elle articulait des paroles parfaitement distinctes pour son oreille. J'insiste beaucoup
sur toutes ces circonstances, parce qu'elles sont caractéristiques. Socrate n'attribuait pas à lui-même les
pensées qui lui étaient ainsi suggérées; il les attribuait
à un démon qui lui parlait à haute et intelligible voix.
Il ne croyait pas entendre, car croire entendre, c'est
l'hallucination de la raison; il entendait positivement
des paroles et un discours, sans que l'air vibrât et sans
qu'aucune bouche s'approchât de son oreille, c'est
l'hallucination de la maladie.

Il faut discuter ces faits et voir de quelle interprétation ils sont susceptibles. Personne n'admettra ici
l'intervention d'un être surnaturel; il y a longtemps
que ces vieilles superstitions sont tombées; il ne reste
donc plus que l'alternative de croire ou que Socrate
était un imposteur qui se vantait d'avoir des communications divines, ou qu'il était halluciné. La supposition de l'imposture ne peut soutenir un examen sérieux. Socrate fut le même dans toute sa vie, observateur
d'une rigide morale et dévoué à l'accomplissement de
ce qu'il regardait comme son devoir, jusqu'à accepter
le martyre et boire la ciguë. Il s'était donné lui-même
une sorte d'apostolat dans Athènes. Remarquable par
des singularités de conduite qui tenaient évidemment
à ses hallucinations, mais qui s'alliaient à la grandeur
de la pensée et à la puissance de la volonté, il poursuivit jusque dans un âge avancé l'objet de sa mission,
et ne laissa jamais percer dans toutes ses actions autre
chose qu'un mobile élevé, l'amour du bon et du beau.
Une si longue imposture se serait démasquée par moments; un pareil rôle n'aurait pu être joué assez habilement pour que l'acteur ne se trahît pas. Et d'ailleurs,
la conviction seule donne la puissance à la parole, et
Socrate n'eût pas influé grandement sur l'esprit des
hommes s'il eût été un misérable jongleur, se jouant
de la crédulité de ses contemporains. Il faut donc en
revenir à l'opinion que Socrate entendait réellement
la voix du dieu qu'il disait entendre; mais, comme
rien ne parlait, comme cette voix n'était pas réelle,
il en résulte qu'il était dupe d'une illusion, au point
de n'en avoir pas la conscience et de ne pouvoir
s'empêcher de donner un corps aux paroles qui reten-
tissaient en lui-même et pour lui seul. C'est là une
positive hallucination, et l'hallucination a sa place

parmi les troubles psychiques qui relèvent de la médecine.

Il ne peut à ce sujet rester le moindre doute, quand on compare l'état mental de Socrate à une foule d'autres cas analogues que les médecins ont journellement occasion d'observer. Les formes des hallucinations sont très-diverses : tantôt le malade a des visions; tantôt il ressent des attouchements; tantôt enfin ces différentes espèces d'hallucinations se combinent entre elles. Parmi celles que l'on rencontre fréquemment se trouve l'hallucination que Socrate éprouva. Entendre une voix, recevoir des avis d'un être surnaturel, visible ou invisible, converser avec les anges, avec les démons, avec Dieu, ce sont là des genres de folie bien connus des médecins et fréquemment observés.

L'antiquité n'avait pas assez étudié les phénomènes de la psychologie morbide pour constater avec certitude toutes les formes des troubles psychiques. Le progrès des travaux a donné aux médecins modernes la faculté de signaler avec précision les caractères de plusieurs lésions mentales; et, en ce genre de faits, les bases du diagnostic sont si bien posées, que l'on peut, par un jugement rétrospectif, apprécier l'état intellectuel de certains hommes dont la biographie nous a été conservée, et les soumettre à une sorte d'examen médical. Cette application de la médecine à l'histoire jette de la lumière sur beaucoup de mobiles obscurs qui ont poussé en divers sens le genre humain. La démonologie a joué un grand rôle dans le monde, et maintenant il est évident, pour tout esprit dégagé de préjugés, qu'elle n'est pas autre chose qu'un résultat d'hallucinations, qu'une folie adoptée par la raison contemporaine. Toute cette période de la fin du moyen âge qui fut en proie aux sorciers, où le feu des bû-

chers dévora tant de milliers de cerveaux dérangés, et
où la férocité le disputa à la folie, présente un concours de circonstances dont la médecine historique
peut seule rendre raison. M. Leuret, dans ses *Fragments de psychologie*, a développé ce point et a mis
hors de doute le caractère d'aliénation mentale dont
les prétendus sorciers étaient frappés. Là rentrent aussi
les apparitions des morts, les visions d'anges, de démons ou de génies, les communications avec les êtres
surnaturels, les inspirations des prophètes et les révélations des religions. Tant que les hommes ont cru
que les cieux étaient près de leurs têtes, que la foudre
roulait dans le séjour céleste, et que leur terre était
placée au centre du monde et couverte par le firmament comme par un pavillon, ils se sont complu sans
cesse à voir autour d'eux les manifestations corporelles
des forces et des puissances; mais, à mesure que les
immensités de l'univers se sont étendues devant leurs
regards, à mesure que leur imagination est devenue
incapable d'en concevoir les bornes, le globe terrestre
n'a plus été qu'une petite planète dans le système
solaire; le système solaire, qu'un point parmi les millions d'étoiles que nos yeux aperçoivent, et ces millions
d'étoiles, qu'une nébuleuse obscure, perdue dans les
espaces illimités. Les vains fantômes ont disparu; la
foule y crut sans les voir; mais ceux qui les virent
réellement, ceux qui les entendirent, ceux qui en sen-
tirent le souffle, ceux qui en reçurent les leçons, ceux
qui en rapportèrent les paroles et les ordres, ce furent
les hallucinés, d'autant plus inébranlables dans leur
foi qu'elle avait pris un corps.

Il est évident que la folie a exercé une grande influence sur les destinées des peuples, et celui qui s'en
étonnerait montrerait par là qu'il connaît bien peu les

analogies qu'elle a avec la raison. Elle trompe tous les regards quand elle a un caractère conforme aux opinions dominantes, et alors son action sur les autres est d'autant plus forte, qu'elle-même détermine irrésistiblement la volonté et qu'elle peut s'allier avec les facultés les plus hautes et les plus puissantes : témoin Socrate, réformateur de la philosophie grecque; témoin le Tasse, conversant, en un langage magnifique, avec le génie que ses hallucinations évoquaient. Un médecin qui a eu de la célébrité, Van Helmont, affecté du même genre de folie, vit un jour son âme sous la figure d'une petite flamme, et cette vision lui suggéra un système de médecine qui a longtemps fait du bruit dans les écoles, qui a été commenté par des gens raisonnables, et qui au fond contient quelques aperçus utiles dans le moment où il parut.

Il ne sera pas hors de propos de rapporter quelques observations de folie que M. Lélut a consignées dans son livre comme pièces à l'appui.

« P., vieillard très-vert encore, d'une forte constitution, d'un tempérament sanguin, est renfermé dans la division des aliénés depuis cinq à six ans. Le 6 février 1813, après quelques semaines, quelques mois peut-être, d'inspirations légères et pour ainsi dire intérieures, *Dieu lui apparut*, pour la première fois, *dans toute sa gloire*, et lui *annonça* qu'il était son fils, son envoyé, chargé par lui d'annoncer sa volonté aux hommes et d'opérer, par ses exhortations, la réforme de leur état social. Cela ne l'empêcha pas d'exercer toujours son métier de cordonnier et de se conduire, comme par le passé, avec toutes les apparences d'une raison parfaite. Ce ne fut que deux mois environ avant son entrée à Bicêtre, et sur l'ordre formel de Dieu, qui le visita encore ce jour-là, que P. cessa de travailler et qu'il resta, pendant près de six semaines, renfermé volontairement dans sa chambre, à demi nu, ne mangeant pas ou mangeant peu, en proie à des avertissements divins réitérés et à toute l'exaltation qui en était la suite. Ce fut là ce qui détermina son admission dans la division des aliénés le 8 octobre 1829. Il était, en ce moment-là, fort calme.

« Depuis ce temps, son état n'a véritablement pas varié. P. se croit en communication avec Dieu, dont il se dit le *fils bien-aimé*. Les fausses perceptions sur lesquelles il fonde cette croyance sont, à peu près, purement relatives au sens de l'ouïe, et ne s'accompagnent d'aucune incohérence générale dans les idées, d'aucune excitation, d'aucune erreur de conduite. Indépendamment des deux visions ou hallucinations de la vue, dont j'ai parlé, il y en a eu encore deux ou trois autres. Dans l'une d'elles, *il a été ravi en esprit jusqu'au trône de Dieu, en compagnie de la Vierge Marie, et il est allé s'asseoir à la droite de son divin Père.* Pour ce qui est de ses fausses perceptions habituelles, c'est-à-dire de ses hallucinations de l'ouïe, quelquefois c'est Dieu qui lui parle en personne; d'autres fois, l'Être suprême se sert pour cela de l'intermédiaire de l'archange Raphaël, comme il se servait de l'ange Gabriel pour envoyer à Mahomet les articles de la loi musulmane. Ce divin messager lui donne souvent des avertissements très-longs et très-explicites, que P. écrit avec grand soin, et dont il m'a transmis un grand nombre. En les lisant, sauf la différence des temps, des lieux et des personnes, on croirait lire un chapitre du Coran; il y règne seulement un peu moins d'incohérence. Il y a un de ces avertissements qui contient d'assez bonnes choses sur la valeur de l'art médical, et où se trouvent, sur l'intervention de la divinité dans la cure des ma-

ladies, des idées qui rappellent celle du bon Paré :
Je le pansay, Dieu le guarit.

« Il arrive quelquefois que, pendant longtemps, la
voix, les inspirations, tout se tait. P. alors vit sur son
passé. Mais il n'en est pas moins persuadé pour
cela de la réalité de ses fauses perceptions, et il attend
tranquillement qu'elles recommencent, bien convaincu
qu'il ne saurait en être autrement. Un de ces intervalles a duré, sous mes yeux, douze à treize mois
environ, et la foi du prophète n'en était en rien
ébranlée.

« Depuis un ou deux ans, une cataracte s'est formée
sur chaque œil. P. n'y voit presque plus, et il est obligé
de faire écrire ses avertissements divins par un de ses
compagnons de salle. La forme y perd, mais le fond
reste le même. P. se refuse néanmoins à toute opération sur ses yeux : «Dieu, dit-il, lui rendra la vue quand
il en sera temps. » J'ai essayé de porter vivement son
attention sur la nécessité d'une opération chirurgicale,
afin que, pendant le sommeil, quelque avertissement
divin, reflétant cette excitation, lui enjoignît de se
laisser opérer. Le résultat a été opposé à celui que je
voulais obtenir : Dieu s'est opposé à l'opération.

« P. est en ce moment atteint du scorbut, c'est-à-
dire d'une maladie grave et essentiellement débili-
tante. Cela n'a rien changé à son état d'hallucination
et de foi religieuse; cela n'a pas non plus généralisé le
délire. Il n'y a rien de plus chez lui que ce qui y a toujours existé, c'est-à-dire de fausses perceptions de l'ouïe,
et elles continuent ainsi depuis vingt-trois ans. Celles
de Mahomet, à ne les prendre toutefois qu'à sa sortie de
la grotte du mont Hara, n'ont peut-être pas duré aussi
longtemps. »

Voici une seconde observation du même genre :

M. Lélut, après avoir rapporté les antécédents du malade, continue :

« Le jubilé de 1825 a lieu. R. y prend part avec ferveur, va dans les églises, assiste aux prédications des plus éloquents missionnaires. C'est alors qu'il a ses premières révélations. Il lui semble qu'à l'épigastre des paroles se font entendre, très-distinctes, mais non telles que celles qu'on perçoit par l'oreille, et bien faciles à distinguer de ces dernières. Ces paroles, qui forment des prophéties, des paraboles, s'accompagnent d'un sentiment de bien être plus grand, d'une chaleur qui s'irradie : elles plongent R. dans l'étonnement, dans l'extase, et lui font redoubler ses exercices de piété. L'appétit devient moindre, le sommeil disparaît ; la nuit se passe en prières. Dans une de ces nuits de ferveur, par un temps couvert, pendant une prière, R. voit tout à coup apparaître, au milieu des nuages, un disque lumineux, gros comme le soleil, mais non point radieux comme lui ; une voix parle de ce disque et dit à R : « Les enfants que je bénirai seront bénis et ceux « que je maudirai seront maudits jusqu'à la troisième « et quatrième génération.» R., qui reconnaît la voix de Dieu, entre en communication avec l'Être incréé, et lui adresse beaucoup de questions qui n'obtiennent pas toutes des réponses. La conversation dura trois quarts d'heure. R. commença à y apprendre quels étaient les desseins de Dieu sur lui. En terminant, l'Éternel lui dit d'aller se coucher. Cette vision est la seule qu'il ait eue. Après elle, les révélations augmentèrent et ne discontinuèrent presque plus ; mais les paroles qui lui étaient prononcées étaient bien différentes de celles de la vision. Dans cette dernière, en effet, les paroles étaient absolument semblables à celles que l'on entend par l'oreille, ce qui n'a pas lieu dans les paroles (épigastriques) des révélations. La vision a décidé du sort de R., il est le Messie qui doit venir à la fin des siècles pour ramener toutes les nations à la même croyance, et préparer le jugement dernier. C'est en cette qualité qu'il a commencé à faire des prophéties à ses compagnons de travail, et qu'il a cherché à avoir des conférences avec M. l'abbé M., prêtre à la cour de Charles X, et avec M. l'archevêque de Paris. Voyant qu'il ne pouvait arriver jusqu'à ce dernier, il escalada un jour, pendant le service de la messe, la grille du chœur de la métropole, afin, dit-il, de se faire prendre, et de pouvoir ainsi faire connaître les desseins qu'il n'avait pu manifester autrement : cela lui réussit. On le conduisit à la préfecture de police, et de là à la division des aliénés, le 12 décembre 1827.

« R. est l'exemple le plus tranché que je connaisse d'une monomanie sensoriale, franche, débarrassée de tout délire général, soit de pensée, soit d'action. Qu'on lui accorde la réalité de ses révélations et de ses visions, non-seulement il n'est pas fou, mais il est ce qu'il prétend être, le Messie. Avant sa vision, avant ses plus fortes révélations, il connaissait peu les Écritures sacrées, il ne les a étudiées que depuis, et il les rapporte avec beaucoup d'art à sa croyance, même l'Apocalypse dans laquelle il a trouvé un sens clair. « Jésus-Christ, « dit-il, est bien le fils de Dieu, il est venu pour pré- « parer les voies, mais il n'est pas le Messie : cela n'est « écrit nulle part. » Quand il parle des malheurs qui attendent les méchants lors de la fin du monde, ses yeux se mouillent de larmes; il gémit sur les peines futures, et c'est alors seulement que sa figure présente quelque chose d'exalté et d'un peu extraordinaire. »

« Durant quatorze mois que R. est resté dans la di-

vision des aliénés, son état de manie n'a point varié et
n'a eu aucune exacerbation. Il ne se manifestait que
lorsque, après avoir gagné sa confiance, on parvenait
à le mettre sur le sujet de ses hallucinations. A part
cela, il était l'homme du monde le plus raisonnable et
le meilleur que l'on pût trouver. Rarement réclamait-
il sa sortie de l'hospice, et il ne l'eût jamais sollicitée
en faisant le sacrifice de sa croyance. Vers la fin de 1828,
il consentit à se charger des fonctions de garçon de service, et il s'en acquitta d'une manière toute charitable. »

La lésion que l'intelligence de Socrate avait soufferte
se trouva dissimulée par les superstitieuses croyances
du temps où il vécut. Le commerce des dieux ou des
génies avec les hommes, l'inspiration des sibylles et
des pythies, la consultation des oracles, la foi aux
songes, la croyance aux apparitions surnaturelles, les
communications avec les mânes de héros honorés en
certains lieux, tout cela formait un ensemble d'opinions et d'habitudes au milieu desquelles le démon de
Socrate put parler sans exciter de surprise. Quand le
philosophe se disait en relation avec un génie, il n'é-
nonçait rien qui choquât la raison de ses contemporains. Nul ne fut disposé à l'accuser d'imposture, ou à
le taxer de folie. Ses compatriotes admettaient sans
scepticisme tous ces faits d'un ordre merveilleux ; et
les hallucinations d'un esprit malade trouvaient naturellement place dans le cadre de ce qui formait la
raison de ces temps.

Mais, si Socrate avait vécu à une autre époque, de
nos jours, par exemple, il n'aurait pu échapper à l'arrêt que la médecine aurait porté sur son compte. Il
nous aurait entretenus de la voix qu'il entendait, du
génie qui lui parlait ; il nous aurait mis dans la confidence des avis qu'il en recevait ; il aurait soutenu, avec

l'opiniâtreté d'un fou qui sent ce qu'il sent, l'existence
d'un être surnaturel qui dirigeait sa conduite; et, dans
l'impossibilité d'admettre, ou qu'il fût un menteur, ou
qu'il reçût les conseils d'un génie, ses amis l'auraient
fait examiner par un médecin, qui aurait reconnu sans
difficulté les hallucinations auxquelles il était en proie.
Ainsi sa folie, cachée sous le manteau protecteur de la
crédulité au milieu de laquelle le sort l'avait jeté, eût
été dévoilée dans un siècle moins entiché de croyances
superstitieuses; et le penseur, puissant quoique malade,
qui donna réellement une impulsion nouvelle à la philosophie, eût été relégué sans gloire parmi les intelligences dérangées. Tant il est vrai que la fortune et la
renommée des mortels dépendent de tout ce qui les
entoure; qu'ils sont le jouet des plus petites comme
des plus grandes circonstances; que rien n'est plus
changeant que le jour sous lequel les hommes se sont
vus eux-mêmes et sont vus par la postérité; et que,
plus on pénètre dans les profondeurs de l'histoire,
plus on sent que, là comme dans les phénomènes du
monde matériel, le vrai, perpétuellement caché sous
l'apparence, en doit être sans cesse dégagé par le
travail.

II

L'AMULETTE DE PASCAL

Par Lélut. Paris, 1846 [1].

Il y a tantôt dix ans que M. Lélut publia un livre intitulé: *Le démon de Socrate*, où il essaya de démontrer

1. *National*, 29 mai 1848.

cette thèse-ci : Socrate, d'après le témoignage de Platon et de Xénophon, affirmait avec constance qu'il entendait de temps en temps une voix qui lui donnait des conseils. La probité de Socrate est trop grande pour qu'un mensonge ici soit admissible ; d'autre part, le dire de Socrate est trop bien attesté pour être révoqué en doute ; donc Socrate avait véritablement une hallucination de l'ouïe, qu'il rapportait, d'après les idées de son temps, à un démon. Il y a tantôt dix ans aussi que, dans ce journal, j'examinai le livre de M. Lélut, et en rendis compte. C'était véritablement un diagnostic médical à porter ; et le cas était trop évident pour qu'il y eût longtemps à délibérer. Si un homme, même un Socrate, venait aujourd'hui conter à deux médecins qu'il entend distinctement une voix, que cette voix lui donne des conseils dans les circonstances difficiles, et qu'elle provient d'un être surnaturel, la consultation ne serait pas longue, et le mot d'hallucination serait aussitôt prononcé.

Depuis ce temps M. Lélut n'a pas perdu de vue l'idée scientifique qui l'avait inspiré, à savoir que l'hallucination, vu la constitution morale de l'homme, a joué un rôle nécessaire, inévitable, dans les histoires du monde, rôle qui vient seulement de finir dans les sociétés les plus avancées, mais qui dure encore chez les populations arriérées. C'est de cette même source que découle le nouvel ouvrage de M. Lélut, *l'Amulette de Pascal;* et aujourd'hui encore je me trouve d'accord avec lui sur le fond de la question. C'est qu'en effet, parmi les physiologistes et les médecins de l'Europe, chez qui toute croyance au surnaturel est éteinte, il ne reste plus, pour expliquer les faits innombrables rapportés par l'histoire, que le choix entre la fraude et l'hallucination ; or, en général, le choix ne peut être douteux.

Voici ce qu'est cet amulette de Pascal : après la mort de ce grand homme, on trouva, cousu dans son pourpoint, un papier auquel il attachait tant de prix, que, chaque fois qu'il changeait de vêtement, il le recousait de ses propres mains dans son nouvel habit. Le papier, écrit de la main de Pascal, contient un engagement de changer de vie, et de se livrer tout entier à Dieu. Mais ce qui montre que ce n'est pas un simple engagement tel qu'on en peut prendre avec soi-même, c'est la forme étrange que Pascal lui a donnée. Pour quiconque a vu les écrits de ce genre de la part d'hallucinés, le premier coup d'œil montre que l'écrit de Pascal appartient à cette catégorie. D'ailleurs, il porte l'énonciation manifeste d'une vision en ces termes : « Depuis environ dix heures et demie du soir jusque environ minuit et demi, feu. » Ainsi, ce jour-là, le lundi 23 novembre 1654, pendant environ deux heures, Pascal eut la vision d'un feu qu'il prit pour une apparition surnaturelle, et sa conviction fut si forte qu'elle le détermina à entrer plus avant qu'il n'avait fait jusqu'alors dans les voies de la dévotion et du rigorisme janséniste.

On sait que Pascal, depuis le jour où il avait failli être précipité dans la Seine, auprès de Neuilly, voyait toujours près de lui un précipice ouvert. C'est du moins une tradition constante parmi ceux qui avaient connu Pascal et parmi leurs descendants. Toutefois, dans ce cas-ci, Pascal ne se faisait aucune illusion ; il savait très-bien que ce précipice, dont cependant, malgré toute sa volonté, il ne pouvait écarter le voisinage, n'avait rien de réel, et était le produit de son cerveau troublé. C'est qu'alors, comme le remarque judicieusement M. Lélut, Pascal comprenait très-bien qu'à moins d'un miracle, qui n'était pas ici nécessaire, un précipice ne pouvait être ouvert à côté de lui ; et dès lors sa raison rejetait

parmi les illusions ce que son œil ne pouvait s'empêcher de voir. Mais, dans une vision où il croyait voir et
entendre Dieu, il n'en était plus de même : sa raison
était d'accord avec ses sens pour le tromper ; il croyait
aux miracles, aux apparitions, aux inspirations, et aussi
accepta-t-il sans hésiter la croyance à celle que lui-
même il pensait avoir en partage.

« Le cas où l'halluciné, dit M. Lélut, s'abusera le plus
souvent et le plus facilement sur la nature de ses fausses
perceptions sera celui où ses idées, au lieu d'être purement personnelles, seront les idées d'une époque, lorsqu'elles se rattacheront à des croyances qui impliquent
l'action des puissances surnaturelles sur les sens. Ainsi,
aux siècles de rénovation sociale et de plus grande ferveur religieuse, dans ces temps où les misères du monde
portent tous les esprits à implorer le secours du ciel ou à
conjurer le pouvoir de l'enfer, un esprit, tout à la fois
plus pieux et plus souffrant que les autres, dirige avec
une concentration exclusive toutes ses pensées vers Dieu
ou vers les génies secondaires dont l'intervention favorable ou funeste lui est garantie par l'histoire même de
sa religion. Le cerveau fermente et s'enflamme ; ses actes
représentatifs, élevés à la plus haute puissance, passent
de l'idée à la sensation. Tout à l'heure, les bons ou les
mauvais anges n'étaient que désirés ou craints ; l'esprit
s'illumine, et ils apparaissent ; ils parlent pour consoler
ou menacer. Et, comme les hallucinations ne sont pas
toujours externes, qu'elles peuvent être rapportées au
centre nerveux intérieur, des sensations internes, plus
vagues, plus variées, seront attribuées à cette assistance
ou à cette agression surnaturelle. Des paroles même re-
tentiront, non plus à l'oreille, mais aux principales régions des foyers nerveux de la vie organique, par exemple
à l'épigastre. Enfin, par une sorte de couronnement à tous

ces travestissements de la pensée, il se déclarera un état
général où le corps, non moins compromis que l'âme,
mêlera les émotions les plus matérielles aux aspirations
les plus éthérées, et qui sera rapporté par l'halluciné à
une intussusception de la puissance céleste avec laquelle
il se croit en rapport, de celle même qui est au-dessus
de toutes les autres. » (P. 105.)

Ceci explique très-bien combien les hallucinés, tout
en ayant d'ailleurs une intelligence sûre et forte, sont
incapables de reconnaître l'erreur qui les assiége. Leurs
croyances établissent fermement l'existence d'agents
surnaturels; là-dessus aucun doute ne s'élève dans leur
esprit. Avec cette disposition mentale, qui est celle de
tout ce qui les entoure, voilà que ces agents se font toucher, se font voir, se font entendre ! De la sorte, deux
ordres de faits viennent concourir à un même but : une
autorité irréfragable leur certifiait ce que tout à coup
leurs sens viennent leur montrer. Quelle intelligence
pourrait résister à la coïncidence de deux preuves pareilles? Et aussi l'histoire montre que dans les temps de
foi aucune intelligence ne lui a résisté.

D'autre part, il faut bien se représenter la situation
des hallucinés au milieu des populations qui nous ont
précédés. Cela ne ressemblait en rien à ce qui est aujourd'hui. La société moderne s'en rapporte uniquement,
pour l'état de l'halluciné, au dire du médecin; et la
médecine a désormais une opinion toute faite sur les
visions, sur les voix entendues, sur les apparitions, en
un mot sur toutes les fausses sensations. Autrefois son
ressort ne s'étendait pas jusque-là: les hallucinés n'é-
taient justiciables que des croyances populaires, et ces
croyances les secondaient. Suivant que l'halluciné se
trouvait en rapport avec les puissances bienfaisantes ou
malfaisantes d'un ordre surnaturel, il était un objet de

vénération ou d'effroi; mais jamais il n'était l'objet de
la pitié médicale. Dès lors son état mental, loin de diminuer son influence sur les autres, l'augmentait; en
même temps la confiance d'être en communication avec
un monde supérieur accroissait sa fermeté et sa résolution, et, s'il se trouvait homme de génie et d'initiative,
son rôle n'en devenait que plus grand.

« Que des hallucinations, dit M. Lélut, ainsi restreintes
à un seul ordre d'idées, puissent faire partie des actes
d'une intelligence droite en tout le reste, ne rien ôter à
la puissance d'un esprit souvent supérieur, c'est ce que
depuis dix ans surtout a démontré à satiété l'analyse
anthropologique, et ce qu'elle est à même de faire voir
encore tous les jours. Que de telles hallucinations se
rapportent particulièrement aux époques de foi religieuse la plus vive, et aient eu, par conséquent, pour sujets les hommes qui ont représenté avec le plus de supériorité et cette foi et ces époques, cela n'est pas plus
contestable et deviendra manifeste pour quiconque prendra la peine de feuilleter avec un peu d'attention quelques pages des annales du mysticisme. Que de telles
hallucinations enfin aient eu une grande part dans les
étranges symboles de cette foi des anciens peuples, dans
les bizarres incarnations de leurs grands et petits dieux,
c'est ce que ne mettra pas en doute celui qui, désormais
convaincu de tout le pouvoir trompeur de la fantaisie,
aura quelque peu réfléchi à l'extravagance, maintenant
encore inexpliquée, des milliers de théogonies qui, dans
leurs diversités si semblables, se partagent le ciel et la
terre, depuis les temps les plus reculés jusqu'à ceux où
nous vivons. » (Page 141.)

Le surnaturel, qui est le fondement de toutes les religions, a une double source: d'abord, il naît de cette
tendance qu'a l'esprit humain à supposer partout une

volonté semblable à la sienne; c'est ainsi que tous les phénomènes de la nature furent jadis personnifiés. En second lieu, les hallucinations, c'est-à-dire les visions de toute sorte qui assiégèrent l'imagination humaine, prirent une grande part dans l'élaboration des théogonies. De là se formèrent, dans les sociétés, les racines des religions qui les ont successivement ombragées. Un développement graduel a, d'âge en âge, subtilisé les premières données. Du fétichisme, où sont plongés les peuples primitifs, on passe, par des gradations marquées au culte des astres, aux formes variées du polythéisme, qui lui-même, se condensant de plus en plus, arrive enfin au monothéisme. Tout repose donc, en définitive, sur les opinions que les hommes, au commencement, se firent sur la nature des choses.

Ils ne virent ni n'entendirent alors rien autre que ce qui se voit et s'entend aujourd'hui ; mais ils l'expliquèrent autrement. Cette lente explication des choses est l'histoire même : entre l'idée d'un dard de feu qu'un dieu lance du haut des cieux et la connaissance des phénomènes électriques, entre les visions qui montraient les êtres surnaturels et la détermination médicale qui les rapporte à l'état pathologique du cerveau, il y a toutes les phases sociales dont les annales humaines nous offrent le déroulement. C'est une chaîne non interrompue où l'esprit humain arrive de plus en plus près de la connaissance réelle des choses, et le dernier terme a sa raison d'être dans le premier; c'est une élimination où des conceptions de plus en plus nettes remplacent les conceptions anciennes jusqu'au monothéisme lui-même, qui arrive aujourd'hui à la fin de sa phase sociale, et duquel on fait voir, ou, philosophiquement, que la notion de cause première et absolue est inaccessible à l'esprit humain, ou, historiquement, qu'il est le fils des formes religieuses antécédentes.

Dans le fait, les choses n'ont pas pu marcher autrement : l'étude mentale de l'homme le démontre. La conception primitive la plus grossière et la plus erronée n'est cependant, en définitive, que l'application des mêmes facultés qui aujourd'hui donnent des résultats approchant beaucoup plus de la réalité. Attribuer au fétiche les biens ou les maux, penser qu'un génie préside au cours des astres, croire que le soleil se repose la nuit dans le sein de l'onde, ou s'imaginer enfin que les formes apparaissant devant le cerveau troublé sont des êtres réels, qu'était-ce autre chose que faire sur tout cela une première hypothèse, un premier essai d'explication, et justement celui qui se présentait tout naturellement ? Ces hypothèses primordiales, au fur et à mesure que l'expérience et la réflexion en eurent démontré l'insuffisance, furent abandonnées et successivement remplacées par des hypothèses mieux appropriées. Au reste, cette primitive erreur de l'esprit humain était d'autant plus inévitable que, dans la nature, beaucoup de choses se montrent sous un véritable mirage, c'est-à-dire tout autrement qu'elles ne sont. La terre paraît immobile, et cependant elle se meut à la fois en deux sens avec une rapidité inouïe ; le soleil est immense, et on le voit petit ; les étoiles sont fixes, et pour notre œil elles font en vingt-quatre heures le tour de la terre ; des objets frappent notre vue, des voix sont entendues, et cependant rien de réel n'existe, ce n'est qu'une hallucination. Que de sujets d'erreurs pour le monde ancien ! Que de rectifications à faire dans le cours des âges !

On étudiera avec fruit, dans le livre de M. Lélut, les déductions où il montre comment des sensations fortes, des idées exaltées finissent par prendre le caractère de véritables hallucinations : « L'hallucination, dit-il, c'est-à-dire la sensation fausse prise et acceptée pour une sensation véritable, n'est presque pas autre chose que le résultat un peu forcé d'un acte normal de l'intelligence, le plus haut degré de transformation sensoriale de l'idée, le fait des préoccupations dans les arts élevé à sa dernière puissance, le fait des rêves surtout transporté du sommeil à la veille, et, dans l'un comme dans l'autre de ces deux états, marchant de front avec des sensations vraies nées de l'action du monde extérieur. Dès lors, il ne faudra pas s'étonner qu'un phénomène qui se mêle d'une façon si intime et si nécessaire à tous les actes réguliers de la pensée, s'y mêle encore quand ces actes ont revêtu un caractère opposé. Il ne faudra pas s'étonner qu'une sorte de *matérialisation* des images qui, dans les illusions et les hallucinations que le *moi* apprécie, est compatible avec la rectitude de la raison, puisse, dans un grand nombre de circonstances, constituer, à elle seule, le trouble de l'intelligence, le commencer, le continuer seule, persister ainsi durant toute la vie ; n'ayant presque d'autre effet sur le jugement que de donner pour matériaux à son exercice un ordre de sensations de plus. » (Page 82.)

Quand on étudie les phénomènes de l'hallucination, on les voit se confondre, par une gradation insensible, avec l'exercice régulier de l'intelligence. Là, en effet, comme dans toute maladie, l'état pathologique n'est qu'une forme, une altération de l'état sain, et ne s'en distingue par rien d'essentiel. Ce sont toujours les mêmes forces et les mêmes propriétés mises en jeu. L'hallucination n'est qu'un rêve fait les yeux ouverts ; car dans le rêve on voit des objets, on entend des voix, et tout se passe comme dans l'état de veille, sauf la

réalité. L'hallucination n'est encore que ces idées qui
sortent à l'improviste des profondeurs de notre être et
qui viennent assiéger notre esprit malgré nous-mêmes ;
du moins elles y ressemblent, et ces idées obsédantes sont
complétement hors du domaine de la volonté. Si ces
idées prennent un corps, elles deviennent de véritables
hallucinations ; si le patient se laisse assez dominer
par elles pour qu'il croie à leur réalité extérieure, dès
lors l'hallucination n'est plus simple, et elle se complique d'un trouble de la raison. Cette déduction
montre combien il importe au libre exercice des facultés mentales de se demander d'où surgissent les idées
qui nous viennent, et quel en est le titre et la valeur.

Ceci, comme du reste toute étude sur les maladies,
conduit directement à des applications sur l'hygiène
de l'esprit, peut-être plus abandonnée encore que celle
du corps. Nulle part vous ne la voyez intervenir dans
l'éducation même. Ceux qui règlent les travaux et les
habitudes à donner aux jeunes intelligences sont des
littérateurs, des métaphysiciens ou des mathémati-
ciens, aussi impropres les uns que les autres, sauf un
étroit empirisme, à la besogne qui leur est dévolue ;
et ils le sont parce que jamais leurs études ne leur ont
appris les conditions de croissance et de santé de l'esprit, ni les circonstances qui y déterminent si facilement
des perversions de toute espèce. Tant que l'étude de
l'homme, qui n'appartient qu'à la physiologie, n'in-
terviendra pas dans le règlement de ces choses, elles
seront livrées, soit au hasard téméraire, soit à la routine aveugle.

Il est vrai, et l'étude de l'hallucination le montre,
qu'une foule d'idées, produites soit par les impressions
passées, soit par l'influence de l'état des viscères, viennent prendre possession de nous-mêmes, et vont jus-

qu'à créer des préjugées obstinés, fausser le jugement
et troubler même la raison. Sans doute on ne prévien-
dra jamais tous les désordres de l'intelligence, mais on
en préviendrait beaucoup si l'on savait les combattre
à leur origine. Or, il n'y a pas d'exercice intellectuel
plus salutaire que de s'interroger sur la cause de ce que
l'on pense à un moment donné. On combat ainsi les
fausses notions avant qu'elles se soient incorporées
avec nous-mêmes et à une époque où il est encore facile de s'en dégager. Plus tard, vous l'essayeriez en
vain ; car alors elles sont devenues une seconde nature,
et vous n'avez plus même la faculté de discerner le
mobile qui vous fait penser et agir. Vous croyez prendre des déterminations libres et spontanées, et vous
êtes un automate mû par l'impulsion d'opinions et de
penchants dissimulés au fond de vous-même. C'est
ainsi, pour continuer à citer des exemples médicaux,
que l'hypocondrie, ce fléau de tant de personnes, pourrait plus d'une fois être écartée à son début. L'hypocondrie n'est pas autre chose qu'une hallucination qui
concerne les sensations intérieures. Sous l'influence d'un
certain état du système nerveux, il se forme des sensations douloureuses que le patient rapporte aux différents
viscères ; et, saisi à l'instant comme dans un piége par
cette fausse impression, il ne manque pas de se croire
en proie aux plus funestes maladies. Dès lors, sa vie,
que ce trouble simplement nerveux ne compromet
pour ainsi dire jamais, se prolonge, il est vrai, mais se
prolonge au milieu des inquiétudes les plus affligeantes
et des souffrances les plus réelles. En bien des cas, un
examen rigoureux, fait d'abord, aurait supprimé ces
phénomènes purement subjectifs, ou du moins, les ré-
duisant à leur juste valeur, aurait empêché que le sujet
ne s'en laissât absorber.

Vu l'état mental des anciens hommes, qui reconnaissaient le surnaturel, l'hallucination a dû jouer un
rôle social; et en effet, dans l'antiquité, elle s'est mêlée
d'une façon curieuse et singulière aux affaires politiques et à la direction aussi bien des empires que des
particuliers. Là, des prophètes et des voyants communiquaient les volontés célestes, et influaient de la sorte
sur les déterminations des peuples et des princes. Ici,
la pythie, sur son trépied sacré, prophétisait en vers, et
il n'y avait point d'affaire considérable où l'on ne voulût avoir la pensée du dieu qui l'inspirait. Ailleurs, des
prêtres extatiques, agités d'un véritable délire, donnaient aux yeux de la foule le spectacle des extravagances sacrées les plus singulières. A la vérité, se trouvait à côté un ordre analogue d'institutions fondées,
non pas sur l'hallucination, mais sur une étude toute
chimérique des phénomènes naturels. On interrogeait
les sorts, on consultait le vol des oiseaux, on examinait
les entrailles des victimes, on étudiait les éclats du
tonnerre et les météores célestes; tout cela, dans l'opinion que le monde surnaturel se communiquait par
ces voies aux mortels, et les instruisait de ce qu'il fallait faire ou éviter. L'hallucination prenait spontanément sa place au milieu de ces organes, et les paroles
qu'elle prononçait valaient tout autant que les *tripudia*
des poulets sacrés, ou l'interprétation des songes, ou
les augures des oiseaux. Nous sommes tellement éloignés, nous autres modernes, de ces conceptions, que
nous avons souvent de la peine à nous représenter
toute la force qu'elles avaient jadis, et l'impérieuse urgence avec laquelle elles déterminaient les volontés
des hommes. Ce monde si singulier a été un monde
réel; et des mobiles aujourd'hui complétement éteints
ont été autrefois prépondérants.

D'un autre côté, le mépris surgit facilement dans notre esprit pour de telles méprises. Cependant il faudrait s'en garder; et je voudrais inspirer au lecteur de ceci une habitude d'apprécier équitablement l'antiquité. Il faut toujours se mettre sagement au point de vue du développement humain. Les anciens sont, il est vrai, tombés dans ces profondes erreurs; mais comment s'en seraient-ils défendus? Où était la lumière qui pouvait les éclairer? Tout ce système de croyances, d'institutions et d'habitudes avait pris aussi spontanément sa forme que la cristallisation d'un sédiment dans une onde tranquille. Tout était d'accord et en harmonie, les opinions des hommes et les apparences du monde. Ils se modelaient, comme nous nous modelons aujourd'hui, sur les notions que le temps et l'héritage de leurs ancêtres leur avaient apportées, et nos idées, dont nous sommes fiers à juste titre, sont filles de leurs idées, dont ils étaient fiers aussi, quand ils les comparaient à celles des barbares.

Après cet âge de l'humanité en commença un autre, où, comme dit Schiller dans une admirable pièce de vers, le moine se flagella dans sa cellule, et le chevalier de fer brisa sa lance dans les tournois. Alors un monde nouveau était sorti des ruines de l'ancien. A la vérité, la notion bien plus philosophique du monothéisme amena la ruine de toutes ces institutions où l'on interrogeait l'avenir. Mais les folies qui dépendent des idées religieuses n'en persistèrent pas moins avec une grande intensité et avec ce caractère, qu'elles avaient dans l'âge précédent, d'être prises pour tout autre chose que ce qu'elles étaient réellement. Le monothéisme, bien que s'établissant avec une rigueur philosophique, avait laissé subsister à côté de lui le diable, copie amoindrie du mauvais principe admis

dans les religions et les philosophies orientales. Cette
personnalité fantastique assiégea les esprits au moyen
âge, et tint une place considérable dans les opinions et
les actions des hommes. Ce fut alors qu'on vit d'innombrables hallucinés confesser en pleine conviction
leurs relations avec le démon, et des juges non moins
convaincus condamner ces malheureux au supplice.
Là encore intervenait une cruelle et inévitable fatalité :
juges et sorciers croyaient à l'existence du diable, et,
quand les sorciers hallucinés avouaient l'avoir vu, l'a-
voir entendu, être allés avec lui au sabbat, le juge re-
trouvait là, en action et en paroles, ce que ses croyances
les plus fermes lui avaient inculqué, et, en pleine sûreté de conscience, il envoyait à la mort des individus
liés étroitement avec l'auteur de tout mal. Ainsi pendant des siècles, et jusqu'à une époque qui n'est pas
bien loin de la nôtre, les flammes reluisirent incessamment sur tous les points de l'Europe, et dévorèrent
sans relâche des fous qu'une raison plus éclairée soumet aujourd'hui à un traitement médical. La science
est intervenue entre les juges et les condamnés ; tirant
à la fin le vrai caché sous l'apparence, et montrant à
la société la cruelle méprise qui se commettait, elle a
effacé d'un même coup toute une classe de crimes,
toute une série de jugements et de supplices.

Telle est la marche de l'histoire. Plus les sociétés se
cultivent, plus elles se dépouillent des fausses notions,
et plus le point de vue général se rectifie. L'agent le
plus actif de ces transformations est la science. Elle
seule substitue des conceptions positives aux conceptions hypothétiques, mais non arbitraires, qui ont été
l'œuvre des hommes anciens et la préparation des
hommes nouveaux. Prendre les phénomènes apparents
pour les phénomènes réels a été la première ébauche

scientifique, ébauche de même ordre que les travaux les plus compliqués qui ont signalé le cours
des siècles; et le même esprit qui fut capable, par son
essor primitif et spontané, d'en tracer les linéaments,
était dès lors implicitement capable de toutes les
grandes choses qui devaient se produire. Entre l'humble idée du sauvage qui personnifie quoi que ce soit en
son fétiche, et qui raisonne à sa façon sur la cause des
choses, et les Aristote, les Descartes et les Newton, il
y a une chaîne non interrompue d'effets et de tradi-
tions qui lie les uns aux autres. A mesure qu'on étudie
davantage l'humanité, on voit que ses racines s'enfoncent, comme dans un sol, au sein de toutes les
conditions qui règlent le phénomène de la vie sur notre
planète.

Grand fut le service, on le sait, que rendit l'astronomie aux notions positives, quand elle découvrit le véritable système du monde. La baguette d'un magicien
n'aurait pas mieux opéré ; le changement de décora-
tion se fit à vue ; et la terre immobile commença de se
mouvoir avec une prodigieuse vitesse, sinon aux yeux
du corps, du moins à ceux de l'intelligence. Aussitôt
la place de l'homme fut marquée ; ce ne fut plus l'enfant privilégié de la création, et il se vit ce qu'il était,
voyageur involontaire lancé dans les espaces sur sa
terre, atome imperceptible au milieu des mondes infinis.

Grand aussi est le service rendu par la physiologie,
quand, mettant à profit sa connaissance des hallucinations, elle les a montrées méconnues dans l'histoire
et prises pour des preuves irréfragables du surnaturel.
Dès lors, toutes les visions et apparitions ont été expliquées ; un long trait de lumière s'est étendu sur les
âges antérieurs; et, point capital pour la science his-

torique, l'intime corrélation qui unit toutes les parties des époques religieuses s'est révélée ; car, si l'on
veut comprendre comment l'état mental des temps
modernes est devenu incompatible avec les notions
théologiques, il faut comprendre aussi comment elles
ont été en harmonie parfaite avec l'état mental des
anciens.

UN FRAGMENT

DE

MÉDECINE RÉTROSPECTIVE

Remarques préliminaires.

Le tome vingtième du *Recueil des historiens de France*, publié par l'Académie des inscriptions et belles-lettres, a, de la page 121 à la page 189, un écrit intitulé des *Miracles de saint Louis*. C'est un texte de la fin du treizième siècle, contenant beaucoup de détails divers. A ce titre, je le lus curieusement, y cherchant, pour mon dictionnaire de la langue française, quelques-uns de ces exemples qui me servent à faire l'histoire des mots, et à démontrer les mutations de notre idiome. Je lui dois entre autres *flestre*, qui signifie *fistule*. Ceux qui ne sont pas au courant de la théorie du français ne peuvent concevoir l'intérêt que j'attachai à cette petite trouvaille. *Fistule*, qui apparaît dans le quatorzième siècle, est un mot qu'on peut appeler barbare; si c'est

---

1. *La Philosophie positive*, juillet 1869.

barbariser que de parler latin en français; quand le latin qui commençait à mourir se changeait au français qui commençait à vivre, c'était la syllabe accentuée qui demeurait comme l'élément permanent autour duquel se faisait la recomposition. Or, *fistula* ayant l'accent sur la syllabe *fis*, le vrai mot français n'avait pu être que *festle*, ou, par transposition, *flestre*. Nos aïeux parlaient français et disaient *flêtre;* nous, nous parlons latin, et nous disons *fistule.*

Mais, tout en lisant mon texte pour le français, je ne pouvais m'empêcher de le lire aussi pour la médecine. C'étaient des récits de maladies; pendant que je m'essayais à en faire le diagnostic rétrospectif, je fus frappé d'un symptôme particulier qui se représente dans plusieurs de ces guérisons produites par l'influence du tombeau d'un saint. Je mis le fait dans mon esprit, et j'attendis que l'occasion d'en parler se présentât.

Quand il s'agit d'événements singuliers advenus il y a six cents ans, la première question qui se présente est la crédibilité qu'on doit y accorder. Pour les faits que je choisis et qu'ici je relate, cette crédibilité me paraît provisoirement suffisante, pourvu qu'on tienne compte des inexactitudes que comporte, d'une part, l'absence du médecin notant les symptômes jour par jour, et, d'autre part, un récit fait de souvenir par les parties intéressées; je dis provisoirement, car je reviendrai sur cette crédibilité pour l'évaluer. L'enquête fut conduite dans l'abbaye de Saint-Denis par Guillaume, archevêque de Rouen, par Guillaume, évêque d'Auxerre, et par Roland, évêque de Spolète, depuis 1282 au mois de mai, jusqu'à 1283 au mois de mars. Quelques-uns des faits recueillis étaient récents, plusieurs remontaient à une époque plus ancienne. Mais l'enquête fut publique, en un cercle très-restreint, en un temps historique et à une époque peu éloignée des événements ; je note toutes ces circonstances pour qu'on ne transporte pas la crédibilité, à laquelle ici je me fie, à des récits où justement de telles circonstances font défaut absolument.

Et on peut dire que la contradiction ne manqua pas. Il y avait chez les Anglais une malveillance contre saint Louis, visible dans une complainte anglo-normande relative à la funeste affaire de Mansourah, où le comte d'Artois périt par son imprudence et qui ruina définitivement la croisade. Cette malveillance n'était point éteinte lors des miracles dont il est ici question. Un corroyeur anglais, établi à Saint-Denis depuis trente ans, se moquait de ceux qui priaient sur la tombe du roi défunt, et disait que le roi Henri d'Angleterre avait été *meilleur homme*. Ce patriote, s'il m'est permis de me servir ici d'un terme qui n'est devenu français que trois siècles plus tard, ce patriote, dis-je, un peu trop ardent, alla même un jour jusqu'à renverser deux chandelles offertes par des malades qui demandaient guérison. On peut voir son histoire dans mes *Études sur les Barbares et le moyen-âge*, pag. 291 ; toujours est-il que l'enquête fut effective, et que les commissaires écoutèrent et inscrivirent des témoignages réels.

Mais, me dira-t-on, est-ce qu'il vous suffit que les témoignages soient certains, que l'enquête soit réelle, que la bonne foi soit incontestable, pour que vous admettiez tous les fait qui vous arriveraient munis de ces conditions ? Non, sans doute ; et, sans contester en rien ni la bonne foi des commissaires, ni la réalité de l'enquête, ni la concordance des témoignages, il se pourrait que je n'hésitasse pas à refuser créance à ce qui serait raconté. Tous les témoignages, toutes les enquêtes, toutes les bonnes fois sont subordonnées à ceci, qu'elles ne soient pas en désaccord avec les lois naturelles expérimentalement établies par la science. Je l'ai dit bien des fois, mais, dans l'état des esprits, on ne peut trop le redire : *à priori*, la science ne nie pas le miracle ou interversion du cours ordinaire de la nature; mais, *à posteriori*, elle a reconnu que devant elle, sous ses yeux, entre ses mains, aucun miracle n'arrive. Ainsi est née entre la science et le miracle une-lutte où celui-ci a succombé. Pourquoi a-t-il succombé? Pourquoi ne l'a-t-il pas emporté? Pourquoi du moins n'a-t-il pas subsisté côte à côte? C'est que le témoignage, qui en est le seul garant, représente un milieu qui est interposé au-devant du fait, et qui, analysé, se montre tout imprégné de subjectivité. Or, dans le réel, la subjectivité est sans valeur et sans autorité, et infirme tout ce qu'elle touche, ou du moins ne dispense jamais de la vérification *à posteriori* ou expérimentale, laquelle a toujours manqué au miracle.

Longtemps le témoignage, qui est la trame même de l'histoire, est demeuré sans contrôle, autre que celui qui résultait de la critique des circonstances qui l'accompagnaient. Mais le développement de la science positive y a introduit un contrôle supérieur; il faut qu'il satisfasse aux lois naturelles; sans quoi, il est ou rejeté totalement, ou modifié dans sa signification intime.

Cette grande doctrine, due à la méthode expérimentale, raccorde les deux parts de l'histoire, l'histoire ancienne où règne le miracle, l'histoire moderne où il n'a aucune place. Tout a toujours été constant suivant l'enchaînement des causes à leurs effets; seul, l'esprit humain a varié, suivant qu'il a ignoré ou connu les procédés des choses. Mais, me dira-t-on, ne dépassez-

vous pas les limites de votre propre philosophie en
prononçant ce mot *toujours*, et la méthode expérimentale, seule source de savoir, n'est-elle pas, de sa nature,
contingente et relative, excluant de la sorte et les toujours et les jamais ? On peut croire que je ne mécon-
nais pas l'objection. Telle qu'elle est, la méthode expérimentale est sûre pour la vaste nébuleuse où nous
sommes placés, où l'on compte les soleils par millions,
et où la lumière a des espaces à franchir qui coûtent
des siècles à ses ailes impétueuses. Elle est sûre pour
le temps prodigieux durant lequel a duré cette nébuleuse. Elle est sûre encore pour le temps prodigieux
qu'il faudra pour que les conditions de son existence
se modifient par le jeu naturel des forces qui l'ont faite
et qui la maintiennent. Être ainsi maître d'un très-
grand espace, d'un très-long passé et d'un très-long
avenir, c'est ce que nous appelons, en méthode expérimentale, avoir la certitude humaine ; c'est là ce qui
fait les toujours et les jamais humains ; mais et la certitude et les jamais et les toujours s'atténuent à mesure qu'on essaye de dépasser ces limites d'espace et de
temps, et deviennent complétement illusoires quand
on se plonge dans l'immensité et dans l'éternité.

Au point de vue du principe supérieur ou expérimental qui domine tous les miracles, les miracles de
guérison appartiennent de droit à la médecine. Mon
intention n'est pas de passer en revue toutes les guérisons qui, dit-on, s'accomplirent au tombeau de
saint Louis, discutant les cas, identifiant celui-ci avec
telle affection du cadre nosologique, déclarant celui-ci
œuvre de souvenirs où l'imagination a prévalu, écartant cet autre comme insuffisamment décrit. Ce serait
une opération de critique médicale plus négative que
positive ; mais elle sera plus positive que négative, si,

choisissant dans le nombre un groupe de cas congénè-
res, j'y note quelque chose de commun et, selon moi,
un notable exemple d'une force pathologique qui ne
se manifeste que sous des conditions exceptionnelles.

Ce groupe congénère de cas analogues que j'ai dis-
cerné dans le nombre, embrasse des rhumatismes, des
paralysies, des rétractions qui avaient infligé l'impo-
tence à des membres. Ce qu'il a de commun, c'est que
la guérison s'est opérée par l'effet d'une extension involontaire, accompagnée quelque fois d'un froissement
des os et toujours d'une douleur vive. La force pathologique exceptionnelle est l'influence d'une forte espérance sur des lésions stationnaires et qui ne semblaient
plus susceptibles de guérison par le mécanisme pathologique ordinaire.

Les Faits.

Je les donne dans la langue du temps ; c'est du
français de la fin du treizième siècle. Je me contente de
mettre entre parenthèses l'explication des mots qui ne
se comprennent plus.

Premier fait. — Une femme nommée Emmelot, de
Chaumont, âgée de vingt-huit ans environ, vint à Saint-
Denis en France avec deux autres femmes ; elles se lo-
gèrent chez Emmeline la charonne. Emmelot était bien
portante ; elle fit le service dans la maison le dimanche,
le lundi et le mardi ; mais, dans la nuit du mardi au
mercredi, étant couchée avec une des femmes qui étaient
venues avec elle :

Une maladie prist à ladite Emmelot en la cuisse, en la
jambe et en pié destres entour mie nuit. Et au matin ladite

Emmeline vint à li, et la trouva plorant, et li demanda que ele avoit, et ladite Emmelot li respondit que ele avoit einsi perdu l'us (l'usage) de la cuisse, de la jambe et du pié, que ele ne s'en pooit (pouvait) aidier. Et alors la descouvri icele Emmeline, et regarda les membres de ladite Emmelot desus nommez, plus pers (bleus, noirâtres), que les autres membres, et les toucha et mania avec ladite femme qui avoit geü (couché) avec ladite Emmelot; et tout fust-il einsi que les dites femmes touchassent ses membres et maniassent et estreinsissent forment (étreignissent fortement), ladite Emmelot disoit que ele n'en sentoit rien; et quand l'on poignoit la dite Emmelot à une aiguille asprement es membres desus diz, ele disoit que ele n'en sentoit rien, et ele apeloit saint Loys que il li aidast. Et pour que cil qui ilecques (là) estoient sceussent miex se (si) ladite Emmelot avoit perdu le sentement des membres desus diz, ils mistrent le pié malade au feu, et li demandoient cil qui ilecques estoient, si ele sentoit la chaleur du feu; mès ele respondoit que ele ne sentoit rien; et adonques ladite dame Emmelot pria ceus qui là furent que il la portassent au tombel du benoiet Saint-Loys, et se voua à lui, et dist que ele seroit touzjours sa pelerine, et que ele ne mangeroit que une fois le jour de sa vegile (p. 124).

On fit ce qu'elle demandait avec tant d'instance; on la porta au tombeau du saint roi, et ce jour-là elle en revint aussi malade qu'elle y était allée.

Atout (avec) deux potences sous ses deux esselles, traiant (tirant) après soi son pié envers, einsi que la plante estoit tornée par desus et le col du pié vers terre, si que les potences avec l'autre pié la soustenoient toute; et sembloit que ele tresist (traînât) après li la cuisse et la jambe, ausi com s'il fussent liez et non pas conjoinz à l'autre cors.

La malade visita *moult de fois*, comme dit le narrateur, sans obtenir d'amélioration dans son état; mais,

le jour du dyemenche en la passion de Nostre-Seigneur, au

matin, Emmelot vint à toutes ses potences, malade aussi come ele avoit acoustumé, en traiant à li son pié, et ploroit appuiée au tombel, et paroit (paraissait) à son semblant que ele eust moult d'angoisse. Et en l'eure de prime de cel meesme jour, entre la messe matinel et la grant messe, endementres que (pendant que) ladite Emmelot se gisoit auprès ledit tombel, ele se commença moult à dementer, à pleindre et à doulouser, et avoit moult d'angoisse, si come il aparoit à sa face. Et Marguerite de Rocigny et s'ostesse (son hôtesse) li demanderent se nul l'avoit ferue; et ele respondi que nenil, mès nostre sire Diex, dit-ele, et la virge Marie et le benoiet saint Loys me delivreront tost; car j'ai grand doleur es membres malades. Lors s'asist ladite Marguerite emprès li et la conforta. Et adonques ladite Emmelot commença à mouvoir le pié et la cuisse, et l'on vit ses os entrehurter ensemble et freindre et froier l'un à l'autre, en la manière comme quant aucun tient noiz en sa main et les froie l'une à l'autre, si comme cil qui là estoient adonques le disoient; et un petit après ce ele commença à estendre ses membres et à esdrecier et à tenir les dreciez en tenant soi aux mains as aniax pendenz au couvercle dudit tombel qui estoit de fust (bois); et si se tenoit à deux mains; et lors ele se leva en estant, et fu toute droite sur ses piez sans potences et sans aucune autre aide. Et après ce, tantost que ele fu esdrecie, ele vint au grant autel, qui est par trois toises loing du tombel et plus, par soi, sans potences et sans autre aide, et revint de l'autel au tombel, loant Dieu et beneissant le benoiet saint Loys qui l'avoit delivrée. En après la dite Emmelot monta les degrez par lesquex l'en va as reliques, sans potences et sans nule aide, et les besa et offri un denier; et ausi ele descendi ariere, par soi, sans aide et revint au tombel, où ele fu longuement à genouz et fesoit ilecques ses oraisons. Et en ce meesme jour ele ala par l'eglise de Saint-Denis saine et délivre et droite, par soi, sans potences et sans aide. Et en ce meesme jour, quant la messe fut dite, la dite Emmelot ala en la rue où elle demoroit quant ele estoit malade, saine et hetiée de la dite maladie, ausi come autre feme saine et hetiée.

Après sa guérison, Emmelot voulut aller en pèlerinage en l'église de Notre-Dame de Boulogne-sur-Mer.
Revenue de là après un assez long temps, elle fut cham-
brière en la maison de Jehan Augier du Saugier, bour-
geois de Saint-Denis, pendant près de deux ans ; elle
était en bonne santé et portait des grands faix ; à la fin,
elle tomba malade chez Jehan Augier, et fut portée en
la Maison-Dieu de Saint-Denis, où elle mourut.

Deuxième fait. — Gile de Saint-Denis, fille de Gérard
Elout, boucher de Saint-Denis, mariée à quinze ans,
accoucha d'une fille morte. Dans le travail.

ele dist à femmes qui ilecques estoient, que eles li aidassent ;
car ele ne se pooit (pouvait) soustenir sur les cuisses... Et
adonques les cuisses et les piez furent si noires et si perses,
et fu si non puissanz que ele ne se pooit soustenir sur les
piez, et par le nombril en aval ele perdi tout l'us de ses membres. Einsi que l'en li estreignoit lesdiz membres forment as
ongles, et fesoient cil qui là estoient degouter sur ses
piez chandoiles de siev (suif) alumées, et semoit l'en là desus
avec tout ce les charbons ardenz ; et non pourquant ladite Gile
disoit que de tout ce ele ne sentoit rien qui fust, ne ne mons-
troit par nul signe que l'en la bleçast ; et neis (même) le pié de
ladite Gile sembloit desloué (p. 125).

Cet état dura un an et demi, sans que l'on y appli-
quât aucun remède ; et une femme de service portait
de temps en temps la pauvre infirme à l'huis ou en
autre lieu. En ce moment arrivèrent à Saint-Denis les
os de saint Louis ; et le bruit des miracles opérés se répandit. Gile, concevant de l'espérance, voua que, si
saint Louis la délivrait de sa maladie, elle serait chaque
année à la messe de son anniversaire, qu'en ce jour elle
ne ferait nulle œuvre, et qu'elle serait sa pèlerine.

On la porta au tombeau.

Et metoit ladite Gile la main sur le lieu où il estoit enseveli, et y atouchoit ses membres malades, et besoit la chasse et le tombel, et gisoit ilecques sovent au tombel par jour. Et come ele estoit delez le tombel, ele prioit et appeloit souvent le benoiet saint Loys, que il la delivrast. En après, el novieme jour, il fu avis à ladite Gile qui il li estoit mieux et plus souef de la maladie devant dite, et que les os s'entrehurtassent en ses membres.

Le dixième jour la guérison était opérée : Gile se dressa sur ses pieds, elle alla au grand autel sans bâton et sans aide, très-faiblement d'abord ; mais peu à peu les forces augmentèrent, elle retourna chez elle sans autre aide et que celle du bâton ; enfin au treizième jour elle laissa son bâton dans l'église.

Troisième fait. — Une petite fille de dix ans, nommée Adete,

se gisoit par nuit en son lit ; et si comme elle s'eveilla, ele se trouva afolée (percluse) es cuisses, es genouz, es jambes et es piez, si que ele ne se pooit aidier de ces membres ; et avoit les nerz des genoux, et meesmement du destre plus que du senestre, si retrez que ele ne pooit ses jambes drecier, ne les piez metre à terre, ne afermer soi seur ses piez, ne soustenir ; et estoit la char de li perse, seche et megre ; et quant plus fu en cele maladie, tant plus l'en la veoit sechier (p. 132).

Adete, portée au tombeau de saint Louis, disait ces paroles :

Biau Sire Diex et Monseigneur saint Loys, envoiez-moi santé, et m'ostez de ceste chartre.

Là Adete sentit qu'elle était soulagée; néanmoins

elle senti grant doleur en ses jambes et en ses genouz, et que les nerz estoient estenduz en cele heure esdiz membres, ausi come s'il fussent trez à force, et nonporquant (pourtant) nul n'atouchoit à li. Et lors mist ladite Adete ses mains audit tombel, et s'esdreça et se tint seur ses piedz.

Quatrième fait. — Une petite fille de deux ans fut prise d'une maladie en la jambe droite, qui devint sèche, vide de chair, insensible; l'enfant, qui marchait, cessa de pouvoir se soutenir et marcher. La mère la porta d'églises en églises et de saints en saints, sans obtenir aucun amendement. Mais, à la nouvelle des miracles de saint Louis, ses espérances se ranimèrent, et elle alla à Saint-Denis avec son enfant.

Quant la grant messe fu chantée, einsi come la mère estoit en oroisons delez le tombel, et la pucelete estoit ilecques delez li, la mere senti que la pucelete se movoit, et bien l'aperçu, et lors la regarda, et vit que ele se tenoit aus mains à un anel fichié en la couverture dudit tombel; et dist là pucelete à sa mere ces moz : « Mere, je met mon pié à terre : » et lors se dreça plus la pucele, et dist einsi : « Ma dame, je me dueil forment (je souffre fortement) en ma jambe. » Et ladite mère l'entendi et s'averti, et oy un defroissement et un hurteis, aussi come si les os de ladite fille se hurtassent l'un à l'autre : et lors descouvrit la jambe devant dite, et vit que la perseur (noirceur) qui devant i estoit s'en departoit, et que la couleur d'autre char (chair) y revenoit. Et adonques ladite pucelete ala esdrecie sur ses piés entour le tombel; mais non pourquant ele ala moult feblement (p. 133).

A partir de ce moment, la guérison fut progressive; peu à peu, l'enfant put se passer de bâton, et elle finit

par aller deçà delà, *comme une autre pucelete ; et non*
pourquant (cependant) *ele clochoit un bien petitet.*

Cinquième fait. — Marguerite de la Magdaleine de
Paris, sœur de la maison des Filles-Dieu, fut prise d'une
maladie telle

que son bras senestre, lequel elle avoit accoustumé avoir
sain et hetié et lonc ausi comme l'autre, fu si contret que,
quant ele l'estendoit tout comme elle pooit, il n'avenoit, à toute
la main senestre, fort jusques à la main du destre bras ; et
avecques ce, le pié, la jambe et la cuisse senestre furent si retrez, que ele ne pooit metre lors les doiz du pié senestre à
terre quant ele aloit ; de quoi elle alloit à grant peine et à
grant douleur et à grant angoisse, et avoit un baston de quoi
elle s'aidoit (p. 156).

Cet état avait duré six mois sans amendement, quand
Marguerite entendit parler des miracles faits au tombeau de saint Louis. Elle y alla.

Ladite Marguerite se mist estendue sus la sepouture du benoiet saint Loys, et fu ilec einsi estendue par tant de tens que
l'on poist avoir dit une messe. Et come ele eust ilecques esté
en grant devotion et en oroison, ausi com en mi cel tens, ele
senti ses reins et ses hanches defroissier, et senti adonques
doleur en ses membres ; mais tantost après ele se senti alegiée
et delivrée de cele contreture et du bras et de la jambe et de
la cuisse senestres.

Marguerite fut guérie. Le bras malade devint pareil à
l'autre ; elle put aller et venir, cependant elle demeura
boiteuse.

Sixième fait. — Avice de Berneville, du diocèse de
Coutances, âgée de soixante ans et plus,

fu en tele maniere malade par trois ans et plus, que ele perdi
l'usage de son pié destre et de la jambe, ne ne se pooit en
nulle maniere soustenir desus ; et ensement elle perdi l'usage
du bráz et de la destre main, si que ele ne s'en pooit aidier,
ne metre cele main à son chief ne à la bouche, ne ne pooit
estendre ce braz à ses piez, ne ne se pooit chaucier ne des-
pouiller de cele main, et aloit à potences sous ses esselles, et
aucune foiz en soi trainant as mains et as naches (fesses), et
en rampant par terre de lieu à autre (p. 157).

Les os de saint Louis arrivent à Saint-Denis. Avice se
met en route ; mais ses forces la trahissent ; et elle était
à peine hors Paris, à Saint-Lazare, qu'elle s'arrêta, ne
pouvant aller plus loin. Un charretier passant par là
la prit par pitié dans sa charrette et la mit à Saint-Denis.
Les gardiens, la voyant si vieille, lui dirent qu'elle venait pour néant, et qu'elle n'obtiendrait pas sa guérison, mais elle persista.

Ladite Avice demora après ledit tombel par deus jours ou
par trois, et lors elle se comença à doloir es membres desus diz malades griement (grièvement). De quoi, comme ele se
compleinsist par ce et gemisist, un qui avoit nom Dominique
et un autre homme qui gardoient le tombel et les malades
qu'ils ne fussent trop pressez des seurvenans, la reconfor-
toient et li disoient que ele soufrist en pès sa doleur, et que
elle seroit delivre par l'otroi de Nostre-Seigneur. Et elle sentoit qu'il li estoit miex de jour en jour, tost eust ele (dès qu'elle
eut) cele doleur desus dite ; car il li estoit avis que ele esten-
dit miex de jour en jour et la jambe et le braz desus diz. Et
quand le sizième jour fust venu, puisque ele fu venue au tombel, come elle fu venue bien matin au tombel et eust ilecques
esté aucune espace de tens, ele se douloit encore plus fort
es diz membres et ploroit. Et cil qui gardoit le tombel l'apro-
cha plus au tombel, si que ele atouchoit le tombel du pié et
de la jambe malades ; et dès donques elle senti tout en apert

que les ners de la jambe, du pié et du bras qu'avoient esté
contrez par ledit tens, estoient estenduz et amoloiez (amollis),
si que environ l'eure de none de cel jour, ladite Avicé estendi
la jambe et le bras, ce que ele n'avoit fet de trois ans; et
comme ele vosist (voulut) esprouver si ele se pourroit sostenir
sus le pié et sus la jambe, ele se leva après le tombel et se
sostint bien sus le pié et sus la jambe, et mist le pié à terre
tout à plein.

D'abord Alice marcha faiblement, mais peu à peu les
forces revinrent, et elle put marcher sans bâton.

Septième fait. — Jehenne de Sarris, du diocèse de
Paris, femme de Jehan le charpentier, ne pouvait aller
ni se soutenir, ni s'aider des pieds et des jambes.

Et la prist la maladie en une nuit, entre la Purification et
Quaresme prenant, tout soit que ele entrast en son lit saine et
hetiée, en un jour de mardi au soir; en icele meesme nuit,
quant ele s'esveilla, ele se trova si afebloiée et malade es
cuisses et ès jambes et es piez, que ele ne se pooit de ses
membres aidier, ne soi torner neis (même) sur le costé, et
avoit les jambes et les piez roides, ne ne les pooit torner à
soi. Et estoit avis ladite Jehenne que lesdiz membres estoient
jà aussi com amortiz, et que il estoient ausi come les membres de ceus qui longuement se sont sis et ont mal tenu le pié
ou la jambe, si que il ne se puent (peuvent) movoir, qui ont
les membres come endormis (p. 167).

Cette femme était pauvre; on la mena à l'Hôtel-Dieu;
elle y resta longtemps incapable de mouvement; puis
finalement elle put se traîner à l'aide de béquilles,
voulut rentrer chez elle; rentra, et, comme son mari ne
fournissait pas à ses besoins, elle vivait d'aumônes qu'elle
demandait à l'église Saint-Merry. Elle aussi, eut recours
au tombeau de saint Louis.

Et en un jour, com ele fust delez ledit tombel, endemeu-
tiers que (pendant que) l'on chantoit la grant messe, ladite
Jehenne senti une doleur très grieve et especiaument en la partie senestre, si que ele se pooit à peine contenir que ele ne
criast forment (fortement); et, comme cette doleur l'eust tenue par tant de tens que l'en poist estre alé autant de voie
com l'en treroit (l'on tireroit) d'un arc, la doleur commença
à cesser; et cele qui tantost senti qu'il li estoit miex, mist
le pié senestre tout à terre, et se dreça, et s'esta sur ses
piez apuiée au tombel, et fesoit pas de ses piez l'un après
l'autre.

Cette malade, après la messe, monta jusqu'aux reliques sans béquilles et sans aide; elle acheva sa neuvaine,
et revint à Paris sans béquilles, sans bâton, sans aide;
pourtant elle conserva un peu de claudication, et,
comme dit le texte, *encore clochoit ele au tens de l'inqui-
sicion de cest miracle.*

Interprétation pathologique.

Revenons sur les faits que j'ai empruntés à la vieille
narration. Ce qui les caractérise, c'est qu'au moment
où l'influence guérissante se fait sentir, le patient
éprouve une vive douleur; la partie s'étend, il semble
au patient qu'on lui tire le membre sans que personne
le touche; les os font quelquefois entendre un craquement perceptible, et le mouvement devient possible.
Voilà la marche du procédé curatif. Il faut ajouter que,
si l'allongement de la partie et la possibilité du mouvement sont prompts, la guérison ne l'est pas autant: à
l'action subite que provoque l'influence du tombeau
succède une période plus ou moins longue de débilité
dans la partie, qui reprend graduellement ses usages.

Le craquement des os signalé dans ces observations est de l'ordre de celui que nous entendons quand nous mouvons une articulation longtemps immobile par suite de maladie, sans autre adhérence que celle qui s'établit alors entre deux surfaces lisses exactement adaptées et assez fortement serrées l'une contre l'autre. Il en est ainsi dans les cas où un appareil à fractures, une lésion ou une paralysie musculaire temporaire ont réduit pendant plusieurs semaines à l'immobilité une articulation saine. On sait en outre que ces craquements sont plus intenses encore, quand il y a fausse ankylose, c'est-à-dire adhérence établie entre les surfaces articulaires, non par soudure osseuse (car alors le miracle, qui n'est jamais qu'un miracle de physiologie et de pathologie, serait impuissant), mais par production d'une couche fibreuse ou de filaments fibreux qu'un effort plus ou moins grand vient à rompre. C'est ce que l'on voit provenir dans les articulations, à la suite de rhumatismes chroniques surtout, ou dans celles qui sont restées longtemps immobiles par l'effet de longues paralysies rhumatismales des muscles ou de longues contractures musculaires qui se voient particulièrement dans les fléchisseurs.

Je veux indiquer le taux de certitude auquel j'évalue le résultat de mon mémoire. Si j'avais trouvé dans les recueils modernes un cas semblable suivi et décrit par un médecin, je n'hésiterais pas à attribuer à mes conclusions une entière certitude; le fait moderne donnant toute authenticité aux faits anciens. Je n'hésiterais pas davantage si j'étais absolument sûr que les rédacteurs des procès-verbaux n'ont été dupes d'aucune illusion soit individuelle, soit collective. De cela je ne puis complétement répondre, malgré les motifs de crédibilité que j'ai fait valoir en commençant. Mais, en dehors des préoccupations théologiques des rédacteurs, en dehors des exagérations et des crédulités des narrateurs, se trouve le fait physique du craquement et de la douleur qui ont dû se produire si les effets racontés ont eu lieu, et qui n'a pu être imaginé ; ce qu'on eût imaginé, c'est une guérison sans craquement ni souffrance. Voilà le point positif qui m'a engagé dans mon travail ; et c'est de ce point positif que je pars pour m'élever à une induction qui donne, jusqu'à un certain point, à ces faits antiques la valeur d'une observation moderne.

J'utilise pour l'interprétation de ces cas curieux l'important travail que M. le docteur Onimus a publié dans la *Philosophie positive sur la Vibration nerveuse* (t. III, p. 9). L'action ou vibration ascendante exprime l'influence du physique sur le moral ; l'action ou vibration descendante exprime l'influence du moral sur le physique. Ici, c'est à l'action descendante que nous avons à faire. Cette action met en jeu le système musculaire de la partie ; il se contracte énergiquement ; il rompt quelques attaches pathologiques, s'il en existe ; il remet violemment les os à leur place ; cela fait, le patient se trouve en état d'user de son membre, non sans que, comme dit plus d'une fois le narrateur, la débilité qui y demeure n'ait besoin de quelque temps pour se dissiper complétement.

C'est une extension violente, produite par les contractions musculaires. On sait que plus d'une fois la chirurgie a essayé de l'extension forcée pour triompher de contractures et de fausses ankyloses. Ici la force appliquée provenait, non d'une main étrangère, mais d'une influence qui s'exerçait sur les muscles mêmes et leur rendait, par le même bénéfice, une contractilité que le procédé chirurgical n'a pas la vertu de susciter.

Quel est l'excitateur qui eut ainsi la puissance de

provoquer d'énergiques contractions? Celui que l'on rencontre dans toutes les actions de ce genre, une forte persuasion, une pleine confiance. Sous l'émotion profonde née de ces sentiments, le patient, sentant que la guérison était dans l'extension de la partie, eut la croyance qu'il pouvait l'étendre, et il l'étendit. Je n'ai pas besoin d'ajouter qu'une pareille manifestation psychique n'est pas possible dans tous les cas; loin de là, elle est fort limitée : il faut, d'une part, que l'état mental soit tel qu'il puisse recevoir dans sa plénitude l'émotion née de la persuasion et de la confiance, et, d'autre part, que les lésions demeurent susceptibles de guérison. À un certain degré, les lésions échappent à toute médication de ce genre.

Dans les observations que j'ai relatées, tout est rapporté à une influence extérieure. Il y a là une illusion, de laquelle, en effet, le patient ne peut se défendre. Il voit la partie impotente s'allonger et se mouvoir, et il n'a en lui conscience de rien qui provoque ces phénomènes. Mais on sait, expérimentalement, que penser qu'un objet que l'on tient ou que l'on touche peut ou doit se mouvoir, suffit pour lui communiquer un mouvement, sans qu'on ait conscience des contractions produites dans les muscles; c'est le cas du pendule tenu à la main et des tables tournantes, cas si bien élucidé par M. Chevreul. Ici, au lieu de la pensée qu'un mouvement devait s'opérer, il y avait la croyance qu'une action surnaturelle devait allonger le membre; et cette croyance mit en mouvement les muscles, sans qu'aucune conscience de la contraction parvînt à l'esprit du patient. En un mot, le phénomène est un cas de contraction musculaire inconsciente, provoqué par un état mental particulier; et les tables tournantes viennent à point pour fournir le moyen de transporter l'inconscience des contractions musculaires dans l'examen rétrospectif de faits qui ne sont plus soumis à notre observation.

Il ne peut être ici question de convulsions. D'abord il n'en est fait aucune mention dans les récits ; puis les convulsions sont un phénomène involontaire, mais non inconscient ; enfin elles sont malfaisantes et non bienfaisantes. Et ici il nous faut une action salutaire qui tende à guérison, non à perturbation. La convulsion involontaire, qui provient de quelque irritation réflexe, est aveugle, sans but, et n'aboutit qu'à tourmenter le patient ; au contraire, la contraction inconsciente, qui est produite par une pensée, par une croyance, et qui a un but déterminé, peut, quand les circonstances ne s'y opposent pas, rendre de véritables services aux croyants et aux persuadés. Le patient, en cet état, dirige, jusqu'à un certain point, la force nerveuse surexcitée qui est mise à sa disposition.

De cette façon, on fait un pas dans l'interprétation du phénomène. Il se compose d'une partie active et d'une partie passive. La partie active est un agent psychique, sous forme de vive croyance à la puissance surnaturelle des ossements de saint Louis. La partie passive est l'âme ou cerveau vivant. La nature de l'agent détermine la nature de l'effet, et c'est de la sorte que la croyance à la guérison peut, en certains cas, produire la guérison. Nous avons là l'inverse de ce qui se passe quand nous appliquons à l'organisme un agent médicamenteux ; le hachich, par exemple, commence par se mêler au sang, et de là, exerçant son action exhilarante, il soumet l'âme à son empire momentané. Au contraire, l'agent psychique va trouver l'âme directement, et, l'ayant, à sa façon, soumise un moment à son empire, il en tire une action sur le corps ou sur une

partie du corps. L'énumération, l'analyse et la théorie
des agents psychiques manquent à la science, bien
qu'ils constituent, eux aussi, une matière hygiénique et
médicale.

A ce point, on saisit ce qu'il faut entendre par effet
de l'imagination ou action du moral sur le physique.
Au lieu que ce soit un agent matériel qui intervienne,
c'est un agent psychique, dont l'opération dans son domaine est aussi déterminée que celle de l'agent matériel
dans le sien. Puis, consécutivement à cette opération,
il se manifeste dans l'organisme telle ou telle perturbation. Voyez cet homme dont le visage et toute l'attitude
offrent l'aspect du calme et du bien-être: il ouvre une
lettre; une fâcheuse nouvelle y est contenue; c'est l'a-
gent psychique; aussitôt ses traits se décomposent, des
larmes coulent de ses yeux, des plaintes s'exhalent de
sa poitrine; c'est la réaction physique. Cela est régulier
et physiologique. Passez plus loin, donnez à l'agent
psychique quelque chose d'irrégulier, d'excessif, de
pathologique, et vous évoquerez des réactions physiques qui surprennent, mais qui n'en sont pas moins
dans l'ordre nécessaire de la relation entre les agents
et les effets.

On vient de voir comment, sur le tombeau de saint
Louis, l'influence psychique procédait pour procurer
la guérison. Cette même influence, mue non plus par
le mobile de la croyance, mais par vive peur, procéda
autrement dans le cas suivant : un marchand français
fut condamné à Genève; entre les syndics qui l'avaient
condamné et l'évêque qui voulait le sauver, on convint
qu'il serait conduit au lieu de l'exécution, et que là on
lui donnerait sa grâce: « Et fut lors fait un miracle;
car il estoit subject aux gouttes, et le tenoient aux pieds,
quant l'on le mena pour estre condamné, si que à grand

paine il pouvoit mettre l'un pied devant l'autre; mais,
quant il fut en la porte du chastel, et là sa grace luy fut
apportée, le peuple n'y vouloit consentir et le pouçoit
tousjours plus outre contre Champel, et, quand l'on luy
vouloit oster la corde du col, l'empeschoit. Mais sour-
vint un syndique qui appaisa tout cela, et lui osta la
corde du col; et mon homme de courir contre l'eves-
chée en telle vitesse, qu'il n'eust eu lacquais qui l'eust
sceu attaindre, et fut gueri de ses gouttes. (BONIVARD,
Ancienne et nouvelle police de Genève, p. 35.)

La vive croyance à une action surnaturelle qui s'attache au tombeau des saints, aux opérations du magnétisme, aux influences de tel ou tel personnage, est un
agent psychique d'une force considérable. En recueillir
les manifestations est digne de l'attention des médecins.
C'est à eux qu'il appartient (car eux seuls en ont les
moyens) d'analyser les cas, de reconnaître les authenti-
ques, d'écarter les faux, de réduire les exagérés, en un
mot de faire la critique particulièrement nécessaire en
ces narrations. Cela forme une classe de phénomènes
guérisseurs, qui se distinguent des phénomènes d'exaltation et de perturbation si communs sous les influences
psychiques liées aux illusions du surnaturel.

Mais, dira-t-on, en donnant ainsi crédit à quelques
récits de guérison par une imagination superstitieuse,
n'y a-t-il pas lieu de craindre de favoriser des tendances au merveilleux, toujours actives, et toujours
plus nuisibles que salutaires? N'avons-nous pas vu
hier encore Paris ému par le zouave guérisseur, et la
foule accourir auprès de lui, comme ailleurs elle ac-
court aux tombeaux des saints? et n'y a-t-il pas dans
tout cela assez d'exagérations, de mensonges, de crédulités pour le laisser dans le bas-fonds où l'a relégué
là science positive? A cela, il faut répondre que dans

cette pathologie psychique, grâce aux éléments complexes qui sont en jeu, il se produit des faits singuliers que la médecine ne doit pas négliger ; seulement il importe, et la tâche est délicate, de distinguer du vrai le faux que la crédulité est toujours prête à attester par son témoignage. En second lieu, le plus sûr moyen de combattre l'esprit superstitieux, c'est que l'esprit scientifique le suive dans ses plus obscurs recoins, et montre, non à lui, car il n'a ni oreilles pour entendre ni œil pour voir, mais au monde, que rien de ce qu'il produit n'échappe au niveau de la naturalité, ou ne résiste à la critique.

Réflexions.

La première réflexion qui se présente est relative à la manière dont l'esprit contemporain envisage, au treizième siècle et au dix-neuvième, les faits dont il s'agit. Alors, non-seulement les évêques qui les recueillaient, mais encore les docteurs des facultés, les maîtres du savoir, tous ceux qui donnaient l'éducation et tous ceux qui la recevaient, acceptaient sans l'ombre d'un doute la surnaturalité des guérisons, et en rapportaient la cause à une vertu occulte et mystique qui résidait dans les ossements d'un saint personnage. Cet unanime assentiment des plus éclairés fortifiait notablement la croyance des moins éclairés ; aucun levain d'incrédulité n'en atténuait les effets ; ce que tous croyaient se vérifiait aux yeux de tous ; la foi appelait le miracle, et le miracle venait à point confirmer la foi.

Aujourd'hui tout est changé. De même qu'au treizième siècle la foi aux effets surnaturels ne souffrait aucun mélange d'incrédulité, de même, au dix-neuvième, l'incrédulité à ces mêmes effets ne souffre au-

cun mélange de foi. Non-seulement les savants qui se
livrent particulièrement à l'étude positive de la nature,
mais encore tous ceux qui reçoivent de la science leurs
opinions, rejettent l'antique interprétation des faits
singuliers ; et, quand ces faits surviennent, un examen
régulièrement conduit montre ou qu'ils sont controu-
vés, ou qu'ils sont naturels.

Il y a deux merveilleux, le faux et le vrai. Le faux
est de croire que des volontés en dehors de la nature
viennent en troubler l'ordre quand il leur plaît ; le
vrai est tantôt de dévoiler les mystères des choses,
tantôt de mettre en la main de l'homme de puissants
agents qui multiplient sa force. La théologie est le ministre du premier ; la science est le ministre du second.

Mais ne surfais-je pas la différence mentale entre le
treizième siècle et le dix-neuvième ? Et, sans parler des
miracles théologiques qui continuent à se faire obscu-
rément çà et là, n'y a-t-il pas toute une série de choses
merveilleuses après lesquelles court une part notable
de la société éclairée ? N'est-ce pas là que le magnétisme a ses adeptes, que l'homœopathie est prônée, que
l'on fait tourner les tables, que l'on évoque les esprits,
et que l'on consulte le guérisseur sorti on ne sait d'où ?
Oui, sans doute. J'ajouterai même que les fauteurs de
ces choses se trouvent non rarement parmi ceux qui
aiment à se dire amis du progrès et esprits avancés. La
raison qu'ils donnent est que nul ne sait ce qui est possible, qu'il faut voir et essayer, et que la science régulière
ne doit pas être soustraite au contrôle de cette science
irrégulière qui sort à l'improviste de profondeurs inconnues. Nul moins que moi ne voudrait faire de la science
une idole et du savoir un arcane ; il importe certainement que les savants ne s'imaginent jamais être au-dessus
du jugement du sens commun général. Mais ce jugement

a ses conditions. La science repose sur deux termes :
l'un, qu'il n'y a de certain que ce qui est expérimentalement vérifié, celui-là n'est désormais contesté par
personne ; l'autre, que, dans les différents ordres de
phénomènes, il y a différents ordres de procédés de
vérification avec lesquels il faut être familiarisé pour
en user ; celui-là, qui n'est pas moins certain, n'est
pas admis aussi généralement ; et c'est pourquoi tous
les faits de magnétisme, de spiritisme, d'homœopathie,
d'influence occulte qui ne se vérifient point quand la
science les saisit avec les procédés qui conviennent à
chacun d'eux, continuent à se vérifier prétendûment
devant ceux qui ne procèdent pas comme font les ex-
périmentateurs rigoureux. L'expérimentation rigoureuse est la seule qui ait la vertu d'arriver aux vérités
et aux effets ; les expérimentations approximatives et
incompétentes s'agitent vainement sans donner à
l'homme une notion ni une puissance de plus.

De même que je me suis complu à conserver aux
faits racontés la langue même qui se parlait du temps
de Louis IX, de même je me complais à assister en idée
aux scènes que suscita le pieux et bon renom du saint
roi, alors que ses ossements furent apportés à la célèbre
abbaye. Autant aujourd'hui il me déplaît de voir des
scènes pareilles autour de quelque illusion décréditée
d'avance par le principe même de la raison moderne,
autant l'accord complet des actes et des pensées, en la
représentation devant le tombeau royal, attire mon
attention studieuse. Je ne voudrais pour rien au monde
que quelque voix, s'élevant au-dessus du tumulte de
la foule suppliante, s'écriât : « Pauvres fous, il n'y a
dans ce tombeau que des os sans vertu, » pas plus que
je ne voudrais entendre aujourd'hui, alors par exemple
que la médecine observe, étudie, combine pour con-

jurer la propagation du choléra, une voix nous dire :
« Hommes téméraires et impies, laissez là votre vaine
science, et ne demandez secours qu'au ciel, sans la volonté de qui rien n'arrive. » Tout est relatif : alors la
foi traditionnelle, qui tend à devenir une superstition,
était la reine des intelligences ; et la science, qui tend
à devenir une foi démontrée, n'était qu'une toute petite lumière sans portée générale et n'éclairant que peu
d'objets. Dans cette ville de Saint-Denis où une vieille
et chère amitié, maintenant rompue par la mort, m'a
tant de fois appelé, dans cette église majestueuse que
j'ai si souvent visitée et admirée, il m'est facile de m'asseoir en idée à côté des pèlerins ; même leur parler ne
m'est pas étranger, car je m'y suis familiarisé dans les
livres ; j'examine avec curiosité et en médecin leurs
infirmités ; j'écoute avec compassion leurs plaintes et
leurs prières ; et, quand une voix joyeuse, s'écriant,
annonce une guérison, je me réjouis de l'heureux événement, non sans m'étonner des ressources secrètes des
organismes vivants.

Cette voix joyeuse était aussi en même temps une
voix de douleur. Car, chose singulière, au point de vue
théologique du moins, la guérison, comme cela est
rapporté, était accompagnée d'une vive souffrance au
début. L'influence surnaturelle ne se comportait pas
autrement qu'un chirurgien, qui ne procure la guérison qu'au moyen de pratiques et d'opérations douloureuses. Les malades, sans doute trop satisfaits d'être dé-
livrés de leur infirmité, ne se demandaient pas pourquoi
le saint, qui était capable de procurer surnaturellement
leur guérison, n'était pas capable de la procurer sans douleur. Dans le surnaturel, l'un n'aurait pas plus coûté que
l'autre ; mais, dans le naturel, qui, à leur insu, réglait
tout, la douleur et la guérison étaient liées ensemble.

Je ne sais quel médecin du dix-huitième siècle disait
à une de ses patientes qui lui demandait si elle devait
se servir d'un médicament nouveau, que la vogue accueillait : Madame, usez-en pendant qu'il guérit. Cela
peut se dire des pèlerinages et des saints du treizième
siècle. Plusieurs des malades guéris au tombeau de
saint Louis avaient inutilement invoqué d'autres pèlerinages et d'autres saints. Tout à coup le bruit se répand qu'on rapporte d'Afrique les os de ce bon roi
dont l'époque fait un saint ; la foi est vive et nouvelle ;
elle atteint rapidement son paroxysme, et c'est alors
manifestement qu'elle a toutes les chances pour être le
plus efficace. Puis, peu à peu, l'ardeur se refroidit ; les
mouvements populaires se calment ; et, à son tour, la
tombe de saint Louis rentre dans la classe de celles qui
maintes fois renvoyaient à un autre saint, plus puissamment secourable, les malades désappointés.

L'antiquaire et l'historien doivent contempler avec
intérêt l'accord des intelligences avec le surnaturel,
sous le régime théologique d'il y a six siècles ; mais le
médecin et le philosophe doivent noter que cet état
mental fut un état relativement inférieur, et qu'aujourd'hui une imagination qui a de la superstition
pour un surnaturel quelconque est mal assise en un
milieu qui n'en comporte plus.

CELSE[1]

Les livres de médecine les plus anciens qui soient arrivés jusqu'à nous sont les ouvrages qui portent le nom d'Hippocrate ; ils remontent jusqu'au cinquième siècle avant l'ère chrétienne. Après Hippocrate vient un intervalle de près de quatre cents ans, où nous n'avons plus que de rares fragments. Ce n'est pas que la production d'œuvres médicales se fût ralentie : loin de là, elle avait pris un accroissement extraordinaire, et l'école d'Alexandrie, entre autres, s'était signalée par des découvertes capitales. Mais le gouffre qui sépare l'ère antique de l'ère moderne a englouti, avec tant d'autres documents, la littérature médicale des temps post-hippocratiques : seuls, des noms sont arrivés jusqu'à nous. Au bout de cette longue lacune, nous trouvons Celse et son livre. L'auteur est un homme qui sait discerner le vrai, trop praticien pour se laisser égarer par les théories, esprit trop juste pour tomber dans les extravagances d'un empirisme aveugle, écrivain assez châtié pour ne faire aucun déshonneur au siècle d'Auguste ; le livre est un résumé clair, élégant, rapide, qui donne

---

1. *Traité de la médecine*, en huit livres. Traduction nouvelle par M. Chaales des Étangs, docteur en médecine ; Paris, 1846. — *National*, 11 et 12 avril 1846.

un aperçu des connaissances médicales possédées au commencement de l'ère chrétienne. Avoir un jugement droit et une instruction solide, et, de plus, être à peu près l'unique représentant de toute une époque, ce sont d'excellents titres de recommandation.

Ces titres sont, de droit, transmissibles au traducteur ; d'avance, ils justifient son travail. Mais il en est d'autres tout personnels, qu'il doit se créer, et qui constituent son mérite spécial, mérite difficile, en définitive, à obtenir, car le nombre des bonnes traductions est petit. D'abord, il faut entendre ; or, un auteur de la haute antiquité n'est jamais aisé à entendre complétement dans ses détails et ses nuances. Ensuite, il faut rendre ; c'est à dire que ce qui est dans l'original clair, exact, suivi, cohérent, élégant, ne doit pas être, dans la copie, obscur, impropre, terne et décousu. M. des Étangs, le nouveau traducteur de Celse, a-t-il satisfait à ces obligations ? C'est sur quoi je donnerai mon avis après quelques citations.

« L'homme, dit Celse, doué d'une bonne constitu-
« tion, qui possède à la fois la santé et la liberté d'ac-
« tion ne doit s'astreindre à aucun régime et peut se
« passer également de médecin et d'iatralipte[1]. Il va-
« riera son genre de vie, tantôt à la campagne, tantôt
« à la ville, et le plus souvent à la campagne ; il devra
« naviguer, chasser, parfois s'abandonner au repos,
« mais presque toujours s'exercer ; car la mollesse
« énerve le corps que le travail fortifie : l'une rend la
« vieillesse hâtive et l'autre prolonge la jeunesse. Il
« peut aussi se baigner, tantôt à l'eau chaude, tantôt à
« l'eau froide, employer les onctions ou les négliger,
« ne repousser aucun des aliments dont le peuple fait

---

1. On nommait ainsi ceux qui faisaient profession d'administrer en friction les huiles, les onguents, etc.

« usage, prendre sa part des banquets ou s'en abstenir,
« manger avec excès ou modérément, faire plutôt deux
« repas par jour qu'un seul et les faire abondants
« pourvu que la digestion s'accomplisse. Cette manière
« de vivre et de s'exercer est aussi nécessaire que celle
« des athlètes serait mal entendue ; car, si l'exigence
« des affaires civiles vient troubler l'ordre des exerci-
« ces, la santé se dérange, et ceux d'ailleurs qui suivent
« le régime des athlètes arrivent très promptement à
« la vieillesse et tombent facilement malades... Mais
« pour les personnes délicates, parmi lesquelles je
« range une grande partie des habitants des villes et
« presque tous les gens de lettres, il y a nécessité de
« s'observer davantage. Il faut qu'elles regagnent à force
« de soins ce que la faiblesse de leur constitution, la
« nature de leurs études ou l'insalubrité de leur séjour
« leur a fait perdre... Celui que des devoirs civils ou
« privés retiennent tout le jour, aura soin cependant de
« réserver quelques instants au maintien de sa santé.
« L'exercice, pris constamment avant le repas, doit se
« placer en première ligne ; il sera plus actif si les oc-
« cupations ont été modérées et les digestions faciles,
« et moins énergique s'il y a déjà de la fatigue et si l'on
« n'a qu'imparfaitement digéré. Parmi les exercices
« salutaires figurent la lecture à haute voix, les armes,
« la paume, la course et la promenade. Celle-ci pré-
« sente plus d'avantages quand le terrain est accidenté
« que lorsqu'il est uni, parce qu'il en résulte une plus
« grande variété de mouvements ; mais il faut toutefois
« que le sujet ne soit pas trop faible. Elle est aussi
« plus favorable en plein air que sous un portique, et
« au soleil qu'à l'ombre si la tête peut le supporter. Il
« vaut mieux marcher à l'ombre des murs et du feuil-
« lage, et se promener dans une seule direction que

« dans une route sinueuse. Le terme de l'exercice sera
« marqué généralement par la sueur, ou par un com-
« mencement de lassitude qui ne doit pas aller jusqu'à
« la fatigue. A cet égard, la mesure sera plus ou moins
« forte, et l'on n'a pas, comme les athlètes, à s'imposer
« une règle fixe ou des efforts immodérés. L'exercice
« est utilement suivi, soit d'onctions faites au soleil ou
« devant le feu, soit d'un bain qu'il faut prendre dans
« une salle élevée, spacieuse et bien éclairée. Sans
« qu'il soit nécessaire de toujours s'astreindre à toutes
« ces précautions, on peut recourir à l'une ou à l'autre
« suivant la disposition du corps et se reposer ensuite
« quelque temps. Relativement à l'alimentation, l'ex-
« cès n'est jamais utile, et l'abstinence extrême est sou-
« vent nuisible. »

Pour peu qu'on ait réfléchi aux conditions qui entretiennent la santé, on sentira combien les préceptes
donnés par Celse ont de justesse, et on saura en tirer
parti. Cependant, en lisant ce passage, on reconnaît
qu'il a une date reculée, et qu'il appartient à des habitudes qui ne sont plus les nôtres. On remarquera
d'abord la recommandation de ne pas vivre d'un régime
réglé comme vivaient les athlètes : ceux-ci, en effet,
étaient astreints à des observances très-rigoureuses, et
formaient une classe d'hommes qui n'a point d'analogue chez les modernes. Non-seulement les athlètes se
livraient à des exercices particuliers et y acquéraient
une singulière habileté, comme cela se voit encore aujourd'hui chez les maîtres d'armes, les écuyers, etc.;
mais encore tout leur genre de vie était calculé de manière à leur procurer la plus grande somme de force.
On ne peut mieux les comparer qu'aux chevaux destinés à la course et qu'on *entraîne* (c'est l'expression
technique) quelque temps avant de leur faire disputer

le prix. Les athlètes étaient soumis à un *entraînement*
perpétuel, et l'empirisme avait enseigné aux maîtres
de gymnase qu'à l'aide d'une combinaison calculée
d'aliments et d'exercices, l'homme parvenait à un degré
surprenant de vigueur et de résistance. C'est aussi l'empirisme qui, pour les chevaux, a montré l'art de les
rendre le plus rapides à un moment donné.

  Ici se présente un contraste curieux et certainement
inattendu : A une époque où les soldats se couvraient
d'une armure défensive, où les armes de jet avaient peu
de puissance et où les affaires se décidaient, en définitive, dans des combats de près avec l'épée ou la lance,
il semble que, des hommes tels que les athlètes, doués
d'une force incroyable, d'une agilité extraordinaire et
de la plus grande adresse, devaient jouer dans la
guerre un rôle important et former des bataillons pour
ainsi dire invincibles. La théorie aurait pu prévoir tout
cela ; mais la pratique aurait donné un démenti formel.
Les athlètes étaient impropres au service militaire ; ils
n'avaient de supériorité qu'à la condition de conserver
la régularité de leur nourriture et de leurs exercices ;
dès qu'ils s'en écartaient, leur vigueur s'évanouissait.
La faim, la soif, les marches forcées, les nuits sans
sommeil, les intempéries des saisons, ils ne pouvaient
rien supporter. Ces corps puissants et d'une efficacité
si grande quand ils étaient placés à Olympie ou à
l'isthme de Corinthe avec toutes les conditions de leur
succès, se détérioraient très-promptement sous l'action
des causes fortuites. C'étaient (l'expression n'est pas
mal appliquée, bien qu'il s'agisse d'athlètes), c'étaient
des natures délicates qu'un rien troublait, des produits
de l'art que l'art seul pouvait maintenir. De même, un
régiment monté sur des chevaux *entraînés* ne fournirait
certainement qu'une très-courte campagne. Les Grecs

avaient de plus observé que le régime athlétique était
peu favorable à la longévité, peu favorable à la persistance d'une santé régulière, peu favorable encore aux
facultés intellectuelles. Il est fâcheux que nous ne pos-
sédions pas, sur ce sujet et sur bien d'autres, le résultat
des connaissances de l'antiquité. Il s'était fait alors des
expériences en grand dont réellement nous n'avons
point d'idée. Quelque livre sur le régime suivi par les
athlètes, sur les effets physiques et moraux qui s'en
suivaient, aurait formé un document intéressant d'an-
thropologie. Les anciens en ont eu tous les éléments ;
leur pratique a duré un grand nombre de siècles ;
mais de toute cette expérience il ne reste que quelques
renseignements généraux qui nous ont été transmis çà
et là par hasard. Au même titre que l'histoire des
athlètes on peut regretter celle des gladiateurs, ces gens
destinés à mourir pour servir d'amusement, et chez
qui s'était développé le singulier point d'honneur de
tendre, vaincus, la gorge sans sourciller au fer qui devait les achever. Quel gladiateur, même médiocre, dit
Cicéron, ne sait mourir de bonne grâce ? Et cependant
telle est la spécialité des habitudes morales, que ces
mêmes hommes qui livraient, dans le cirque, de si
sanglants combats et qui donnaient ou recevaient la
mort avec tant de sang-froid, ne rendaient pas de
grands services quand, en rase campagne, il s'agissait
de tenir tête aux légions. Les gladiateurs, dit Tacite,
n'ont pas autant de solidité (*constantia*) que les soldats.
Le théâtre était changé ; le champ de bataille fourni
par le hasard n'était pas l'arène arrangée pour les jeux ;
et le public manquait avec ses clameurs et ses applaudissements. Mais, s'il fallait être égorgé pour faire une
fête romaine, alors le gladiateur se montrait tel que
Byron l'a dépeint, étendu sous les yeux du spectateur,

se soutenant sur une main, son front mâle consentant
à la mort, mais triomphant de l'agonie, et sa tête dé-
faillante retombant graduellement sur le sol :

> I see before me the gladiator lie :
> He leans upon his hand; his manly brow
> Consents to death, but conquers agony,
> And his droop'd head sinks gradually low.

Tout ce qui fait voir combien l'éducation et le milieu
où vit un homme ont d'empire sur lui est instructif au
plus haut point. Certainement, en fabriquant des
athlètes ou des gladiateurs, on produisait des hommes
contrefaits au moral, comme, à l'aide d'appareils ap-
propriés, on pourrait produire des hommes contrefaits
au physique. Mais, puisque ces expériences avaient été
faites, on doit regretter que l'histoire en soit perdue ;
car, en prouvant combien l'individu humain est modi-
fiable, elles enseignent à user de cette propriété à meilleure fin ; et pour nous qui, de plus en plus, sentons le
besoin et le devoir de ne pas laisser les choses à leur
arrangement spontané et de corriger la nature, c'est
toujours à grand dommage que s'anéantissent d'utiles
observations.

Les Grecs étaient trop habiles pour ne pas tirer parti
des effets remarquables que produisait la gymnastique
chez les athlètes ; aussi avaient-ils introduit, aussi bien
dans l'hygiène ordinaire que dans le traitement de
maintes maladies, toutes sortes d'habitudes dont le but
était soit d'entretenir le corps sain, soit de modifier le
corps malade. Les anciens savaient, au milieu de tous
les devoirs civils et privés, réserver, comme le dit
Celse, quelques instants au maintien de la santé. On
peut citer comme un véritable commentaire du passage
du médecin latin, une lettre où Pline le Jeune, expose

comment il passe sa journée à la campagne. Après avoir dit que le matin il reste dans son lit pour composer et dicter, il poursuit : « Au bout d'un temps plus ou « moins long donné au travail, je me rends dans le « portique couvert, et là encore je médite et je dicte. « Je monte en voiture ou à cheval, et, dans cette pro- « menade, je continue à faire ce que j'ai fait en mar- « chant ou couché dans mon lit; l'application persiste, « rafraîchie et renouvelée par le changement. Je fais « une courte sieste, puis je me promène. Bientôt après, « je lis haut et avec soin un discours grec ou latin, « plus pour me fortifier l'estomac que pour me fortifier « la voix ; cependant celle-ci y gagne aussi. Je me pro- « mène derechef, je fais mes onctions, mes exercices « gymnastiques, et je prends un bain. » On voit là des habitudes bien entendues, où l'art intervient. Ce n'é- tait point au hasard et suivant le caprice individuel que s'employaient ces pratiques. Les médecins et les maîtres de gymnase avaient déterminé, grâce à un empirisme raisonné, des règles touchant l'utilité des exercices, des bains, des onctions, et la mesure dans laquelle il importe d'en user. Les institutions publiques, la dispo- sition des édifices, l'arrangement même des villes, tout concourait à faciliter ces usages. Rien de pareil dans nos villes modernes. Et, en effet, tandis que les anciens, hommes libres d'origine, avaient conformé leurs cités à leurs goûts et à leurs habitudes, nous autres mo- dernes, serfs émancipés de la veille, nous ne nous sommes pas encore approprié nos résidences d'une façon systématique. Seuls dans le moyen-âge le manoir féodal et le cloître, appartenant aux maîtres de la so- ciété, avaient été distribués selon les besoins des gens qui les habitaient; les villes, séjour des affranchis, n'avaient rien pour la jouissance publique, *et adhuc remanent vestigia ruris.* En examinant de près la civilisation antique, on reconnaît qu'il est plus d'une condition qu'il faudra réintégrer dans la civilisation moderne.

Le passage que j'ai cité plus haut demandait surtout de l'exactitude, et c'est, en général, ce que demande un ouvrage technique comme le livre de Celse; dans ces cas, l'exactitude est en même temps de la clarté. D'autres fois, la clarté, point principal, exige plus d'efforts : ainsi, quand l'auteur entre dans l'exposition de théories abstraites, il faut savoir l'y suivre et faire comprendre la logique de l'original. Si l'on n'a pas présente à l'esprit la difficulté de rendre de tels morceaux, on est tout surpris de reconnaître que, dans une traduction où chaque détail est exprimé, l'effet total est pourtant manqué. Voici un passage où Celse donne un aperçu des systèmes médicaux qui dominaient de son temps ; la traduction l'accompagne avec aisance et élégance dans ses déductions, et le raisonnement est aussi cohérent et enchaîné que dans le latin.

« Comme nous rencontrons, dès le début, une di-
« vergence d'opinions, puisque les uns n'admettent
« que l'autorité des faits, tandis qu'aux yeux des autres
« l'expérience est insuffisante si l'on n'y joint la con-
« naissance intime du corps et des choses naturelles,
« nous allons exposer les principales raisons émises
« des deux côtés, afin de pouvoir plus facilement don-
« ner notre sentiment personnel. Les partisans de la
« médecine rationnelle posent donc en principe que le
« médecin doit connaître les causes occultes et pro-
« chaines, puis les causes apparentes des maladies ;
« connaître ensuite les actions naturelles, et, en der-
« nier lieu, la composition des organes internes. Ils
« appellent causes occultes celles qui conduisent à re-

« chercher quels sont les principes des corps et ce qui
« constitue la bonne et la mauvaise santé ; car il leur
« paraît impossible d'assigner un traitement conve-
« nable à des maladies dont on ignore la source. On ne
« saurait non plus mettre en doute que le traitement
« changera selon que la maladie reconnaîtra pour
« cause, ainsi que l'ont voulu certains philosophes,
« l'excès ou le défaut des quatre éléments. Il sera dif-
« férent, si l'on place le principe morbide dans l'hu-
« mide avec Hérophile, ou dans le pneuma avec Hip-
« pocrate ; différent, si, comme le dit Érasistrate, le
« sang, en s'épanchant dans les veines destinées à re-
« cevoir les esprits, excite l'inflammation ; il ne sera
« plus le même enfin, si, selon l'opinion d'Asclépiade,
« les atomes en circulation s'arrêtent dans les pores
« imperceptibles du corps et en déterminent l'obstruc-
« tion. Celui-là donc guérira plus sûrement, qui ne se
« sera pas mépris sur la cause première de la maladie.
« La nécessité de l'expérience est aussi reconnue par
« les *dogmatiques ;* seulement, disent-ils, on ne peut y
« arriver sans le secours du raisonnement..... Dans
« les causes qu'ils appellent évidentes, ils veulent savoir
« si c'est à l'influence de la chaleur ou du froid, de
« l'abstinence ou de l'excès alimentaire ou de toute
« autre circonstance analogue, qu'il faut rapporter l'in-
« vasion de la maladie ; car, si l'on a pu remonter à
« la source du mal, ils pensent qu'il sera facile d'en
« prévenir les suites. Sous le nom d'actions naturelles
« du corps, ils désignent les phénomènes de la respira-
« tion, de la déglutition et de la nutrition. Ils vou-
« draient connaître encore par quelle raison le pouls
« et les artères s'élèvent et se dépriment alternative-
« ment, et quelle autre raison produit le sommeil et la
« veille. Dans l'ignorance de ces causes, ils estiment

« que personne n'a le pouvoir de prévenir ou de gué-
« rir les maladies qu'elles ont fait naître..... De plus,
« la douleur et des maladies d'espèces différentes pou-
« vant envahir nos organes intérieurs, ils ne voient
« aucun moyen, si l'on n'en connaît pas la structure, de
« les ramener à leur intégrité. Il y a donc nécessité de
« se livrer à l'ouverture des cadavres pour scruter les
« viscères et les entrailles..... Quand survient une dou-
« leur interne, peut-on en désigner exactement le
« siége, si l'on ignore la position des viscères et des
« parties intérieurement situées ? Et comment traiter
« un organe malade dont on ne se fait pas même une
« idée ?

« Ceux, au contraire, qui se nomment *empiriques*,
« parce qu'ils s'appuient sur l'expérience, regardent
« bien comme nécessaire la connaissance des causes
« évidentes ; mais ils soutiennent qu'il est oiseux d'a-
« giter la question des causes occultes et des actions
« du corps, attendu que la nature est impénétrable ;
« et, la preuve qu'on ne peut la comprendre, c'est la
« discorde qui règne dans cette discussion, puisque ni
« philosophes ni médecins n'ont jamais pu, sur ce
« point, se mettre d'accord entre eux. En effet, pour-
« quoi se ranger au sentiment d'Hippocrate plutôt qu'à
« celui d'Hérophile, à celui d'Hérophile plutôt qu'à
« l'opinion d'Asclépiade? Si l'on a égard aux raison-
« nements, ils paraissent tous également plausibles ; si
« l'on tient compte des guérisons, tous les médecins
« ont ramené des malades à la santé. On ne peut donc
« rejéter les objections ni l'autorité des uns et des au-
« tres. Si l'art de raisonner faisait les médecins, il n'y
« en aurait pas de plus grands que les philosophes ;
« mais ils ont en excès la science des mots, et n'ont
« point celle qui guérit... Il vaut mieux ignorer com-

« ment se fait la digestion, et savoir ce qui se digère le
« plus facilement, quelle que soit la manière dont cette
« fonction s'accomplit, par action ou par simple dis-
« solution. Au lieu d'interroger les causes de la respi-
« ration, il est préférable de chercher les moyens d'en
« faire cesser la gêne et la lenteur ; et, plutôt que de
« se demander à quoi tiennent les battements des ar-
« tères, il convient d'étudier la valeur des signes four-
« nis par la variété du pouls. Or, ces notions nous
« viennent de l'expérience... Des raisons analogues
« conduisent à regarder comme inutile la dissection des
« cadavres. Cette opération, sans doute, n'est pas
« cruelle, mais elle est repoussante, et la plupart du
« temps ne met sous les yeux que des organes changés
« par la mort, tandis que le traitement enseigne tout
« ce qu'il est possible de connaître pendant la vie. »

Les idées aujourd'hui sont assez mûres pour qu'il
soit inutile de signaler le vrai et le faux dans ce qui
précède. Bien que nous soyons nous-mêmes à peine
sortis d'un système établi à grand bruit par un homme
d'un esprit puissant, on peut cependant dire qu'en médecine le règne des systèmes est fini. Et on le comprend,
pour peu qu'on fasse attention à la marche historique
des choses. Tant que la physiologie n'a pas été pleinement constituée, il est resté des espaces vides par où
les hypothèses pouvaient se faire jour. Or, elle vient de
se constituer, pour ainsi dire, sous nos yeux, et cela
seul frappe par avance de discrédit tout système médical. En général, dans une science, la possibilité de créer
des systèmes qui, habiles à tout expliquer, entraînent
les intelligences, indique que les bases de cette science
ne sont pas réellement trouvées, et que l'imagination
y peut encore jouer un rôle. Peu à peu toutes les sciences se dépouillent de ces sortes de langes, la physique

après l'astronomie, la chimie après la physique, et enfin la physiologie après la chimie. Seule, maintenant, la science sociale demeure, pour qui du moins n'a pas ouvert les livres d'Auguste Comte, le théâtre de ces déductions illusoires où, dans l'ignorance de la réalité, on prend pour point de départ quelque idée *a priori*. De cette façon, l'esprit positif dessèche des sources qui abondaient en inventions illusoires.

On entend parfois dire que la médecine n'a fait aucun progrès depuis les temps anciens, et qu'on ne guérit pas mieux les malades que ne les guérissaient Hippocrate ou Galien. Le plus simple exposé des faits suffit pour réduire à néant de pareilles assertions. On sait incomparablement mieux que jadis quels sont les signes des maladies. Cela seul constituerait un avantage inappréciable et régulariserait la thérapeutique quand bien même des moyens nouveaux et puissants ne seraient pas à notre disposition. Hérophile disait ingénieusement que les médicaments étaient les mains des médecins ; or, ces mains se sont considérablement multipliées pour les modernes. Les anciens ne connaissaient ni le quinquina, ni le vaccin, ni l'alcool, ni l'iode, ni l'ipécacuanha, ni les antimoniaux, ni la strychnine, ni l'électricité, ni la plupart des compositions arsenicales ou mercurielles, ni enfin tant d'autres agents qu'il serait trop long d'énumérer. Joignez à cela tout ce qui a été découvert en chirurgie. Ainsi, à la fois, les moyens thérapeutiques sont beaucoup plus nombreux, et on sait en user avec plus de discernement.

Toutes les fois qu'on réfléchit à l'origine des arts, on ne peut pas ne pas être frappé des difficultés énormes qui se sont présentées. Soit la médecine pour exemple : tout fut d'abord inconnu, aussi bien le sujet malade que les moyens propres à le guérir. Quand la fièvre des-

séchait la peau, que la respiration devenait difficile et
que les jambes défaillaient, à quoi attribuer ces accidents ? Comment discerner que telle plante est vomi-
tive, que telle autre est purgative? Comment déterminer les doses? Comment savoir que la saignée soulage,
que les scarifications enlèvent les douleurs ; que les
cautérisations dissipent les engorgements? Le besoin,
duris urgens in rebus egestas, fut le stimulant perpétuel
qui fit tout essayer. On peut voir dans quelques anciens, Pline entre autres, un amas incroyable de recettes
les plus incroyables du monde, bizarres, absurdes,
monstrueuses, dégoûtantes. Nous avons là, et certainement bien incomplet, un catalogue des tentatives qui
furent faites en tous sens pour déterminer les propriétés des substances et les utilités à en tirer. A ce point
de vue, ces informes fatras ont encore un certain intérêt, étant un indice des moyens par lesquels l'homme
s'est peu à peu reconnu dans la confusion primordiale.

A l'origine, ce tâtonnement aveugle, nulle autre
voie n'étant ouverte, se justifiait; mais, depuis longtemps dépouillé de sa justification, il n'en reste plus
qu'une sorte de lie que le charlatanisme et la superstition médicale font fermenter. Combien la société est
encore inégalement éclairée! Qu'un médecin soit atteint d'une maladie grave, incurable même, il n'ira
point s'adresser à ces mille bureaux de santé ouverts
partout; il connait trop bien les ressources de la nature
et celles de l'art pour rien espérer de tentatives absurdes. Fagon, vieux et malade, disait : je suis trop bon
physicien pour m'emporter contre la nature ; et Trous-
seau, mourant d'une lésion incurable, ne consultait
ni la somnambule, ni les tables tournantes, ni le médecin aux urines, ni le docteur noir, ni le zouave guérisseur. Ailleurs, il n'en est pas de même ; la crédulité

sans limites intervient. Elle se conçoit, et jusqu'à un certain point s'excuse chez les femmes faibles et ignorantes ; mais des hommes d'ailleurs fort éclairés en donnent de trop fréquents exemples pour qu'il n'y ait pas là un vice radical dans l'éducation commune. En ce genre, les moyens les plus grossiers réussissent, et à ce métier il ne faut pas être habile pour faire fortune ; témoin ce charlatan dont parle Gui-Patin (je remonte au dix-septième siècle, sans manquer pourtant d'exemples contemporains) : il vendait un écu pièce la bouteille du cidre dans lequel il faisait tremper du séné (le cidre alors était fort peu connu à Paris), et il devint riche en peu de temps.

Celse se distingue par sa concision et sa simplicité de bon goût en un sujet didactique. Cependant, quand çà et là se trouve une occasion de donner quelque relief à sa phrase, il en profite et sait montrer que, s'il est avare d'ornements, c'est de propos délibéré. Je citerai le morceau sur l'aveu des erreurs, morceau célèbre et chez les latinistes et chez les médecins, et où le traducteur n'a pas manqué à son original : « Hippocrate a consigné dans ses écrits l'erreur que les « sutures du crâne lui ont fait commettre, avec cette « simplicité habituelle aux hommes supérieurs qui se « sentent faits pour les grandes choses. Les esprits « médiocres, qui n'ont rien à eux, n'ont garde de « s'amoindrir ; mais il sied aux génies élevés, tou- « jours assez riches d'ailleurs, d'avouer ingénument « leurs méprises, surtout quand cet aveu, transmis à « la postérité, a pour but d'empêcher ceux qui se li- « vreront à l'exercice de l'art, de se laisser tromper « par les mêmes apparences. » Dans le texte : *convenit etiam simplex veri erroris confessio*, il me semble que *veri erroris* est une locution indigne de Celse, et qu'il faut lire : *simplex veri confessio*. Un annotateur, voulant expliquer *veri*, aura mis en marge *erroris ;* puis un copiste aura introduit dans le texte la note marginale. Ces interpolations sont innombrables dans les manuscrits.

On cite aussi de Celse la description du chirurgien : « Il faut que le chirurgien soit jeune ou voisin encore « de la jeunesse ; il doit avoir la main exercée, ferme, « jamais tremblante, et se servir aussi facilement de « la gauche que de la droite. Sa vue sera nette et per- « çante, son cœur inaccessible à la crainte ; et dans sa « pitié, se proposant avant tout de guérir le malade, « loin de se laisser ébranler par ses cris au point de « montrer plus de précipitation que le cas ne l'exige, « ou de couper moins qu'il ne faut, il réglera son opé- « ration comme si les plaintes du patient n'arrivaient « pas jusqu'à lui. » Après cette description brève, mais vigoureuse, mettons les conseils qu'un praticien éminent du moyen âge, Guy de Chauliac, donne au chirurgien : « Qu'il soit hardi en choses sûres, craintif en « dangers, qu'il fuie les mauvaises cures ou pratiques ; « soit gracieux au malade, bienveillant à ses compa- « gnons, sage en ses prédictions ; soit chaste, sobre, « pitoyable et miséricordieux, non convoiteux ni extor- « sionnaire d'argent, mais qu'il reçoive modérément « salaire selon son travail, les facultés du malade, la « qualité de l'issue ou événement, et sa dignité. » Jamais depuis Hippocrate, dit M. Malgaigne, qui cite ce morceau dans son *Introduction aux Œuvres d'Ambroise Paré*, la médecine n'avait fait entendre un langage si empreint de noblesse et si plein de choses en si peu de mots.

Quel que soit le courant journalier qui entraîne le médecin, il lui importe, s'il entend bien son hygiène intellectuelle, de réserver des moments pour la lecture, comme, dans l'hygiène corporelle, il faut réserver des moments pour l'exercice et le soin de la santé. Cela est nécessaire quand nous ne voulons pas rester étrangers au progrès de la science et de l'art; cela l'est encore quand nous voulons, *non contenti febres et ulcera agitare* (c'est une expression de Celse), réfléchir sur l'histoire de la médecine et en comprendre le développement. Et, de fait, rien n'éclaire et ne fortifie plus la raison contemporaine que le spectacle des revers et des succès de la raison passée. Dans cette chaîne de la tradition, Celse, tenant un rang honorable, a mérité d'être traduit et mérite d'être consulté. L'ancienne traduction, faite au siècle dernier, était, on peut le dire, une trahison à l'égard de l'auteur latin; la nouvelle rend justice aux qualités de l'original. Remplissant les deux conditions imposées à ce genre de travail, elle est fidèle et élégante: on peut la lire avec confiance, et certainement on la lira avec satisfaction.

MAGENDIE[1]

I

Médecine, physiologie, biologie.

M. Magendie, qui fut un médecin non sans renom, doit pourtant la célébrité dont il a joui, bien moins à ses travaux en médecine qu'à ses travaux en physiologie. Les notions relatives à l'étude des êtres vivants sont trop peu répandues, même parmi le public lettré et éclairé, pour qu'il soit inutile de dire en quel rapport sont entre eux le médecin, le physiologiste, le biologiste.

La médecine se perd dans la nuit des mythologies. Les Grecs, de qui nous la tenons, l'Orient, qui l'avait transmise aux Grecs, la rapportaient aux dieux et aux fils des dieux, inventeurs des remèdes qui, pour me servir du langage d'Homère, *apaisent les noires douleurs.* Ici, comme partout, l'art a précédé la science et y a conduit ; c'est longtemps après l'art que la science, qui était cachée en germe sous les procédés empiriques, se l'est subordonné à son tour et s'en est faite la directrice ; de sorte que ce qui, dans l'ordre logique, de-

1. *Journal des Débats,* 30 mai et 28 juin 1856.

vient le premier, est, dans l'ordre historique, le second. Cette interversion est générale; une fois connue, elle jette un jour vif sur le développement de l'histoire. et sur les nécessités mentales qui ont forcé l'humanité à procéder ainsi. Quant à la médecine, les besoins de la souffrance et la hardiesse à tout essayer suggérèrent des remèdes, les uns utiles, les autres dangereux, d'autres qui ne pouvaient rien ni en bien ni en mal. Peu à peu le raisonnement, s'appliquant à cette masse confuse, détermina les cas avec plus de précision, et donna plus de sûreté à l'empirisme primordial. Tel est à peu près l'état de détermination où Hippocrate laissa la médecine quatre siècles avant l'ère chrétienne. Nul n'a jamais mieux compris qu'elle était un art; nul n'a plus vivement senti que toute cette tradition pratique devait être soumise au contrôle d'un sévère jugement; nul n'a plus habilement manié ce crible qui sépare le bon grain du mauvais. Pourtant il ne pensa jamais à chercher en dehors de la médecine une base qui la soutînt, une théorie qui la justifiât. Les conditions scientifiques de son temps ne permettaient pas, même à un aussi grand esprit, d'apercevoir ce qui était réservé à une évolution ultérieure.

Quand, en effet, cette évolution ultérieure se fut produite, on se demanda (et tout homme éclairé se fera aussi cette demande) si la pratique médicale ne repose que sur elle-même. N'est-elle qu'un empirisme plus ou moins raisonné, ou bien y a-t-il en dehors d'elle des principes qui lui servent de guide? Lorsque le médecin, arrivé auprès du lit du malade, *diagnostique* (c'est le mot) telle ou telle affection et recommande tel ou tel mode de traitement, ne fait-il que rappeler en sa mémoire les cas analogues et se conformer à des ressemblances? ou bien, outre la part faite à la mémoire des cas analogues et des ressemblances, a-t-il une lumière, une doctrine qui lui viennent d'un autre domaine et qui conduisent son esprit? Un exemple donnera la réponse à cette question. L'antiquité médicale pensait que le cœur n'était jamais malade. Elle en avait fait le siége de la chaleur innée, et le feu vital communiquait l'inaltérabilité à l'organe qui en était le réservoir. Mais il y avait aussi d'autres raisons : connaissant les différents vaisseaux qui sont communs aux poumons et au cœur, ils avaient supposé que celui-ci attirait par cette voie l'air qui alimentait le feu vital; trouvant, ce qui est vrai, que sur un animal mort les artères sont vides de sang, ils avaient cru qu'elles l'étaient aussi sur l'animal vivant, et dès lors ils avaient attribué les pulsations régulières qui s'y font sentir à une vertu pulsative qui leur était particulière. Cette série de conceptions hypothétiques au sujet d'usages qui restaient inconnus mettait un voile sur la réalité, et empêchait toute connaissance des maladies du cœur. Les souffrances en étaient muettes pour le médecin. En vain, lésé dans sa texture et dans ses fonctions, donnait-il lieu à de tout autres phénomènes que ceux qu'il produit dans l'état de santé; comme ceux-ci étaient ignorés, ceux-là passaient inaperçus. On souffrait des maladies du cœur alors ainsi qu'aujourd'hui; mais, la fonction imaginaire cachant la fonction réelle, l'opinion qu'il n'était susceptible d'aucune altération se maintenait. Il n'en fut plus de même après la découverte de la circulation par Harvey. Il fut démontré que le cœur est une double pompe aspirante et foulante, que la pompe droite attire le sang des veines et l'envoie dans les poumons, que là ce sang, mis en contact avec l'air, de rouge foncé devient rouge rutilant et retourne au cœur; qu'alors la pompe gauche le lance dans toutes les parties du corps, et que le battement des artères n'est pas autre chose que la transmission de chaque battement de cette pompe incessamment active. A l'instant même, les souffrances du cœur commencèrent à n'être plus cachées, elles parlèrent par les signes qui dépendaient de sa fonction. Le trouble des pulsations artérielles, la modification des sons qu'il émet en se contractant, le volume plus grand qu'il acquiert, la gêne qu'il fait éprouver à la respiration, le ralentissement de la circulation générale, les hydropisies qui en résultent, tout devint indice des lésions que l'antiquité avait ignorées. Le travail régulier de l'organe étant connu sert à déterminer le travail irrégulier qui est ce qu'on nomme une maladie.

Il y a donc derrière la médecine une science qui la guide, et cette science est la physiologie. Sous ce mot, les anciens philosophes grecs qui le mirent en usage entendaient l'étude de la nature; le sens aujourd'hui en est restreint à l'étude des actes qui se passent dans les êtres vivants. Il s'y passe, en effet, des actes très-nombreux, très-divers, enchaînés les uns aux autres par d'étroites connexions, et qui, réguliers, font la santé, troublés, font la maladie, interceptés, font la mort. Vivre comprend deux grandes facultés : se nourrir et sentir. La première ne suppose pas la seconde; mais la seconde suppose nécessairement la première. Cette division correspond à deux classes d'êtres vivants, les végétaux et les animaux; les végétaux qui n'ont que la nutrition, les animaux qui ont en plus le sentiment. Observez le végétal au moment où il sort de son sommeil d'hiver, et vous verrez quelle officine active est enfermée sous l'écorce qui le protége. Les substances propres à le nourrir sont puisées dans le sein de la terre sous forme liquide, et montent par un flux continu

jusqu'aux sommets aériens, jusqu'aux plus délicates
folioles. A leur tour, les organes verdoyants qui se dé-
ploient dans l'air ne restent pas oisifs; ils absorbent
l'air, la lumière, la chaleur, si bien que, la séve étant
ainsi élaborée, *tout croît, tout pousse, tout bour-
geonne, tout fleurit, tout fructifie.* Bien autre est dans
l'animal la complication; il faut toujours, pour que la
nutrition se fasse, que la séve (je transporte ce nom au
fluide nourricier de l'animal) et l'air se trouvent en
contact; de là un appareil pour broyer et digérer les
aliments, un autre pour les absorber, un autre pour
les apporter incessamment à la rencontre de l'air.
L'autre moitié de la besogne est accomplie par la respiration, qui jamais ne s'arrête. A ce point, tous les
préliminaires sont terminés, car nous n'en sommes
encore qu'aux préliminaires, et aussitôt un muscle
puissant envoie à jets saccadés le sang qui fait *tout
croître, tout pousser, tout fleurir, tout fructifier.* Mais
nous n'aurions là qu'un végétal, et l'animal, obligé de
se nourrir pour vivre, ne se nourrit qu'à l'effet d'accomplir des actes plus élevés; ses muscles se contractent et ses os se meuvent comme autant de leviers; il
est mis en communication avec les objets du dehors
par ses sens, sorte d'appareil de physique que la nutrition entretient, par un renouvellement perpétuel,
en bon état de service. Enfin une allée et venue, qui
ne s'arrête que par le sommeil, transmet par les nerfs
les impressions au cerveau et les volontés aux muscles;
et le cerveau lui-même est sans cesse occupé à diriger,
suivant des lois qui sont propres à chaque espèce, la
vie de l'individu, jusqu'à ce que, dans l'espèce qui
couronne toutes les autres, l'intelligence, sortant du
cercle étroit de la personnalité, s'élève aux notions
générales de vérité et de justice. Puis, à côté de cet en-

tretien régulier des fonctions, il y a ce qui les trouble.
De même que dans un jour de bataille la mort et
les blessures volent de tous côtés, de même dans le
jour d'existence accordé à tout ce qui vit volent des
agents de destruction et de souffrance qui passent à
côté de celui-ci et atteignent celui-là. Le vent, qui tout
à l'heure soufflait doux et tempéré, tourne au nord et
verse un froid subit et saisissant. Aussitôt plus d'un se
couche en proie à la douleur et à la fièvre, et plus d'un
ne se relève pas. Ou bien des miasmes subtils naissent
de la décomposition et du conflit des organismes qui
vivent et qui meurent, et s'en vont se propageant
comme une sorte d'incendie, frappant ici les végétaux,
là les animaux, ailleurs l'espèce humaine. Tout cela,
soit santé, soit maladie, étant une succession d'élabo-
rations et d'actes, est du ressort de la physiologie soit
régulière, soit morbide.

Quelque grand qu'en soit le domaine, il n'est qu'une
partie dans ce qu'on nomme biologie. La biologie est
l'étude des êtres vivants considérés dans leur ensemble
et à tous les points de vue. Ces êtres sont infiniment
nombreux et singulièrement divers; il faut les connaître pour les classer suivant un système qui soit naturel. Que d'essais avant de le trouver, que de systèmes
artificiels essayés avant qu'une certaine lumière se fît
dans ce chaos apparent! Chaos qui n'est qu'apparent
en effet : l'analyse y pénétra, les grandes masses se séparèrent; les rapports se manifestèrent; et il fut évident
que toute cette multitude confuse, disséminée sur la
terre, dans les eaux et dans les airs, toutes ces formes
variées qui venaient tour à tour s'éjouir aux feux du
commun soleil, toutes ces aptitudes qui se dévelop-
paient par mille et mille actions, ténaient les unes aux
autres par des liens constants, et que ce serait une er-

reur capitale de ne voir dans chacune d'elles qu'un échantillon isolé d'éléments indéfiniment nouveaux. Deux conditions déterminantes, deux généralités suprêmes, deux idées qu'on pourrait comparer aux idées de Platon si l'on voulait introduire dans les conceptions logiques de l'intelligence les données réelles de l'expérience (combinaison qui au fond est la philosophie définitive), deux idées résument cette longue série de recherches : un certain type fondamental règne dans tout ce qui a vie, et se manifeste aussi bien par la texture que par les actes; et ce type va se compliquant davantage, en texture et en actes, depuis la plante jusqu'à l'espèce humaine; car ce serait se tromper que d'admettre, au point de vue biologique, entre le végétal et l'animal aucune démarcation radicale qui fît de l'un quelque chose de tout à fait isolé de l'autre. Trois choses les unissent : le tissu végétatif, la nutrition, la reproduction. En même temps qu'on embrasse toute la série vivante en un seul système, l'esprit cherche aussi à embrasser toute la série du développement de chaque être individuel depuis ses premiers rudiments, où il n'est qu'une cellule, jusqu'à son plein accroissement et à sa décrépitude finale ou fatale (ces deux mots sont ici synonymes). Cette double histoire de la série totale et de la série individuelle est le livre élémentaire où l'on commence à prendre une notion de ce qu'est un développement, et à se mettre en état de saisir le phénomène immense et complexe de l'évolution des sociétés. Puis les acquisitions intellectuelles réagissent, comme cela arrive toujours, sur le passé; et ici qu'est-ce que le passé? Ce sont des créations détruites, des formes anéanties, des races disparues, qui, assujetties, elles aussi, à la communauté de type, se sont laissé reconnaître et classer. Si bien que la terre, dans les âges

antérieurs au nôtre, a pu présenter de grandes différences de température, de disposition de montagnes,
de distribution de mers et d'eaux douces. Pourtant la
vie végétale et animale, dès qu'elle y a été possible,
s'est montrée sous des conditions de texture et de fonction qui sont encore les mêmes aujourd'hui. C'est que,
de fait, toute cette vie n'est pas une chose qui soit isolée du reste du monde et indépendante du milieu qui
la porte et l'entoure. Elle y pose sa racine ou son pied,
elle y puise sa nourriture, elle en reçoit l'impression
profonde, et à son tour elle imprime son action sur ce
milieu qui, modifié, la modifie ensuite : action et réaction qui s'enchaînent toujours et qui sont d'autant plus
marquées que la vie est plus active. Et pour compléter ce qui se rapporte à la conception générale, la
biologie ne peut se constituer sans la doctrine du monde
inorganique; car comment étudier un être vivant si on
ne connaît le milieu dont les éléments le forment et
l'entretiennent? D'autre part, elle est indispensable à
la doctrine de l'histoire et des sociétés; car comment
étudier l'histoire et les sociétés si on ne connaît les
êtres vivants qui en sont parties et agents? De sorte
que la biologie est, dans le système philosophique des
connaissances, intermédiaire entre les phénomènes
inorganiques et les phénomènes sociaux.

En cette tâche si vaste, en ce labeur que se partagent
les générations de savants, à M. Magendie échut la
physiologie, et, dans la physiologie, plus particulièrement, l'expérimentation. La physique et la chimie sont
le domaine propre des expériences; là, les éléments mis
en présence, étant inorganiques, ne ressentent que la
modification que l'expérience leur fait subir, et rien ne
s'étend au delà. Mais dans la physiologie, les éléments
mis en présence étant organiques, la modification se

propage en tout sens, et la réponse, au lieu d'être une et
homogène, est multiple et diverse. Toutefois, malgré ce
surcroît de complications, l'expérimentation a rendu et
rend tous les jours d'excellents services à la physiologie.
Seulement l'interprétation en est beaucoup plus difficile. Il y eut dans le siècle dernier une longue discussion entre les physiologistes pour savoir si les ligaments
étaient sensibles. Les uns soutenaient, avec raison,
qu'ils ne l'étaient pas; les autres défendaient l'affirma-
tive; et véritablement le fait réel était masqué, tantôt
parce qu'on avait de la peine à ne pas attribuer au
ligament la douleur qui accompagnait chez l'animal
en expérience l'incision, tantôt parce qu'au bout d'un
certain temps l'inflammation, s'y développant, le rendait éminemment sensible. Ceci est un des cas les plus
simples; et, quand on recherche la solution de questions plus compliquées, les effets s'enchaînent aux effets, de façon qu'à chaque instant le principal peut
disparaître sous l'accessoire. L'organisme vivant qu'on
interroge n'est point une machine où les rouages n'ont
de connexion que l'impulsion qu'ils se communiquent;
là, chaque rouage, tout en concourant à la vie générale,
a sa vie propre, modifiée aussitôt par la modification
qu'a subie le rouage le plus lointain. Un muscle qui se
paralyse va de proche en proche altérer l'attitude et
les mouvements du système musculaire tout entier.
Une piqûre qui enflamme le doigt excite la fièvre, aug-
mente la chaleur, cause le sentiment de la courbature,
trouble la plupart des sécrétions. Toute expérience
qu'on institue sur cet organisme est une maladie qu'on
provoque; et, réciproquement, toute maladie accidentelle peut être considérée comme une expérience qu'il
s'agit d'interpréter. L'interprétation du médecin consiste à reconnaître le siége, le caractère, les chances, le

traitement; l'interprétation du physiologiste, à discerner, en faisant un juste rapport, la fonction par la lésion, le jeu régulier par le jeu irrégulier, la santé par la maladie. Aussi les recueils où les médecins consignent leurs observations pour assurer la pratique et étendre l'expérience sont-ils perpétuellement consultés par les physiologistes comme contrôle du laboratoire et de la théorie.

Byron, décrivant, dans je ne sais quelle bataille de la guerre d'Espagne, le conflit des trois armées française, anglaise et espagnole, les éclairs de l'acier, les flammes du mousquet et du canon, les étendards déployés et ce mouvement animé de la lutte, de la victoire et de la défaite, s'écrie : « Ce serait un beau spectacle à considérer pour celui qui n'aurait là ni frère ni ami. » Ainsi, dans ce conflit qui se nomme la vie, pour le regarder en spectateur, pour en faire le sujet d'observations, pour en découvrir les conditions et les causes, pour y trouver matière à spéculations profondes et à savantes théories, il faut momentanément se séparer de la chair et du sang, et ne voir pas que tout y est vie, sensibilité, plaisir, souffrance, passion, joie, douleurs. C'est une saine et noble fermeté de la raison que d'avoir, sans écouter les suggestions d'une délicatesse craintive, suivi l'étude même dans ce qui naît et meurt, dans ce qui sent et palpite. Il y a en apparence quelque chose de dur et d'inhumain à prendre pour thème et exercice un tel sujet. Mais que trompeuse est l'apparence, et qu'impuissante est la raison, même dans son abstraction, à trouver cette impassibilité qui lui est si aisée quand il s'agit du mouvement éternel des corps célestes, ou de l'électricité qui sillonne la nue, ou de la lumière qui traverse l'espace! Je ne connais pas de sentiment plus douloureux que celui qui saisit le cœur,

quand, à la lumière froide et inexorable de ces lois qui
ont été découvertes, on prévoit à l'avance la destruction d'existences qui mériteraient d'être conservées,

Ignoscenda quidem, scirent si ignoscere manes ;

je ne connais pas de supplice plus cruel que d'assister,
quand, par-dessus tout, c'est de quelque tête chérie
qu'il s'agit, à la décroissance fatale d'une vie à laquelle
tient la nôtre. Condition rigoureuse de ce savoir qui a
déchiré depuis longtemps les voiles de l'ignorance primitive ; mais condition rachetée par de puissantes
compensations : être utile, voir le vrai et se résigner,
en connaissance, au nécessaire.

Pendant quarante ans M. Magendie a expérimenté, a
écrit, a professé. Arrivé de bonne heure à l'Académie
des sciences et à la réputation, doué d'un esprit d'in-
dépendance qui n'acceptait guère la parole du maître
et le dire de l'école, hardi à tenter, habile à exécuter
ses tentatives, il a exercé une véritable influence sur
l'enseignement. Sa main sûre allait chercher le vaisseau, le filet nerveux, l'organe qu'il fallait mettre en
expérience ; les difficultés de ce genre n'étaient qu'un
jeu pour lui ; et, si la question était bien posée, si elle
était susceptible d'une réponse précise, il donnait toute
évidence au résultat. Dans cette longue investigation
par l'expérience, il a touché à une foule de points, les
uns importants, les autres d'un moindre intérêt, tantôt mettant la main sur des cas difficiles et d'un ordre
élevé, tantôt répandant la menue monnaie de son labeur continuel. M. Magendie ne suivait pas une seule
idée au triomphe de laquelle il consacrât toutes ses
forces, mais il suivait une seule tendance qui le dirigeait dans tous ses essais. Bonne ou mauvaise, sûre et
légitime, ou étroite et exclusive (je tâcherai de l'appré-

cier), cette tendance a produit des recherches qui caractérisent M. Magendie, et dont quelques-unes sont des titres véritables.

On a remarqué que sur un animal, sur l'homme, s'il s'introduit sous l'épiderme quelque substance, elle ne reste point dans le lieu où elle a été déposée; mais bientôt elle passe dans le corps tout entier. Tant que l'épiderme est intact, aucune *absorption* (c'est le nom que l'on donne à ce phénomène) ne se produit; mais, sitôt que cette faible barrière est enlevée, tout ce que l'on met en contact avec le tissu vivant, ce qui nuit comme ce qui sert, est enlevé et pénètre dans l'intérieur. Supposons placé sur la peau un venin actif, celui du plus redoutable des serpents : en deçà de l'épiderme, il reste inoffensif; au delà, les propriétés meurtrières ne tardent pas à s'en manifester. La vigilance préventive dont est doué l'organisme ne va pas plus loin; par un aussi facile subterfuge, elle est mise en défaut, et il accepte aveuglément tout ce qu'on lui présente. Deux voies sont ouvertes pour cette absorption : le système des veines et le système des vaisseaux lymphatiques, c'est-à-dire les deux ordres de canaux qui, marchant de la circonférence vers le centre, sont capables d'introduire dans l'intérieur les substances du dehors. En effet, il ne faudrait pas croire que, pour être descendue dans l'estomac, une substance ait pénétré dans l'organisme; en réalité, elle n'y a pas plus pénétré que si elle était posée sur la peau. On ne peut même pas dire qu'un corps étranger, une épine, une balle, qui sont entrés dans nos tissus, aient passé dans la matière qui constitue l'organisme vivant; ils ont déchiré les parties, mais ne se sont pas introduits dans leur intimité. Pour que cela se fasse, une condition est indispensable : passer dans le sang, et de là être porté

au contact de chaque fibre, de chaque molécule. Or les
veines contiennent du sang, et les vaisseaux lymphatiques conduisent dans les veines. Les anciens, qui ne
connaissaient pas le système lymphatique, et qui pourtant voyaient que la matière nutritive pénétrait dans
le sang, avaient pensé que les veines étaient l'agent de
l'absorption; c'était une erreur justement pour cette
matière nutritive. Quand plus tard on découvrit les
vaisseaux lymphatiques, quand on reconnut qu'une
portion de ces vaisseaux était chargée d'absorber le
produit de la digestion, alors on pensa que l'absorption
se faisait par eux. C'était une erreur, et il n'y avait pas
lieu de confondre l'absorption générale avec l'absorption spéciale qui chaque jour répare nos forces aux dépens de l'aliment. Cette importante et difficile question,
M. Magendie l'a définitivement résolue. Par une série
d'expériences décisives, il a montré que, quand la
veine d'un membre est comprimée, aucune absorption
ne se produit; que, quand elle est libre, aussitôt l'absorption commence; que, demeurée seule, elle suffit à
cet office; que, supprimée, rien ne la remplace. Il est
désormais certain que les veines sont la voie ouverte à
toutes les pénétrations.

La physiologie, forme abstraite, si je puis ainsi dire,
de ce que nous sommes, intéresse plus que d'autres
sciences qui n'ont avec nous que des rapports plus
éloignés. Me voilà écrivant : non-seulement je meus à
mon gré la plume que je tiens, mais encore cette plume,
cause une impression qui m'avertit de sa présence. Il y
a transmission d'une volonté aux doigts et d'une sensation au cerveau. Ce double office est sous la dépendance du nerf qui arrive aux parties, et qui, se rami-
fiant dans les muscles et dans la peau, donne aux uns
le mouvement et à l'autre la sensibilité. Si le nerf est

annulé d'une façon quelconque, la double fonction est
annulée aussitôt; je ne puis plus ni rien mouvoir ni
rien sentir. Mais est-ce là le dernier mot? Un seul et
même nerf peut-il être chargé à la fois d'un influx
centrifuge et centripète, d'un influx qui aille du cerveau à la surface et de la surface au cerveau? Cela n'é-
tait pas vraisemblable, et n'est pas, en effet. La physique du système nerveux, on le sait maintenant, ne le
permettrait pas; l'impression ne chemine pas par la
même voie que la volonté. La démonstration de cette
féconde vérité est due à M. Magendie. Le nerf le long
duquel se propagent le vouloir et le sentir n'est simple
qu'en apparence : il tient à l'axe nerveux par deux racines qui très-vite se réunissent. On les avait regardées
comme identiques ; elles ne le sont point. C'est à cette
bifurcation que devient distincte la double fonction
enfermée dans le même nerf : la racine postérieure
transmet le sentir ; la racine antérieure transmet le
vouloir. Si celle-ci est détruite, la volonté n'arrive plus
aux muscles; si celle-là est annulée, le sentir n'arrive
plus au cerveau. Ce fut une lumière pour la théorie et
la pratique : pour la théorie, qui se fonde sur ce que la
matière organisée est, non pas un bloc grossier mû par
une impulsion étrangère, mais une texture subtile dont
les propriétés, partout spéciales, suffisent partout; pour
la pratique, qui s'est aussitôt expliqué comment il se
faisait que dans certaines maladies le patient perdait la
faculté de mouvoir une partie sans la faculté d'y sentir, ou, réciproquement, perdait la faculté d'y sentir
sans cesser de la mouvoir. Un Anglais célèbre à juste
titre, Charles Bell, toucha le fait par l'induction et par
l'expérience; mais il ne réussit pas à procurer une
évidence complète; de son côté, M. Magendie le toucha
aussi, en donna la démonstration et le fit entrer dans

la science ; si bien que deux noms sont associés à cette grande découverte.

II

Expérimentation et théorie.

Je vais, dans les lignes qui suivent, mettre en doute une méthode qui se disait fondée uniquement sur l'expérimentation ; et pourtant, même à mes yeux, l'expérimentation est une aide dont la physiologie ne peut se passer. Ce n'est donc pas elle que j'attaque ; loin de là : en essayant d'en marquer la limite et l'emploi, mon intention est d'en faire mieux ressortir toute la valeur.

Il y eut dans l'antiquité une discussion, prolongée pendant des siècles entre les médecins, sur la part qu'il importait de faire à la théorie et à l'expérience. Les uns, qu'on nommait les *dogmatiques*, pensaient que l'expérience était insuffisante, si l'on n'y joignait la connaissance des causes occultes et prochaines des maladies, celle des actions naturelles, celle enfin de la composition des organes internes. Les autres, au contraire, qu'on nommait les *empiriques*, n'admettaient que l'autorité des faits : si l'art de raisonner, disaient-ils, faisait les médecins, il n'y en aurait pas de plus grands que les philosophes ; mais les philosophes ont en excès la science des mots et n'ont point celle qui guérit ; au lieu d'interroger, disaient-ils encore, les causes de la respiration, il est préférable de chercher les moyens d'en faire cesser la gêne et la lenteur ; et, plutôt que de se demander à quoi tiennent les batte-

ments des artères, il convient d'étudier la valeur des
signes fournis par les variétés du pouls. Tel était le
débat entre les dogmatiques et les empiriques, c'est-à-
dire entre la généralisation et le fait. Notons d'abord
combien le terrain de la dispute est changé : les empiriques anciens refusaient de rechercher quelle était la
composition des organes internes, quelle était la cause
de la respiration, à quoi servaient les battements des
artères; et les dogmatiques anciens faisaient entrer
dans leurs espérances de rationnalité ces connaissances. Au contraire, les empiriques modernes sont
justement occupés de tout ce qui était l'espoir lointain
des dogmatiques anciens, et les dogmatiques modernes
s'efforcent de créer des théories qui soient à la fois la
raison des choses et la raison de l'intelligence. Tout a
monté d'un échelon. Notons ensuite que dans l'antiquité le débat était insoluble, par cela même qu'au
fond ceux qui se disaient et se croyaient dogmatiques
n'étaient pourtant effectivement en quête que de faits
et non de théories. La question n'était pas véritablement posée; mais aujourd'hui elle est posée, elle est
susceptible de solution, et définitivement l'esprit de
généralité prend sa place au-dessus de l'esprit de par-
ticularité.

Quelques points choisis entre plusieurs mettront en
lumière ce que je veux exposer. La vie d'un animal se
perpétue à l'aide d'actes divers et multipliés. Il se
nourrit; sa poitrine se soulève et s'abaisse pour attirer
l'air et l'expulser; son sang circule dans les artères et
dans les veines; ses muscles le transportent où il veut,
et saisissent ou éloignent ce dont il a besoin ou ce qui
le blesse; ses sens le mettent en communication avec
les objets; son intelligence, dans la mesure que lui a
départie la nature, s'applique aux doubles exigences

imposées par l'organisation et par le monde extérieur. Évidemment, pour étudier tous ces faits qui s'enchaînent, il ne sera pas indifférent de commencer par l'un plutôt que par l'autre; et il surgit tout d'abord une question de méthode qui ne serait dédaignée que par les esprits superficiels; car les questions de méthode, étant toujours les plus générales, sont celles dont l'importance est à la fois la plus profonde et la plus étendue. Galien, qui fut un des maîtres de la science dans l'antiquité, a écrit un ouvrage qu'il intitula *De l'utilité des parties*, et qui expose comment chaque partie est le mieux adaptée à l'usage qu'elle doit remplir. C'est un grand et beau livre; et l'auteur, qui avait embrassé toutes les sciences de son temps, était doué de l'esprit encyclopédique et philosophique; pourtant il est impossible de trouver dans la disposition de son traité aucune trace d'une véritable méthode; tout y est arrangé d'après un système artificiel qui, ne se rattachant pas aux données fondamentales du sujet, n'y répand aucune lumière. Il ne faut pas l'en accuser, mais seulement reconnaître que l'époque scientifique dont il fait partie ne permettait pas d'apercevoir la subordination réelle des fonctions du corps animal. Cette excuse n'est plus valable pour M. Magendie. Lui qui avait une direction toute différente et qui était aussi empirique que Galien était spéculatif, n'a donné aucune attention à l'ordre suivant lequel les fonctions doivent être étudiées, et, dans sa *Physiologie*, il commence par les actes du système nerveux et la sensibilité et termine par la nutrition.

Un tel arrangement ne peut soutenir le moindre examen. La règle générale est de passer du moins compliqué au plus compliqué, de ce qui supporte à ce qui est supporté. Or, ce qui est le moins compliqué, ce sont les phénomènes relatifs à la nutrition de l'être; ce qui l'est le plus, ce sont les phénomènes relatifs à l'exercice de sa sensibilité et de son intelligence. Ce qui supporte, c'est l'ensemble des actes de nutrition, en termes techniques, la vie végétative qui partout précède les développements ultérieurs et sans laquelle ils sont absolument impossibles; ce qui est supporté, ce sont les actes du système nerveux, les sens, les facultés morales et intellectuelles qui, nuls aux derniers degrés de l'échelle vivante, nuls encore aux premiers rudiments de la vie individuelle, n'apparaissent jamais que sous la condition d'un système nutritif régulièrement conformé. Et en effet la nature, pour se développer, ne fait jamais que répéter les grandes lois qui l'assujettissent. Cette subordination de la sensibilité à la nutrition dans l'individu n'est que la reproduction du rapport qui unit entre eux le règne végétal et le règne animal. Le règne végétal est au règne animal ce que le système nutritif est au système de la sensibilité; ni les animaux ne peuvent être sans les végétaux, ni les fonctions des sens et de l'intelligence sans les fonctions de la nutrition. Il était donc *logique*, puisque la *logique* est la connaissance du rapport entre les conditions de notre esprit et les conditions des choses, de passer, par une gradation réelle, de ce qui fait l'entretien et la nutrition de l'être à ce qui fait l'épanouissement de son sens intime. Il était conforme à la *méthode*, puisque la *méthode* veut que l'on procède du moins difficile au plus difficile, du moins complexe au plus compliqué, de commencer par enseigner comment l'organisme, pour subsister, se compose et se décompose sans cesse (ce qu'on appelle nutrition), avant d'enseigner comment il prend conscience de soi-même, et agit sentant, pensant et voulant. On procède du moins difficile au plus difficile; car les fonctions de nutrition ont toutes leurs racines dans les phénomènes physiques et chimiques, et aboutissent à des phénomènes physiques et chimiques qui sont comparativement bien connus et servent de base, tandis que les fonctions de sensibilité n'y ont pas leurs racines, n'y aboutissent pas, ainsi privées d'une véritable lumière. On procède du moins complexe au plus compliqué; car les fonctions de sensibilité, influençant les fonctions de nutrition, sont à leur tour influencées par elles, et ont en outre leur propre manière d'être. Il suffit, pour s'en convaincre, de comparer ce qu'on sait des organes de celles-ci avec ce qu'on sait des organes de celles-là. Les poumons, le cœur, l'estomac, les glandes et les autres agents de nutrition, ou sont bien connus, ou sont enveloppés d'obscurités moins profondes. Mais le système nerveux, qui est chargé des fonctions de sensibilité, est très-imparfaitement connu; ce n'est que d'hier qu'on a déterminé, comme je l'ai rappelé dans le précédent article, les racines diverses qui transmettent le sentiment ou le mouvement; et, dans la moelle et le cerveau, on commence à peine à entrevoir des départements assignés à des usages spéciaux. Tandis que, pour la vie de nutrition, les organes se montrent séparés et distincts, ils se montrent, pour la vie de relation, confondus d'une manière pour ainsi dire inextricable. Tout exige donc que l'on suive un ordre déterminé, une véritable hiérarchie dans l'enseignement de la physiologie, dans l'étude des fonctions.

J'ai dit plus haut que les actes de nutrition aboutissaient à des phénomènes physiques et chimiques; mais je n'ai pas voulu dire qu'ils étaient en soi ou physiques et chimiques. Ceci a besoin d'explication. La science s'est longtemps débattue autour de la question de sa-

voir si la vie, pour me servir de la locution la plus
courte, était distincte des forces du monde inorganique, ou devait être confondue avec elles. Quiconque
a une notion de l'histoire verra tout d'abord que la seconde conception a dû être la première en date et en
consistance. Les théories scientifiques ont commencé
par les mathématiques, par l'astronomie, par les phénomènes physiques et chimiques; les êtres organisés
étaient trop compliqués et d'une étude trop difficile
pour suggérer un système d'idées susceptible de se soutenir par soi-même; ils n'avaient, pour les esprits d'a-
lors, aucune lumière qui leur fût propre, mais ils
étaient tout disposés pour refléter les lumières venues
d'ailleurs. Aussi ne se fit-il pas, dans le cours des siècles, une découverte de quelque importance en physique ou en chimie qu'on n'essayât aussitôt comme
une clef à l'effet d'ouvrir la théorie des phénomènes
vitaux. C'est ainsi que le fluide électrique, qui n'est
qu'un artifice logique inventé par les physiciens pour
lier leurs idées et représenter les phénomènes, passa
dans la physiologie sous le nom de fluide nerveux;
mais là, n'ayant aucun des motifs qui le soutenaient
en physique, ce véritable être de raison, importé malen-
contreusement dans une science où il était étranger,
n'a pas tardé à périr comme une plante sans racine, et
il a disparu des conceptions positives dont la vie est le
sujet. L'espérance de confondre les actes vitaux avec
les actes du monde inorganique a été longtemps le feu
follet qui égarait les esprits spéculatifs; on croyait à
chaque fois l'atteindre, et à chaque fois il s'éloignait,
laissant de nouvelles ténèbres là où l'on avait cru voir
une clarté. Mais cette espérance était un soutien provisoire; on cheminait véritablement tout en poursuivant un but imaginaire; on cheminait, car le progrès

continu des autres sciences exhaussait le niveau commun de l'intelligence, et tirait graduellement l'esprit hors des conceptions élémentaires pour le porter jusqu'aux conceptions transcendantes. Je dirai, définissant ici provisoirement ces termes non par les choses mêmes, mais par l'histoire : les conceptions scientifiques sont élémentaires jusqu'à la sortie du moyen âge; dès lors elles prennent le caractère transcendant. Et ce fut une conception transcendante quand, d'induction en induction, il demeura positivement établi que la science de la vie ou biologie n'est réductible à aucun fait ou physique ou chimique.

Cette vérité était trop bien établie avant M. Magendie pour qu'il la contestât directement; mais il la présentait d'une manière indécise. Ainsi, au début de ses leçons sur les phénomènes physiques de la vie, il parle des phénomènes désignés généralement sous le nom de vitaux, sans chercher à les rattacher aux lois qui régissent les corps inertes, observant qu'aucun rapport ne peut être établi entre la contractilité de la fibre vivante et la simple élasticité des corps inorganiques. C'est là poser la séparation entre la doctrine de ce qui a la vie et la doctrine de ce qui ne l'a pas. Mais plus loin, déclarant que son dessein est de lier les lois qui président au jeu de nos organes avec les mêmes lois qui régissent les substances inanimées, il ajoute : « Prétendre que les phénomènes de la vie sont entièrement distincts des phénomènes généraux de la nature, c'est professer une erreur grave, c'est s'opposer aux progrès ultérieurs de la science. » Et un peu plus loin il dit expressément que l'un des préjugés les plus fâcheux qui aient régné et qui règnent encore dans la médecine, c'est de supposer que tout être vivant, animal ou végétal, est soumis à des lois indépendantes de celles qui gouvernent les autres corps de la nature. Pour qui voudrait prendre à la rigueur ces expressions, il y aurait une contradiction avec la proposition où il admet qu'aucun rapport n'existe, par exemple, entre la contractilité vitale et l'élasticité inorganique. Mais il vaut mieux interpréter favorablement ces oppositions, et dire que la contradiction est dans les termes, non dans les choses, M. Magendie ayant simplement entendu qu'à côté des phénomènes vitaux il y a des phénomènes physiques et chimiques, qu'à côté des lois vitales se font sentir les lois des substances inorganiques. Mais il n'en reste pas moins que le langage est obscur et indéterminé; et, pour qu'il soit tel, il faut bien que la pensée n'ait été ni déterminée ni claire, et que l'esprit de M. Magendie, n'ayant pas vu nettement ce qu'il admettait en admettant l'existence des lois vitales, ait été toujours près de retirer d'un côté ce qu'il avait accordé de l'autre.

Et en effet il nous fait pénétrer lui-même jusqu'à la cause de ses obscurités : « Nous avons passé en revue, « dit-il, les principaux phénomènes vitaux dont le « corps de l'homme est le théâtre; mais nous n'avons « pu que constater des faits par la voie expérimentale; « car, pour les expliquer, je confesse hautement mon « ignorance. Si je sais par quel mécanisme une mem- « brane se laisse imbiber par un liquide, je cherche « en vain ce qui fait que la fibre musculaire se con- « tracte ou que le nerf est sensible. » Il a parfaitement raison de confesser son ignorance là-dessus; mais cette ignorance n'est ni accidentelle ni provisoire; elle est nécessaire et permanente. Le physiologiste n'est pas, quant à la propriété qui rend le muscle contractile et le nerf sensible, dans une autre situation que le physicien quant à la propriété qui rend la matière électrique

pesante, chaude ou lumineuse. Non-seulement l'ignorance, mais l'impossibilité de savoir, sont les mêmes
des deux côtés. M. Magendie ne connaît pas d'intermédiaire entre les faits particuliers qu'il observe et ces
propriétés dernières qui sont irréductibles; sortir des
uns serait pour lui entrer dans les autres. Mais c'est
justement entre ces faits particuliers et ces propriétés
dernières que gît la science. Les propriétés dernières,
irréductibles, font qu'une science est celle-ci et non
pas celle-là, et qu'elle a un domaine déterminé; les
faits particuliers lui fournissent les matériaux de ses
théories. Refuser d'entrer dans les explications chimériques des propriétés dernières est certainement sage;
mais croire qu'on ne peut sortir des faits particuliers
sans entrer dans les chimères est un renoncement
mortel à toute véritable spéculation.

M. Magendie, quand, quittant les phénomènes vitaux, il passe à ceux qui, dans les corps vivants, sont
soumis aux lois générales de la physique, dit que ceux-
ci deviennent accessibles à nos explications. On sent
que sur ce terrain il respire plus librement; il était
mal à l'aise au milieu d'actes qu'il ne pouvait pas expliquer (car ils sont irréductibles à d'autres), qu'il ne
voulait pas non plus expliquer (car il savait fort bien
et sans nulle hésitation que ce serait la tentative d'une
fausse science), mais qui, dans cette alternative, ne lui
laissaient aucune issue. Sans embrasser l'ensemble de
la physiologie et en se bornant au champ affectionné
par M. Magendie, on peut dire qu'il n'a jamais eu une
idée nette, une notion précise du rapport entre les
phénomènes d'ordre physique ou chimique et les phénomènes d'ordre vital. Sans doute la vie est pleinement dépendante des lois qui régissent la matière
inorganique, puisque les corps vivants sont constitués

par cette matière avec toutes ses conditions propres de nombre, de forme, de pesanteur, de chaleur, d'élasticité, d'électricité, de lumière; mais, à leur tour, les phénomènes physiques et chimiques qui s'y passent sont dépendants de la vie. Je prends pour exemple la respiration. Par l'inspiration le vide se fait dans la poitrine, et l'air pénètre jusqu'au contact du sang qui est poussé dans le poumon à chaque contraction du ventricule droit. A ce contact, il se produit aussitôt une composition et une décomposition par lesquelles de l'oxygène est incorporé au sang, des gaz se dégagent du sang, et le sang lui-même, de rouge noir, devient rouge brillant. Ceci est un phénomène véritablement chimique, et, toutes les fois que du sang et de l'air seront en présence, cette composition et cette décomposition auront lieu. Mais c'est aussi un phénomène vital, car il n'y a qu'une substance organisée, comme le sang, qui puisse produire cette série d'opérations. En un mot, une substance qui n'a pas d'analogue hors des corps vivants détermine une action chimique, il est vrai, mais une action qu'on ne peut pas reproduire ailleurs. En vain la chimie essayerait de créer du sang ; en vain elle voudrait produire une combinaison qui, mise en contact avec l'air atmosphérique, eût avec ce gaz un perpétuel va-et-vient, elle échouerait toujours, incapable qu'elle est d'introduire par aucun artifice qui lui soit propre la force qui agit ici et qui est nommée la vie. La vie est dépendante de toutes les forces chimiques et physiques, puisqu'elle ne peut exister qu'à l'aide de la matière où se déploie leur empire; cela est vrai, mais en même temps elle leur est supérieure ; car elle les contraint à se modifier suivant les conditions qui lui sont propres, et, par cette considération aussi, on retrouve la hiérarchie méthodique

des sciences, qui veut que la doctrine de la vie succède à celle du monde inorganique, hiérarchie dont la
notion est si nécessaire à toute vraie et puissante philosophie.

Il y a donc en dehors et dans un lieu supérieur
toute une série de propriétés correspondant à toute
une série de textures. Il est indispensable, cela est
certain, de connaitre avec la dernière exactitude ce qui
se passe de physique et de chimique; mais il est indispensable aussi, cela n'est pas moins certain, de considérer tout cela du point de vue des textures et des propriétés qui ont la vertu prépondérante d'en déterminer
le caractère et la marche. Là est une part essentielle
du domaine de la physiologie; là n'est jamais arrivé
M. Magendie; et entre un fait vital qu'il constatait et
un fait physique et chimique, il n'a jamais entrevu un
système d'idées qui, sans se perdre en vaines hypothèses sur la cause primordiale de la vie, ne se perdît
pas non plus en recherches d'un ordre inférieur, sous
prétexte d'être positives.

Il semblera sans doute que, parlant ainsi, je mets la
méthode reconnue pour bonne maintenant, dans une
espèce de milieu entre deux extrêmes, et que, signalant deux écueils, je dise : *In medio tutissimus ibis*. Il
n'en est rien, la voie où l'on s'aheurte à pénétrer la
cause de la vie n'est pas un extrême, non plus que la
voie où l'on s'efforce de rabaisser les phénomènes vitaux à là physique ou à la chimie. Toutes deux sont
initiales, rudimentaires, et appartiennent aux premiers
pas de la science. L'une, plus ancienne que l'autre,
date de ces temps où l'esprit de science et de philosophie croyait ne rien savoir s'il ne savait la nature intime des choses, et, ne pouvant y arriver par aucun
procédé légitime, prétendait du moins y atteindre par

des hypothèses ingénieuses et hardies, dont il n'était pas assez mûr alors pour voir l'illusion. L'autre, plus moderne, marche d'un pas boiteux sur la trace des sciences physiques et chimiques, qui, étant moins compliquées et plus faciles, et dès lors prenant les devants des brillantes découvertes, paraissent fournir une explication savante des phénomènes d'un autre ordre. La vraie méthode laisse derrière soi comme surannés ces deux ordres de conceptions, et envisage d'un œil ferme la vie ou organisation dans son ensemble; la vie, qui n'est ni l'électricité ni la chaleur, qui n'est pas plus explicable en soi que ces propriétés de la matière, et qui, soit dans les modifications qu'elle imprime aux conditions physiques et chimiques, soit dans les actes qui lui sont spéciaux, est devenue l'ample et complexe sujet d'une théorie indépendante et supérieure. *Cette obscure clarté qui tombe des étoiles*, a dit dans un vers magnifique le vieux Corneille. C'est en effet une obscure clarté qui, au début des investigations, tombe du ciel de la science; mais peu à peu la lumière croît, et le jour grandit, comme le jour naturel, avec cette différence pourtant que le soleil du monde qui se lève pour un système de planètes et de satellites est indépendant de nous, tandis que le soleil de la science, destiné à éclairer l'humanité dans son progrès séculaire, ne se dévoile et ne s'élève sur l'horizon que grâce aux plus puissants efforts des plus puissantes intelligences.

M. Magendie a bien plutôt combattu que continué Bichat, tandis que le vrai travail de la physiologie a été de rectifier Bichat et de le continuer. Il était facile de faire voir par exemple contre Bichat que la propriété organique qu'il supposait aux tissus d'absorber ou d'exhaler était une vraie qualité occulte et digne d'être

bannie. Tout était plein de qualités occultes, dans l'antiquité, dans le moyen âge et longtemps après; il faut
en blâmer non la conception qui est évidemment nécessaire, mais l'application. Pourquoi battent les artères? se demandait-on jadis. Par une vertu pulsative,
répondait-on. Pas le moins du monde, car c'est le choc
de la contraction du cœur qui en est la cause. Pourquoi
l'eau ne s'élève-t-elle pas au-dessus de trente-deux
pieds dans une pompe? se demandait-on. Par l'horreur du vide, répondait-on. Pas le moins du monde
encore, car c'est qu'une colonne d'eau de trente-deux
pieds pèse autant que la colonne atmosphérique tout
entière. Mais en revanche, pourquoi toute substance
vivante est-elle en un flux continuel de matière? pourquoi tout muscle est-il capable de se contracter?
pourquoi toute partie nerveuse l'est-elle de sentir? A
cela on ne peut, on ne doit répondre que par la nutri-
bilité du tissu vivant, par la contractilité du muscle,
par la sensibilité du nerf, c'est-à-dire par la chose
même, comme on répond en physique, qu'une substance est chaude en raison du calorique qu'elle contient. Tout cela est qualités occultes, ou, pour mieux
dire, qualités irréductibles; car il faut réserver le nom
d'occultes à celles qui ne sont que des explications
vides et provisoires, et le nom d'irréductibles à celles
qui désignent une propriété immanente, un thème à
la science. C'est ce grand partage qu'a fait Bichat.
Avant lui, en physiologie, il y avait des qualités occultes; depuis lui, du moins depuis qu'on l'a rectifié
suivant sa propre direction, depuis lui il n'y a plus
que des qualités irréductibles; et ces qualités sont le
thème de la science, soit qu'on les considère en elles-
mêmes, soit qu'on examine comment elles modifient
les phénomènes physiques et chimiques, soit qu'on re-

cherche de quelle façon les phénomènes physiques et chimiques les modifient à leur tour.

Dans l'antiquité, les temples étaient continuellement arrosés du sang des bêtes. On immolait les victimes pour acquitter un vœu ou pour se rendre les dieux propices; on interrogeait leurs entrailles et on cherchait d'un œil curieux à y lire les choses prochaines. L'homme sacrifiait ainsi des milliers de vies pour conjurer ses terreurs ou aviver ses espérances. La physiologie aussi est une divinité à laquelle bien des vies sont constamment sacrifiées; et dans les laboratoires on interroge les entrailles non pour y lire les choses prochaines, mais afin de savoir et de prévoir. Il ne faut pas qu'intervienne ici une pitié excessive et incompatible avec l'ordre naturel. La loi de la destruction est partout. Les animaux se dévorent entre eux et ne peuvent pas ne pas se dévorer. La férocité de la nature éclate de toute part dans ce cercle de meurtres et de carnage, et elle a aussi habilement disposé les dents du tigre à l'effet de déchirer *la douce et l'innocente proie* que l'œil à l'effet de voir. Pour le plaisir de la chasse, on poursuit à outrance un cerf tout pantelant; pour le plaisir de la table, on inflige des tortures à des animaux comestibles. Pourquoi s'étonner si, poursuivant les secrets de l'organisation, le physiologiste soumet des êtres organisés à ses expériences destructives? Mais entre une cruauté qui se jouerait de la souffrance de ces fibres sensibles et une pitié qui voudrait qu'aucune main violente ne se posât sur une créature vivante, il y a un milieu à suivre. La raison humaine doit s'interposer pour réduire dans les limites les plus étroites cette destruction inévitable et fatale. Une science qui exige le sacrifice expérimental des animaux est surtout obligée à ne pas verser capricieusement le sang, à ne pas prodiguer la douleur. Il est bon, je dirai même il est beau, pendant que l'esprit embrasse la rigoureuse fatalité qui détruit les existences, que le cœur maintienne ses droits. La physiologie expérimente sur les animaux, se sert des maladies de l'homme pour s'éclairer, et transmet sa lumière à la médecine. On le voit, nous sommes là en plein dans le domaine de la vie et de la mort, du plaisir et de la souffrance; et celui qui en interprète les mystères doit avoir l'esprit élevé, l'âme miséricordieuse et les mains innocentes.

Naturellement M. Magendie était étranger, hostile même à toute histoire. Les systèmes du passé, le mode de raisonner, le mode d'expérimenter, les tendances, tout lui semblait indigne de l'attention d'un homme sérieux. Pour lui la science n'avait pas de racines dans les âges antérieurs. C'est un travers commun aux esprits enserrés étroitement dans des études spéciales, de ne se soucier que du moment actuel, du point de l'utilité présente, *de leur petite journée, little day*, comme dit Shakespeare, sans soupçonner jamais les liaisons de chaque science avec l'ensemble de la connaissance, avec le passé, et, je dirai sans hésiter, avec l'avenir. M. Magendie ne pouvait pas y échapper; aussi, quand il fut nommé à la chaire de médecine ancienne du Collége de France, il la transforma aussitôt en une chaire de physiologie expérimentale : avec raison sans doute; car, très-capable d'expérimenter, il était absolument incapable d'exposer aucune théorie historique. Depuis, étant redevenue vacante, elle n'est pas retournée à sa première destination; elle est échue à un homme célèbre par des découvertes admirables et qui, d'une manière bien supérieure à ce que fut jamais M. Magendie, allie le physiologiste au physicien et au chimiste. Je ne regrette donc pas qu'elle appartienne à M. Cl. Bernard;

mais ce que je regrette profondément, c'est que nulle
part dans le haut enseignement il n'y ait une chaire
d'histoire de la science, et que le Collége de France ait
laissé perir en son sein toute tradition de ce genre. On
est en droit de s'en plaindre non-seulement au nom de
chaque science particulière, mais au nom de la science
générale et des études supérieures. Car, tandis que
dans l'histoire politique on voit moins clairement et
l'on conteste même l'évolution des choses, cette évolution éclate irrésistiblement dans l'histoire des sciences;
et là on trouve, dans une tissure continue, cet enchaînement, cette filiation, ce progrès qui désormais sont
la base de toute philosophie.

LE

CHOLÉRA A PARIS EN 1832 [1]

Le choléra a été un événement trop funeste aux
nations qu'il a visitées, pour ne pas sortir des limites
de la médecine et ne pas s'emparer, momentanément
au moins, de toutes les pensées des hommes.

Des bords de l'Océan indien, où il a pris naissance,
jusqu'à l'Amérique qu'il a aussi ravagée, il préoccupe
les populations qu'il menace, et épouvante celles qu'il
décime. Paris, sous un ciel depuis longtemps si bénin,
avait oublié ces temps lugubres où la peste désolait son
enceinte ; et, fiers de notre civilisation, nous songions
peu à ces assauts redoutables que la nature livre, d'intervalle en intervalle, aux races humaines. Ces grandes épidémies, qui sortent tout à coup des profondeurs du monde ; ces foules d'hommes qui expirent à
mesure que le souffle de la maladie court sur les populations et en couche une partie ; ces morts mystérieuses, objets d'insuffisantes hypothèses pour le savant,
de sinistres interprétations pour le vulgaire ; tout cet

1. Rapport sur la marche et les effets du choléra-morbus dans
Paris et dans le département de la Seine, Paris, 1834. 1 volume
in-4°; — *National*, 3 octobre 1834.

ensemble forme un de ces spectacles qui restent dans le souvenir et dans l'histoire des peuples : *Sunt lacrymæ rerum et mentem mortalia tangunt.*

L'ignorance est fataliste; la science ne l'est pas. La médecine s'est mise à l'œuvre pour connaître le choléra et en modérer les ravages, s'il était possible. Cette étude dure depuis dix-sept ans; voici sa marche et ses progrès : A la naissance du mal (en 1817), les médecins anglais et français de l'Inde ont commencé par en dessiner la physionomie et par chercher les bases d'un traitement; mais ces travaux, tout estimables qu'ils soient, ont été fort incomplets; il faut arriver à la Russie, à Moscou, pour signaler un pas de plus fait dans l'étude. Le sang des cholériques est analysé, et l'altération de ce liquide reconnue. La chimie prend une place dans l'explication de la maladie. Les affections secondaires commencent aussi à attirer davantage l'attention. En Allemagne, l'observation pathologique acquiert une précision plus grande; les médecins de Vienne et de Berlin signalent les éruptions folliculeuses des intestins, et décrivent avec plus d'exactitude les maladies consécutives au choléra. Ils se livrent à une foule d'essais de traitement; entre autres, ils tentent la transfusion du sang, mais sans succès. En revanche, ils font revivre les affusions froides mises en usage par les Persans, et étudient l'emploi des vomitifs dans le choléra.

En Angleterre, les travaux chimiques sont repris. On reconnaît que les médecins russes se sont trompés en disant acide le sang des cholériques, mais qu'ils ont eu raison de le représenter comme privé d'une portion de son sérum. On reconnaît, en outre, qu'il lui manque une partie des sels qui en assurent l'intégrité. Ces recherches jettent du jour sur le mécanisme physiologique de la maladie et font tenter aux Anglais un nouveau moyen. Ils essayent de rendre au sang les sels qu'il a perdus, soit en donnant aux malades des boissons salines, soit en introduisant dans ses veines des injections de même nature : ces moyens ont eu plus d'une fois du succès.

En France, on recommence et on confirme les analyses chimiques; on y ajoute l'examen de la respiration des malades, et l'on découvre que l'air expiré par les cholériques renferme plus d'oxygène que l'air expiré par les personnes bien portantes, et qu'en conséquence, moins d'oxygène étant absorbé par les premiers, leur respiration est imparfaite. On essaye l'inspiration de l'oxygène; mais les effets n'en sont que momentanés. Quelques faits d'anatomie pathologique sont aussi acquis à la science.

Tel est, en gros, le progrès de l'étude du choléra. Aujourd'hui, cette maladie est aussi bien connue qu'aucune autre, dans les symptômes qu'elle offre et dans les lésions qu'elle laisse sur le corps humain. Si le traitement est loin d'être aussi efficace qu'on le désirerait, ce n'est pas faute d'essais. Tout ce que peuvent fournir l'empirisme, l'examen des symptômes, les données de l'anatomie pathologique, les recherches chimiques, a été mis en œuvre. Avec quel succès? Les listes mortuaires de tous les pays répondent que le médecin qui a perdu un peu moins de la moitié de ses malades n'a pas été malheureux.

Le choléra de Paris, si funeste à la population, est une mine de faits. On peut le considérer à deux points de vue : ou bien on n'y étudie qu'une maladie dont il s'agit de constater les caractères anatomiques, les symptômes et le traitement; ou bien, laissant de côté tout ce qui a rapport à la pathologie proprement dite, on ne s'occupe que des questions de statistique médicale. C'est le but que s'est proposé la commission dans l'ouvrage dont il est ici question. Elle a fait uniquement la statistique du choléra dans le département de la Seine. Et ces recherches sont importantes et curieuses. En effet, il s'agit de déterminer quelles sont les classes d'hommes plus particulièrement frappées par une épidémie, ou du moins par l'épidémie cholérique. Sont-ce les riches ou les pauvres, les hommes ou les femmes, les enfants ou les vieillards, les professions sédentaires ou les professions exercées à l'air libre, les rues et les habitations saines et aérées ou les rues et les habitations étroites et sales ? Toutes ces questions ont un intérêt direct et pour la science et pour la santé publique : pour la science, car, en connaissant bien les conditions de la propagation du mal, on peut espérer d'en pénétrer les causes ; pour la santé publique, car il résulte toujours de ces chiffres de statistique, quand ils sont exacts, des enseignements profitables.

L'exactitude scrupuleuse est le caractère du travail de la commission. Elle n'a rien négligé pour s'emparer de toutes les lumières, et pour communiquer aux lecteurs les éléments de ses calculs. Nous allons en présenter un résumé à nos lecteurs. Quelques cas isolés de choléra, sur la nature desquels les médecins même hésitaient, s'étaient déjà présentés dans le mois de février 1832 et dans le courant de mars. Mais le 26 de ce dernier mois, l'invasion, depuis lors menaçante à cause des communications incessantes avec l'Angleterre contaminée, ne put plus être douteuse. Quatre personnes furent tout à coup attaquées et moururent en peu d'heures : la première était un cuisinier du maréchal Lobau, demeurant rue Mazarine ; la seconde, une petite fille, rue du Haut-Moulin (Cité) ; la

troisième, une marchande ambulante, rue des Jardins
Saint-Paul, quartier de l'Arsenal ; la quatrième un
marchand d'œufs, rue de la Mortellerie, quartier de
l'Hôtel-de-Ville. Du 31 mars au premier avril, l'épidémie se répandit par toute la ville ; le 3 avril, le nombre
des morts allait à plus de cent ; le 9, 814 personnes périrent ; enfin, dix-huit jours après l'invasion du fléau
(14 avril), on comptait 12 ou 13,000 malades et 7,000
morts. C'est alors qu'éclatèrent parmi le peuple ces
singuliers soupçons d'empoisonnement, favorisés encore par une incroyable proclamation de la préfecture
de police [1], et que l'on vit se renouveler au milieu de
Paris les scènes de Saint-Pétersbourg et de la Hongrie.
Étrange et funeste effet de l'ignorance et du vertige
que causent les grandes calamités !

La durée totale du choléra épidémique dans Paris a
été de 189 jours ou 27 semaines, du 26 mars au 30 septembre. La période d'augmentation ou de croissance
a été de quinze jours, et la période de diminution de
soixante-deux. On remarqua, dans les quartiers de la
ville qui avaient été attaqués les derniers, tels que les
2ᵉ et 3ᵉ arrondissements, que l'époque de la plus forte
mortalité fut retardée comme l'avait été pour eux celle
de l'invasion. Ainsi chaque arrondissement a présenté
un tableau complet de la maladie, et on retrouve la
même marche dans les communes rurales. Au 18 juin,
le choléra reprit tout à coup une force nouvelle ; mais
cette recrudescence, que des alternatives continuelles
d'accroissement et de diminution rendaient déjà bien
différente de la première invasion, s'en distingua encore par d'autres caractères. Celle-ci avait mis seulement quinze jours à s'élever à son maximum d'in-

---

1. Cette proclamation semblait donner raison aux soupçons
d'empoisonnement.

tensité; la seconde y employa un mois (du 17 juin au
18 juillet), et ce maximum, marqué par 226 décès, est
bien loin encore du premier, qui en avait donné 814.
Cette seconde période, comparée à la première, en dif-
fère donc tout à la fois par une durée plus longue et
une intensité moins grande.

Le choléra a coûté à la capitale 13,901 morts dans la
première invasion, et 4,501 dans la recrudescence, en
tout 18,402. Beaucoup de gens ont prétendu dans le
temps et croient peut-être encore que ce chiffre, déjà
si grand, l'a été encore davantage, et que les décès
ont été de 30 ou 40,000. La commission a essayé, par
tous les moyens qui étaient en son pouvoir, de s'assurer de l'exactitude du nombre de 18,402. Or, il y a
trois moyens de vérification : le registre de l'état civil,
les procès-verbaux envoyés chaque mois à la préfecture
du département et le nombre d'inhumations dont un
registre est tenu dans chaque cimetière. Les registres
de l'état civil, du 1er avril au 1er octobre, portent
32,240 décès; les procès-verbaux mensuels, 32,240;
les registres d'inhumation pour chaque cimetière,
32,478. La petite différence en plus qu'on remarque
pour ces derniers, tient à quelques doubles emplois
qui se font entre les hôpitaux et les mairies. On voit
donc que ces trois moyens de vérification coïncident,
et que l'on doit avoir toute confiance au chiffre des
décès cholériques. Il faut remarquer que non-seulement la mortalité ordinaire n'a pas été diminuée tant
qu'a duré l'épidémie, mais qu'elle a été plus forte pendant son influence et après sa disparition. Le nombre
total des décès, dans la ville de Paris, a été pour l'année
1832, de 44,119. Si l'on en retranche 18,402 causés par
le choléra, il restera 25,717. La moyenne annuelle
prise sur les dernières années est de 25,300. La popu-

lation totale de Paris était, au moment du choléra, de 785,862; le fléau a donc enlevé, sur 100 habitants, une proportion représentée par 2,35. Mais cette proportion est, effectivement, au-dessous de la réalité; en effet, une juste frayeur avait chassé de Paris un très-grand nombre d'habitants.

Sur le nombre des décès cholériques, il y a eu 9,170 hommes et 9,232 femmes : proportion qui semble égale, et cependant fournie par des nombres inégaux, puisqu'il existe dans la population générale, évaluée à 782,862, y compris la garnison, un excédant de 10,640 femmes. Si donc on retranche la garnison, les incurables des hospices et les détenus, on trouvera, sur 368,940 hommes, 7,957 décès ou 21,64 sur mille, et sur 390,195 femmes, 8,597 ou 22,03 sur mille. Ainsi, les femmes ont plus souffert de l'épidémie.

On connaît depuis longtemps les rapports des décès, avec les âges, dans la ville de Paris. Voici l'influence du choléra sur ce rapport: il a augmenté d'un sixième les chances de mort qui menacent annuellement les enfants jusqu'à cinq ans, des quatre dixièmes pour les enfants de cinq à quinze, des deux tiers pour les jeunes gens de quinze à trente; il a plus que doublé la mortalité des personnes de trente à soixante, et presque doublé celle de l'âge avancé.

La durée moyenne du choléra a été (pour les morts bien entendu) de 49 heures d'un an à cinq, de 42 heures de cinq à dix, de 55 heures de dix à quinze, de 64 heures pour les âges compris entre quinze et soixante, enfin, de soixante heures pour les personnes âgées de soixante ans et au delà. Ainsi, la résistance du choléra a été en raison directe des forces de l'âge.

La commission a constaté qu'à Paris les variations de la température et la direction des vents n'avaient exercé aucune influence sur l'accroissement ou la diminution du choléra.

La commission a consacré également de longs travaux à rechercher si l'exposition des quartiers et leur voisinage des eaux avaient contribué à agrandir l'activité cholérique ; ces deux circonstances ne paraissent pas avoir exercé une influence appréciable. Les rues basses semblent avoir été plus maltraitées que les rues hautes, et les rues étroites et humides plus que les rues sèches. Encore ces modifications ne sont-elles pas très-considérables.

Mais il est un élément plus actif parmi ceux qui favorisent le développement du choléra ; cet élément c'est l'état de la population. Le fléau asiatique qui a pénétré parmi nous n'échappe pas aux lois qui régissent les autres maladies : toutes sont plus meurtrières partout où la misère est plus grande, l'espace plus étroit, l'air plus corrompu, la propreté moins recherchée, les aliments moins nourrissants, les vêtements moins bons. Il faut peu se demander, quand on dresse une statistique médicale et que l'on calcule les proportions des décès, quelles sont les expositions par rapport au soleil et aux vents, les situations à l'égard des eaux ou des arbres, les élévations des habitations au-dessus du niveau des rivières. Toutes ces causes, probablement réelles, mais petites, se perdent dans une grande cause, la misère ou l'aisance. Avec l'aisance la mortalité diminue, même pour le choléra ; avec la misère, elle s'accroît. Cette vérité ressort de tous les précieux documents qu'a recueillis la commission ; et, pour les résumer en un seul grand fait qui porte avec soi la preuve complète, on peut considérer Paris comme composé de deux villes semblables en tout, formées l'une des six premiers arrondissements et l'autre des six derniers.

La population de la première est de 383,390 habitants, un peu plus de la moitié totale ; elle a perdu 5,196 habitants ou environ 1,3 sur 100. La seconde a une population de 375,745 habitants, sur lesquels sont morts du choléra 11,376 ou 3 sur 100, c'est-à-dire presque un nombre triple. Or, on sait que les six premiers arrondissements renferment les quartiers de la Chaussée d'Antin, des Tuileries, du Louvre, du Palais-Royal, etc., . quartiers où l'aisance est bien plus grande que dans les quartiers de Saint-Marceau, de Saint-Jacques, de la Cité, de l'Hôtel-Dieu, etc. L'observation a aussi appris que les six premiers arrondissements comptent annuellement beaucoup moins de décès que les six derniers. Ceux-ci perdent communément un individu sur trente, les premiers au contraire un individu sur quarante.

A Paris, ce même résultat se manifeste jusque dans les détails. Le quartier de la Sorbonne, qui commence au quai Saint-Michel et s'élève jusqu'à la hauteur du Luxembourg, renferme une population de 11,900 habitants ; c'est celle d'une petite ville. La mortalité y a été de 228 personnes, ce qui fait près de deux morts sur 100 habitants. Cette mortalité y est très-inégalement distribuée ; dans la partie basse du quartier, où sont les rues étroites, la population indigente et entassée, il y a eu un décès sur 32 habitants, proportion effrayante; et dans la partie élevée, où se trouvent les conditions inverses, un décès sur 103 ou sur 104. Ces différences sont frappantes et caractéristiques ; il y a telle ville où le choléra a exclusivement sévi sur les classes pauvres, et partout il a commencé par elles.

Élargir les rues, les assainir, écarter les insalubrités et les foyers d'infection est certainement et toujours une excellente chose. Faites-vous une idée de ce qu'était Paris à une époque qui n'est pas bien éloignée de nous :

« Il n'y a pas encore soixante ans, dit la Commission
« dans son rapport, que les rues étaient mal pavées, à
« peine éclairées, remplies de boue, de fange, d'im-
« mondices. Des maisons hautes, étroites, obscures,
« surchargeaient les ponts et les quais. Toutes les fabri-
« ques, toutes les industries dont les procédés sont
« repoussants ou nuisibles, les tanneries, les boyaude-
« ries, les fonderies, les tueries, d'où s'échappent sans
« cesse de larges ruisseaux de sang qui coulaient au
« milieu des rues, se trouvaient réunies dans l'intérieur
« de la ville. La mort y avait aussi ses dépôts, dont le
« plus vaste comme le plus ancien était le cimetière
« des Innocents, situé dans le lieu même où se trouve
« aujourd'hui le marché de ce nom. Vingt paroisses
« venaient chaque jour entasser leurs morts dans ce
« gouffre profond, toujours ouvert pour les recevoir,
« et qui renfermait alors plus d'un million de cadavres.
« Dans les temps doux et humides de l'hiver, il s'é-
« chappait, de cet épouvantable foyer d'infection, des
« vapeurs tellement dangereuses, qu'elles corrompaient
« rapidement toutes les substances alimentaires, et
« répandaient aux environs des maladies mortelles. Le
« pavé des églises recouvrait aussi de nombreuses
« sépultures ; et pendant la célébration des offices il
« n'était pas rare de sentir des exhalaisons cadavéreuses
« qui, du fond des caveaux, montaient à travers le sol
« et se répandaient dans l'intérieur des temples. Le
« spectacle que présentaient les hôpitaux était repous-
« sant ; chaque lit contenait plusieurs malades. Enfin,
« l'intérieur des prisons était si horrible, que le crimi-
« nel préférait la mort à leur séjour. » Certes ce Paris
n'était pas beau.

Si Paris avait été de nos jours tel qu'il était alors, le
choléra y aurait été encore plus meutrier, on n'en peut

guère douter, qu'il ne l'a été sous nos yeux. Mais ne
doutons pas non plus que ces assainissements, dont je
ne veux en aucune façon atténuer l'importance, ne
tiennent pourtant que le second rang en regard de
l'influence prépondérante de la misère. Le choléra, par
les visites qu'il a suscitées, a fait faire de cruelles dé
couvertes : des dénûments sans nom ont apparu dans
de misérables taudis. Tout ce qui rend une population
saine et vigoureuse a une action directe pour diminuer
la proportion de la mortalité ; et, avec notre civilisation, les populations sont d'autant moins saines et
vigoureuses, surtout dans les villes, qu'elles sont plus
pauvres. La mort irrégulière des temps d'épidémie ne
se comporte pas autrement que la mort régulière des
temps de salubrité.

Il était important de rechercher l'influence des
professions. La commission a examiné ce point avec
exactitude, et de toutes ses recherches elle a tiré la
conclusion suivante : le choléra paraît avoir sévi avec
moins de rigueur sur les individus auxquels leurs professions permettaient de se garantir des intempéries de
l'air, ou dont la position sociale n'excluait pas une certaine aisance, ou enfin qui trouvaient, dans un art, un
métier quelconque, des moyens suffisants d'existence.

Le travail de la commission se termine par l'examen
du choléra dans la banlieue de Paris. Les résultats en
sont les mêmes que pour la ville. On ne peut trop louer
le zèle des commissaires à rechercher tous les éléments
de leurs calculs et à les exposer dans un grand nombre
de tableaux très-clairs ; ils ont joint à leur volume des
plans de tous les quartiers de Paris, à l'aide desquels
on peut saisir dans leurs moindres détails les progrès
de l'épidémie.

On sait que le choléra ne nous a pas complétement

quittés. On sera peut-être curieux de connaître le nombre de ses victimes depuis la grande invasion. Ce nombre est de 714, ainsi réparti : 1832, octobre, 62 ; novembre, 33 ; décembre, 105. 1833, janvier, 33 ; février, 7 ; mars, 2 ; avril, 1 ; mai 2 ; juin, 2 ; juillet, 0 ; août, 3 ; septembre, 100 ; octobre 225 ; novembre, 73 ; décembre, 57. 1834, janvier, 3 ; février, 5 ; mars 1 ; avril, 0.

Frappé de l'obscurité impénétrable qui enveloppe la cause première de la plupart des maladies, un célèbre médecin, Baglivi, a dit jadis : « Pline assure que ce qui nous fait vivre est inconnu ; mais, à mon sens, ce qui nous rend malades l'est encore davantage. » Quelque merveilleuse, quelque reculée à nos yeux que soit la cause de la vie, le vulgaire, qui ne s'étonne pas de vivre, s'est étonné d'être frappé à coups si pressés par le choléra, et il s'est enquis d'où pouvait provenir cette singulière maladie. Il faut le dire, la médecine est muette sur ce point. La cause du choléra est ignorée. Maladie nouvelle, il éclate sous nos yeux aux bords du Gange. Mais, à part sa nouveauté et le lieu de son origine, rien n'est connu sur la cause qui a allumé ce funeste incendie [1].

On a vu ci-dessus quelle a été la mortalité du choléra à Paris, mortalité terrible sans doute ; mais elle paraîtra petite en regard de quelques-uns des nombres de mortalité que l'on trouve au sujet de la peste noire, au XIVᵉ siècle : à Florence, il y eut 60,000 morts ; à

---

1. Dans ces derniers temps on a prétendu que le choléra avait existé de tout temps dans l'Inde ; cela est possible ; on trouve dans les écrits hippocratiques une description du choléra qui présente une ressemblance frappante avec le choléra indien, et une maladie semblable peut avoir existé sur les bords du Gange. Mais ce qui demeure, c'est que pour la première fois, en 1817, le choléra s'est répandu au loin et est devenu pandémique.

Venise, 100,000 ; à Marseille, en un mois, 16.000 ; à Paris, 50,000; à Avignon, 60,000 ; à Londres, au moins 100,000. Et ces nombres, quelque énormes qu'ils soient, ne donnent qu'une faible idée des ravages exercés. En France, dans plusieurs lieux, il ne resta sur vingt habitants que deux en vie. A l'Hôtel-Dieu de Paris, il mourait 500 malades par jour ; bientôt les cimetières furent remplis, et plusieurs maisons abandonnées tombèrent en ruines. A Avignon, le pape se vit obligé de bénir le Rhône, afin que les cadavres pussent y être jetés sans délai, les cimetières ne suffisant plus. A Vienne, en Autriche, où il mourait pendant quelque temps 1200 malades par jour, les inhumations dans les cimetières furent défendues, et on creusa hors de la ville six grandes fosses où l'on rangeait les corps par couches de mille. A Londres, on enterra dans un seul endroit 50,000 cadavres. La perte de l'Italie a été estimée à la moitié de ses habitants. Le choléra, quelque violent qu'il ait été, ne peut se comparer en rien à la peste noire du xive siècle.

De 1832 à 1870 où je réimprime ceci, la théorie du choléra, sans rien gagner quant au traitement toujours borné à ce qu'on nomme les indications, a fait d'un autre côté certains progrès qui ne sont pas sans importance.

Il a été définitivement établi que le choléra est contagieux, comme la rougeole, la scarlatine, l'angine couenneuse, la peste, la fièvre jaune. Le principe contagieux réside essentiellement dans les déjections cholériques.

On ne connaît jusqu'à présent aucune épidémie cholérique en Occident qui n'ait été précédée d'une épidémie dans l'Inde.

Ceci a suggéré l'idée de couper la communication du

choléra dans son trajet de l'Inde en Occident. A la vérité, quand il a gagné les contrées populeuses, Russie, Pologne, Allemagne, Angleterre, France, etc., aucune précaution ne peut plus l'interrompre, et le mal suit son cours fatal ; mais, dans l'intervalle qui nous sépare de l'Inde, soit du côté de la mer Rouge et de l'Égypte, soit du côté de la mer Caspienne et de la Russie d'Asie, une hygiène vigilante et soutenue par les gouvernements peut espérer d'empêcher le mal de faire ce qu'il a fait quand l'ignorance commune et les ressources officielles ne permettaient pas de se mettre sur ses gardes. L'expérience est en cours d'exécution ; un prochain avenir nous dira si la puissance de la pratique est égale à la justesse de la théorie.

CONTAGION

DE LA MORVE CHEVALINE[1]

I

Contagion du cheval à l'homme.

Quoique l'achat de plusieurs milliers de chevaux,
dont il a été parlé un moment, ne paraisse pas devoir
s'accomplir, cependant il ne sera pas hors de propos,
je pense, de faire sortir la question de la contagion de
la morve hors du cercle où elle s'agite depuis quelque
temps. De grands intérêts y sont engagés : il s'agit à la
fois de la vie des hommes et de la conservation de la
fortune publique et privée. Depuis quelques années,
des médecins soutiennent que la morve est transmissible du cheval à l'homme, et en cela ils sont combattus
par la plupart des vétérinaires ; d'un autre côté, la
contagion de la morve chronique de cheval à cheval,
est en litige parmi les vétérinaires eux-mêmes, dont
le plus grand nombre, surtout dans l'armée, se prononcent pour la négative. Mon dessein est donc de
mettre sous les yeux du lecteur l'état des deux questions suivantes :

1. *National*, 15, 18 et 19 décembre 1840.

1° La morve est-elle communicable du cheval à l'homme?

2° La morve chronique est-elle communicable de cheval à cheval?

La contagion de la morve à l'homme avait déjà été l'objet de bon nombre d'observations, restées, il est vrai, sans connexion et éparses dans les recueils de médecine, lorsqu'en 1837 il se présenta, dans le service de M. le docteur Rayer, à l'hôpital de la Charité, un malade qui offrait une réunion de symptômes très-graves, mais en même temps fort singuliers et d'un diagnostic extrêmement difficile. Après quelques hésitations, M. Rayer, comparant ces symptômes à ceux qui étaient consignés dans les observations rappelées plus haut, en reconnut l'identité; et, remontant aux antécédents du malade, il apprit que ce malheureux était palfrenier, et avait été en rapport avec des chevaux morveux. Ce nouveau fait ne resta pas isolé comme les précédents. Dans un mémoire qui, on peut le dire sans hésitation, est un modèle et décida la question, M. Rayer réunit toutes les observations de morve chez l'homme qui avaient été publiées; il en résulta que la maladie engendrée chez l'espèce humaine, sous l'influence de la morve chevaline, présentait une série de phénomènes essentiellement les mêmes, et un ensemble de symptômes qui différaient autant de toute autre affection déjà connue qu'ils se ressemblaient entre eux; et un grand service se trouva rendu par la médecine à la société.

M. Rayer ayant soumis son observation à l'Académie de Médecine, cette communication excita une discussion fort vive dans le sein de l'assemblée. Les objections qui ont été faites par les adversaires de la contagion doivent être rappelées ici en quelques mots.

La première est que les phénomènes présentés par l'homme atteint de ce qui a été appelé morve ne sont pas identiques avec ceux que la morve offre chez le cheval. Sans entrer dans un détail inutile au but de cet article, je me contenterai de faire remarquer que, chez l'homme comme chez le cheval, les fosses nasales sont le siége, soit d'ecchymoses et de gangrène, soit d'une éruption de petites pustules discrètes ou confluentes; que, chez l'homme comme chez le cheval, il se forme des pustules à la peau et des collections de pus dans le tissu cellulaire sous-cutané; que, chez l'homme comme chez le cheval, des ecchymoses et des points hépatisés et purulents se développent dans les poumons. Ces ressemblances sont caractéristiques et suffisent pour que l'on rapproche la maladie de l'homme et celle du cheval.

D'autres ont prétendu que la maladie, appelée dans ces derniers temps, morve aiguë chez l'homme, maladie dont ils ne pouvaient pas contester la physionomie toute spéciale, était une affection nouvelle comme le choléra, par exemple, et due à des influences inconnues, mais complétement indépendantes de toute contagion. Rien de moins exact que cette assertion. D'abord les premières observations où a été établi le rapport entre l'affection du cheval et celle de l'homme, remontent à 1813. En second lieu, on trouve, dans des recueils de médecine antérieurs à cette époque, des histoires d'affections restées obscures pour les médecins qui les y ont consignées, mais où les principaux symptômes de la morve n'en ont pas moins été relatés d'une façon non méconnaissable. Ce qui longtemps a pu en masquer le caractère véritable, c'est que les médecins aux yeux desquels de pareilles maladies venaient à se présenter, ne connaissaient pas la morve chevaline, et ne pouvaient que rattacher à des formes anomales de l'érysipèle la morve chez l'homme.

Il a encore été objecté que, s'il était vrai que la morve passât du cheval à l'homme, la chose ne serait pas restée ignorée jusqu'à présent, que les exemples s'en seraient présentés en foule. On a dit que des informations prises auprès des équarrisseurs de la capitale avaient montré que jamais ni leurs garçons ni eux-mêmes n'avaient eu aucun mal après avoir dépouillé, dépecé des chevaux morveux et ouvert leurs cavités nasales. On a dit que 250 à 300 jeunes gens sont comptés comme élèves à l'école d'Alfort; que tous opèrent, ouvrent les chevaux morveux, touchent, dissèquent les parties saines et malades; que beaucoup d'entre eux se déchirent la peau, se coupent pendant ces manipulations, et que jamais il n'est arrivé aucun accident. On a dit enfin que, parmi les quinze observations de contagion de la morve aiguë du cheval à l'homme, consignées dans le mémoire de M. Rayer, quatorze appartiennent aux médecins tant anglais qu'allemands; que cependant il n'est pas de royaume en Europe où il y ait tant de chevaux morveux qu'en France; que les infirmeries des régiments de cavalerie en sont toujours remplies; que les vétérinaires, au nombre de deux dans chaque régiment, soignent journellement ces chevaux, et que la morve n'a été observée chez aucun d'eux.

Il ne s'était pas écoulé plus de trois ans depuis l'observation publiée par M. Rayer, et déjà les faits se sont chargés de réfuter une à une toutes ces objections. Des palefreniers, des équarrisseurs, des élèves d'Alfort, des cavaliers sont morts de la morve transmise. Comme il importe grandement d'éclairer la question et de porter la conviction dans l'esprit du lecteur, je n'hésite pas à

mettre sous ses yeux la liste nominale des victimes
connues de cette cruelle contagion, à dater de l'observation de M. Rayer.

1. Prost, palefrenier, soignant des chevaux morveux, mort de la morve aiguë à l'hôpital de la Charité,
le 13 février 1837, dans le service de M. Rayer. (*Bulletin de l'Académie royale de médecine*, du 21 février 1837.
— Rayer, *De la morve et du farcin chez l'homme*,
p. 19.)

2. Mongeot, charretier d'un établissement où il y
avait des chevaux morveux, mort de la morve aiguë
le 12 juin 1837, à l'hôpital de la Charité, service de
M. Bouillaud. (*Bulletin*, etc., séance du 15 février 1839.
— Bouillaud, *Traité clinique du rhumatisme articulaire*,
p. 117.)

3. Limosin, palefrenier, soignant des chevaux morveux, mort de la morve aiguë, le 31 août 1838, à l'Hôtel-Dieu, service de M. Breschet. (*Bulletin*, etc., séance
du 9 octobre 1838. — *L'Expérience*, t. II, p. 421.)

4. Guignedor, tonnelier, pansant un cheval morveux, mort de la morve aiguë consécutive à un farcin
chronique, le 6 septembre 1838, chez lui, après être
resté trois mois à l'Hôtel-Dieu, dans le service de
M. Breschet; observation communiquée à l'Académie
royale de médecine par M. Deville. (*Bulletin* du 2 octobre 1838. — *Archives générales de médecine*, novembre 1838, p. 365.)

5. Dondelinière, palefrenier, pansant des chevaux
morveux, mort de la morve aiguë, le 9 octobre 1838,
à l'Hôtel-Dieu, service de M. Husson. (*Bulletin*, etc., du
16 octobre 1838. — *Gazette des Hôpitaux*, 1838, p. 494.)

6. Paisnat, palefrenier, pansant des chevaux morveux, mort de la morve aiguë consécutive à un farcin
chronique, le 29 décembre 1838, à l'hôpital Saint-

Louis, service de M. Jobert. (*Bulletin*, etc., du 3 janvier 1839. — *L'Expérience*, t. III, p. 25.)

7. Emery, palefrenier, pansant des chevaux morveux, mort de la morve aiguë, le 1er janvier 1839, à l'hôpital de la Pitié, service de M. Mailly. (*Bulletin*, etc., du 3 janvier 1839.)

8. Devinque, cocher, pansant des chevaux morveux, mort de la morve aiguë à l'hôpital de la Charité, service de M. Andral, le 1er février 1839. (*Bulletin*, etc., du 5 février 1839. — *Gazette médicale de Paris*, 1839, p. 98.)

9. Batisse, terrassier, couchant dans une écurie où il y avait un cheval morveux, mort de la morve aiguë, le 22 février 1839, à l'Hôtel-Dieu, service de M. Nonat. (*Bulletin*, etc., du 29 février 1839. — *L'Expérience*, t. III, p. 354.)

10. Benoist, élève vétérinaire d'Alfort, soignant un cheval morveux, mort de la morve aiguë, le 11 juin 1839, à l'École d'Alfort, service de M. Blegny, médecin de cet établissement. (*Bulletin*, etc., du 25 juin 1839. — *Gazette médicale de Paris*, 1839, p. 416.)

11. N., nègre, palefrenier, soignant des chevaux morveux, mort de la morve chronique, le 23 juin 1839, à l'hôpital de Beaujon, service de M. Laugier. (*Bulletin*, etc., du 9 juillet 1839.)

12. Demorieux, charretier, conduisant et soignant des chevaux morveux, mort de la morve aiguë, le 20 juillet 1839, à l'Hôtel-Dieu, service de M. Petit. (*Bulletin*, etc., du 23 juillet 1839. — *L'Expérience*, t. V, 1840, p. 373.)

13. N., cocher de M..., ayant eu des rapports avec un cheval morveux, mort de la morve aiguë chez lui. (Cas observé par M. Andral, communiqué à M. Rayer.)

14. Berthaud, élève vétérinaire de l'École d'Alfort,

ayant eu des rapports avec des chevaux morveux, mort de la morve aiguë consécutive à un farcin chronique, chez lui. (Cas communiqué à M. Rayer.)

15. Perin, élève vétérinaire à l'École d'Alfort, ayant eu des rapports avec un cheval morveux, mort de la morve aiguë, le 16 septembre 1839, dans le service de M. Blegny. (*Archives générales de médecine*, novembre 1839, p. 347.)

16. Lefloch, soldat au 1er régiment de hussards, ayant partagé avec d'autres cavaliers le service de l'infirmerie des chevaux morveux pendant quelque temps, mort de la morve aiguë, le 1er juillet 1839. (Veyssière, *De la morve aiguë considérée sous le rapport de sa transmission à l'espèce humaine*, p. 20, Paris, 1840.)

17. Guilloré, soldat au 1er régiment de hussards, attaché, à deux reprises, au service de l'infirmerie des chevaux morveux ou douteux, mort de la morve aiguë, le 20 août 1839. (*Ib.*, p. 21.)

18. Jaouen, soldat au 1er régiment de hussards, attaché depuis six semaines au service de l'infirmerie des chevaux morveux ou glandés, mort de la morve aiguë, le 31 janvier 1840. (*Ib.*, p. 26.)

19. C..., dragon attaché depuis cinq mois au service des chevaux morveux, mort de la morve. (Observation adressée à l'Académie royale de médecine par le docteur Fournier, 1840.)

20. Marion, palefrenier, soignant des chevaux morveux, mort de la morve aiguë, le 8 décembre 1839, à l'Hôtel-Dieu, service de M. Husson. (*Bulletin*, etc., du 10 décembre 1839. — *L'Expérience*, t. V, 1840, p. 386.)

21. Delval, palefrenier, pansant des chevaux morveux, mort de la morve aiguë consécutive à un farcin chronique, le 6 février 1840, à l'hôpital Necker, service

de M. Bérard. (*Bulletin,* etc., du 11 février 1840. — *L'Expérience,* t. V, 1840, p. 119 et 149.)

22. Brunet, charretier, de Montfaucon, qui se piqua en dépeçant un cheval morveux, mort d'une infection morveuse, *traité du farcin chronique d'abord dans le service de M. Roux, à l'Hôtel-Dieu, plus tard dans le service de M. Grisolles, où il est mort le 20 mars 1840.* (*Bulletin,* etc., du 20 novembre 1840. — *L'Expérience,* t. V, 1840, p. 292.)

23. Robert, palefrenier, soignant des chevaux morveux, mort de la morve aiguë consécutive à un farcin chronique le 31 mai 1840, à l'hôpital Saint Louis, service de M. Duplay. (*Bulletin,* etc., du 9 juin 1840.)

24. N., charretier, ayant soigné des chevaux morveux, mort de la morve aiguë consécutive à un farcin chronique, en octobre 1840, à l'hôpital Saint-Louis, service de M. Gibert. (*Bulletin,* etc., du 21 octobre 1840. — *Gazette médicale de Paris,* 1840, p. 686.)

Tel est ce nécrologe, triste document qui prouve que la morve n'est point, comme on l'a prétendu, une chose rare parmi les personnes qui, pour une raison quelconque, sont en rapport avec des chevaux morveux. On le voit, tous les individus qui ont succombé à cette affreuse maladie, ont été dans cette condition. Un tel fait et les ressemblances caractéristiques qui existent entre la maladie appelée morve chez l'homme et la morve du cheval produisent une conviction irrésistible en faveur de la contagion.

Ce n'est pas tout : les humeurs purulentes prises sur l'homme ainsi affecté, et inoculées à des solipèdes, ont reproduit la morve.

M. Rayer, avec de l'humeur morveuse prise sur Prost (n° 1 de la liste), fit inoculer par M. Leblanc une jument fourbue, ne présentant aucun autre signe de maladie. Le 21e jour de l'inoculation, l'animal fut sacrifié, après avoir présenté les symptômes de la morve pustuleuse et du farcin aigu. Les altérations anatomiques qu'on trouva dans le corps de cet animal, étaient celles de ces deux affections. (*Mémoire sur la morve et le farcin*, p. 19.) Cette contre-épreuve est décisive. Ce fut par elle que M. Rayer mit le couronnement à sa démonstration.

Une ânesse de six mois fut inoculée par M. Leblanc, vétérinaire, avec du pus provenant d'un garçon équarrisseur (n° 22 de la liste) qui avait succombé à la morve. La maladie se développa chez l'ânesse et causa sa mort. (Leblanc, *Recherches expérimentales et comparatives sur l'inoculation du pus et du mucus morveux*, p. 42.)

Une jument âgée de 10 à 11 ans, blessée à la partie postérieure du jarret gauche, a été inoculée avec de la sérosité provenant de la narine droite de Dondelinière (n° 5 de la liste). Vingt jours après, la bête succomba à la morve et au farcin. (Leblanc, *ib.*, p. 21.)

Du liquide pris dans un abcès d'un homme mort de la morve (n° 9 de la liste) fut inoculé à un cheval, qui mourut avec les symptômes de la morve quatorze jours après l'inoculation.

Du liquide qui coulait d'une narine du même malade fut inoculé à un autre cheval qui, à la date de la publication du mémoire de M. Leblanc, ne présentait encore que des symptômes de farcin. (Leblanc, *ib.*, p. 55.)

Une ânesse de six mois, en bonne santé, fut inoculée avec du liquide morveux et farcineux pris sur le nommé Devinque (n° 8 de la liste), qui mourut de la morve farcineuse aiguë. Onze jours après, l'animal succomba à une morve farcineuse. (Leblanc, *ib.*, p. 50.)

MM. Coleman et Sewel, vétérinaires anglais, rapportent qu'un âne inoculé avec la matière des ulcères d'un homme qui lui-même avait contracté la morve en s'inoculant accidentellement du liquide de la narine d'un cheval morveux, mourut de la morve. M. Youatt a rapporté un fait absolument analogue. (Leblanc, *ib.*, p. 18.)

M. Renault, directeur de l'école d'Alfort, qui d'abord avait été peu favorable à la doctrine de la contagion de la morve à l'homme, a modifié son opinion sous l'influence des observations et des discussions relatives à cette question ; et aujourd'hui il dit dans le compte rendu des travaux de l'École pendant l'année scolaire 1839-1840 : « *L'opinion de la transmissibilité de la morve aiguë à l'homme semble se confirmer tous les jours par de nouveaux faits.* » (*Recueil de médecine vétérinaire pratique*, 17ᵉ année, 2ᵉ série, nᵒ 9, septembre 1840, p. 537.)

Au reste, des recherches nouvelles ont appris que la possibilité de la communication de la morve n'est pas bornée à l'homme. MM. Renault et Bouley ont montré que la morve aiguë est transmissible par inoculation au mouton et au chien. Dans certains cas, la morve a une incubation fort longue, condition d'une grande importance et beaucoup trop négligée dans la question de la contagion de la morve chronique. C'est cette circonstance ignorée qui avait d'abord fait nier à ces deux savants la transmissibilité de la morve aiguë à des animaux différents du cheval par leur espèce. « A l'époque, disent-ils, où le compte rendu était publié, les deux moutons inoculés paraissaient avoir résisté à l'action du virus, et présentaient toutes les apparences de la santé. Cependant on se tromperait, si l'on s'en rapportait à ces premières données de l'expérimentation. Les deux moutons inoculés sont morts dans le

courant de cette année, cinq ou six mois après l'insertion du virus, dans un état remarquable de marasme,
avec les symptômes de la morve aiguë, et l'autopsie a
fait reconnaître, dans les cavités nasales, des lésions
analogues à celles que l'on remarque dans le nez des
chevaux qui succombent à la morve. Une série d'expériences dirigées vers cet objet ont été entreprises sur
le chien, sur le mouton et sur le porc, et quelques-
unes d'entre elles ne permettent pas de mettre en
doute que la morve aiguë ne soit transmissible par
inoculation à des animaux d'une espèce différente de
celle du cheval. La morve aiguë s'est développée sur le
chien à la suite de l'insertion du virus morveux; elle
s'est répétée de même sur le mouton; le porc seul a résisté. Ces faits, rapprochés des expériences positives
de la transmission de la morve de l'homme au cheval
rendent évidente cette triste vérité, que la morve aiguë
communiquée n'est plus aujourd'hui une maladie particulière à l'espèce chevaline. » (*Ib.*, p. 538.)

Ainsi la maladie appelée morve chez l'homme présente les ressemblances les plus frappantes avec la
morve du cheval; elle n'a encore été vue que chez des
individus qui avaient été en rapport avec des chevaux
morveux, et le nombre des faits connus est tel aujour-
d'hui qu'il n'y a pas de coïncidence qui puisse expliquer ces phénomènes sans la contagion; enfin cette
maladie se reporte de l'homme au cheval, et reproduit
chez cet animal tous les accidents de la morve. Cet
ensemble constitue une démonstration. Et voyez-en la
conséquence immédiate : l'ignorance de ce fait a coûté
la vie aux vingt-quatre personnes énumérées dans la
liste précédente; et cependant elles eussent pu sans
doute être préservées d'une mort prématurée et cruelle,
car quelques précautions fort simples et fort aisées

suffisaient pour empêcher tant de souffrances et une aussi funeste issue.

II

Contagion de la morve chronique de cheval à cheval.

La contagion de la morve chronique de cheval à cheval est un objet de litige parmi les vétérinaires. Le plus grand nombre d'entre eux pensent aujourd'hui qu'elle n'est pas contagieuse ; peu seulement défendent l'opinion jadis dominante de la transmissibilité de la morve. Cette question est d'un grand intérêt dans l'économie politique ; la morve chronique est une maladie excessivement fréquente, et elle exerce surtout ses ravages dans l'armée où elle cause les plus grandes pertes au trésor. Si, comme on le suppose aujourd'hui généralement, elle n'est point contagieuse, on a raison de ne point s'embarrasser de précautions qui n'auraient aucune utilité ; si au contraire elle est contagieuse, il est possible, à l'aide de mesures bien entendues, de diminuer considérablement les ravages du fléau, et de sauver des atteintes du mal un nombre notable de chevaux. Voyons donc les faits que l'on possède, les arguments que l'on invoque, les objections que l'on élève.

Les maladies reconnues manifestement contagieuses ont deux moyens de se transmettre : l'inoculation et le contact médiat ou immédiat. Ainsi, pour fixer les idées à ce sujet par des exemples, je rappellerai que la petite vérole est contagieuse par les deux voies, et que la rage ne paraît l'être que par celle de l'inoculation. La morve chronique l'est-elle de ces deux manières, ou ne l'est-elle que d'une seule ? Des expériences et des observations répondent qu'elle peut se gagner par ces deux modes de communication.

Contagion par inoculation. — Le 4 décembre 1838, un cheval hongre, maigre, mangeant très-bien, fut inoculé avec du liquide mucoso-purulent pris du naseau, et avec du liquide farcineux recueilli dans des boutons non encore ulcérés d'un cheval entier atteint depuis six mois de morve chronique. L'animal inoculé fut sacrifié au bout de vingt-quatre jours, durant lesquels il fut malade, et l'ouverture du corps montra les lésions qui constituent la morve et le farcin chroniques. (Leblanc, *Recherches expérimentales*, etc., p. 2.)

Le 15 janvier 1839, un cheval hongre, noir, qui n'était pas en très-mauvais état, mangeant peu, sans aucune apparence de maladie, livré à l'équarisseur parce qu'il était usé, fut inoculé avec du liquide provenant de la narine d'un cheval entier âgé de huit ans et atteint de morve chronique. Le 31 janvier, on sacrifia l'animal, et on trouva dans son corps des lésions farcineuses manifestes. (Leblanc, *ib.*, p. 12.)

On lit dans le procès-verbal de l'École vétérinaire de Lyon, mai 1811, p. 16 : « Il résulte des expériences que nous avons faites : 1° que le farcin inoculé à un cheval par simple application du pus farcineux sur la peau, s'est montré, au bout de trois mois, précisément dans les lieux où le virus avait été déposé ; 2° que l'insertion de cette matière sur le même cheval par trois piqûres du côté de l'encolure, a fait naître, le 44° jour, un farcin grave dont on ne triompha qu'au bout de plusieurs mois. » (Leblanc, *ib.*, p. 13.)

« Six chevaux, dit M. Gérard, ex-vétérinaire de l'artillerie de la garde, furent séquestrés dans une écurie éloignée de l'infirmerie d'environ cinquante toises. Quatre avaient tous les symptômes qui caractérisent la morve au dernier degré; les deux autres étaient couverts de boutons farcineux, et jetaient par les deux naseaux, sans qu'il parût d'ulcères sur la membrane pituitaire. Aucun ne laissait d'espoir de guérison. Je fis cohabiter, avec ces malades, quatre chevaux de l'âge de six à huit ans, dont trois de race allemande et un de race normande : l'un aveugle à la suite de la fluxion périodique, deux affectés d'ancienne claudication, et le quatrième hors de service à la suite d'un coup de feu qui avait déterminé l'ankylose du jarret. Deux militaires ne faisaient d'autre service que de les soigner. M. Robert, vétérinaire, et moi, nous introduisions plusieurs fois par jour, au moyen d'un pinceau, du virus morveux, indifféremment sur la membrane pituitaire de chacun des quatre animaux mis en expérience. Le 7e jour, l'aveugle se glanda légèrement; les symptômes de morve parurent peu à peu, et si rapidement, que le 12e jour la matière était arrivée au degré où elle était dans les animaux qui avaient fourni la matière virulente. Deux autres chevaux devinrent morveux en beaucoup plus de temps; l'un des boiteux devint farcineux, sans se glander ni jeter; ils furent tous abattus le 32e jour de l'expérience, et ils furent ouverts en présence de deux vétérinaires civils nommés d'office à cet effet. Ces chevaux furent reconnus morveux et farcineux. » (Leblanc, *ib.*, p. 14.)

Le *Recueil de médecine vétérinaire pratique*, cahier d'octobre 1838, en publiant le compte rendu des travaux de l'École de Lyon, rapporte un fait de transmission de farcin par inoculation à un petit cheval de bât, âgé de six ans, qui fut inoculé avec du pus louable obtenu de tumeurs abcédées, et pris à un cheval atteint de farcin depuis plus d'un mois. (Leblanc, *ib.*, p. 15.)

Le président de la *Société vétérinaire du département de l'Hérault*, M. Miquel, a rendu compte de ses expériences sur l'inoculation de la morve et du farcin. Partant de cette idée, que la morve pourrait bien n'être contagieuse que dans la période d'acuité, à son état primitif, et ne plus posséder cette propriété quand elle est devenue secondaire et constitutionnelle, M. Miquel a puisé la matière d'inoculation sur l'ulcère même d'un cheval nouvellement morveux, et non dans le mucus nasal d'une morve ancienne, contrairement à l'idée des vétérinaires qui regardent la maladie comme d'autant plus contagieuse qu'elle a fait plus de progrès et qu'elle date de plus longtemps. Dans une première expérience, l'inoculation du virus chancreux produisit le farcin; à la vérité, du 12e au 15e jour, tous les ulcères de la corde étaient cicatrisés, il ne restait qu'un peu d'induration de la glande sous-maxillaire. Dans la deuxième, l'inoculation sur la pituitaire produisit des ulcères chancreux, qui guérirent encore dans la quinzaine sans traitement. La troisième inoculation sur un mulet développa en même temps la morve et le farcin ; l'animal fut abattu par ordre supérieur; on trouva des chancres, des tubercules, des boutons farcineux. Ces expériences, quoique peu nombreuses, dit M. Miquel, ne peuvent pas faire penser que la morve n'est pas contagieuse. A la vérité, elles ne nous apprennent pas le véritable moyen que la nature emploie pour propager cette maladie; mais n'est-ce pas assez pour nous tenir en garde et nous mettre en mesure de prévenir la maladie ? « Le moment n'est pas éloigné, ajoute-t-il, où toutes les dissidences viendront se confondre dans

un même point de ralliement, celui de la contagion de
la morve et du farcin, et de leur identité. C'est en vain
que les non-contagionistes voudraient se retrancher
derrière cette division chimérique de morve aiguë et
de morve chronique, alors qu'ils avouent que cette
dernière est sujette à des paroxysmes, à des recrudes-
cences qui en rendent la contagion évidente. » (*Journal
des vétérinaires du midi*, t. II, 6e numéro, juin 1839,
p. 187.)

Contagion par contact médiat ou immédiat.—Au mois
de mars 1836, M. D... acheta deux chevaux de car-
rosse, l'un de cinq ans, l'autre de six; l'un des deux
était affecté de morve chronique. Ce dernier se trouvait placé à côté de son pareil et à côté d'un cheval
anglais de 7 à 8 ans, qui était en très-bon état et d'un
grand prix. L'écurie qu'habitaient ces trois chevaux
était saine à tous égards; les soins étaient prodigués à
ces animaux; la nourriture était choisie. Pendant un
mois à peu près, ces trois chevaux ne furent exercés
que pour leur santé; ils ne sortaient que lorsqu'il faisait beau. Après un mois de cohabitation, on sépara
le cheval morveux; il n'avait plus de rapport avec son
pareil que pendant la promenade, soit à la main, soit
attelé à la voiture. Vers le commencement du second
mois, le cheval anglais tomba malade, et dans les premiers jours du mois de juillet, il fut conduit à l'École
d'Alfort, où il fut abattu comme atteint de morve chronique. Un peu plus tard, le troisième cheval fut également
ment abattu pour la même cause. (Leblanc, *ib.*, p. 74.)

M. Vatel, vétérinaire, a rapporté un cas très-remar-
quable de contagion de farcin chronique. M. R...,
marchand de chevaux à Paris, acheta, à une foire de
Normandie, plusieurs chevaux entiers à divers propriétaires. Il s'aperçut que l'un de ces chevaux était farci-

neux. Plus tard, il consulta M. Vatel, qui s'assura que
sept chevaux de la même écurie du marchand étaient
devenus successivement farcineux. Dans cette circonstance, où trouver une autre cause du développement
du farcin sur les sept chevaux provenant de différentes
fermes, sur des chevaux qui ne travaillaient pas, bien
pansés, bien nourris, en très-bon état de santé au moment de l'acquisition, qui n'avaient pas de plaies sup-
purantes ; où trouver, dis-je, une cause de farcin, sinon
dans la propriété contagieuse du farcin ? (Leblanc,
ib., p. 87.)

« Voici, dit M. Leblanc, un autre fait que M. le comte
de Bellozane a eu l'obligeance de relater dans une
lettre qu'il m'a fait l'honneur de m'écrire. Le 7e régiment de dragons était en garnison à Maubeuge. Quatre
escadrons de ce régiment partirent au commencement de l'année 1823 pour la frontière d'Espagne. Le
deuxième escadron avait plusieurs chevaux morveux ;
il en avait perdu quelques-uns, et, pour le mettre sur
le même pied que les autres, on lui donna plusieurs
chevaux pris à chacun des trois autres escadrons. Le
régiment arrivé sur les bords du Gave et mis en can-
tonnement, le colonel fut obligé de faire la même opération pour égaliser ce même deuxième escadron, qui
avait perdu en route plusieurs chevaux de la morve.
En outre, en Espagne, le régiment, après avoir traversé Madrid, fut cantonné plusieurs jours à Naval-
Carniro : la morve avait fait encore des ravages dans
le même escadron ; on lui redonna quelques chevaux
des autres. Enfin, on traversa l'Estramadure, et, pendant un assez long séjour à Séville, la même nécessité,
amenée par les mêmes causes, obligea le colonel à
prendre la même mesure. Je vous fais observer que les
chevaux frappés de la morve n'étaient pas seulement

ceux qui venaient de l'escadron tel qu'il avait quitté Maubeuge, mais indistinctement ceux-là et ceux qui, ayant été ajoutés depuis, avaient appartenu aux autres escadrons qui n'avaient pas cette maladie. Enfin, la campagne étant terminée, le régiment revint en France et trouva, à Poitiers, sa nouvelle garnison, deux nouveaux escadrons de dépôt, composés de recrues et de chevaux de remonte. Ces deux escadrons étant plus nombreux que les quatre qui revenaient de campagne, on imagina de les refondre tous ensemble, pour en refaire six à peu près complets et pareils en jeunes et en anciens. Peu de temps après cette nouvelle organisation, la morve se manifesta dans les six escadrons à la fois; car les hommes, en changeant de compagnie, avaient presque tous emmené leurs chevaux; et le 2e escadron, où j'étais capitaine, n'avait conservé qu'une dizaine de chevaux venant de faire la campagne d'Espagne.» (Leblanc, *ib.*, p. 87.)

Un vétérinaire fort savant, M. Barthélemy, a fréquemment entretenu, dans ses leçons, ses élèves d'un fait qui suffirait certainement pour convaincre les plus incrédules. Pendant les guerres d'Allemagne, le 3e régiment de chasseurs eut occasion d'incorporer des chevaux morveux dans plusieurs escadrons; bientôt la morve se propagea à tout le régiment. Ce même régiment fut pendant très-longtemps de brigade avec le 1er de chasseurs, qui fut soumis aux mêmes fatigues, à la même nourriture, et qui cependant ne fut pas atteint par la morve. (Leblanc, *ib.*, p. 90.)

M. Delafond, après avoir exposé toutes les raisons qui combattent la contagion de la morve chronique, dit (*Traité sur la police sanitaire des animaux domestiques*, p. 648, Paris 1838) : « Voici maintenant les seuls faits qui tendraient à prouver que la morve chronique s'est

transmise par contagion, parce qu'on y retrouve assez
bien circonstanciés les caractères qui se rattachent à
cette maladie. Ils sont au nombre de trois et appartiennent à M. Dandre, vétérinaire à Paris. M. L... achète
un cheval; cinq jours après l'achat, l'animal portait,
au côté gauche de l'auge, une glande grosse comme
une petite noix, adhérente et légèrement douloureuse.
La narine du même côté offrait, à son orifice, des
croûtes formées par la matière jaune-verdâtre qui en
découlait. La pituitaire avait une teinte pâle, mais ne
laissait voir aucune trace d'ulcère. Après un mois de
traitement, la pituitaire devint blafarde, fut envahie
par des ulcères à bords irréguliers, denticulés, petits et
rares d'abord, puis nombreux, larges et profonds. Le
cheval fut, malgré son apparence de bonne santé, sacrifié comme irrévocablement morveux. Dans l'écurie
où était logé ce cheval, un cheval anglais, une jument
mecklembourgeoise, jeunes et en bon état, cohabi-
taient avec lui. Un cheval étranger, de race normande, fut déposé dans la même écurie; le cinquième
jour, ce dernier présente des signes de morve; cinq
semaines après, il est abattu morveux. Quatre mois
après, les deux autres chevaux sont morveux et également sacrifiés. L'écurie où logeaient ces animaux
n'était pas très-saine, mais jamais on n'y avait remarqué de chevaux morveux; le travail, la nourriture,
n'ont pu être accusés comme cause du développement
de la morve. »

Le 1er novembre 1835, le sieur S..., roulier à Fon-
tenay-le-Comte (Vendée), acheta un cheval vendu
comme étant affecté d'un catarrhe pulmonaire chronique (glandé du côté gauche, et jetant pendant le
travail seulement), et qui fut placé le même jour, avec
dix-huit autres chevaux bien portants, dans une écurie

spacieuse et bien aérée. Environ vingt jours après cette
cohabitation, deux des chevaux manifestent les symptômes du premier groupe de la morve; et, dans l'espace de seize mois, toute l'écurie du pauvre roulier a
été infectée et perdue. (Observations de M. Dutreilh,
vétérinaire en chef au dépôt de remonte à Guéret,
Creuse; *Journal des Haras*, t. XXIII, p. 185; *Recueil de
médecine vétérinaire*, 1839, p. 614.)

« La clameur publique, dit M. Bareyre, me signala
le sieur Sarrazin, marchand de bois à La Roque-Tim-
baut (Lot-et-Garonne), comme se servant de deux
chevaux affectés de morve. Je visitai ses animaux, et
j'en trouvai deux sur trois atteints de cette maladie.
Un des deux était affecté de morve depuis deux ou
bien trois ans, et, certes, cela devait être chronique.
C'était un petit cheval breton, noir franc, belle face,
âgé d'une douzaine d'années; il jetait du côté gauche,
mais légèrement; les ganglions de ce côté étaient engorgés, durs et collés à l'os; la narine, toujours du
côté gauche, portait des ulcérations sur la cloison nasale, et on apercevait, en outre, les cicatrices d'anciennes ulcérations. Ces cicatrices offraient une couleur blanc-mat, et étaient un peu rugueuses au toucher.
Cette rugosité et la teinte blanc-mat sont dues, sans
doute, à l'altération du cartilage de la cloison, à la
nature de la substance de la cicatrice de l'ulcère, et à
l'absence de la partie rouge du sang dans les vaisseaux
capillaires. Du reste, le cheval avait toutes les apparences d'une bonne santé. L'autre cheval morveux
présentait aussi tous les symptômes de la morve chronique, mais les lésions paraissaient moins anciennes.
Ces animaux, sur mon invitation, furent abattus; je
n'en fis point l'ouverture. Le troisième cheval, qui ha-
bitait et mangeait avec les deux premiers depuis bien

longtemps, n'offrait aucun symptôme de morve. Un
mois avant l'abattage de ces deux chevaux, le sieur
Sarrazin fit l'acquisition d'une jument de gendarme,
réformée à cause de son allure; elle allait l'amble,
était en bon état, âgée de neuf ans, bien soignée et
nourrie de bons aliments. La caserne de gendarmerie
d'où elle sortait n'a jamais eu des chevaux atteints de
morve ou de farcin. Cette jument fut placée avec les
trois chevaux dont je viens de parler, et, environ
vingt-cinq jours après, on s'aperçut que le ganglion
du côté droit était engorgé; cet engorgement prit de
l'extension, et un léger jetage s'établit du même côté;
puis vinrent trois ulcérations de peu d'étendue sur la
cloison nasale, elles étaient situées un peu haut. Ces
ulcérations grandirent et puis restèrent stationnaires.
Le jetage devint plus considérable, les ganglions plus
volumineux et collés à l'os. La bête néanmoins offrait
toutes les apparences d'une bonne santé..... La jument
a été vendue à mon insu; mais, à l'époque de ma dernière visite, elle offrait tout le cortège des symptômes
qui signalent la morve. Voilà, je crois, une morve
chronique qui est communiquée et qui est toute due à
la contagion. Je ne pense pas qu'on puisse élever
contre cette observation aucune objection sérieuse;
car la jument, prise à la gendarmerie, jouissait d'une
bonne santé, elle était en bon état, avait vécu de bons
aliments, et chez le sieur Sarrazin elle fut bien soignée, bien alimentée, et placée dans une écurie bien
aérée et non humide; et cependant, au bout de vingt-
cinq jours, elle était affectée de morve chronique pour
avoir cohabité avec deux chevaux atteints de cette maladie. Quel que soit le raisonnement spécieux auquel
peut se livrer un esprit systématique, on sera forcé de
convenir que la morve chronique a été communiquée

à cette jument. Mais pourquoi est-elle devenue morveuse en si peu de temps, tandis qu'un des trois chevaux appartenant au même propriétaire, et qui a cohabité une année avec les deux chevaux affectés de
morve, n'a jamais été atteint lui-même? Il faut un
concours de circonstances que nous ne connaissons
pas pour qu'il y ait contagion, peut-être aussi une
certaine disposition de l'animal à recevoir l'impression
des émanations morveuses, peut-être aussi quelque
altération du sang. » (*De la Morve.* — *Journal des vétérinaires du Midi*, t. III, 3ᵉ numéro, mars 1840, p. 79.)

Voici deux autres faits dont l'exactitude est attestée
par M. Damoiseau, vétérinaire des haras. Un cheval
hongre de cinq à six ans conserve, à la suite d'un catarrhe nasal devenu chronique probablement, un jetage abondant, offrant néanmoins des caractères de
morve chronique. Les naseaux étant bien examinés, la
membrane muqueuse n'en paraît ni ulcérée ni chan-
crée. On observe seulement un chapelet de ganglions
lymphatiques un peu engorgés sous la ganache. Au
bout de quelques mois, la maladie n'ayant paru faire
aucun progrès, ce cheval est mis en communication
avec un cheval vif, violent même, âgé de quatre ans et
nommé *Deucalion*. Or, celui-ci contracte en peu de
temps une morve aiguë, qui passe ensuite à l'état
chronique; et au bout de trois mois on l'abat, son état
ayant été auparavant reconnu bien décidément morveux. L'autopsie cadavérique et spécialement les dé-
sorganisations, observées sur plusieurs points de la
membrane pituitaire, n'ont laissé aucun doute sur le
jugement que l'on avait porté. L'autre fait est relatif à
une jument bretonne, fort saine, placée pendant
quelque temps à côté de *Deucalion*, et devenue morveuse dans l'espace de deux mois environ par suite de

cette cohabitation. Pendant le cours de sa maladie, et pour la soulager au travail, on la fait remplacer sous ses propres harnais par une autre jument aussi bretonne et surtout extrêmement saine. Cette dernière n'a pas porté au travail dix fois le collier de l'autre, et cependant au bout de deux mois elle offre sous la ganache des engorgements glanduleux qui donnent des inquiétudes; cinq mois après, elle est reconnue décidément morveuse et, comme telle, abattue. Il est à noter que le propriétaire avait, à cette époque, huit autres chevaux qui n'ont eu avec les trois précités aucune communication ni directe ni indirecte, et ces huit animaux n'ont éprouvé rien de fâcheux. (Hurtrel d'Arboval, *Dictionnaire de chirurgie, de médecine et d'hygiène vétérinaires*, t. IV, p. 158, 2e édit.)

A ces observations, à ces faits, que répondent les adversaires de la contagion de la morve chronique? Ils répondent par des faits, par des observations contraires. On trouve, dans les livres de médecine vétérinaire, des expériences où les matières de la morve chronique inoculées n'ont produit aucune altération dans la santé des animaux, et où des chevaux sains, mis en cohabitation avec des chevaux atteints de morve chronique, sont restés exempts de toute infection. Avant d'examiner la valeur de ces cas négatifs dans la question de la contagion, il est une remarque préliminaire qu'il ne faut pas perdre de vue : c'est que des circonstances variées tendent à en augmenter le nombre apparent. Les cas de contagion sont niés, et ils sont méconnus. Ils sont niés à cause des intérêts privés qui se trouvent compromis : un cheval morveux peut encore rendre du travail, on ne veut pas l'abattre; sa conservation, d'ailleurs, est une infraction, on nie qu'il soit morveux; il communique la morve aux chevaux du voisinage, raison de plus pour effacer soigneusement toutes les traces de communication; et ainsi la connaissance de l'état réel des choses devient très-difficile ou impossible à acquérir. Ils sont méconnus; car, dans maintes circonstances, l'incubation de la morve est très-longue; elle peut s'étendre à plusieurs mois. Qu'en résulte-t-il ? On ne soupçonne même pas que le cheval soit infecté; cependant il emporte les germes du mal, et, quand l'affection se déclare, on appelle spontanée une morve qui est bien réellement communiquée. Il arrive encore que la maladie se déclare sous la forme farcineuse, qui est moins grave et qui souvent n'empêche pas l'animal de travailler. Le mal, qui a été gagné, passe inaperçu; la contagion est accomplie; mais, plus tard, la morve chronique, s'étant développée d'une façon non méconnaissable, est considérée comme spontanée.

Par ces réflexions préalables, je n'entends pas nier la réalité de la morve spontanée, j'entends seulement amoindrir le nombre des cas négatifs. Ces cas sont réels, et ils ne détruisent en rien ceux où la morve chronique a manifesté une propriété contagieuse. Il faut les accepter les uns et les autres, et en conclure que la morve chronique n'est pas contagieuse dans tous les cas, à toutes les époques, sous toutes les formes, dans toutes les circonstances, pour tous les chevaux. Voyez en effet ce qui se passe pour la morve aiguë : la contagion de celle-là n'est plus contestée de personne, et cependant la vertu contagieuse n'en est ni absolue ni immanquable. Lisez ce qu'écrit M. Renault, directeur de l'École d'Alfort : « Il faut faire observer que les propriétés contagieuses de la morve aiguë sont rendues bien plus manifestes par l'inoculation que par la cohabitation; très-peu de chevaux ré-

sistent à l'inoculation, tandis que plus de la moitié
des animaux d'expérience sont sortis sains et saufs des
épreuves de la cohabitation commencées toutes au début de la maladie et continuées jusqu'à la mort de
l'animal morveux. » (*Recueil de médecine vétérinaire
pratique*, 17e année, 2e série, no 9, septembre 1840,
p. 538.) Ainsi, une maladie, qui possède à un haut degré le pouvoir de se transmettre, épargne cependant,
sous certaines conditions, plus de la moitié des animaux mis en expérience; et celui qui arguerait de
l'inefficacité de la cohabitation dans plus de la moitié
des cas pour nier la transmissibilité de la morve aiguë,
serait désavoué par les vétérinaires.

Au reste, cela est conforme à tout ce que l'on sait
sur les maladies contagieuses. Il n'en est aucune dont
la puissance de communication soit telle qu'aucun individu n'y échappe. La variole, si contagieuse, se
transmet, comme la morve aiguë, par inoculation et
par communication. L'effet de l'inoculation est presque immanquable, cependant quelques individus y
ont été trouvés réfractaires. S'agit-il d'une simple communication, le nombre des individus impropres à la
recevoir se multiplie considérablement ; avant la vaccine une épidémie de variole ne frappait jamais, il s'en
fallait de beaucoup, tous ceux qui n'avaient pas encore
eu la maladie; et de nos jours il n'y a parmi les non-
vaccinés ou les non-revaccinés, qu'un certain nombre
d'atteints par chaque épidémie. Ce qu'il faut de ce virus pour empoisonner l'économie animale, est bien
peu de chose : une goutte de pus variolique prise au
bout d'une lancette et inoculée allume une fièvre intense, trouble le jeu des organes, couvre la surface entière de la peau d'une multitude de pustules, et peut
entraîner la perte du malade. Mais ce qu'il faut pour

préserver l'être vivant de ces influences délétères est quelquefois bien peu de chose aussi : une goutte de vaccin introduite sous l'épiderme suffit pour rendre le corps sinon inaccessible du moins peu accessible à l'infection variolique; et cependant, avant comme après la vaccination, les organes, les humeurs, les solides, tout paraît identique à la recherche la plus minutieuse. La modification décisive s'est passée dans une sphère que n'atteignent pas nos moyens d'observation.

Un autre argument est invoqué par les anticontagionistes pour invalider le résultat des observations que j'ai rappelées plus haut. La morve chronique, disent-ils, est une maladie qui se développe spontanément chez le cheval ; or, ne peut-il pas arriver que, lorsqu'on inocule un cheval avec des matières de morve chronique, ou lorsqu'on met un cheval sain en cohabitation avec des chevaux atteints de morve chronique, cette maladie naisse chez les animaux soumis à l'expérience, indépendamment de toute contagion, et que l'on prenne une simple coïncidence pour un fait de communication. Cet argument pourrait être également invoqué contre la propriété contagieuse de la morve aiguë : cette affection naît spontanément chez le cheval; et cependant, quand on inocule un cheval avec du pus de morve aiguë, quand on met un cheval dans une même écurie avec des sujets qui en sont atteints, on admet, si la morve aiguë se déclare, qu'il y a eu, non pas simple coïncidence, mais contagion réelle. Pourquoi cela ? Parce qu'il faudrait supposer une multiplication de coïncidences fortuites qu'aucune logique ne peut admettre.

On a objecté que la morve chronique n'avait pas la propriété de se communiquer, attendu que c'était une maladie chronique. Existe-t-il, a-t-on demandé, parmi

la multitude des maladies, une affection essentiellement chronique dont la propriété contagieuse soit
bien démontrée? A cela M. Leblanc a répondu (*ib.*,
p. 72) en rappelant la teigne faveuse, maladie essentiellement chronique et essentiellement contagieuse.
Il faut ajouter que la syphilis constitutionnelle, qui est
chronique, est contagieuse.

Les anticontagionistes attribuent, dans tous les cas,
le développement de la morve chronique à des fautes
contre l'hygiène; mais par les faits précédents il demeure établi qu'un certain nombre de cas de morve
échappent à cette explication et doivent être assignés à
la contagion. Si l'origine spontanée et la contagion ne
s'excluent pas, une contagion de la part des animaux
malades et une immunité de la part des animaux
sains ne s'excluent pas davantage. Ni la puissance
contagieuse n'est absolue et la même dans toutes les
circonstances, ni la force d'immunité n'est identique
et invariable. C'est cette fluctuation entre la force de
contagion et la force d'immunité qui explique les difficultés de la question et les variations de la doctrine.
Tel cheval morveux qui n'a pas donné la morve peut
soudainement la donner; tel cheval peut la prendre
dans des conditions où un autre ne la prendra pas. Ne
voit-on pas la petite vérole, par un caprice dont la
cause est ignorée, respecter presque constamment les
enfants durant les premiers mois de leur vie ?

«Avant les temps modernes, dit M. Hurtrel d'Arboval, lorsqu'on parlait de la morve, on entendait désigner une maladie, et même une maladie contagieuse
sous toutes ses formes. On parlait même encore ainsi
au moment où cet ouvrage a paru pour la première
fois; et voilà pourquoi alors, en exposant les faits relatifs à la contagion, nous n'avons pas cru devoir faire

ressortir spécialement ceux qui se rapportent à la morve chronique. Du reste, à la simple lecture, tous les vétérinaires ont pu aisément faire cette distinction. Aujourd'hui, on croit en savoir davantage; la morve aiguë est très-contagieuse, la morve chronique ne l'est pas du tout. Nous concevons qu'une maladie puisse ne pas être contagieuse à l'une de ses périodes et l'être à une autre; mais nous ne saurions penser de même à l'égard des formes : ou une maladie est contagieuse sous toutes ses formes, ou elle ne l'est sous aucune ; ou bien les deux formes ne sont plus une même affection. C'est ce que les partisans de la non-contagion ont bien senti ; et, pour sortir de ce mauvais pas, pour trancher la difficulté, ils ont établi deux, même trois morves : la chronique, l'aiguë, la gangréneuse. » (*Ib.*, p. 176.)

En effet, c'est un des arguments des anticontagionistes : ils établissent une diversité de nature entre la morve aiguë et la morve chronique, et, partant de là, ils dénient à la dernière la propriété contagieuse qu'ils accordent à la première. Mais c'est là une assertion nouvelle, et contre laquelle beaucoup de faits protestent. La morve aiguë se transforme en morve chronique, la morve chronique en morve aiguë, le farcin aigu en farcin chronique, le farcin chronique en farcin aigu, le farcin en morve et la morve en farcin. Dès lors qu'il n'y a plus que des différences de formes entre la morve aiguë et la morve chronique, il n'est pas étonnant qu'il n'y ait, non plus, que des degrés entre la propriété contagieuse de l'une et de l'autre.

Il est un fait qui peut être considéré comme une sorte d'expérience en grand. Les pertes que l'armée française éprouve en chevaux par l'influence de la morve chronique sont extrêmement considérables; au contraire, dans les armées allemandes, ce fléau ne sévit que suivant une proportion beaucoup moindre. Or, quelle est la conduite que l'on suit dans les deux pays? En Allemagne, on prend le plus grand soin d'éviter la contagion, qui est redoutée au point qu'on fait tuer les chevaux sains qui ont été en contact avec des chevaux morveux; tandis qu'en France, où la doctrine de la non-contagion prévaut, on est naturellement très-peu sévère sur l'application des règlements de police sanitaire.

La morve chronique du cheval peut donner lieu au développement de la morve chez l'homme par contagion. Ce fait semble démontré par un cas de farcin chronique suivi de morve aiguë que M. Bérard, chirurgien de l'hôpital Necker, a fait connaître le 12 février 1840 à l'Académie royale de médecine. Ce cas a été observé sur un palefrenier qui n'a été en rapport qu'avec des chevaux atteints de morve et de farcin chroniques. Cela est attesté par M. Leblanc; ce savant vétérinaire a remis à M. Bérard l'indication des quatre chevaux malades qui se trouvaient dans l'écurie où servait ce palefrenier. Or, si la morve chronique est communicable du cheval à l'homme, comment ne le serait-elle pas de cheval à cheval?

L'origine de la morve spontanée est une question extrêmement obscure. Les vétérinaires sont dans l'habitude d'attribuer cette affection à l'insalubrité des écuries, à la mauvaise qualité de la nourriture, à l'excès du travail, à des refroidissements, en général à toutes les fautes qui peuvent se commettre contre l'hygiène; mais, il faut bien le dire, attribuer une seule et même maladie, parfaitement caractérisée dans son type, à tant de causes diverses, c'est déjà jeter un grand doute sur la réalité de ces influences. Ensuite, et c'est l'argument qui détruit toute cette étiologie,

vous rencontrez la morve dans des écuries excellentes,
chez des animaux très-bien nourris, dans des circonstances où aucun excès de travail ne leur est imposé.
Il semble que l'étiologie de la morve en est au point
où l'étiologie de la fièvre typhoïde en était il y a vingt
ans dans la médecine humaine. Si vous consultez sur
cet objet les écrivains médicaux antérieurs, rien de
moins équivoque, mais aussi rien de plus varié que les
causes qui produisent cette maladie : c'est l'humidité,
c'est le froid, c'est la mauvaise nourriture, c'est l'insalubrité du logement, c'est le chagrin, en un mot, toutes
les fautes possibles contre l'hygiène; mais essayez de
préciser davantage ces indications et rendez-vous-en
un compte exact, vous verrez alors que la fièvre typhoïde éclate dans les circonstances les plus opposées,
au sein de l'opulence comme au sein de la misère,
sous l'influence du chaud comme sous celle du froid,
avec un bon régime alimentaire comme avec un mauvais.

Cette enquête sévère a été faite, et c'est un des beaux
travaux de l'École médicale de Paris. Dès lors tomba
tout l'échafaudage d'une étiologie hypothétique, et il
demeura établi que la fièvre typhoïde n'a point de
cause connue. Les savants qui se livrent à l'étude de
la physique et de la chimie, quand ils viennent à examiner les phénomènes pathologiques, se font difficile-
ment à l'idée d'absence d'une cause connue, et ils sont
incessamment tentés d'en rattacher la production à
l'influence des milieux et des circonstances. Mais, dans
ces matières, il vaut mieux reconnaître qu'on ne sait
pas, qu'attribuer de la réalité à une hypothèse. Il se
peut donc qu'il en soit de la morve spontanée comme
de la fièvre typhoïde. Du moins, il importe de reprendre, avec ces idées, l'étude de l'origine de la morve

spontanée. C'est un point de vue qu'il est permis de recommander à l'attention des vétérinaires de l'armée, dont l'opinion, en raison de leur position spéciale, sera d'un grand poids dans cet examen.

En résumé, il est certain que la morve peut se communiquer du cheval à l'homme; il l'est également que la morve chronique peut se communiquer de cheval à cheval. Ni la communication à l'homme, ni la communication au cheval ne sont constantes et immanquables; il est des circonstances où elles paraissent très-difficiles ou impossibles. Mais elles n'en sont pas moins réelles; là où celui-ci jouira de l'immunité, celui-là sera frappé mortellement. La connaissance de ces possibilités funestes exige que l'on prenne les précautions nécessaires pour préserver de ce danger la vie des hommes, et que l'on rende aux mesures administratives prescrites contre la communication de la morve chronique de cheval à cheval, une force que la doctrine de la non-contagion tend de plus en plus à diminuer. M. Rayer s'est illustré en mettant en pleine lumière un point grave et obscur de pathologie, et en rendant un signalé service à l'hygiène publique: l'hygiène publique, cette belle part de la médecine, si laborieuse dans ses recherches, si sûre dans ses procédés, si efficace dans ses résultats.

DE L'HYGIÈNE[1]

Hygiène privée.

Quand on essaye d'exposer aux gens du monde, c'est-à-dire aux personnes qui ne sont pas du métier, les phénomènes astronomiques et physiques dont les conditions ont été reconnues par la science moderne, la difficulté est considérable. Pourtant on en vient à bout si, se contentant d'énoncer les résultats, on n'entre dans aucune espèce de démonstration. C'est qu'en effet la démonstration est laborieuse et ardue : *Hoc opus, hic labor est*, c'est le cas de le dire. Mais les résultats peuvent toujours être présentés d'une façon qui saisira l'esprit et qui même le persuadera ; car, depuis si longtemps il est habitué à voir la science annoncer les éclipses à terme fixe, diriger les navires sur la mer, user de l'électricité comme d'une messagère et de la

---

1. *Traité d'hygiène publique et privée*, par M. Michel Lévy, 3ᵉ édition, 2 volumes. Depuis lors, le livre a eu deux éditions, toujours perfectionné par son éminent auteur, toujours bien accueilli par le public studieux. — *Journal des Débats*, 23, 25 et 27 novembre 1858.

vapeur comme d'un coursier docile, que le fait éclatant aux yeux de tous sert de garant à la théorie subtile et où seule l'intelligence de quelques-uns a pénétré.

On peut alors parler, en excitant un véritable intérêt, des distances inouïes entre les étoiles, de la multitude des soleils, du volume du nôtre, du poids de notre terre et de *ces hautes connaissances* que La Fontaine dès lors qualifiait ainsi et pour la grâce desquelles il *démentait ses yeux en toute la machine* de ce monde. Mais, de ces choses grandes et belles, si l'on tentait la démonstration, on perdrait aussitôt des auditeurs jusque là attentifs. Ce n'est pas que les sciences qui y conduisent soient abstruses et aient leur origine dans quelque hauteur de difficile accès, dans quelque retraite mystérieuse, écartée loin des pas du vulgaire. Rien de plus simple que cette origine ; elle gît dans les données initiales du bon sens, dans des vérités d'intuition qui appartiennent à tout le monde. Là en est la base et la force. Mais il arrive que de ces vérités d'intuition, de ces axiomes, comme l'on dit, les mathématiques, par voie de déduction continue, déroulent une longue série de propositions. La dernière tient, il est vrai, à la première par une chaîne non interrompue ; mais la dernière est très-loin de la première ; de là l'impossibilité pour un esprit non préparé de saisir des vérités lointaines qu'aucune force intellectuelle ne peut comprendre sans leurs intermédiaires ; et, comme les mathématiques se sont trouvées applicables aux problèmes d'astronomie et de physique, et que de la sorte elles ont mis au service de l'intelligence une force prodigieuse pour la solution de questions autrement insolubles, une initiation préalable est nécessaire pour comprendre ce que tout le monde admet, par exemple, que la terre tourne autour du soleil et que la gravitation, agissant suivant certaines lois déterminées, est la cause de cette révolution.

Autre et plus grande encore est la difficulté d'entretenir le public, même éclairé, de ce qui fait l'objet de la science de la vie. Au premier abord, il semblerait facile d'en parler et d'être compris. De quoi en effet s'agit-il? De ce qui nous touche de plus près, de ce qui nous est le plus familier. Comment respirons-nous? Comment le sang circule-t-il dans les vaisseaux? Comment l'air laisse-t-il une partie de son oxygène pénétrer à travers la membrane du poumon pour ranimer la couleur et la puissance vivifiante du liquide nourricier? Comment le pain, les aliments, dont l'introduction est quotidiennement nécessaire, deviennent-ils du chyle, puis du sang, puis des muscles, des nerfs ou des os? Donc, quand on traite de tout cela, il est question de ce qui se passe en nous, de ce qui nous fait vivre, marcher, penser; et rien ici de plus applicable que le mot d'Horace : *De te fabula narratur.* Ajoutons qu'il n'en est pas de la science de la vie comme de l'astronomie ou de la physique : elle ne s'appuie pas, immédiatement du moins, sur les mathématiques. Les mathématiques n'ont aucune prise sur des problèmes de cet ordre. Ce n'est pas la nature des questions qui empêche l'analyse de s'étendre au domaine de la vie; car, depuis l'admirable découverte de Descartes qui a permis de traduire la direction des mouvements en une équation algébrique et par là de transformer la quantité en qualité, l'esprit humain a conçu que nul problème en soi et absolument parlant n'est placé hors du domaine des mathématiques; mais l'esprit humain a, du même coup, reconnu que la borne était posée à des prétentions de ce genre par l'infinie complexité des choses. De simples questions de gravitation entre tro

corps, des équations sur l'écoulement des liquides suffisent pour absorber toute la puissance de la géométrie. Que serait-ce si l'on entrait dans les questions
chimiques et surtout dans les questions physiologiques ? Ce n'est donc pas le préambule mathématique
qui arrête; ce qui arrête, c'est que peu connaissent
les instruments de vie, et, comme on dit en langage
technique, les tissus, les appareils, les organes. Qu'est-
ce qu'un nerf? non pas le nerf qui dans le sens vulgaire et ancien (c'était le langage d'Hippocrate) est pris
pour tendon, mais le nerf qui conduit la volonté aux
muscles, rapporte les sensations au cerveau et donne
la tonicité aux vaisseaux. Qu'est-ce que les racines
d'un nerf dont l'une est exclusivement affectée à la
sensibilité et l'autre exclusivement affectée au mouvement, si bien que, dans le nerf mixte qui en résulte, si
une maladie vient affecter la première, la paralysie
sera bornée, dans la partie, au sentiment, et, si c'est
la seconde qui est lésée, au mouvement? Qu'est-ce
que ces globules du sang qui, s'ils diminuent notablement, laissent surgir tout un ensemble de symptômes
morbides? Qu'est-ce que ces valvules du cœur, dont
le jeu régulier ou troublé vient se traduire, grâce à la
découverte de Laennec, à l'oreille attentive? Ces questions restent d'ordinaire sans réponse; prenez donc,
après cela, par la main celui que vous voulez conduire,
et marchez avec lui, si vous pouvez, dans ces avenues
qui ne sont pas éclairées. A cette raison apparente de
la difficulté des explications, s'en joint une plus profonde et par cela plus cachée, c'est que, dans le vrai,
la connaissance de la vie suppose la connaissance de
toutes les lois du monde inorganique. En même temps
qu'il est vivant, et, si je puis ainsi parler, avant d'être
vivant, un végétal, un animal est une agrégation où les

affinités chimiques jouent un rôle continuel, où la lumière, l'électricité, la chaleur, la pesanteur sont incessamment employées. Dès lors, point de question physiologique qui ne soit compliquée de toutes ces conditions inférieures, mais inéluctables.

Pourtant, malgré la difficulté inhérente, j'essayerai de dire ici quelques mots du grand sujet de l'hygiène, prenant pour guide l'ouvrage de M. Michel Lévy sur cette matière. On ne saurait avoir une meilleure direction. L'auteur s'est tenu au courant de tout ce qui se fait ; il a par devers lui une expérience étendue, qui sert non-seulement à fournir un appoint aux matériaux, mais encore à les apprécier, ce qui est essentiel, la critique étant, dans ce genre, un précieux auxiliaire de la science ; il est mû par le désir de procurer aux bonnes méthodes toute leur efficacité privée et générale ; il est habitué à être consulté sur d'importantes questions d'hygiène ; son observation s'est exercée sous des climats et sur des théâtres différents. Ce seraient là, si l'œuvre ne faisait que de paraître, de solides garanties ; ce sont, aujourd'hui que l'œuvre est à sa troisième édition et que le public y a donné sa ratification, ce sont les explications d'un bon et légitime succès.

Sous une forme ingénieuse, M. Michel Lévy a représenté le perfectionnement graduel de l'hygiène qui dérive du progrès de la médecine et de son influence croissante dans les choses sociales : « Quoi de moins « hygiénique, dit-il, que nos usages ? Vêtements, « nourriture, récréations, habitudes domestiques, obli- « gations sociales, toute notre existence d'aujourd'hui, « flottante et travaillée, ressemble à une gageure : on « dirait que nous avons entrepris de nous conserver à « l'encontre de toute règle de conservation. La mode « nous étreint de ses caprices, et nous condamne à

« changer tous les six mois la forme de nos vête-
« ments; la fraude assiége nos tables et frustre nos
« organes des matériaux qu'ils réclament; les institu-
« tions publiques de l'antiquité, telles que le forum,
« les thermes, les palestres, les théâtres nationaux en
« plein air, ces institutions, qui exerçaient et reposaient
« tour à tour dans un ordre harmonieux les facultés
« physiques et morales d'un peuple, ont fait place à
« des systèmes qui avancent la vie publique ou la con-
« centrent dans une sphère de stériles passions. L'in-
« dustrie place une partie de nos populations sous l'at-
« teinte de causes morbifères d'un nouveau genre, et
« multiplie dans l'atmosphère de nos cités les foyers
« d'insalubrité... En face de ce tableau se place un fait
« qui interdit le regret du passé, c'est l'augmentation
« progressive de la moyenne de la vie humaine. On vit
« plus longtemps par ce temps de perturbation physi-
« que et morale qu'aux jours vantés de la civilisation
« antique, qu'au temps des athlètes et des gladiateurs,
« des cirques et des palestres. L'hygiène n'est donc pas
« si loin de nos mœurs et de nos formes sociales qu'on
« serait tenté de le croire? L'hygiène n'est donc pas
« morte avec les âges primitifs, avec les institutions de
« Sparte et d'Athènes? Chacun d'entre nous possède
« une meilleure chance de longévité que les sobres
« concitoyens de Lycurgue; et pourtant notre législa-
« tion ne règle pas le nombre des plats de notre dîner;
« nous ne nous débarrassons point de nos enfants
« contrefaits; tout au contraire, la médecine se fait in-
« génieuse pour les conserver. En un mot, bien que
« nous laissions subsister parmi nous les éléments de
« population qui peuvent faire incliner le plateau de
« la mort, la mesure des jours qui nous sont comptés a
« grandi. »

Le fait que M. Michel Lévy signale est essentiel, à savoir l'allongement de la vie moyenne. Il faut bien distinguer longévité et vie moyenne : la longévité est de l'individu, la vie moyenne est de la masse. D'après *les signes de vieillesse qui commencent entre cinquante et soixante ans*, la vie humaine a son terme régulier entre soixante-dix et quatre-vingts ans. Les longévités exceptionnelles qui le dépassent notablement ne peuvent être considérées que comme un don spécial fait à quelques natures privilégiées, et doivent, à ce titre, être mises à côté de la force extrême, de la beauté merveilleuse, du génie créateur qui appartiennent à quelques individus seulement. On atteint cent ans et plus en vertu d'une constitution particulière, et on ne peut pas plus créer les longévités qu'on ne peut créer le génie et la beauté suprêmes. Mais la vie moyenne est, jusqu'à un certain point, dans nos mains ; on en prolonge la durée en écartant les causes morbifiques qui nous atteignent de toutes parts. La limite idéale de cette progression est que les hommes, ne succombant plus à aucune maladie et parvenant à la vieillesse naturelle, s'éteignent par l'usure inévitable de l'organisme. Je n'ai pas besoin d'ajouter que, quelle que soit l'industrie humaine, cette limite ne sera jamais atteinte. Mais c'est encore une suffisante récompense de tout le labeur des générations successives que de diminuer l'empire des puissances malfaisantes et de garder ce qui a été acquis ; car ici le moindre relâchement serait aussitôt puni ; les forces contenues feraient éruption ; et, comme celui qui, remontant le courant, cesse de ramer, un flot rapide nous ramènerait bientôt aux mauvaises conditions qui avaient été surmontées.

On appelle, en langage technique, *milieu* l'ensemble

des influences auxquelles tout être vivant, et, en particulier, l'homme est soumis. L'air le baigne de toutes
parts et pénètre à chaque inspiration dans ses poumons;
l'eau le désaltère; des substances diverses sont introduites pour l'alimenter; la terre le supporte et la pesanteur agit sur lui. La lumière, la chaleur, l'électricité ont leur part dans son existence. Des vêtements,
des habitations lui sont nécessaires. Il vit dans la société, et la société a une intervention perpétuelle dans
la vie de l'individu. Tout cela constitue le *milieu*. D'autre part, l'individu a ses besoins, ses passions, son intelligence, qui doivent se coordonner. Connaître l'action
de ce milieu et la diriger, connaître la réaction de cet
individu et la diriger, c'est l'hygiène.

Cela établi, on voit qu'elle se compose de deux
points : l'étude de l'homme et l'étude du milieu. L'é-
tude de l'homme, c'est sa structure (anatomie), le jeu
de son organisme (physiologie), et les maux qui l'affligent (pathologie). L'étude du milieu, c'est la réunion,
pour un objet déterminé, d'une portion de la physique,
de la chimie et de la sociologie. L'hygiène est sous la
dépendance de toutes les sciences abstraites; elle ne
peut croître que quand elles croissent.

A qui n'est pas familiarisé à considérer la substance
vivante, il peut sembler étrange qu'elle devienne malade, et qu'au milieu du sentiment de la santé et de la
force éclate la fièvre ou l'inflammation. Pourtant ce qui
doit plutôt sembler étrange, c'est qu'elle ne soit pas
malade plus souvent, tant l'équilibre paraît difficile à
maintenir. C'est en effet un équilibre mobile que celui
qui constitue la vie; on le nomme nutrition. Nutrition
a, dans le langage scientifique, une acception spéciale;
et ce serait s'en faire une très-fausse idée que de le
prendre comme on le prend dans le langage général,

à savoir l'ingestion des aliments et leur digestion. Ainsi
compris, on n'aurait que les préliminaires de l'opération. La nutrition se passe non dans le canal intestinal,
mais dans le sein des organes mêmes ; elle se compose
d'un double mouvement, l'un d'assimilation, l'autre
de désassimilation ; l'un qui introduit les molécules
nutritives, l'autre qui emporte les molécules usées et
impropres à vivre. L'un est aussi essentiel que l'autre ;
il faut aussi bien, pour que le mécanisme continue,
exporter qu'importer. Toujours et sans relâche la trame
de nos organes se fait et se défait ; se défait pour qu'elle
se fasse, se fait pour qu'elle se défasse. La voie par où
s'opère l'importation est le canal intestinal ; la voie
par où s'opère l'exportation est surtout le rein et le
poumon. Si l'on suit de l'œil de la pensée ce curieux
phénomène, on aperçoit un échange incessant là où
tout paraît immobile ; rien n'est en repos ; à chaque
instant quelque chose arrive et quelque chose s'en va.
C'est dans ce va-et-vient que réside la stabilité organique, c'est-à-dire la texture régulière des organes, et
par conséquent la santé.

En exposant ce qu'est la nutrition, j'ai donné la définition de la vie, ou du moins il n'y a plus qu'un mot
à ajouter pour que cette définition soit complète. La
vie est le double mouvement d'assimilation et de désassimilation qu'une substance organisée présente d'une
manière continue et sans se détruire. Il n'y a de nutrition que dans la substance organisée, mais toute substance organisée n'a pas la nutrition ; un animal qui
vient de périr est de la substance organisée, mais il n'a
plus de nutrition. La nutrition n'est pas toute la vie ;
mais, comme c'en est la propriété la plus générale, la
propriété qui ne manque à aucun être vivant, la propriété sans laquelle la vie ne peut se concevoir, elle en

est la définition véritable; puis, à mesure que l'organisation se complique et dure, on voit s'adjoindre développement, reproduction, et, chez certains êtres, contractilité et innervation, c'est-à-dire mouvement, sensibilité, intelligence.

La substance organique, étant ainsi installée entre la molécule qui vient et celle qui s'en va, ne peut manquer de subir de temps à autre des modifications qui sont la maladie. Le sang apporte tous les matériaux; chaque tissu y puise ce qui lui convient; cela se fait par les artères; le sang emporte tous les matériaux; chaque tissu y verse ce qui ne lui convient plus; cela se fait par les veines. Les artères et les veines sont continues des unes aux autres par les vaisseaux capillaires, assez larges pour laisser passer ces globules du sang dont le diamètre est de sept millièmes de millimètre. C'est dans les capillaires que s'opère le fait de nutrition : leur membrane donne et reçoit par transsudation les substances fluides qui sont assimilées et celles qui sont désassimilées. Pour peu que le sang soit modifié, les organes n'y trouvent pas ce qui leur est nécessaire, et ils souffrent; pour peu que les organes soient lésés, ils abandonnent au sang des matériaux altérés qui en troublent la composition. Ainsi action et réaction incessante du fluide nourricier sur les parties et des parties sur le fluide nourricier.

La santé ne dépend pas seulement de toutes les influences extérieures indiquées ci-dessus, soit qu'elles agissent par les aliments ou les boissons avalées ou par l'air inspiré, soit qu'elles dépendent des contacts multipliés avec ce qui nous entoure. L'homme a aussi en lui un foyer d'activité qui ne peut, il est vrai, vivre sans la vie inférieure et végétative, mais qui, une fois allumé, rayonne de toutes parts. Ce foyer, c'est, anatomiquement, le système nerveux, cerveau, moelle épinière, ganglions et nerfs, et, fonctionnellement, l'ensemble de besoins, de passions, de facultés morales et intellectuelles dont il est l'organe. Sans doute ce grand système est sous la dépendance de la nutrition qui l'entretient comme tout le reste ; on le voit par les plus vulgaires expériences : un peu d'alcool, quelques gouttes d'opium, quelques grains d'extrait de belladone vont, par l'intermédiaire de l'estomac, puis du sang, y porter un désordre d'ailleurs parfaitement défini et toujours le même pour un agent donné. Mais il a aussi son action propre ; et, quand des passions, des chagrins, un usage mal entendu du cœur ou de l'esprit, des fatigues, des inquiétudes, et là, comme ailleurs, des causes qui nous échappent, y ont porté le ravage, on voit survenir deux ordres de phénomènes : ou bien la nutrition est à son tour modifiée par ce système que d'ailleurs elle tient sous sa dépendance, et la santé corporelle s'altère ; ou bien apparaît toute la série des affections nerveuses, les vapeurs, les mélancolies profondes, les hallucinations, les dégoûts de la vie, les troubles partiels ou complets de la raison, et la santé de l'âme est détruite.

Enfin un troisième élément est à considérer. L'individu n'est pas isolé ; il a ses ancêtres derrière lui et ses descendants devant lui ; c'est un chaînon entre un passé qui l'a fait ce qu'il est et un avenir sur lequel il influera pour sa part. Non-seulement il reçoit de ses parents toutes sortes de *parentés* avec eux (ici le jeu de mot traduit la chose même), toutes sortes de parentés pour le physique et le moral, mais encore toutes sortes de dispositions maladives qui viennent par cette voie. Heureux ceux qui ont en don de naissance une constitution solide ; malheureux ceux pour qui l'héritage de la chair

et du sang est maléficié! L'hérédité n'est point une force
absolue qui fasse tout passer des auteurs aux enfants ;
elle est contrebalancée par ce que les physiologistes,
guidés en cela par M. le docteur Lucas, nomment l'innéité; l'innéité qui, agissant en mal comme en bien,
fait naître des individus s'écartant par quelque marque
singulière, au physique ou au moral, de leurs auteurs;
l'innéité qui commence toutes les variétés, bientôt ré-
sorbées dans le type commun, si on les abandonne à
elles-mêmes, ou fixées comme races, si l'industrie humaine intervient; et, à son tour, l'hérédité devient
l'instrument de cette intervention. On voit donc que les
générations qui se succèdent oscillent entre deux forces, l'une qui les écarte du type, l'autre qui les y ra-
mène; on voit aussi combien l'hérédité est puissante,
puisqu'on peut, par son entremise, fixer des germes,
des aptitudes, des dispositions. Aussi ne doit-elle pas
être oubliée dans la considération de la santé. En maintes circonstances, il est nécessaire à chacun de nous de
remonter dans notre généalogie, de voir ce qu'ont été
non-seulement notre père et notre mère, mais même
leurs pères et leurs mères, afin de nous prémunir contre ce que nous avons reçu de mauvais et de faire fructifier ce que nous avons reçu de bon. Et non-seulement
il faut tourner le regard vers le passé, mais il faut le
tourner aussi vers l'avenir, afin de préserver ceux qui
naîtront de nous d'afflictions, qui les suivraient dans le
cours de leur vie.

Ainsi, au point de vue de la santé individuelle ou
hygiène privée, on considérera trois groupes autour
desquels toutes les influences viennent se ranger, et,
par conséquent, trois connaissances qui embrassent
tous les faits : 1° connaissance de l'action que le milieu
exerce sur l'organisme; 2° connaissance de la réaction

par laquelle l'organisme intervient sur le milieu ; 3° connaissance des dispositions que l'hérédité transmet. C'est par ces trois côtés que s'entretient la santé ; c'est par ces trois côtés que se produit la maladie. L'homme (ce que je dis de lui s'applique aux autres organisations vivantes ; mais il est le sujet le plus compréhensif, végétal par la nutrition, animal par les parties inférieures des facultés, être humain par les parties supérieures), l'homme est sous la subordination du milieu ambiant, réagit sur ce milieu et tient de son ascendance des conditions spéciales. Rien, dans tout cela, n'est abandonné au hasard. Le hasard ! j'ai, je l'avoue, quelque peine à me servir ici de ce terme, tant il devient vide de signification dans l'ordre scientifique. Au sens absolu et au point de vue de l'univers, nous ne savons si le hasard existe, puisque nous ne connaissons qu'une parcelle de l'illimité. Au sens relatif et au point de vue de notre intelligence, le hasard sera conçu comme l'action des domaines inférieurs de l'existence sur les domaines supérieurs. Ainsi, en sociologie, l'intervention de causes biologiques est un hasard, par exemple une maladie qui fait disparaître un homme important dans l'histoire. En biologie, l'intervention de causes chimiques est un hasard, par exemple un poison qui trouble la texture des tissus et la régularité des fonctions. En chimie, l'intervention de causes physiques est un hasard, par exemple l'électricité qui dérange une combinaison. A leur tour, tous ces hasards sont soumis à leurs lois respectives. Mais je ne veux pas faire la théorie du hasard, et je dis seulement que les modifications du corps vivant, dues soit à ses propres réactions, soit à l'accession d'agents étrangers, sont régulièrement déterminées, et à cet égard offrent le caractère de tous les autres phénomènes naturels.

Si, en considération des études qu'elle embrasse, l'hygiène est fort étendue, elle l'est aussi beaucoup en considération des sujets à qui elle s'adresse. Une fois conçue en sa généralité, elle se décompose en une foule d'applications spéciales : d'abord suivant les sexes; puis suivant les âges; finalement suivant les genres de vie et de professions. L'homme et la femme, l'enfant et le vieillard, le paysan qui vit en plein air, le savant qui passe sa vie dans son cabinet ont besoin de régimes différents. Un traité d'hygiène est, au moyen de la physiologie, aidée, là où il le faut, de la physique et de la chimie, un examen critique de tous nos usages, des aliments et des boissons, du logis et des vêtements, du chauffage, du couchage, des soins de propreté, de la manière dont nous exerçons nos membres, nos sens, notre cerveau, nos passions. Que de détails! que d'attention pour distinguer les influences complexes! que d'observations et d'expériences pour consolider ce qui est bon, rectifier ce qui est mauvais, et introduire ce que recommande une pratique de plus en plus éclairée! Tout sans exception doit passer sous la surveillance de l'hygiéniste.

Je veux donner quelque exemple. Comment faut-il vêtir la première enfance? Autrefois on se servait d'un maillot qui était une prison et qui est justement abandonné. « L'une des plus grandes causes de la mortalité des nouveau-nés, dit M. Michel Lévy, c'est « l'insuffisance du vêtement, c'est la première impression du froid sur eux. A défaut du réchauffement « maternel, ils ont donc besoin d'un ensemble de « moyens protecteurs représentés par le maillot et le « berceau. L'application vicieuse du maillot a été et « est encore une cause d'horribles souffrances, de maladies et de difformités pour les pauvres petits êtres

« que l'éloquence de J.-J. Rousseau et les avertisse-
« ments des hygiénistes n'ont pas entièrement affran-
« chis de cette torture. Elle consistait à les entourer de
« bandes serrées depuis les épaules jusqu'aux plantes
« des pieds, et fortement croisées sur la poitrine et sur
« le ventre. On les convertissait ainsi en un paquet in-
« flexible et compacte, et l'on condamnait à l'extension
« permanente leurs bras et leurs jambes, dont la posi-
« tion naturelle est la demi-flexion et une sorte de
« pelotonnement. Le supplice de l'immobilité absolue,
« que ne supporterait pas un adulte et que l'on infli-
« geait à l'âge le plus naturellement turbulent, se pro-
« longeait jusqu'à six semaines. L'extension prolongée
« des membres, l'inertie forcée des muscles, la défor-
« mation et le déplacement d'os encore mous et géla-
« tineux, la compression de la poitrine et du ventre, le
« séjour des matières excrémentielles dans les langes,
« la douleur des excoriations, tels sont les effets du
« maillot, que l'ignorance et la routine perpétuent au
« sein même de la civilisation. Dans les familles éclai-
« rées, on se borne à envelopper le nouveau-né de
« linges moelleux, doux, exempts d'aspérités et de
« coutures, doublés par une couverture que l'on replie
« et que l'on attache mollement au moyen de larges
« rubans, de manière à laisser au thorax sa liberté
« d'ampliation et aux jambes une suffisante sphère d'a-
« gitation. Encore faut-il enlever fréquemment ce
« maillot sans langes, pour procurer à l'enfant par in-
« tervalles une aisance de mouvements musculaires,
« pour renouveler l'air emprisonné sous ses envelop-
« pes, et qui, promptement altéré, ne répond plus
« aux besoins physiologiques de sa peau. Vers l'âge de
« trois mois, et plus tôt en été, on supprime entière-
« ment le maillot, dont l'usage trop prolongé exagère

« les fonctions exhalantes du derme, développe une
« trop grande impressionnabilité et retarde les pro-
« grès du pouvoir calorifique... On abuse aujourd'hui
« de la flanelle pour les enfants, à titre de prophylac-
« tique contre les rhumes ou toute autre incommodité;
« c'est trop les garantir contre les impressions variées
« de l'atmosphère, qui, dans certaines limites, exer-
« cent utilement leur caloricité. Pour peu qu'ils soient
« faibles ou lymphatiques, ce vêtement entretient leur
« peau dans un état continuel de moiteur et leur est,
« au moindre exercice, une cause de sueur, et, par
« suite, d'affaiblissement. La flanelle fait des enfants
« délicats, chétifs, mous, indolents. Ajoutons qu'il
« n'est ni aussi difficile ni aussi dangereux qu'on se
« l'imagine de quitter la flanelle après l'avoir portée
« plus ou moins longtemps : pour les adultes comme
« pour les enfants, la seule précaution à prendre, c'est
« de profiter de la saison des chaleurs pour opérer cette
« mutation. »

Après avoir dit que l'homme adulte, dans ses habitudes
quant au vêtement et au coucher, doit incliner à la privation plus qu'à l'excès de la jouissance, et apprendre à s'accommoder aux intempéries du climat où il vit, M. Michel
Lévy ajoute : « Le vieillard est forcé, par l'affaiblissement
« progressif de ses fonctions de circulation et de calori-
« cité, d'épaissir de plus en plus le rempart de laine, de
« soie et de fourrures qu'il élève entre lui et le monde
« extérieur; toute l'hygiène est pour lui dans l'entre-
« tien de la chaleur et de la circulation. Qu'il renonce
« désormais à braver les vicissitudes de l'air ; son salut
« est dans l'uniformité de la température; mais qu'il
« n'ajoute qu'avec une gradation étudiée une pièce de
« plus à son vêtement, car il ne devra plus la quitter.
« A lui les topiques les plus chauds, laine, ouate, édre-

« don, pelleteries ; mais point de ligatures ni de com-
« pressions ; elles seraient suivies de congestions sur les
« organes internes, notamment sur l'encéphale et les
« poumons, si prompts chez lui à s'hyperhémier. Il est
« pourtant des vieillards ingambes, actifs, qui, grâce
« à l'exercice musculaire, au bon état de leurs organes
« digestifs et parfois à des pratiques prudentes d'hy-
« drothérapie, conservent une assez grande force de
« résistance vitale pour se passer du costume de leur
« âge. J'ai vu mon collègue octogénaire de l'Académie,
« feu Duval, s'habiller presque légèrement dans les hi-
« vers les plus rigoureux ; il vantait à quatre-vingt-dix
« ans l'influence salutaire du froid. Capuron portait en
« toute saison la même redingote. Rudes vies, vertes
« vieillesses ! Mais tel n'est point le lot commun ; l'hy-
« giène comme la médecine enregistre les cas rares et
« n'en tire guère parti. »

Tibère (je ne nomme qu'à regret cet empereur d'autant plus odieux en sa méchanceté sombre et en son
abominable Caprée, que de nature ce n'était point un
homme ordinaire), Tibère disait qu'à trente ans chacun
devait être son propre médecin. Il se trompait ; la part
de vérité que ce mot renferme, c'est qu'un homme qui
réfléchit et qui s'observe devient en état, à mesure qu'il
avance en âge, de mieux régler son régime et de prévenir, en mainte circonstance, des maladies. Mais c'est
là tout ; et, quand la maladie est une fois déclarée, l'intervention du médecin est nécessaire ; le malade est incapable de déterminer la nature du mal, d'en prévoir
la terminaison et d'y appliquer le remède. Elle l'est
aussi dans l'hygiène ; à la vérité, en hygiène on a ce
qu'on n'a pas dans le traitement des maladies, où les
pratiques du public sont d'ordinaire ou puériles ou
erronées ou superstitieuses. En hygiène on a l'usage

commun qui est tout d'abord une certaine règle; car cet
usage commun est le fruit d'un long empirisme qui s'est
rectifié peu à peu dans le cours du temps; mais cet
usage n'est pas parfait et laisse place à bien des doutes
et des faux pas; là interviennent les conseils de la
médecine. Un médecin prudent et éclairé est un guide
qu'il faut consulter; cela importe surtout à celui qui a
responsabilité d'autrui, au père de famille, à l'institu-
teur, au maître qui a beaucoup de gens à son service,
à l'industriel qui emploie des ouvriers. Gardez-vous de
vous fier à votre sens, il est souvent trompeur; imagi-
nez-vous qu'il est là-dessus une foule de choses que
vous ignorez et qu'il est bon qu'un autre sache pour
vous, afin d'y appeler votre attention; ne recourez pas
à lui dans la maladie seulement, et entretenez-le de
votre genre de vie, de ce qui vous sert et de ce qui vous
nuit, des dispositions corporelles et mentales des enfants, des nécessités de la position qui est la vôtre, des
dangers qu'elle peut présenter et des remèdes qu'elle
comporte. Ne mêlez que le moins qu'il vous sera possible vos théories à vos renseignements : autant vos
renseignements sont nécessaires, autant vos théories
sur les humeurs, sur la bile et le sang offusquent
votre intelligence, vous faisant croire qu'en nommant ces choses sur lesquelles vous n'avez aucune
notion précise, soit en santé, soit en maladie, vous
vous êtes donné quelque lumière. Tenez-vous loin des
charlatans : la médecine est imparfaite, je l'avoue; il
est des cas où elle ne peut rien, cela est incontestable;
il en est d'autres dont elle ne sait pas pénétrer l'obscurité, personne moins que moi ne le nie; mais, avec
toutes ces défectuosités, elle est un trésor de secours
auquel tout homme raisonnable viendra puiser. Fille
du temps et de l'expérience, cultivée depuis Hippocrate

par une classe très-éclairée, dont les membres les plus
éminents consignent dans les livres leurs recherches et
leurs résultats, elle grandit et s'affermit constamment
par la tradition scientifique; cela est la seule garantie
de vérité et d'efficacité. Enfin; méditez de temps en temps
sur les questions de santé. On est fort occupé du pain
de sa journée, de sa fortune, de son chemin dans le
monde. On a raison sans doute; mais, croyez-moi,
tournez aussi votre attention sur votre genre de vie et
rendez-vous-en compte; c'est, après l'examen moral,
l'examen le plus important que vous puissiez faire.

C'est par ces indications que je termine, ne pouvant
dans la dernière page d'un journal aller beaucoup au
delà. Elles me sont venues sans effort par la lecture
que je viens de faire du livre de M. Michel Lévy. L'ensemble en est complet, la trame en est solide, et, ainsi
soutenu, je me suis senti toute hardiesse à recommander des soins qu'on oublie dans le tourbillon, et une
direction qu'on ne prend pas et que suggèrent toutes
les pages de son livre.

II.

Épidémies.

On peut considérer comme une seconde branche de
l'hygiène l'étude des épidémies et des endémies. Elles
sont aux villes, aux campagnes, aux peuples, ce que
sont les maladies sporadiques à l'individu. Elles ne
se distinguent pas seulement par le grand nombre
d'hommes qu'elles frappent, elles se distinguent aussi

par des caractères qui leur sont propres. En effet, il s'en faut que toutes les maladies prennent la forme épidémique; beaucoup ne la revêtent jamais : ainsi, pour citer un exemple, on ne connaît point d'épidémies de cancers. D'autres sont flottantes; habituellement individuelles, elles peuvent, sous l'empire de circonstances qui les favorisent, acquérir une force d'expansion qu'elles n'avaient pas, et se généraliser. Plusieurs phlegmasies, et particulièrement des phlegmasies des membranes muqueuses, sont dans ce cas. Enfin il en est d'autres qui ne se présentent que d'une façon épidémique : tel est le choléra asiatique dont nous avons fait une si rude épreuve; et, si dans les intervalles des invasions on rencontre quelques cas isolés, on peut dire que ce sont des restes de l'influence générale, des germes qui ont survécu et qui n'existeraient pas si la grande influence n'avait pas régné. Donc les maladies épidémiques forment un groupe pathologique qui a ses particularités et qu'on ne peut ramener dans le groupe des maladies sporadiques. Je ferai comprendre d'une manière très-générale qu'il en doit être ainsi. Les maladies sporadiques ou individuelles sont variées suivant les conditions spéciales du sujet et du milieu, et les variations seraient infinies si la manière d'être de la substance vivante et ses modes de réaction contre les causes morbifiques n'imprimaient une régularité à cette irrégularité qu'on nomme une maladie. Mais, nécessairement, une multitude de ces conditions particulières doivent être éliminées pour que la maladie commune à beaucoup, l'épidémie, apparaisse. De là on vient à concevoir que les maladies vraiment épidémiques doivent dépendre, non de ces causes si diverses qui nous affectent en tant de manières, mais de causes énergiques qui ont la vertu de modifier identiquement

une foule d'individus de tout âge, de toute profession
et des deux sexes. Plus on étudie ces causes malfaisantes, plus on est porté à les ranger dans cette classe que
les médecins nomment des *intoxications*, c'est-à-dire
des causes qui se régénèrent dans chaque malade, qui,
par conséquent, s'étendent de proche en proche sur les
populations, et dont l'effet sur le corps vivant est le
plus souvent de produire un mouvement fébrile et dé-
composant.

Ce sont d'ordinaire des phénomènes formidables par
leur puissance. Quand un grand fleuve a définitivement
surmonté ses bords et crevé les digues par lesquelles
l'industrie humaine espérait le contenir, la masse irrésistible des eaux qui affluent et la rapidité de leur marche frappent de stupeur et d'impuissance les riverains,
et ne leur laissent rien autre sinon d'attendre que la
furie du torrent s'abatte d'elle-même, et que les pluies et
les neiges qui le grossissent, s'épuisant, lui permettent
de rentrer dans son lit. Il en est de même d'une épidémie violente, et particulièrement de ces pandémies qui
se promènent sur la face de la terre en la désolant. Tel
est le choléra, qui, parti de l'Inde, atteignit l'Amérique; telle fut, dans le quatorzième siècle, la peste noire,
dont les ravages furent bien autrement cruels; telle
fut cette sorte de typhus qui était propre à l'antiquité
(elle eut ses fléaux, nous avons les nôtres), qu'on désigne ordinairement sous le nom de *peste antonine*, parce
qu'elle fit sous Marc-Aurèle une de ses plus furieuses
invasions, et qui, plusieurs siècles auparavant, avait
affligé, lors de la guerre du Péloponèse, l'Asie, l'Égypte,
Athènes, et sans doute bien d'autres pays. Lors de ces
fléaux gigantesques, la force humaine succombe; la
mort presse ses coups; les fossoyeurs suffisent à peine
à leur triste besogne; la mortalité monte plus ou moins

vite à son plus haut point ; puis elle décroît et finit par
cesser. J'allais dire, le ciel se rassérène, si dans le fait
on pouvait apercevoir au ciel rien qui trouble la trans-
parence et la pureté de l'air. Les miasmes qui portent
la mort sont jusqu'à présent trop subtils, au moins
dans la plupart des cas, pour être saisis par la chimie ;
seuls, les corps vivants en sont les réactifs et témoignent, par leur souffrance et leur destruction, de l'intensité du principe morbifique qui s'est développé.
Pourtant, quelle que soit l'inexorable rigueur du fléau,
l'esprit de l'homme civilisé ne s'abandonne pas, ne s'oublie pas plus que le héros du poëte : *oblitusve sui est Itha-
cus discrimine tanto.* Le médecin va partout, au péril de sa
vie, porter des secours sans doute précaires et infidèles
contre des actions si puissantes et si destructives, mais
secours qui rassurent, qui consolent, et qui, dans les
circonstances favorables, arrachent plus d'une victime
à la mort. Là ne se borne pas son ministère : au milieu
de l'épidémie, et quand il est, par son office même,
plus menacé que les autres, il étudie le mal, il en recherche les causes, il en poursuit les traces dans les
organes de ceux qui ont succombé, il institue des expériences périlleuses sur la contagion. Puis, revenu de
ces campagnes meurtrières, il compare, il combine, il
généralise, et cherche à déduire de ce qui a été observé
avec courage, avec sang-froid, avec abnégation, les
moyens de combattre moins inégalement contre les
fléaux.

La Bruyère dit en parlant des hommes : « S'ils sont
« tempérants, chastes et modérés, que leur sert le mys-
« térieux jargon de la médecine, qui est une mine d'or
« pour ceux qui s'avisent de le parler ? Légistes, docteurs,
« médecins, quelle chute pour vous si nous pouvions
« tous nous donner le mot de devenir sages ! » Je n'ai

point, dans cette apostrophe, à m'occuper des légistes, et je ne parle ici que pour les médecins. Sans doute, du temps de La Bruyère, le divorce entre les sciences et les lettres était assez complet pour qu'en écrivant ceci un auteur pût croire qu'il énonçait un incontestable axiome de sagesse pratique et non une grave erreur de pathologie. Bien que la tempérance et, en général, l'habitude de mettre un frein à ses passions appartiennent à un ordre plus relevé que celui de la santé et aient pour but direct la morale, je ne veux aucunement contester qu'on y trouve secondairement de l'utilité pour l'entretien régulier du corps. Si l'on se retranche à dire cela, on est dans le vrai; et pour ceux à qui le côté supérieur ou moral ne suffit pas, on peut subsidiairement faire valoir le côté inférieur ou sanitaire qui a sa réalité. Mais prétendre que les vertus peuvent supprimer la maladie dans le règne organique, c'est n'avoir aucune notion précise des conditions sous lesquelles existent les organismes. Ce que je viens de dire des épidémies, est-il besoin que je l'applique au cas dont il s'agit? Elles naissent par des causes placées bien loin des actes de tel ou tel individu, et la moralité n'en met pas et n'en peut mettre à l'abri. Quand le choléra s'abattit dans nos cités, il fit sa proie principalement des pauvres, des affaiblis, des mal logés, des mal nourris; il dévora aussi des riches, des forts, des gens dans toutes les aisances de la vie; mais, pour les uns et les autres, il ne s'inquiéta que bien peu de leur intempérance ou de leur sagesse. En temps de choléra, comme en toute autre épidémie, on s'expose davantage par les imprudences et les excès, sans se protéger complétement par la prudence et le bon régime. Et si vous voulez un argument de plus, voyez les végétaux; immobiles à leur place, incapables de recevoir d'autres aliments que ceux que leur apportent la terre et le ciel, ils n'en sont pas moins sujets à beaucoup de maladies, moins que les animaux et surtout que l'homme; mais cette différence tient à la moindre complexité de leur organisme, où il n'y a ni muscles ni nerfs. L'opinion de La Bruyère, qui ne lui est pas propre d'ailleurs et qui est celle de maint moraliste, découle de cette fausse philosophie qui, considérant la nature d'un côté et l'homme de l'autre, suppose que celui-ci est le corrupteur de celle-là. Le fait est qu'au point de vue humain, l'ordre naturel est imparfait; aussi tout le travail humain est-il de le rectifier, autant qu'un être aussi faible de corps et d'intelligence qu'est l'homme peut le faire. Loin de corrompre la nature et de la dépraver, il la corrige. La tempérance, auxiliaire de la santé, est un précepte moral qui ne nous éclaire pas sur les causes morbifiques ni sur les moyens qui les combattent. C'est la science qui là-dessus nous donne la lumière; la science, toujours progressive et secourable, mais toujours inférieure à la tâche. Qu'est-ce en effet que la civilisation, sinon la lutte entre une tâche qui décroît sans devoir jamais finir, et un effort qui croît sans devoir jamais devenir infini?

Que si l'on demandait comment (je dis comment et ne dis pas pourquoi) il se fait que la substance vivante ait de toutes parts des ennemis, il serait facile de répondre. Elle est essentiellement formée d'oxygène, d'hydrogène, d'azote et de carbone. Ces éléments, avant d'être partie intégrante d'un corps organisé, ont des propriétés physiques et des propriétés chimiques qui les mettent en rapport avec tout ce qui est d'ailleurs dans la nature. Les composés organiques qu'ils formeront ne seront pas soustraits à cette loi : de ces actions inévitables, les unes seront bonnes, les autres seront mau-

vaises ; les unes seront conservatrices, les autres destructives. Bien plus, les substances organiques elles-mêmes,
parmi leurs combinaisons multiples, en rencontreront
qui seront délétères ; cela devait être, cela est en effet.
Les sucs se sont combinés de manière dans la ciguë à
faire un poison ; dans la vipère, à faire un venin ; dans
le chien enragé, à faire un virus. La défaveur des accidents s'est étendue encore plus loin : il s'est trouvé
que la décomposition des matières organiques est un
danger pour les vivants ; c'est elle qui empoisonne les
marais et donne les fièvres intermittentes et rémittentes
de toutes les formes. De l'oxygène, de l'hydrogène, de
l'azote et du carbone, combinés en substances vivantes, restent, quoi qu'on fasse, exposés aux assimilations
et désassimilations ; et c'est le lieu de dire avec le poëte,
en l'appliquant à tout ce qui vit :

... *documenta damus quâ simus origine nati.*

C'est avec un sens profond et une grande utilité que
M. Michel Lévy divise les épidémies en celles dont l'o-
rigine est couverte d'un voile et celles dont la cause est
connue. Les premières mettent à néant nos efforts, et
comme très-puissantes, et comme très-obscures. « Il
« est dans la nature de ces terribles fléaux, dit M. Lévy,
« de faire explosion, d'atteindre leur *summum* d'inten-
« sité pendant toutes les saisons ; de s'étendre à tous les
« climats, d'envahir et de ravager successivement de
« grandes surfaces du globe, enfin de se jouer de toutes
« les mesures de préservation et de la police sanitaire
« la plus active. » Le choléra en est présentement le
type ; on sait seulement qu'il est né dans l'Inde et que
de là il s'est propagé partout ; l'étude des symptômes et
des lésions a été faite avec un grand soin ; mais c'est
tout ce qu'on en sait. Où réside la cause malfaisante ?

Quelle en est la nature? Sur cela ignorance complète. On suppose, avec quelque vraisemblance, en raison de l'analogie, qu'elle est due à un principe animal ou végétal comparable aux virus et aux effluves, et qui, comme eux, agit avec une énergie fatale sur la substance vivante. La peste d'Orient, celle qui est caractérisée par des bubons et des charbons, n'est pas moindre, et, si aujourd'hui elle paraît confinée dans son berceau, on ne doit pas oublier qu'elle a visité l'Occident jusque dans le dix-septième siècle (sans parler de la fameuse épidémie de Marseille, qui est du commencement du dix-huitième), et que dans le quatorzième, sous le nom de *peste noire*, elle sévit sur l'Asie d'abord et sur l'Europe ensuite avec une violence qui n'a peut-être été jamais égalée par aucune épidémie. Elle a donc, comme le choléra, la funeste propriété de devenir une pandémie. En troisième lieu, je citerai la fièvre jaune; celle-ci est propre à l'Amérique, surtout à l'Amérique du Nord et aux Antilles. Cependant depuis quelques années elle a envahi aussi l'Amérique du Sud, et même elle a fait quelques apparitions en Europe, à Livourne, à Cadix, à Barcelone, à Lisbonne, importée par contagion, et non, comme quelques-uns le supposent, née spontanément dans ces villes. Toutefois, moins formidable que les autres en cela, mais en cela seulement, on ne l'a jamais vue prendre le caractère pandémique et se promener sur la face de la terre. Ainsi voilà trois grandes fièvres (le choléra ne peut guère être considéré autrement) qui naissent en des lieux déterminés : les régions chaudes et marécageuses de l'Inde produisent l'une; la vallée du Nil et la Syrie engendrent l'autre; et la troisième apparaît sur les côtes malsaines de l'Amérique; non pas seulement sur les côtes chaudes, car on l'a vue se développer à Québec, qui est sous un climat rigoureux. La spécificité de naissance est évidente ; la spécificité d'effet ne l'est pas moins ; car ces trois maléfices impriment sur le corps leurs marques qui ne peuvent être confondues l'une avec l'autre.

En me voyant citer l'Asie, l'Afrique et l'Amérique, je ne voudrais pas qu'on en inférât quelque immunité pour l'Europe. A la vérité, dans le temps présent et depuis longtemps, l'Europe n'a donné lieu à aucun phénomène pathologique de cette nature ; mais elle a eu aussi ces conditions néfastes. Vers la fin du quinzième siècle, naquit en Angleterre une maladie redoutable qu'on nomma la suette, à cause des sueurs excessives au milieu desquelles périssaient les malades. La suette ne s'arrêta pas dans la contrée où elle avait pris origine ; elle franchit le détroit, et envahit le continent, et cela à diverses reprises, faisant, lors de chaque invasion, d'innombrables victimes et devant être comptée parmi les fléaux les plus redoutables. Depuis, elle s'est infiniment amoindrie, et on ne la connaît plus qu'avec le caractère de petites épidémies locales. Je n'ai pas besoin d'ajouter qu'on ne sait rien sur la cause qui fit qu'à un moment donné la population d'Angleterre fut atteinte de ce mal et put le propager. On l'ignore pour la peste, ou la fièvre jaune, ou le choléra, qui éclosent sous nos yeux. A plus forte raison l'ignore-t-on pour un fait duquel il ne reste plus que des documents historiques. Mais si jamais on parvient à percer le mystère qui enveloppe nos épidémies actuelles, la lumière se projettera incontinent sur les épidémies passées, et cette découverte éclairera l'histoire des sociétés. Ainsi, dans le présent comme dans le passé, le sol de la vie tremble comme tremble la terre sous nos pieds : la terre, parce que c'est une croûte peu épaisse portée sur un noyau de matières incandescentes et sujettes à toutes les effervescences que cause une prodigieuse chaleur; la vie, parce que la substance organisée qui en est le support, repose sur le fond complexe et mobile des propriétés chimiques et physiques de la matière.

La variole est un exemple encourageant de ce que peut l'exploration médicale, guidée par une pénétrante induction. Cette fièvre éruptive, toujours redoutable, prenait parfois une expansion que rien n'arrêtait, méritant alors d'être mise à côté des extrêmes fléaux. Elle est du nombre de ces affections que, dans la règle, on n'a qu'une fois, comme la fièvre typhoïde, la rougeole et quelques autres; on ignore absolument quelle est la modification du corps humain, qui fait qu'ayant subi une de ces maladies, il devient ultérieurement réfractaire, dans une certaine limite, à leur action. C'est là la cause fondamentale du genre de préservation qui a été trouvé. Dans le nombre de ces virus, infiniment plus malfaisants qu'utiles, et qui s'engendrent par l'altération morbide des substances vivantes, il s'en rencontra sur le pis des vaches un qui, transporté sur l'homme, donnait lieu à une variole excessivement bénigne, à peine fébrile, sans éruption générale, par conséquent sans danger de mort, sans couture, sans ophthalmie, sans dévastation du visage. Mais, justement parce que la vaccine n'est qu'une très-petite variole, elle n'en a pas toute la vertu préservative. Ce n'est pas qu'il faille croire que la variole elle-même préserve absolument; rien n'est absolu dans cet ordre de phénomènes, et il y a des cas, rares il est vrai, de seconde variole. Les varioles post-vaccinales sont plus fréquentes; cela est incontestable, soit qu'elles se présentent sous une forme modifiée et sans danger, ce qui est le plus ordinaire; soit qu'elles offrent la gra-

vité qui appartient à cette maladie. De là naquit la revaccination, pratique salutaire, précaution à recommander. Je laisse parler M. Michel Lévy, qui est un des
principaux promoteurs de la revaccination dans l'armée : «1° La vaccine diminue notablement la fréquence
« et l'intensité de la variole; suivant le relevé de dix
« contrées de l'Europe, on comptait, avant l'introduc-
« tion de la vaccine, 1 décès sur 10 malades; on n'en
« compte, depuis la vaccine, que 1 sur 2,378; 2° les re-
« vaccinations réussissent en proportion d'autant plus
« forte qu'elles ont lieu à une époque plus éloignée de
« la première vaccination; 3° si les faits ne sont pas
« encore assez concluants pour que les revaccinations
« soient décrétées comme mesure de police sanitaire,
« la prudence veut qu'elles soient suffisamment con-
« seillées et propagées; c'est ainsi qu'elles sont pres-
« crites pour l'armée; 4° après l'âge de trente ans, cette
« précaution perd de son importance, la susceptibilité
« à contracter la variole diminuant beaucoup à cette
« époque de la vie. »

Je viens aux épidémies dont la cause est connue.
« L'encombrement, dit M. Michel Lévy, n'est autre
« chose qu'une expérience d'infection : il produit la
« pourriture d'hôpital, le typhus des prisons, des vais-
« seaux, des hôpitaux; dès que le nombre des malades
« excède les proportions de la capacité atmosphérique
« d'un hôpital, on voit les maladies se modifier grave-
« ment dans leur aspect et dans leur marche. » Là est
un nœud de la question des épidémies, un nœud qui
les divise et autorise à espérer qu'un jour on les mettra
toutes ou presque toutes dans une même classe, celle
des causes connues. Il y a des épidémies qu'on peut
faire de toutes pièces. Que des malades ou des blessés
soient entassés dans un local beaucoup trop petit, et

bientôt non-seulement l'air se vicie, c'est-à-dire prend
une odeur nauséabonde et perd son exacte composition
en oxygène, azote et vapeur d'eau : ce serait peu de
chose si tout se bornait à quelque désagrément dans la
respiration ; mais il se produit un miasme délétère, et
une maladie spécifique apparaît, le typhus avec sa fièvre intense, son extrême abattement, son délire, ses
taches à la peau, et ses lésions anatomiques correspondant mal, par leur peu de gravité, à la gravité des
symptômes. Puis ce détestable produit, soit de l'incurie ou de l'impuissance des hommes, soit du malheur
des circonstances, ne s'arrête pas dans le foyer où il a
pris naissance ; il suit les armées, les vaisseaux ; il
accompagne les malades qu'on évacue, les prisonniers
qu'on transporte ; il sévit plus sur les vaincus que sur
les vainqueurs ; et, comme on vit, en 1813 et 1814, parti
des bords de la Vistule et de l'Oder, il arrive jusque sur
ceux de la Seine, ayant laissé dans le trajet une longue
traînée de dévastation. A ce point de vue, jugez de ce
que devait être, comme agent d'infection, l'Hôtel-Dieu
de Paris avant le rapport de Bailly, de Tenon et de La-
voisier : plus de lits dans les salles qu'elles n'en pouvaient tenir ; quatre, cinq et six malades dans un même
lit ; les morts mêlés avec les vivants ; des passages étroits
où l'air croupissait faute de pouvoir se renouveler, et
où la lumière ne pénétrait que faiblement et chargée
de vapeurs humides. Certes, si on avait voulu créer un
formidable engin de maladie, de pestilence et de mort,
on n'aurait pu mieux y réussir qu'en constituant un
pareil hôpital. Et pourtant il ne faut voir dans ce concours de conditions délétères que l'effet de l'ignorance
et de la routine : on y accueillait à toute heure du jour
et de la nuit les malades, les pèlerins et les mendiants ;
dans les mauvaises années, la population de l'Hôtel-

Dieu n'avait plus de bornes; on rapporte qu'en 1700 elle s'éleva à plus de neuf mille. On ignorait qu'il ne suffit pas de donner un abri à des malades, et que cet abri, s'il n'est pas disposé comme l'expérience scienti-fique l'enseigne, s'empoisonne rapidement, devient mortel pour les malades et pour ceux qui les soignent, et envoie tout à l'entour de sinistres rayonnements. Ce n'était pas impunément que la grande cité laissait dans son sein un pareil foyer, et qu'une charité mal éclairée entassait les misérables.

De la possibilité de faire ainsi le typhus, découle la possibilité non pas de le guérir (car, une fois né, c'est une maladie fort dangereuse contre laquelle la médecine n'a que des ressources précaires), mais de le prévenir en empêchant de se produire les causes qui le produi-sent, ou même de le défaire en en dispersant les foyers. Et remarquez que, tout en reconnaissant si bien les conditions de naissance, on ne connaît pas l'élément miasmatique du typhus; on n'a jamais pu le saisir et l'isoler. Au lieu que, dans la variole, l'élément conta-gieux s'offre sans effort à la recherche : c'est une hu-meur contenue dans le bouton; il suffit d'en prendre ce que peut contenir la pointe d'une lancette et de l'in-sérer sous l'épiderme; la transmission est opérée, et, après quelques jours d'incubation, la fièvre et l'érup-tion vont survenir. Mais, en revanche, il n'y a, en de-hors de la contagion, aucun moyen de produire la va-riole. Le vulgaire est disposé à croire que le chaud ou le froid, le boire ou le manger peuvent donner ces sor-tes de maladies; il n'en est rien, elles sont spécifiques; et, quoi qu'il arrive, dans quelque situation insalubre que soient les hommes, la variole ne surgit pas. Elle a bien surgi une fois de toutes pièces, puisqu'elle ne pa-raît pas avoir une bien ancienne origine et que les his-

toriens en signalent la première apparition dans le
sixième siècle de notre ère; mais cette espèce de génération spontanée ne se manifeste plus aujourd'hui, et
le mal se propage par les germes. Les fièvres d'accès,
qui règnent endémiquement et même épidémiquement,
sont connues dans leur cause, comme l'indique le nom
de paludéennes qu'on leur donne quelquefois; aussi
a-t-on contre elles le pouvoir de prévention, soit en
assainissant les localités malfaisantes, soit en se sous-
trayant aux effluves et à tout ce qui en favorise la dissémination et l'action; mais, par un surcroît qui n'est
pas commun, le quinquina fournit un remède puissant
dans la plupart des circonstances, et héroïque quand
ces fièvres prennent le caractère pernicieux. En ces
derniers temps, un médecin allemand nommé Hum-
boldt prétendit avoir trouvé un préservatif de la fièvre jaune : c'était une substance dont il faisait un secret
et qu'il inoculait. Je crois même qu'il a emporté son
secret avec lui (car il est mort), sans en avoir fait confidence à personne. M. le docteur Manzini, médecin italien qui exerce à la Havane, a coopéré aux expériences
qui furent très-nombreuses, et en a dirigé la plupart.
Doué de l'esprit d'observation et de l'impartialité qui
l'accompagne, il est un témoin considérable de ce qui
se fit; or, de son témoignage il résulte que l'inoculation
de cette substance, quelle qu'elle fût, produisait un état
fébrile et quelques-uns des symptômes de la fièvre
jaune, mais transitoires et sans gravité véritable. C'est
un fait très-singulier et très-digne d'attention; mais là
se bornait l'effet : les inoculés n'étaient point préservés, et il n'y avait rien de comparable à la vaccine.
Pourtant M. Manzini conclut, des relevés qu'il a faits,
que ces inoculés eurent moins de malades et de morts
que n'en eurent un nombre égal de non-inoculés. Ainsi,

contre les épidémies trois voies sont ouvertes : y rendre
le corps inaccessible, comme par la vaccine ; les guérir, comme par le quinquina ; les prévenir ou les dissiper, comme pour le typhus ou le scorbut. Prévenir
ou dissiper se nomme, en langage technique, prophylaxie, et toute prophylaxie repose essentiellement sur
la connaissance des causes.

Le mode de transmission et de propagation doit être
sérieusement étudié, afin qu'on sache quelles sont les
précautions à prendre et jusqu'à quel point on peut y
compter. M. Michel Lévy a été témoin, dans la guerre
de Crimée, de quelques faits relatifs au choléra qui ont
un grand intérêt. Vers la fin de septembre 1854, il vit
arriver à Varna, après une traversée de soixante à
soixante dix jours, des artilleurs embarqués avec du
matériel de leur arme à bord de bateaux voiliers ; partis de Marseille où régnait le choléra, plusieurs d'entre
eux succombèrent, en débarquant, à cette maladie, alors
entièrement éteinte à Varna. Faut-il admettre chez ces
hommes une incubation de plus de soixante jours, ou
bien rapprocher leur cas du cas suivant : c'est-à-dire
reconnaître que des agglomérations d'hommes, des
corps de troupes, des camps, des hôpitaux, où le choléra a sévi, restent, pendant un certain temps après
qu'il a cessé, capables de faire éclore la maladie chez
des hommes sains qui arrivent? Les troupes débar-
quées en 1854, ayant payé leur tribut, se trouvaient,
en 1855, délivrées du fléau, et n'en offraient plus de
traces ; mais les troupes qui, cette année-là, arrivaient
successivement de France, étaient saisies par le fléau, et
ce sont elles qui alimentaient en Crimée le foyer cholérique. On n'embarqua de Varna pour la Crimée que
des hommes en santé ; et telle fut la prudente sévérité
de ce triage, prescrit par le maréchal de Saint-Arnaud,

qu'il laissa derrière lui, sous la direction de M. Michel
Lévy, environ 4,000 malades et presque autant de ma-
lingres et de valétudinaires. Malgré ces précautions et
cette élimination, des cas de choléra se déclarèrent en
mer à bord de plusieurs vaisseaux, plus tard sur la
plage d'Oldfort et sur le champ de bataille de l'Alma;
ainsi s'opéra l'importation de cette maladie en Crimée.
Quand le maréchal Saint-Arnaud fit partir, contrairement à l'avis de M. Michel Lévy, trois divisions pour la
Dobrutscha, le choléra était à Varna dans sa période
d'invasion, et les troupes, parties avec une santé apparente, ne tardèrent pas à compter dans leur sein bon
nombre de cas plus ou moins foudroyants.

« Il nous a été donné, dit M. Michel Lévy, d'assister
« à la formation successive des foyers cholériques de-
« puis Marseille jusque derrière Sébastopol, en passant
« par le Pirée et par la côte de Bulgarie. » En effet,
c'est ainsi que marche cette maladie, établissant ses
étapes quand il lui faut traverser les mers, et, quand
les populations sont denses, se jouant des cordons sa-
nitaires, comme on le vit en 1831, en dépit de l'excellente discipline des troupes prussiennes et autrichien-
nes, qui gardaient leurs frontières contre le choléra. En
considérant le grand rassemblement de troupes en Crimée, les maladies, les blessures, les encombrements,
le typhus, le scorbut, la dyssenterie, beaucoup de bons
esprits s'attendirent à ce que la peste se manifestât.
M. Michel Lévy, mis en garde par les confusions pathologiques dont la peste a été l'objet, ne partagea point
ces craintes, et en effet la peste ne vint pas; c'est que
la peste est, comme la variole, une de ces malfaisances
qu'on ne produit pas à volonté. Mais si le malheur eût
voulu qu'elle naquît alors en Égypte par les causes qui
lui sont propres, on peut croire que d'aussi grands

rassemblements, déjà si affligés, auraient bien vite attiré ce lugubre vautour. Toutes les expériences le montrent : c'est en dissipant les foyers, en coupant les communications pathologiques et en isolant les malades, qu'on obtient les meilleurs résultats, tantôt arrêtant tout à fait le mal, tantôt l'atténuant seulement, et ne succombant que devant les irrésistibles fléaux. Pour le choléra même, si subtil à franchir les barrières, l'isolement est véritablement utile : en 1849, M. Michel Lévy, qui traita douze cents cholériques au Val-de-Grâce, ayant pu les séparer des autres malades reçus dans l'établissement, ne vit survenir qu'un très-petit nombre de cas intérieurs, tandis que les hôpitaux civils, où la promiscuité ne fut pas évitée, comptèrent ces cas intérieurs par centaines. L'application judicieuse de ces principes a présidé à ce qui a été fait pour la réformation des quarantaines, et présidera à ce qui reste à faire.

Quand une grave épidémie sévit, les esprits se troublent ; des bruits d'empoisonnement circulent, comme cela se vit en 1832 à Paris ; des émeutes même éclatent pour saisir les prétendus empoisonneurs ; les individus obéissent aux impulsions de la crainte et aux caprices d'une imagination frappée. Il est difficile, en effet, dans ces épreuves, que la raison prévale ; pourtant, c'est quand l'orage souffle qu'il faut savoir ou se guider ou se laisser guider. A la médecine appartient le rôle du sang-froid, de la fermeté et de la prévoyance. Ce que l'expérience a enseigné de meilleur, M. Michel Lévy l'a résumé avec pleine autorité : « Toutes les fois qu'une « population est menacée, la police sanitaire doit re-« doubler de vigilance pour écarter les causes qui pour-« raient servir d'occasion ou d'auxiliaire au fléau : « l'examen des denrées et liquides livrés à la consom-

« mation, la propreté et l'aération des demeures pu-
« bliques et privées, le prompt enlèvement des immon-
« dices, les distributions plus copieuses d'aliments et
« de vêtements aux pauvres, le régime et la salubrité
« de tous les établissements qui contiennent des réu-
« nions d'hommes, le soin de la tranquillité morale
« des citoyens; tels sont en partie les devoirs de l'au-
« torité. Quant aux individus, on ne peut prescrire un
« régime préventif qui convienne également à tous les
« tempéraments, à tous les états de santé; mais on peut
« assurer que tous se trouveront bien de l'observance
« des règles suivantes : habitation dans des apparte-
« tements spacieux où la lumière et l'air pénètrent fa-
« cilement; l'exercice au grand air dans des lieux éle-
« vés, mais sans qu'il soit jamais poussé jusqu'à la
« fatigue; des vêtements épais qui abritent le corps
« contre les effets de l'humidité et des variations de
« température; une nourriture substantielle, répara-
« trice et facile à digérer ; point d'abus ni d'écarts de
« régime, ils seraient funestes ; l'éloignement de toutes
« les circonstances qui peuvent exciter la tristesse, la
« peine, les passions violentes, la colère ; un sommeil
« suffisamment prolongé; le traitement immédiat de
« toute indisposition naissante : telles sont les prescrip-
« tions auxquelles doivent se soumettre ceux qui vivent
« dans des atmosphères contaminées. Les classes aisées
« peuvent s'y conformer sans peine, et c'est dans leurs
« rangs que les épidémies font le moins de victimes.
« Travailler à l'accroissement de l'aisance du peuple,
« c'est agir préventivement contre les fléaux épidémi-
« ques qui épouvantent les gouvernants et les gouver-
« nés; c'est là l'œuvre lente et progressive de la civili-
« sation qui a déjà réduit leur fréquence et leur
« intensité. Faut-il combattre ou encourager, en temps

« d'épidémie, les émigrations individuelles et collecti-
« ves? Elles profitent à la cité envahie, elles y dimi-
« nuent la densité de la population, elles enlèvent au
« fléau un aliment, elles en atténuent la force et la du-
« rée. Dans toutes les épidémies l'encombrement joue
« un rôle funeste, il rend le mal plus transmissible par
« la multiplicité des rapprochements, il exalte l'acti-
« vité des germes morbides, l'énergie des contagions,
« l'influence délétère des sources d'infection. Et en
« même temps les émigrants augmentent leurs chances
« de salut. C'est à l'approche des épidémies qu'il faut
« surtout conseiller les déplacements; l'épidémie une
« fois développée et en voie d'ascension, la fuite est
« moins sûre et la chance de translation morbide aug-
« mente par l'intermédiaire des émigrants. Les instruc-
« tions populaires ont assurément leur utilité; elles
« témoignent de la sollicitude de l'administration; elles
« dissipent les appréhensions exagérées; elles font ap-
« .pel à la raison publique, à la réflexion, à la vigilance.
« Il n'y a lieu d'y détailler les prodromes et les symp-
« tômes du mal redouté et d'y offrir matière à la peur,
« aux interprétations de l'ignorance. Mais, sous cette
« réserve, les avis au peuple tendent à fortifier son bon
« sens, sa résistance morale, et j'ai toujours pensé
« qu'au lieu de lui cacher les dangers d'épidémie qui
« le menacent, il fallait les lui dénoncer franchement
« à l'avance. »

Telle est la constitution de la substance vivante par
rapport à elle-même et au monde inorganique, qu'inévitablement du conflit de ses éléments il surgira de fatales
combinaisons qui porteront au loin la maladie et la
mort. Elles surgissent en effet, et c'est ce qu'on nomme
des épidémies. Une fois déchaînées, elles renversent
toutes les barrières et confondent la faible science de

l'homme. Mais, poussée par un double désir, le désir de connaitre abstraitement les choses et celui d'être utile, la science médicale étudie ces fléaux immiséricordieux, elle les suit à la trace, et pénètre dans leurs foyers; de chaque épreuve elle ressort plus habile et plus forte; et, finalement, gagnant en autorité et se faisant écouter des gouvernements, elle trace des règles qui, progressivement meilleures et plus précises, atténuent les désastres et corrigent, dans la limite de notre intelligence et de nos forces, les graves imperfections du rapport entre l'être vivant et son milieu.

III

Hygiène publique.

On aurait de l'hygiène une idée incomplète, si on ne la considérait que dans ses rapports avec la santé individuelle ou même avec les influences épidémiques qui s'éveillent tantôt dans un point ou un temps, tantôt dans un autre. Elle a un champ plus étendu, où elle est devenue la conseillère indispensable de l'administration. Une bien courte remarque indiquera la nécessité de cette intervention. La société, depuis qu'elle est sortie des âges préparatoires et qu'elle a pris conscience d'elle-même, reconnaît qu'elle se développe pour développer l'industrie, l'art, la science et la morale, et pour donner, par l'éducation et par la politique, à tous ses membres une juste part de ce quadruple trésor. Combien elle est loin encore de transformer des tendances spontanées en une action

déterminée et uniforme, je n'ai pas besoin de le dire.
Mais ce qui est certain, c'est que les parties supérieures
de l'évolution sociale ne peuvent subsister et prospérer
qu'autant que les parties inférieures ont leur pleine
vitalité et leur office complet. Il n'en est pas autrement
de l'organisme collectif que de l'organisme individuel.
Le développement des fonctions supérieures est le but
auquel tend ou doit tendre tout individu qui sent le
prix de la vie; mais, pour que cela se fasse, il faut que
les fonctions inférieures, celles que la physiologie appelle végétatives, préexistent et agissent dans leur
régularité et leur plénitude; c'est une hiérarchie qui
ne peut être intervertie. Elle ne peut pas l'être davantage dans le corps social; ce qui correspond aux fonctions végétatives ne permet ni retard, ni négligence,
ni même ignorance; autrement surgissent des désordres et des souffrances qui troublent profondément
toute l'économie. Nourrir, loger, vêtir est la première
œuvre de laquelle tout dépend; mais dans ce grand
travail il se présente des actions et des réactions, des
combinaisons et des décombinaisons, des complexités
variées, des embarras inattendus qui imposent une
surveillance aussi continue que savante. C'est l'objet
de l'hygiène publique.

On a eu, l'été dernier, un exemple des soins perpé-
tuels qu'exige le bon entretien des choses humaines,
exemple qu'on peut citer comme échantillon. La ville
de Londres a l'habitude de verser une partie de ses
immondices dans la Tamise; le fleuve et la marée em-
portent ou sont censés emporter tout ce qui afflue de
la sorte. Quelque puissant que soit un cours d'eau pour
balayer les ordures qui s'y déversent, il n'a pourtant
qu'une efficacité limitée; et si on le charge d'un net-
toyage trop considérable, il n'y suffira pas. C'est ce qui

est arrivé pour la Tamise : ce beau fleuve, sous l'influence des chaleurs excessives du mois de juin, est
devenu impropre à la tâche qui lui était depuis longtemps dévolue; le mal qu'on lui avait fait s'est révélé :
des exhalaisons méphitiques sont sorties de ces eaux
qui font l'honneur et devraient faire la salubrité de la
ville, et chacun s'est inquiété de les voir changées en
un cloaque infect, menaçant pour la santé publique et
exigeant désormais impérieusement qu'on ne lui amène
d'immondices qu'autant qu'il peut en entraîner sans
souiller son lit et sans répandre au loin la puanteur au
lieu d'une fraîcheur salutaire. Au reste, s'il est mal
entendu de troubler la composition des rivières au
point de les rendre malfaisantes par les émanations, il
ne l'est pas moins de perdre les matières qui s'en vont
au fil de l'eau. Il y a là deux méfaits : l'un qui gâte,
l'autre qui gaspille. Quelque répugnance que nous
causent les débris et les immondices, quelque incon-
vénient qui résulte de leur entassement imprévoyant
et de leur décomposition putride, il n'en est pas moins
certain qu'ils constituent un engrais actif et sans lequel
la terre cesse rapidement de produire. La terre végétale, couche mince étendue sur la face du globe (et
encore là où les sables, la craie, les roches ne viennent
pas à fleur de sol), la terre végétale n'est pas un fonds
inépuisable auquel on puisse toujours prendre sans y
rien remettre. Or un seul ordre de substances, à savoir
les substances organiques, a la vertu d'entretenir la
fertilité des campagnes. Pour que les végétaux soient
produits, pour que, par suite, les animaux herbivores
soient nourris, et finalement pour que les carnivores
aient leur pâture, il faut que la terre, en retour des
récoltes, reçoive ces fumiers, ces débris, ces immondices qui, accumulés et négligés, empesteraient l'air,

et qui, disséminés dans les champs, y font renaître chaque année les grains et les fruits. Phénomène bien digne de remarque, qui porte l'esprit vers les conditions primordiales des choses, et qui l'incline à croire que, pour nous du moins, la substance organique et la substance inorganique sont contemporaines, que la première ne provient pas de la seconde, et que les deux ont une coexistence dont nous ne pouvons trouver le bout. Ici l'homme n'a fait qu'imiter l'économie naturelle : avant l'intervention humaine, les végétaux, mourant et pourrissant sur le sol nourricier, lui rendaient tout ce qu'ils en avaient reçu; depuis l'intervention humaine, ce simple échange n'a plus suffi ; et, pour alimenter le genre humain qui se multiplie et les animaux auxiliaires qu'il entretient, les engrais sont devenus indispensables. C'est donc une des prodigalités les plus dommageables que de perdre des masses de précieux matériaux en les laissant se transformer en objets d'insalubrité et de dégoût.

L'homme sauvage a moins que nous à craindre de la nature, en ce sens qu'il offre peu de prise aux forces naturelles, dont il ne dépasse nulle part le niveau. Disséminé, comme les autres espèces, sur de grands espaces, que peut-il lui arriver, sinon quelques épidémies qui l'affligent, ou des raretés de gibier et de poisson qui l'affament? Il n'a ni cultures dont l'insuffisance est si menaçante, ni troupeaux sujets aux épizooties, ni villes qui s'encombrent, ni fleuves dont les eaux l'inquiètent soit par les débordements, soit par la stagnation. Il abandonne toutes choses à leurs conditions, les fleuves à la pente, les huttes à la clairière, les bêtes aux forêts, les végétaux à la dissémination des graines. L'homme civilisé ne saurait se reposer ainsi sur les actions spontanées du sol et du ciel : il a pris la gestion de la terre, et cette gestion laborieuse exige, à mesure que la civilisation s'avance, toujours plus de génie et d'industrie. Encore qu'il ne puisse rien que par la nature, pourtant il n'a pas de plus redoutable ennemi que la nature ; même là où il l'a asservie (et il l'a asservie en bien des choses), elle est un esclave à toute heure frémissant. C'est surtout du côté de l'hygiène publique que ces insurrections sont imminentes et dangereuses. L'industrie et le commerce, ou, comme j'ai dit plus haut, la gestion de la terre est entreprenante et hardie : appuyée sur la physique, la chimie et la biologie, elle développe ceci, refoule cela, rapproche ce qui n'avait jamais dû se voir, crée de nouveaux agents, fournit de nouveaux produits, laisse de nouveaux résidus. Tous ces conflits donnent lieu à des effets et à des conditions inattendues. La vie, cette force délicate que toutes les modifications du milieu viennent modifier, et qui est particulièrement sujette aux influences dissolvantes des matières organiques disséminées et altérées, la vie se ressent aussitôt des négligences, des erreurs et des mécomptes; et à chaque fois il faut que l'art de guérir, sous le nom d'hygiène publique, s'efforce d'effacer ou du moins d'atténuer le mal qui a accompagné fatalement le bien.

Un exemple petit, mais caractéristique, fera voir à quelles conditions toujours difficiles l'homme modifie ceci ou cela de l'existence commune. Quand on eut reconnu que de la houille sort par la distillation un gaz brûlant avec une très-belle lumière et capable d'éclairer à bien moins de frais que le suif et l'huile les rues, les ateliers, les boutiques, on mit à profit cette utile découverte. Les villes furent sillonnées de conduits souterrains qui portaient dans tous les quartiers l'aliment de becs innombrables. Cette opération s'est faite avec succès, le but cherché a été atteint, et l'obscurité des nuits vaincue comme elle ne l'avait point encore été. D'autre part, depuis quelques années, les arbres des promenades de Paris sont devenus malades, ils languissent, ils meurent, et bien des allées ont été déparées par un mal inconnu. Maintenant on assure que ces deux faits, la circulation du gaz sous terre et le dépérissement des arbres sont en connexion, et que l'hydrogène bicarboné, s'échappant par des fuites, vient vicier le sol et infecter les racines. Ainsi donc, si le cas est bien observé, pendant que l'on croyait uniquement éclairer la ville, un autre effet inattendu, non prévu, non cherché, se produisait.

Dans le temps que la maladie des pommes de terre et de la vigne sévissait avec le plus de violence, les paysans, en plus d'une localité, se sont imaginé, voyant les rails s'étendre de toutes parts et les machines vomir leur noire fumée, que là était la cause du fléau qui les ruinait. Je ne voudrais pas dire que l'opinion est insensée ; je dis seulement qu'elle est fausse, car la maladie des végétaux avait commencé là où il n'y avait pas de voies ferrées, et elle s'éteint, bien que les voies ferrées gagnent sans cesse un nouveau terrain. Mais peut-être ces rubans de fer allongés dans toutes les directions sur la surface de la terre auront-ils quelque action indirecte, petite ou grande, salutaire ou malfaisante, qu'il faudra déterminer, et, suivant les cas, régulariser. Nous sommes là dans le domaine des êtres vivants ; le corps social avec ses dépendances se comporte absolument comme un organisme ; on ne peut en modifier une partie sans que la modification aille éveiller, même fort loin, des modifications secondaires. C'est cet ensemble de problèmes complexes que l'hygiène publique étudie et dont elle obtient une solution progressivement plus secourable, à mesure que la biologie abstraite qui donne les principes et l'empirisme raisonné qui fournit les cas réels se combinent davantage.

Bien que l'hygiène publique ait pour but le meilleur entretien de la santé humaine, toutefois les sociétés civilisées ont avec soi deux vastes dépendances d'êtres vivants aussi, et dont la santé ne peut être négligée, à savoir les végétaux cultivés et les animaux domestiques. En faisant de larges éclaircies dans la végétation primitive pour propager ses plantes alimentaires, en changeant les rapports de la population animale au profit des bêtes qui le nourrissent et qui le servent, l'homme a pris une immense administration. Végétal, animal et homme constituent un ensemble solidaire où les maladies des deux premiers se font inévitablement sentir au dernier. On ne voit pas, il est vrai, qu'une connexion subsiste entre les causes qui affectent les hommes et celles qui affectent les plantes. Dans ces dernières années, beaucoup de plantes ont été malades : les pommes de terre, la vigne, la plupart des arbres fruitiers ; et, pendant que le mal régnait ainsi, frappait les fanes, les feuilles et les rameaux, et corrompait les fruits, on n'a pas remarqué que la santé humaine fût simultanément troublée. Mais il arrive que plusieurs végétaux, affectés dans leur organisme deviennent malfaisants en se couvrant de parasites malfaisants. C'est ainsi que plus d'une fois l'ergot développé sur les céréales a produit, d'une façon épidémique, des convulsions et des gangrènes. Aujourd'hui plusieurs médecins, entres autres M. Costallat, attribuent, avec toute raison d'ailleurs, la pellagre de l'Italie et de la France à un champignon parasite qui naît sous l'épisperme du maïs. De la sorte, dans

ces végétaux, la nature produit, par l'intermédiaire
de la maladie, ce qu'elle produit dans d'autres par
voie directe, des principes qui sont des poisons pour
l'homme. C'est aussi par certaines maladies que la
nature rend nos animaux domestiques aussi venimeux
que les serpents les plus dangereux; le charbon, la
rage, la morve passent à l'homme. Outre la juste
crainte qu'inspirent ces malheureuses transmissions,
il faut considérer que ces animaux, qui sont nos hôtes,
forment au-dessous de nous un peuple immense dont
la santé nous intéresse au plus haut point. Les bœufs,
les chevaux, les moutons, les chiens et les autres sont
sujets à toutes sortes d'affections; leur pathologie,
moins compliquée sans doute que la nôtre, l'est encore
beaucoup. Virgile, dans sa célèbre description d'une
épizootie, s'étonne poétiquement que la simplicité de
leurs aliments et leur vie exempte de soins et d'inquiétudes ne les ait pas préservés :

> *Atqui non massica Bacchi*
> *Munera, non illis epulæ nocuere repostæ :*
> *Frondibus et victu pascuntur simplicis herbæ;*
> *Pocula sunt fontes liquidi atque exercita cursu*
> *Flumina; nec somnos abrumpit cura salubres.*

Qu'aurait-il donc dit des plantes, qui, elles aussi, sont
malades? La maladie est inhérente à la matière vivante,
et d'autant plus fréquente et plus variée que l'être vivant est plus compliqué et plus élevé : la complication
et l'élévation sont toujours corrélatives.

Ce que l'hygiène privée est pour l'individu, l'hygiène
publique l'est pour le corps social. Des quatre grandes
fonctions qui constituent la vie de ce corps social,
l'entretien, la morale, l'art et la science, une seule, la
première, est du ressort direct de l'hygiène publique.

Les deux dernières n'ont rien à faire avec elle. La seconde a des rapports indirects qui tiennent à l'influence certaine des mauvaises conditions matérielles sur les actions des hommes.

Diderot, cité par M. Michel Lévy, a dit que toute question de morale est aussi une question d'hygiène. Cela est incontestable. De même que la justice, comme le montrent les recherches de statistique, a plus de vols à punir dans les années de cherté ; de même, partout où l'hygiène publique sera méconnue, on verra une dégradation physique et morale attaquer les malheureux qui se trouvent plongés dans le bourbier. La malpropreté, l'incurie de tous les conforts, la mauvaise nourriture, l'insalubrité des logements, le défaut d'air, les cloaques, les immondices, l'encombrement, tout cela non-seulement affectera la santé, déformera les corps, répandra les maladies, accourcira la vie, mais encore troublera les cœurs et les intelligences. Sur ce fond germeront des mœurs brutales et mauvaises. Au contraire, quand on assainit, quand on nettoie, quand on diminue l'intensité des causes malfaisantes, non-seulement on obtient l'amélioration de la santé commune, mais encore on fait que les hommes, moins en butte à ce qui offense, à ce qui blesse, à ce qui fait souffrir, deviennent plus maîtres d'eux-mêmes et plus accessibles aux bons sentiments et à la raison. C'est ainsi que l'hygiène publique a sa part d'influence, indirecte il est vrai, mais certaine, sur la moralité. Sans doute rien en ce genre n'est praticable sans une somme croissante d'aisance, qui seule donne le goût et permet l'usage de tous les assainissements ; mais on doit dire que l'hygiène publique est la plus utile conseillère de l'aisance.

C'est l'entretien qui est le domaine propre de l'hy-

giène et qui exige sa surveillance continuelle. Tandis
que la production et la consommation, faisant leur
office, apportent et absorbent les approvisionnements
de l'existence commune tant pour l'homme que pour
ses animaux et ses végétaux, il faut qu'un œil vigilant
soit ouvert sur tout ce qui passe dans cet immense
échange. On sait que ce n'est pas une des moindres
attributions de l'hygiène de découvrir et de réprimer
les fraudes et les sophistications qui dénaturent les
produits, trompent le consommateur et causent toute
sorte de maux et d'accidents; une cupidité malhonnête,
et contre laquelle il faut lutter d'habileté, vend pour
bonnes des substances ou de nulle valeur ou expressément malfaisantes. Eh bien! la nature, considérée
au point de vue relatif et humain, où toutes les modifications se traduisent par des influences salutaires ou
nuisibles, et non considérée au point de vue absolu et
universel, où toutes les influences sont indifférentes,
la nature, dis-je, fraude et sophistique dans mainte
circonstance ce qui nous sert ou ce qui nous a servi.
La sophistication, si je puis appliquer cette expression
à des opérations tout aussi fatales et nécessaires que
celles qui soutiennent notre vie et satisfont nos besoins,
consiste en ce que la matière organique, par une condition malheureuse pour nous, ne peut se décomposer
sans donner naissance à des produits toujours inquié-
tants. Quand nous aurons pénétré davantage dans les
propriétés intimes des substances composées, nous
saurons *rationnellement* ce qu'aujourd'hui nous ne
savons qu'*empiriquement:* pourquoi la décomposition
est accompagnée de véritables dangers pour ce qui a
vie. En attendant que nous ayons cette connaissance,
nous pouvons rêver, puisque présentement rien de
contradictoi e ne nous en empêche, un état de choses

où la décomposition serait inoffensive, voire même agréable et salutaire, et assainirait l'air au lieu de l'infecter. Notre monde serait sensiblement meilleur, du moins pour nous ; et quel autre terme de la bonté pouvons-nous avoir? Mais il n'en est rien : la fermentation et la putréfaction, les deux grands agents de toute résolution de la matière organique, sont loin d'être innocentes pour nos organes. Ce qui reste, c'est d'envisager l'ennemi en face, puisque c'est un ennemi, et de chercher toutes les conditions subsidiaires qui permettent de le combattre.

Les mouvements de la population, la salubrité des villes et des campagnes, les industries et les professions forment les grands embranchements de l'hygiène publique, les objets sur lesquels s'exerce son activité. Déterminer comment une population se distribue suivant les sexes et suivant les âges, puis étudier dans leur nature les maladies qui agissent sur l'existence ou qui l'éteignent, c'est chercher quelles sont, parmi les causes de la mortalité naturelle qui doit enfin faire rentrer sous la terre toute cette population, celles qui anticipent et qui prélèvent avant le temps le tribut finalement nécessaire. Plus la connaissance des maladies devient exacte et profonde, plus les causes se spécialisent, et plus aussi l'efficacité médicale s'accroît pour les atténuer. Les campagnes et les villes, celles-là avec leur air libre, celles-ci avec leur air plus ou moins confiné, ont besoin de n'être abandonnées ni aux seules forces de la nature, ni à l'incurie toujours prévalante des habitants; les eaux, les inhumations, les logements, les climats, les immondices, tous ces objets ont appelé et appellent encore des recherches savantes; car tout cela est du ressort d'un art fort relevé et fort difficile. Les industries, devenues si complexes, ne peuvent se passer d'un contrôle supérieur qui en apprécie les dangers, préserve le voisinage, et ne laisse pas à l'intérêt individuel le soin de décider ces importantes questions; c'est là surtout que la chimie manipule en grand des substances minérales souvent délétères et des substances organiques qui peuvent toujours le devenir; et c'est là aussi que l'hygiène publique a mission d'intervenir avec une grande autorité. Enfin les professions, qui mettent l'homme dans des conditions si diverses, ne sont pas toutes, il s'en faut, innocentes pour sa santé. Je ne veux pas parler de celles qui exposent aux accidents le marin, le couvreur, le maçon, le pompier, le médecin, etc.; je parle de celles qui introduisent la maladie dans le corps et le livrent à la souffrance, à la paralysie, au tremblement, à la mort. Parmi les plus douloureux sentiments que les choses médicales ont fait naître en moi, je compte, je l'avoue, d'avoir vu ces infortunés qui, contraints par le besoin, acceptent des occupations lentement destructives de l'organisme. Rien ne doit plus susciter le zèle de l'hygiène que le désir de faire cesser un pareil état de choses, qui n'est pas récent, mais qui devient un déshonneur pour notre civilisation.

De tout temps sans doute on utilisa le savoir des médecins pour des cas spéciaux de salubrité générale, et on leur demanda, dans l'intérêt de ce service, des prescriptions analogues à celles qu'ils donnaient aux particuliers. Mais c'est depuis peu seulement qu'on a appliqué d'une manière systématique à l'ensemble des conditions de l'état social considéré pathologiquement l'ensemble des ressources de l'art de guérir. Une administration plus éclairée et plus soucieuse du bien-être des administrés et une médecine plus habile à pénétrer dans la complexité des causes morbifiques ont, l'une en raison de ses besoins, l'autre en vertu de son exten-sion graduelle et de sa puissance croissante, procuré cette grande création. L'hygiène publique occupe, comme cela doit être, une part considérable de l'ou-vrage de M. Michel Lévy. J'ai voulu que le lecteur en eût une idée générale et comprît bien quelles nécessi-tés l'avaient produite et quel rôle important il en ré-sultait pour le médecin. Je m'arrêterais là, car mon but est atteint, si je n'éprouvais un regret de ne pas citer quelque exemple. M. Michel Lévy est médecin mili-taire, il a dirigé le service médical de l'armée d'Orient dans la guerre de Crimée, il est directeur de l'école du Val-de-Grâce. Nul n'est donc plus autorisé que lui à parler de la santé du soldat, et ce serait me faire tort à moi-même que ne pas choisir certains de ses aperçus, que ne pas mettre de mon côté l'intérêt que naturelle-ment ils inspirent.

La mortalité dans l'armée, indépendamment des mortalités exceptionnelles de la guerre, est plus grande que dans la vie civile. « Chez les hommes de vingt à « trente ans, dit M. Michel Lévy, la proportion annuelle « des décès est de 1,25 pour 100, et dans les bons pays « elle atteint à peine 1 pour 100; or M. Benoiston de « Châteauneuf a trouvé qu'elle était pour l'armée de « 2,25. Ce chiffre est d'autant plus disproportionné « qu'il est fourni par des hommes choisis; il ne s'ex- « plique point par un surcroît de mortalité résultant « des duels, des suicides, de la nostalgie et des excès « du célibat; ces influences ne sont que secondaires. « La mortalité de l'armée, en temps de paix, reconnaît « pour causes principales les erreurs des conseils de « révision, les brusques mutations de climat, et les « fatigues qu'amènent à leur suite les exercices journa- « liers, les manœuvres, les parades, les veilles fréquen-

« tes, etc., c'est-à-dire une dépense de forces qui ex-
« cède souvent la mesure de la constitution et celle de
« la réparation alimentaire. Et comme cette mortalité
« pèse davantage sur les premières années de l'incor-
« poration, il faut admettre que la transition de la vie
« civile à l'état militaire constitue, comme l'acclima-
« tation, une sorte de crise physiologique et morale
« pour les générations qui d'année en année se suivent
« sous les drapeaux. A la spontanéité de l'individu, à
« la société naturelle de la famille, à la variété des tra-
« vaux professionnels, succèdent la rigidité de la disci-
« pline, l'association factice et forcée de la caserne,
« l'immuable série des exercices et des corvées de gar-
« nison. L'organisme ne passe brusquement, ne s'adapte
« à de tels changements que par un effort énergique et
« profond. Depuis l'heure des premières contraintes,
« des premières bouffées de nostalgie jusqu'au jour de
« nivellement complet et d'uniforme aspect de toutes
« les individualités humaines qu'un hasard de répar-
« tition a groupées sous le même numéro de régiment,
« il se passe en elles des troubles, des ébranlements,
« des souffrances qui peuvent se comparer à la série
« des modifications imposées au colon depuis son dé-
« barquement dans une contrée tropicale jusqu'à l'é-
« poque où il ne se distingue presque plus des indi-
« gènes par les caractères de son extériorité. A coup
« sûr, la révolution organique et physique qui s'opère
« dans les années d'acclimatement militaire n'est pas
« moins orageuse ni moins profonde que celle de l'a-
« daptation graduelle à un milieu atmosphérique très-
« différent du milieu natal. »

Dans la vie militaire comme dans la vie civile, l'aisance exerce son influence, diminuant les maladies et
les chances de mort qu'elles amènent. Cela est si vrai

que la mortalité se règle en quelque sorte sur le tarif de la solde : elle est moindre pour le sous-officier que pour le soldat, pour les officiers que pour les sous-officiers. En Angleterre, la mortalité de toute l'armée est évaluée à 17 sur 1,000 et à 12 pour les officiers. En France, elle est de 19,4 pour l'armée, de 10,8 pour les officiers, de 22,3 pour les soldats seuls. On doit observer que les officiers commettent moins d'excès que les soldats et puisent plus de force morale dans leur éducation et dans leur raisonnement. Même en temps de guerre, l'aisance conserve sa prépondérance hygiénique : M. Michel Lévy rappelle que le scorbut, si général dans l'armée d'Orient en 1855 et 1856, a presque épargné les officiers de toutes les armes. Les généraux, les fonctionnaires de l'intendance, les officiers supérieurs, presque toujours en possession de beaucoup d'éléments de bien-être, échappent à l'atteinte des influences morbides, quand elles ne procèdent pas d'une cause épidémique telle que le choléra ou la fièvre jaune.

M. Michel Lévy trace un tableau saisissant des conditions malfaisantes auxquelles une armée en campagne est exposée : c'est la continuité des efforts et des fatigues ; c'est l'insuffisance fréquente de la nourriture et du sommeil ; c'est la nature des aliments consistant le plus souvent en biscuit ou en pain de munition mal fabriqué, en viandes salées, très-rarement en viandes fraîches de qualité très-inférieure, en légumes secs quand ce n'est point exclusivement et journellement du riz ; c'est la privation d'abris suffisants pendant la nuit, ou le réchauffement au prix du méphitisme dans les tentes hermétiquement fermées, car la tente s'infecte comme la chambre d'une caserne ou la salle d'un hospice ; ce sont les latrines des camps, les cimetières mal établis, la souillure des vêtements, les immondices

de la peau ; c'est l'excitation morale continue qui doit
répondre aux épreuves de la guerre et maintenir les
courages au niveau de situations sans cesse traversées
par l'imprévu ; ce sont, sous tous les climats, les con-
trastes diurnes et nocturnes de la température, la marche irrégulière des saisons, l'impression plus profonde
des causes météorologiques sur des hommes affaiblis
et parfois démoralisés. Après n'avoir, de la sorte, rien
dissimulé des graves circonstances où est placée une
armée qui fait la guerre, il ajoute, avec une fermeté et
une confiance que justifient et ses lumières, et ses hautes fonctions, et son expérience : « Dira-t-on que l'en-
« semble de ces conditions et de leurs effets constitue
« la fatalité de la vie des armées en campagne? Les
« mortalités formidables que l'histoire a enregistrées
« et que plus souvent encore elle passe sous silence,
« sont-elles l'inévitable tribut que les soldats ont à
« payer à la guerre? Ce langage est celui des adminis-
« trateurs qui déclinent la responsabilité du lende-
« main, des chefs militaires qui s'absorbent dans la
« poursuite d'un résultat stratégique, des médecins ou-
« blieux ou inintelligents de leur propre mission. L'hy-
« giène a un rôle immense aux armées en campagne ;
« elle peut lutter avec succès contre des causes éner-
« giques d'affaiblissement et de destruction, si elle est
« admise dans les conseils du commandement, si elle
« est pourvue d'initiative et d'autorité. Un changement
« de campement, une meilleure répartition des den-
« rées, l'emploi de certaines ressources locales, des dis-
« positions opportunes au début d'une épidémie, la
« dissémination et la séparation des contingents infec-
« tés, de judicieux appels par la voie des ordres du jour
« au concours des officiers et au bon sens des soldats ;
« une bonne organisation des hôpitaux et des ambu-

« lances, des évacuations et des dépôts de convales-
« cents; la disposition prompte et sûre de tout le per-
« sonnel appliqué au service de santé; il n'a fallu, il
« ne faudra parfois que telle ou telle de ces mesures
« pour prévenir, pour atténuer un désastre; et leur
« ensemble est le moyen certain de réduire le déchet
« silencieux et journalier d'une armée. Il n'y a d'utile,
« de puissant en campagne que l'hygiène : sans elle,
« la médecine n'est qu'une lugubre agitation ; sans elle,
« la chirurgie voit échouer toute son industrie de mé-
« thodes et de procédés ; sans elle, l'administration
« s'ingénie vainement, et les ressources qu'elle accu-
« mule n'empêchent pas le développement des épidé-
« mies meurtrières. »

C'est qu'en effet, et c'est encore une remarque de
M. Michel Lévy, aux armées, même alors que la guerre
d'artillerie prédomine, comme dans les siéges, l'œuvre
de la médecine a plus de continuité que celle de la chirurgie. « Avant que le premier coup de feu ait été tiré,
« il y a des malades. Que les troupes bivouaquent,
« campent ou marchent, les maladies se développent,
« les épidémies se préparent. Une bataille, un assaut,
« si meurtriers qu'ils soient, ne surchargent les ambu-
« lances et les hôpitaux que pour une courte période :
« bientôt les blessés succombent ou guérissent ou sont
« évacués. La chirurgie a ses haltes, ses repos, après
« les heures de sanglante activité. Le médecin subit
« l'épreuve obscure du dévouement continu sur l'ar-
« rière-plan de la scène de la guerre. Du 6 septembre
« 1854 au 5 février 1855, l'armée anglaise en Orient a
« compté 108 décès par blessures et 391 décès par
« maladies sur 1,000 hommes. Pendant les six derniers
« mois de l'année 1855, qui ont été signalés par les ac-
« tions les plus décisives du siége de Sébastopol, l'ar-

« mée française a donné 21,957 blessés par le feu de
« l'ennemi et 101,128 fiévreux de tout genre. »

A la vue de la mortalité plus grande dans l'armée en
temps de paix que dans les classes civiles, malgré le
choix de ses éléments et les réformes trimestrielles qui
la débarrassent des infirmes et des valétudinaires,
M. Michel Lévy est naturellement conduit à chercher
comment on pourrait diminuer un aussi lourd tribut.
L'hygiène seule y peut quelque chose. Aussi trouve-t-il
plus d'un conseil à donner. Il voudrait qu'on fit suivre
au jeune soldat un système de préparations ayant pour
objet de favoriser son complet développement, de consolider ses organes, d'assouplir ses ressorts, de lui donner en un mot ce qu'il n'a pas, la force, l'adresse,
l'agilité. Il voudrait qu'on ne jetât pas dans des garni-
sons lointaines, à travers monts et vaux, des hommes
trop faibles encore pour faire les frais de cette incessante série d'acclimatements. Il voudrait, puisque les
méridionaux résistent mieux au soleil des Antilles et de
l'Afrique, qu'on les choisît pour les expéditions en ces
pays, ou du moins qu'on disposât les troupes à cette
transition par un séjour préalable et prolongé dans le
midi de la France, et qu'on imitât les Anglais, qui désignent pour les Indes orientales les troupes qui ont
passé un certain temps à Gibraltar, à Malte ou à Cor-
fou. Il voudrait, pour les déplacements à l'intérieur,
qu'on observât une gradation de climats intermédiaires
où l'on retiendrait quelque temps les troupes avant de
les jeter d'un département du midi dans une localité
humide et froide du nord. Il voudrait qu'en général les
mouvements des troupes ne s'accomplissent pas sans
que l'autorité médicale fût consultée sur le choix des
lieux et sur l'opportunité des époques de voyage. Il
voudrait que la viande entrât pour une plus forte pro-

portion dans l'alimentation de l'armée en France, que
le régime fût plus varié, suivant les ressources des localités (ce qui pourrait se faire sans donner lieu à une
augmentation de dépenses), et qu'une boisson fermen-
tée fût régulièrement distribuée, ce qui préviendrait
des maladies. Il voudrait, le maniement des armes et
l'exécution des manœuvres ne suffisant pas pour fortifier le corps, que la gymnastique fût appliquée à l'armée plus rationnellement et avec plus de persévérance.
Il voudrait que le chant et la musique, si favorables à
la consolidation des organes respiratoires et d'un si
grand secours pour agir sur l'âme, fussent le complé-
ment de toute bonne éducation militaire. Il voudrait
enfin qu'on rendît les loisirs du soldat plus utiles à lui-
même et à l'État, sans porter atteinte à son caractère
national ni à l'esprit militaire,

M. Michel Lévy, énumérant les défectuosités du service
médical dans notre pays, dit : « Les médecins des épidé-
« mies, fonctionnaires à titre gratuit, indemnisés seu-
« lement et avec parcimonie pendant la durée de leurs
« missions, arrivent tardivement, procèdent à des en-
« quêtes incomplètes, doutent de leurs attributions,
« manquent d'initiative ; les conseils d'hygiène d'arron-
« dissements existent à peine ; les rapports de l'Acadé-
« mie de médecine prouvent l'insuffisance de la pro-
« phylaxie officielle et la répétition des mêmes épidémies
« dans les mêmes localités. Et il en sera ainsi, tant que
« la médecine, destituée d'initiative, subordonnée par-
« tout à la bureaucratie administrative, n'aura pas sa
« place dans le cycle des autorités du pays. » Non-seulement je m'associe à ces paroles, mais je vais plus loin.
Je me suis bien des fois demandé comment il se faisait
que dans les États civilisés il n'y eût pas un ministère
spécial pour la santé publique. Je suis trop en dehors

de tout ce qui se fait pour présenter ceci comme une proposition. Seulement une telle idée me paraît assez mûre pour s'offrir à d'autres qu'à moi et pour appeler leur attention. Les grands ministères de la consommation et de la production, tels que les finances, l'agriculture, le commerce, l'industrie, les travaux publics, jouent dans le corps social le rôle des fonctions nutritives dans l'individu. Celui de l'instruction publique, avec sa gestion des établissements consacrés aux lettres, aux arts, aux sciences, répond aux facultés supérieures de l'intelligence et de la moralité, beaucoup trop peu rétribué en comparaison des dépenses de la guerre, exorbitantes dans la situation européenne, qui devient de jour en jour plus solidement industrielle et pacifique. Entre les deux est une lacune, à savoir le soin du corps, l'entretien de la santé des populations, en un mot l'ensemble de l'hygiène publique. La lacune était inaperçue tant que les populations n'avaient pas assez souci d'elles-mêmes, tant que les administrations ne savaient à qui s'adresser, tant que la médecine ne se voyait pas assez forte pour intervenir. Aujourd'hui, les trois conditions sont remplies : les populations veillent sur elles-mêmes, les administrations s'empressent, et la médecine est devenue capable de diriger, de la façon la plus utile à l'individu et à l'État, ce grand mouvement de maladie et de santé, de vie et de mort qui amène à la lumière chaque génération, pour la coucher à son tour dans le tombeau après sa tâche remplie.

BLESSURES

PAR ARMES DE GUERRE

La chirurgie militaire a changé avec la guerre. Ce qui suffisait pour des blessures faites à l'aide de lances, de flèches et d'épées, ne suffit plus pour des coups de fusil, pour des boulets et des éclats de bombes. Celse, dans un livre digne, pour le style, des beaux modèles du siècle d'Auguste, et qui est aussi un excellent résumé de toute la médecine de son temps, a donné des préceptes sur l'extraction des traits et des corps étrangers, sur les contre-ouvertures et sur les débridements, principes qui font encore la base du traitement des plaies. Mais, quand la poudre à canon eut été inventée, alors vinrent les grands fracas d'os, les fractures comminutives, les enlèvements de membres, les perforations de la tête, de la poitrine ou du ventre, par les projectiles. Chose singulière, les batailles sont moins sanglantes de nos jours que dans l'antiquité, où l'on s'abordait de près et à l'arme blanche ; on ne voit plus tomber dans une seule affaire une aussi forte

1. Traité théorique et pratique des blessures par armes de guerre, rédigé, d'après les leçons cliniques de M. le baron Dupuytren, par MM. A. Paillard et Marx. — *National*, 30 octobre 1834.

proportion d'hommes, relativement au nombre des combattants; et cependant les blessures sont aujourd'hui plus cruelles, plus dangereuses, et privent plus souvent de leurs membres les hommes atteints.

Les chirurgiens militaires se trouvèrent sans guide pour le traitement des plaies par armes à feu, et obligés de créer entièrement une doctrine qui ne pouvait être empruntée ni aux anciens ni aux arabistes; et c'est une chose assez singulière que de voir par quelles phases d'erreurs ils ont passé, avant d'établir avec quelque certitude les bases du traitement. La première idée qui se présenta à eux fut que ces blessures étaient empoisonnées. Braunschweig, chirurgien de Strasbourg à la fin du quinzième siècle, d'accord en cela avec les chirurgiens ses contemporains, les traitait absolument comme si elles eussent été envenimées. Il y enfonçait un morceau de lard et donnait à l'intérieur la thériaque pour chasser le venin. Jean de Vigo attribue le danger des plaies par armes à feu à la forme ronde des balles, à l'action des parties et aux qualités vénéneuses de l'instrument vulnérant et de la poudre. D'après cela, il établit deux indications : la première, d'appliquer des substances humectantes pour guérir la brûlure; la seconde, de dessécher pour anéantir le poison. Aussi recommande-t-il, pour le détruire, l'application du fer rouge ou de l'huile bouillante. Cette idée de venin, communiqué aux plaies par armes à feu, était celle qui prédominait parmi les chirurgiens, et elle leur était suggérée par l'aspect noirâtre de ces plaies, par la stupeur qui frappait souvent les blessés, et par les accidents graves qui survenaient. Malheureusement, elle était fausse; et, comme il arrive presque toujours qu'une mauvaise théorie entraîne une mauvaise pratique, on cautérisait avec le fer rouge,

avec l'huile bouillante ou des caustiques chimiques
ces blessures, et on augmentait les souffrances et les
dangers des malades.

On doit à Ambroise Paré la réforme de ce dangereux état de choses et l'établissement d'un traitement
raisonnable et utile. Encore est-ce un hasard, fécondé
sans doute par l'esprit observateur de ce grand chirurgien, qui fit renoncer à une funeste pratique. Après
un engagement où il y avait eu bon nombre de blessés, il manqua d'huile pour la verser toute bouillante
dans les plaies. Il faut lire dans l'ouvrage même de
Paré le récit des inquiétudes que lui causa cette inob-
servation involontaire des préceptes chirurgicaux. Il
passa la nuit dans une cruelle anxiété, craignant au
lendemain de retrouver toutes les blessures empirées,
le prétendu venin dispersé dans tout le corps, et les
malades morts ou mourants ; mais sa surprise fut
agréable quand il les vit en meilleur état que ceux qui
avaient été soumis au traitement vulgaire. De cette expérience fortuite et forcée, il conclut que les plaies par
armes à feu devaient être traitées d'après des principes
tout autres que ceux qu'on avait suivis jusqu'alors, et
qu'elles n'avaient rien de venimeux. Cette réforme a,
depuis A. Paré, sauvé la vie à bien des blessés; car les
blessures par armes à feu sont infiniment plus fréquentes que toutes les autres. Ainsi, sur les 425 blessés
des journées de juillet que renfermait la maison de
convalescence de Saint-Cloud, il y en avait 354 par
armes à feu, 24 seulement par armes blanches, 33 par
contusion et 14 pour causes douteuses.

On voit par cet exemple particulier la marche de
l'esprit humain dans l'acquisition de ses connaissances.
Mis en face des effets nouveaux que produisent les projectiles mus par la poudre, le chirurgien les interprète

mal : fausse explication, de là fausse pratique. Puis il revient sur ses pas, trouve le fil qu'il n'avait pas aperçu tout d'abord, et rectifie à la fois ses théories et ses procédés. La civilisation met ainsi perpétuellement à l'épreuve le génie inventif de l'homme. Effet et cause, instrument et mobile, elle amène incessamment de nouvelles conditions pour lesquelles il faut prendre de nouveaux arrangements. La navigation en offre aussi un exemple puisé encore dans la médecine, afin que nous ne sortions pas de notre sujet. Les anciens, qui ne faisaient pas de voyages de long cours, qui s'écartaient peu des côtes et qui prenaient terre souvent, ne connaissaient pas le scorbut, fléau des navigateurs modernes. Quand les marins se lancèrent loin des continents et, sur la foi de la boussole, dans les immensités des mers, quand ils firent d'un seul trajet le tour de notre planète, et quand ils séjournèrent pendant plusieurs mois sur les flots sans toucher à aucun rivage, alors naquirent pour eux des maux inouïs et singuliers. Cette vie dans un étroit espace, cette alimentation avec des substances salées et souvent détériorées, cette malpropreté s'accumulant par défaut de soins dont on ne connaissait pas la nécessité, cette altération d'un air qu'on ne savait pas renouveler, toutes ces influences réunies décimèrent les flottes et firent, pendant le XVIe, le XVIIe et une partie du XVIIIe siècle, la terreur des navigateurs. Mais enfin l'esprit scientifique s'est mis à l'œuvre, et, les causes du mal étant connues, il les a attaquées si efficacement qu'aujourd'hui le scorbut est un phénomène rare dans les marines bien tenues.

La nature, quoi qu'on en ait dit, ne se suffit pas à elle-même dans bien des maladies. L'intervention de l'esprit de l'homme est maintes fois nécessaire pour en

régler la marche et en corriger les écarts. La nature
donne la petite vérole et n'en préserve pas ; la nature
tue par une fièvre intermittente pernicieuse celui
qu'aurait sauvé une administration judicieuse du quinquina. L'économie vivante est un terrain sur lequel
l'esprit scientifique a une certaine puissance, comme
en a l'agriculture sur le sol qu'elle travaille ; et c'est ce
qui fait la réalité et la grandeur de la médecine.

Les chirurgiens militaires, s'appuyant sur leur expérience spéciale, sont portés à récuser l'autorité des
chirurgiens civils en matière de blessures ; mais cette
fin de non-recevoir ne peut être adressée à M. Dupuy-
ren : en 1814, en juillet 1830, en juin 1832, le célèbre
chirurgien de l'Hôtel-Dieu a beaucoup vu et beaucoup
fait par lui-même, et, sur cette portion de la chirurgie,
il a pu jeter aussi ce ferme coup d'œil qui appartient
visiblement à son génie. Quand le professeur, dans un
amphithéâtre encombré d'auditeurs, commençait sa
leçon d'une voix lente et qui s'élevait peu à peu ; lorsqu'il passait en revue, dans un langage clair et précis,
les cas les plus importants parmi ses nombreux malades ; lorsqu'il rendait raison de ce qu'il venait
de faire, ou qu'il exposait ce qu'il allait exécuter,
alors il n'y avait sur le banc aucun élève qui ne fût
frappé de la vigueur et de la lucidité de cette exposition, et qui ne se sentît désireux de savoir aussi bien
afin d'opérer aussi sûrement. Cet enseignement supérieur a duré ainsi plusieurs années, et, à côté de ces
travaux si fructueux pour la jeunesse, l'Hôtel-Dieu
était témoin de l'activité soutenue du chirurgien, qui,
tous les jours, venait à six heures du matin faire la visite, sa leçon et ses opérations, et qui, le soir, retournait encore donner un coup d'œil aux malades le plus
en danger.

Les nombreuses occupations de M. Dupuytren ne lui ont sans doute pas permis de consacrer beaucoup de temps aux travaux de cabinet, et ses publications ont été rares et courtes ; mais on a recueilli différentes fois ses leçons ; elles offrent les points fondamentaux et le corps de sa doctrine et de sa pratique. C'est une tâche semblable que viennent de remplir ses élèves, MM. Marx et Paillard ; ils ont rédigé les leçons que M. Dupuytren a eu l'occasion de faire sur les blessés des journées de juillet et de juin.

Quand on cherche à considérer du point de vue le plus général l'office du chirurgien dans le traitement des blessures, on comprend promptement que tout son emploi est de mettre les parties dans un état tel que la nature puisse en effectuer la guérison. Dans toute plaie dont on veut obtenir la cicatrisation, il y a deux éléments de secours : la nature et l'art ; l'un qui prépare la cure, l'autre qui l'effectue. L'art, sans l'aide de la nature, est *toujours* impuissant ; celle-ci, sans l'appui de l'art, est *souvent* incapable de réparer les désordres des parties. Rien de si facile à concevoir que les limites de ces deux sphères. Si les bords d'une plaie ne sont pas tenus rapprochés, la cicatrisation ne s'opère pas ; mais la cicatrisation elle-même est un travail de l'organisme. Si les deux bouts fracturés d'un os ne sont pas maintenus dans leurs rapports naturels, la consolidation ne s'effectuera pas ou s'effectuera d'une manière irrégulière ; mais la formation du cal est l'œuvre d'un effort organique. Une grosse artère étant ouverte, il faut que le chirurgien la lie ; sans cela, le blessé périra d'hémorrhagie ; mais la séparation de la portion liée et le rétablissement de la circulation par des voies collatérales appartiennent aux ressources de l'économie. Une accumulation de sang ou de pus se forme après une fracture sous les os du crâne : il faut que le trépan donne issue aux matières épanchées, ou bien le malade reste dans la paralysie, l'assoupissement comateux, et il meurt. En un mot, la chirurgie est sans cesse et uniquement occupée à ôter les obstacles, à remédier aux désordres qui gênent l'action réparatrice de la nature.

Dans bien des cas, le chemin est tracé ; et ce qu'on appelle en terme de l'art les indications est clair pour tout chirurgien instruit. Mais parfois il se rencontre des difficultés où l'observateur le plus expérimenté, l'esprit le plus judicieux s'arrête en suspens, incertain du parti qu'il doit prendre. C'est une pesante responsabilité que le médecin assume alors sur lui, et dont ne se doute guère celui qui n'a jamais été appelé à délibérer en lui-même, pour un autre, sur des chances de vie et de mort. Ce grave et sérieux sentiment est inscrit au frontispice du plus ancien monument de la médecine, et Hippocrate l'exprime dans le début d'un de ses plus fameux ouvrages, lorsqu'il dit : *La vie est courte, l'art est long, l'occasion rapide, et le jugement difficile.* Dans cette phrase profonde et d'un génie à la fois oriental et grec, le vieux contemporain de Socrate et de Thucydide montre en même temps tout ce qu'a d'irréparable l'occasion manquée ou le plan suivi, et tout ce qu'a d'incertain et de mal assuré le jugement de l'homme qui sait le plus. C'est, au reste, le sort de toutes les sciences d'application dont une partie est positive et l'autre conjecturale. Mais nulle part peut-être la responsabilité humaine n'est mise à une plus rude épreuve que dans les cas graves et embarrassants de la médecine. Tels sont, pour citer un exemple pris dans le livre de M. Dupuytren, le cas de fracture comminutive des os par armes à feu. La chirurgie du siècle dernier a débattu sans relâche la question de savoir s'il fallait amputer immédiatement le membre, ou attendre, dans l'espoir de le conserver, le développement d'accidents menaçants. La conclusion a été, et M. Dupuytren y adhère, qu'en thèse générale il fallait amputer; qu'il existait à la vérité quelques cas presque miraculeux de guérison avec conservation du membre après des fractures pareilles; mais que ces exceptions ne pouvaient guider le chirurgien; que, s'il s'expose à enlever un membre qui se serait peut-être consolidé, il sauve, par une mutilation cruelle, mais nécessaire, la vie d'un nombre immense d'individus qui auraient succombé à l'inflammation immédiate, à la suppuration consécutive, et qui auraient dû presque infailliblement se laisser amputer plus tard, et dans des conditions d'épuisement et de faiblesse bien plus défavorables qu'au moment même de la blessure. Cette nécessité d'une amputation immédiate devient bien plus évidente sur les champs de bataille, où le chirurgien n'a à sa disposition que de mauvais moyens de transport. Qu'on se figure des malheureux dont les jambes ou les cuisses ont été fracassées, placés dans des charrettes non suspendues, les pointes des os fracturés déchirant les chairs, les excessives douleurs et les dangers naissant de telles conditions, et l'on comprendra combien la pratique des amputations immédiates doit sauver de blessés.

On doit des remercîments à MM. Marx et Paillard, élèves de M. Dupuytren, qui ont apporté les plus grands soins à la rédaction de l'ouvrage, et dont la plume rapide a laissé tout leur intérêt aux leçons de leur célèbre maître. Ils ont aussi çà et là ajouté quelques observations et quelques recherches qui leur sont personnelles. Je citerai, entre autres, des expériences curieuses sur les balles faites avec de la cire ou du papier mâché. Une balle faite avec de la cire à frotter, mise dans une carabine de calibre, avec une cartouche dont la balle de plomb avait été ôtée, a traversé complétement une planche de chêne de 14 ou 16 lignes d'épaisseur et fait une ouverture de sortie inégale et déchirée tout comme une balle de plomb. Il était impossible de constater sur cette planche une différence entre l'action d'une balle de plomb et celle de la balle de cire. Une balle faite avec du papier mâché encore humide ou de la pâte encore molle a produit les mêmes résultats. Il ressort de ces expériences, plusieurs fois répétées, que des balles pareilles produiraient sur le corps humain des effets pareils à ceux des balles de plomb. Il faut savoir néanmoins que les balles de papier, de pâte ou de cire, n'agissent comme celles de plomb qu'à une courte distance, et que plus la distance du tir devient grande, plus l'effet devient moindre. Le sel avec lequel on charge quelquefois les fusils, et que l'on tire, pour ainsi dire, en jouant contre les maraudeurs, pourrait faire les blessures les plus graves à une courte distance.

Cette remarque est importante pour la médecine légale; il en est de même de la suivante. Les tissus de laine, de lin et le feutre s'allongent devant la balle avant d'être perforés, reviennent ensuite sur eux-mêmes après avoir été percés, de telle sorte que l'ouverture qu'ils présentent n'est plus en rapport avec le volume du projectile. Une balle frappant un chapeau de feutre, par exemple, allonge le tissu, finit par le perforer et entre dans le crâne après avoir fait un trou dans cette cavité. Si on examine l'ouverture du feutre, on la trouve notablement plus petite que celle du crâne. L'ignorance de ce phénomène a donné naissance au bruit que Charles XII, roi de Suède, avait été assassiné. Il reçut le 11 décembre 1718, au siége de Frédérichstadt, une balle à la tête. On prétendit qu'il avait été tué par une personne de sa suite. Le chapeau de ce prince, que l'on garde à Stockholm, et la petitesse du trou dont il est percé, comparé à la grandeur beaucoup plus considérable de celui qui se trouvait sur la paroi du crâne, contribuèrent à propager ce bruit. Ainsi une observation de chirurgie peut jeter du jour sur une difficulté historique.

C'est un préjugé assez généralement répandu que le *vent du boulet* est capable de produire les lésions les plus graves et même la mort. Cette erreur est née de certains coups singuliers où l'on a vu des hommes tomber morts dans une bataille, sans présenter de solution de continuité apparente. Il était facile de voir que cette explication était erronée. En effet, si elle était vraie, comment se ferait-il que tant de fois des soldats, des officiers ont leurs chapeaux, leurs plumets, leurs armes et même leurs cheveux emportés, sans en éprouver d'accidents? Dans d'autres circonstances, des portions du corps sont enlevées sans que les parties adjacentes en souffrent. Des militaires ont eu le bout du nez emporté par un boulet sans que la respiration ait été gênée, le bout de l'oreille sans que l'ouïe ait été altérée le moins du monde. Le fait est que, dans ces prétendues contusions causées par l'air, le boulet touche réellement le corps; mais la souplesse de la peau, l'élasticité des tissus qu'elle recouvre, l'obliquité avec laquelle le projectile frappe la partie, toutes ces circonstances font que, malgré la violence du choc, la peau n'est pas déchirée. Souvent, dans ces cas, les os sont fracturés, les organes parenchymateux contus; de là les accidents les plus graves, et parfois

la mort instantanée du blessé. Il faut, ce semble, pour
que ces singuliers effets se produisent, ou que le boulet
soit arrivé au terme de sa course, ou qu'il frappe le
corps très-obliquement. Les livres de chirurgie sont
pleins d'observations de ce genre. Nous citerons le fait
suivant, observé au siége d'Anvers. « Un capitaine du
« génie, étant de service à la tranchée, fut frappé à la
« partie inférieure et latérale de la poitrine par un
« boulet de gros calibre. Renversé par la violence du
« choc, il ne put prononcer que quelques paroles en-
« trecoupées et mourut presque au même moment. On
« le transporta à l'ambulance de réserve, à Berchem.
« Ses habits, qui ne présentaient aucune déchirure,
« lui furent ôtés, et on ne trouva sur la poitrine et sur
« tout le reste du corps aucune plaie, aucune ecchy-
« mose. Aussitôt tous les militaires de s'écrier que c'é-
« tait le vent du boulet qui avait tué le capitaine, lors-
« que M. Forget, en palpant le côté de la poitrine,
« trouva quatre ou cinq côtes enfoncées, fracturées,
« réduites en esquilles nombreuses, et les parties
« molles sous-jacentes en bouillie, ce qui permettait
« à la main de pénétrer, par l'intermédiaire de la
« peau, qui cédait, jusqu'au milieu de l'intérieur du
« thorax. Cet examen suffit pour expliquer la mort de
« cet officier. »

Un fait curieux, c'est que la résistance, non-seulement des os, mais encore des muscles et des aponé-
vroses suffit pour détourner les balles dans leur trajet.
Il n'est pas rare qu'une balle frappe la poitrine ou le
crâne, et en fasse en partie le tour sans pénétrer dans
ces cavités. On voit des projectiles heurter un os ou
une membrane, et, sans le briser ou la percer, glisser
tout le long, et parcourir ainsi un membre entier. Le
docteur Hennen, chirurgien anglais, rapporte le cas

d'un soldat blessé au moment où il étendait le bras pour monter à l'assaut. La balle entra à peu près vers le centre de l'humérus, passa le long du membre pardessus la partie postérieure du thorax, s'ouvrit un chemin dans les muscles de l'abdomen, et alla se loger dans la partie moyenne et antérieure de la cuisse opposée.

La mortalité relative fut plus forte pour les blessés de juin 1832 que pour les blessés de juillet 1830. Cette observation a été faite dans tous les hôpitaux de Paris. On ne peut accuser de cette différence que les causes morales, puisque, hors cette influence, tout fut semblable, mêmes hôpitaux, mêmes chirurgiens, même traitement médical. Et, en effet, le vaincu de juin avait en perspective les tribunaux, les conseils de guerre, les condamnations; il voyait près de lui les soldats mis en faction pour le garder jusque sur son lit de souffrances; et il semblait qu'on ne voulût le guérir que pour le livrer à des juges. Le vainqueur, peu satisfait de la victoire, ne ressentait rien en lui qui pût le protéger contre la douleur et la crainte. Aussi, en juin, les blessés, dans quelques rangs qu'ils soient tombés, soumis tous plus ou moins à cet abattement moral, ont essuyé plus de dangers et rencontré plus d'entraves avant de parvenir à la guérison que les blessés de juillet.

Ceux-ci avaient en eux-mêmes bien plus de force de résistance. Les vaincus, soldats de la garde royale, soldats de la ligne ou Suisses, n'avaient rien à craindre des vengeances de leurs adversaires, trop généreux et trop enivrés de leur victoire pour en concevoir même la pensée. Ils n'étaient attendus ni par la prison, ni par les conseils de guerre. Les vainqueurs, fiers d'avoir versé leur sang dans une grande cause, étaient encore

vivifiés par le souffle de liberté et de courage qui venait de soulever les flots populaires. Des sentiments
puissants soutenaient les cœurs, et alors la pensée qui
animait un grand peuple était aussi brillante que les
rayons du splendide soleil qui illumina pendant quelques jours Paris et la France.

ÉLECTRISATION

PHYSIOLOGIQUE ET THÉRAPEUTIQUE [1]

M. le docteur Duchenne a fait de l'électricité une application qui intéresse la physiologie et la thérapeutique : la physiologie, en permettant d'analyser d'une façon plus sûre et plus exacte le jeu des différents muscles ; la thérapeutique, en procurant le moyen de manier avec facilité un agent dont la puissance est grande, et d'en tirer des effets qui n'étaient pas encore connus.

L'électricité est une propriété universelle de la matière ; il n'est point de corps qui ne la possède ; et là où elle ne se montre pas, il suffit, pour la rendre manifeste, de quelques-uns des actes qui se passent dans le monde. Des frottements, des percussions, les variations de la température, les résolutions en vapeur, les condensations, les phénomènes chimiques, tout cela provoque une manifestation d'électricité. Et pourtant il est vrai de dire que cet agent général n'est que depuis hier l'objet de connaissances scientifiques. L'antiquité l'a ignoré tout à fait ; peut-être les devins de l'Étrurie avaient-ils

1. *De l'Électrisation localisée et de son application à la physiologie et à la thérapeutique*, par le docteur Duchenne, de Boulogne. Un volume in-8°. Paris, 1855. — *Journal des Débats*, 12 mai 1855.

su faire sortir des nuages le tonnerre à l'aide de pointes; du moins, c'est ainsi qu'on a interprété les rites du *Jupiter Elicius*, bien que j'aie beaucoup de peine à croire qu'il ne fût resté d'un fait aussi curieux qu'une épithète donnée au souverain des dieux. Dans tous les cas, les anciens n'avaient pas même entrevu que l'attraction suscitée dans le succin par le frottement, et la foudre qui roule au haut des nues sont de même nature; de sorte que, pendant de longs siècles, l'homme, qui ne pouvait ni faire un pas ni exécuter la moindre opération sans dissocier les deux électricités et les mettre en jeu, cheminait en aveugle au milieu de cette force que ses yeux ne voyaient pas, que ses mains ne touchaient pas, et qui, sans lui servir plus qu'au reste, déployait son activité incessante et infinie sur le vaste théâtre du monde.

Le moment vint où elle dut lui servir. Il l'emprisonna dans ses machines, la recueillit dans des réservoirs, la força de cheminer dans des trajets artificiels, si bien qu'elle put être employée à des offices spéciaux. De bonne heure la médecine essaya d'utiliser cet agent, ainsi devenu disponible. On avait vu maintes fois la foudre, soit cautériser des parties du corps, soit causer des faiblesses et des paralysies musculaires. On savait que la nature avait armé certains poissons d'une sorte de machine électrique dont ils usaient pour engourdir et arrêter leur proie; la nature, ici physicienne redoutable, comme ailleurs chimiste perfide qui combine les virus des serpents. Mais surtout on avait reconnu les affinités qu'a l'électricité pour les muscles et pour les nerfs quand, dans des expériences célèbres, le corps d'un supplicié, mis en relation avec la machine, ouvrit les yeux, remua les bras et les jambes, exécuta des mouvements d'expiration et d'inspiration, présentant, sans la vie, les phénomènes apparents de la vie. Il était permis d'espérer que ce qui exerçait un si grand pouvoir même sur des nerfs récemment soustraits à l'influence vitale, en aurait aussi sur des parties malades et paralysées; mais, d'une part, les paralysies tiennent à bien des causes; d'autre part, l'électricité elle-même se présente sous bien des formes qui sont variables dans leurs effets. Il y avait donc lieu à de grands travaux et à d'ingénieuses recherches.

L'électricité, non pas celle que la nature nous dispense dans les nuages, mais celle qui se prépare dans les laboratoires, est sous trois états : l'état statique, dans les machines électriques et dans les bouteilles de Leyde; l'état dynamique, dans les piles de Volta; et l'état d'induction, dans les appareils où un courant électrique s'établit à chaque ouverture et fermeture du circuit d'une pile. Cette électricité d'induction, trouvée par le célèbre physicien anglais Faraday, est celle dont on se sert dans la pratique médicale. La première cause des secousses et des commotions; la seconde produit une chaleur qui peut aller jusqu'à cautériser, et ni l'une ni l'autre n'est susceptible d'une mesure exacte, d'un dosage précis. Aussi, après avoir été maintes fois essayées, après avoir en des circonstances rendu des services qu'elles ne rendaient plus en d'autres, on ne possédait aucune bonne règle pour l'usage de ce moyen puissant. Au contraire, la troisième n'échauffe ni de désorganise les tissus, et elle peut produire les effets les plus vifs, et même, si le médecin en a besoin, une douleur extrême, sans laisser aucune lésion dans la peau qu'elle a traversée.

Mais c'est à la condition d'être localisée, c'est-à-dire d'être limitée et d'agir isolément ou sur la peau, ou sur un nerf, ou sur un muscle, qu'elle développe toute son

efficacité. Or, comment gouverner, à travers les organes, un agent aussi rapide que l'électricité? Comment
lui marquer des bornes qu'elle ne franchirait pas? C'est
ce curieux et important problème que M. Duchenne a
résolu. Voici les faits d'observation qui en ont donné
la solution. 1° Si la peau et les excitateurs d'un appareil à induction sont parfaitement secs et l'épiderme
d'une grande épaisseur, les deux courants électriques
se recomposent à la surface de l'épiderme, sans traverser le derme, en produisant des étincelles d'une crépitation particulière, et ils ne donnent lieu à aucune sensation. 2° Si l'on met, sur deux points de la peau, un
excitateur humide et l'autre sec, le sujet soumis à l'expérience accuse une sensation superficielle qui a son
siége dans la peau. Les électricités contraires, en ce cas,
se sont recomposées dans le point de l'épiderme sec,
mais après avoir traversé la peau à l'aide de l'excitateur
humide. 3° Si l'on mouille très-légèrement la peau dans
une région où l'épiderme a une grande épaisseur, il se
produit, dans les points où sont placés les excitateurs
métalliques secs, une sensation superficielle, comparativement plus forte que la précédente, sans étincelles
ni crépitation. Ici la recomposition électrique a lieu
dans l'épaisseur de la peau. 4° Si la peau et les excitateurs sont très-humides, on n'observe ni étincelles, ni
crépitation, ni sensation de brûlure, mais on obtient
des phénomènes de contractilité ou de sensibilité, suivant qu'on agit sur un muscle ou sur un nerf. Dans ce
cas, l'électricité a porté localement son effet sur le muscle ou sur le nerf.

Tels sont les procédés qui permettent de borner l'é-
lectricité d'induction, de la fixer à la peau, ou, si l'on
veut, de la concentrer plus profondément sur les organes sous-jacents. On sait que, dans le corps des ani-

maux, tous les mouvements s'exécutent par les muscles, qui sont doués de la faculté de se raccourcir ou de se contracter (c'est le terme technique) sous l'influence de la volonté, ou sous d'autres influences venant du dedans ou du dehors. Toute la mécanique humaine est dans leur dépendance. Aussi l'étude de leurs usages fait une part considérable de la physiologie, et les anatomistes se sont toujours efforcés de rendre compte de l'office de chacun d'eux. Mais cela même est entouré de grandes difficultés ; et passer de l'état d'un muscle que l'on examine sur un corps privé de vie à l'état d'un muscle vivant qui se contracte et qui meut réellement les parties, est une recherche qui en mainte circonstance laisse des doutes et des obscurités. Eh bien ! à l'aide de l'application localisée de l'électricité, la plupart de ces doutes, de ces obscurités vont être levés. De morte qu'est l'anatomie, elle devient animée sous l'influence de cet agent employé d'une manière neuve. Il n'est pas besoin de scalpel pour mettre à nu les muscles et pour juger de leur office par leur disposition ; il n'est pas besoin non plus, en des expériences cruelles, de découvrir sur un animal vivant l'organe qu'on veut étudier. Il suffit désormais de promener sans douleur et d'une main exercée les excitateurs d'un appareil à induction sur la peau ; et, au fur et à mesure qu'ils passent, le muscle, obéissant à la force qui le sollicite, et soustrait momentanément à l'empire de la volonté, produit les mouvements qui lui sont propres. C'est chose qui intéresse et qui étonne à la fois que de voir ces petits tampons qui terminent les deux fils de l'appareil dessiner partiellement et tour à tour, sur une face qui est calme. dans son ensemble, les traits qui expriment les passions les plus opposées. L'excellence de ce mode d'observer, c'est qu'il n'a besoin d'aucune interprétation, et

qu'il donne immédiatement ce que l'on cherche. On le
voit, ce procédé offre le moyen de faire la revue, la critique de tout ce qui a été écrit sur le jeu des muscles.
M. Duchenne n'a pas manqué d'user de cette priorité,
qui lui appartenait si justement, pour faire mainte rec-
tification, mainte découverte, dans un domaine qui
semblait essentiellement dévolu à l'anatomie.

Constater expérimentalement et sur le vivant l'usage
isolé de chaque muscle est le service signalé rendu par
la *faradisation* (c'est le nom donné à l'application de
l'électricité d'induction). Au fond, l'usage isolé est, du
moins dans le corps en santé, quelque chose d'abstrait
que l'esprit se figurait et dont l'électricité procure le
spectacle. Il n'est pour ainsi dire pas un seul mouvement qui n'exige l'association de plusieurs muscles. Il
y a un vieil axiome d'Hippocrate qui dit que dans le
corps tout concourt et tout conspire. Cela, qui est vrai
de chaque fonction, l'est aussi de la fonction musculaire; et, en ce moment même où j'écris, où je fais mouvoir avec rapidité, et sans conscience d'aucun des mouvements produits et d'aucun des muscles mis en jeu, la
main et les doigts, la paralysie du moindre faisceau
musculaire rendrait aussitôt ou pénible, ou malhabile,
ou impossible cette opération qui résulte de l'action
simultanée de plusieurs muscles. C'est en se contre-ba-
lançant et en se coordonnant que les muscles procurent
l'attitude désirée; mais, quand ce balancement fait défaut, quand, par une cause quelconque le concours est
détruit, le muscle qui se trouve ainsi laissé à lui-même
n'a plus que son usage propre, qui est tout différent de
son usage combiné. Il est au haut du bras un muscle
puissant que les anatomistes nomment deltoïde; l'u-
sage en est d'écarter le bras des côtes et de l'élever.
Mais, si ce deltoïde agit seul et sans le concours instinc-

tif d'autres muscles (ce qu'on obtient par la *faradisation*), voici ce qui arrive : le bras, pesant de tout son poids sur l'angle externe de l'omoplate, la fait basculer de manière que l'angle inférieur de cet os devient plus haut, et que le bord qui regarde la colonne vertébrale s'en éloigne et fait une saillie sous la peau. Ces phénomènes, qui résultent de la contraction artificielle du deltoïde, ne peuvent être reproduits par la volonté, qui ne saurait faire contracter isolément ce muscle. Qu'on dise en effet au sujet sur lequel on vient de faire l'expérience précédente de mettre son bras dans l'élévation où le bras était tout à l'heure par l'action de l'électricité, on observe alors qu'à l'instant où le bras s'éloigne de la poitrine, il ne se produit aucun mouvement de bascule dans l'omoplate, qui reste fermement appliquée contre les côtes. Bien que le deltoïde suffise réellement pour élever le bras, il faut, pour que cela s'opère, l'association de plusieurs autres muscles. Privé de cette association, le mouvement se ferait sans force et produirait une attitude vicieuse de l'omoplate. Ainsi, pour le deltoïde comme pour tout muscle, il faut distinguer l'action isolée et la fonction qu'il est destiné à remplir.

J'ai dit tout à l'heure que cette association est instinctive ; j'aurais dû dire plutôt qu'elle le devient. On n'a qu'à examiner ce qui se passe quand on apprend quelque nouvel exercice : danser, nager, jouer du piano, écrire, faire des armes, etc. D'abord les mouvements commandés par le maître sont impossibles, difficiles, lents, gauches ; c'est qu'il faut dissocier des muscles qui auparavant agissaient ensemble, et en associer d'autres qui ne concouraient pas. Mais peu à peu l'habitude se gagne ; l'adresse croît, et les mouvements prennent une aisance qui devient tout à fait instinc-

tive. Il en est de même quand une maladie ou une
blessure ont mis un muscle hors de service. Dans le
premier temps, l'homme ainsi mutilé ne sait pas tirer
partie de ce qui lui reste, et il ressent au plus haut degré son incommodité. Mais bientôt, par l'exercice, de
nouvelles associations se forment; et, bien que les
mouvements ne puissent jamais être aussi complets
qu'auparavant, puisqu'une des cordes est cassée, cependant les autres sont entrées en de nouvelles combinaisons pour de nouveaux services qui n'appartiennent
pas au plan primitif. Enfin, en allant plus loin, et jusqu'à l'origine de l'être qui naît, l'incertitude des mouvements de la première enfance tient pour beaucoup à
l'apprentissage de l'association des muscles. Se servir
de la main, marcher, parler sont autant d'exercices,
et, si je puis le dire, autant d'arts que l'enfant apprend
par degrés. Lever le bras n'est pas, on l'a vu tout à
l'heure, un acte simple; il ne suffit pas que la volonté
fasse contracter le deltoïde, il faut encore qu'elle fasse
contracter d'autres muscles qui donnent un point fixe
au membre et empêchent l'omoplate de basculer. C'est
quand tout cela est appris, que les mouvements paraissent instinctifs et sont à la pleine disposition de la
volonté.

Ces recherches de M. Duchenne sur la physiologie
musculaire sont une contribution à la science pure et
indépendamment de toute application (ce qui toutefois
ne manquera pas non plus). Il faut se garder de demander à quoi sert une chose vraie qui, d'ignorée
qu'elle était, devient connue par une heureuse et sa-
gace investigation, et s'inquiéter, non pas si elle pourra
servir un jour, mais uniquement si elle est vraie.
L'humanité a une faculté qui la pousse à rechercher
la vérité pour elle-même, faculté bien éloignée, en

énergie, des besoins physiques et moraux, mais pourtant qui a eu de tout temps assez de force pour produire de longs labeurs, des efforts puissants, des résultats durables. C'est elle qui a créé les sciences. Où trouver, en effet, ailleurs que dans cette impulsion primordiale la source de spéculations qui, à l'origine, semblaient si peu faites pour servir à quoi que ce fût, sinon à flatter, à captiver l'esprit par le vrai, comme les productions des arts le flattent, le captivent par le beau? Sans doute aujourd'hui les sciences ont des applications tellement fréquentes et tellement fécondes, qu'on est tenté souvent d'oublier leur destination première. Leur destination est le vrai; l'utile ne vient qu'ensuite. Il ne faut pas changer en humble servante une divinité radieuse.

L'organisation vivante n'est point quelque chose qui ne soit accessible qu'aux forces intérieures qui la meuvent, et la volonté n'est pas la seule influence qui détermine des contractions musculaires. Cela est très-bien imité par l'électricité, qui, se substituant à l'agent nerveux, provoque le mouvement indépendamment de la volonté et malgré la volonté. Il est des maladies qui ont pour effet d'abolir cette propriété électrique. Les personnes qui manient le plomb ou qui se trouvent accidentellement exposées à l'action de ce métal contractent une maladie fort douloureuse, connue sous le nom de colique des peintres : c'est le premier degré de cet empoisonnement; un second se manifeste par la paralysie de la plupart des muscles qui étendent le poignet. Si à ce moment on interroge par l'électricité les muscles ainsi paralysés, ils se montrent immobiles, aussi bien sous cette influence que sous celle de la force nerveuse. Cependant un traitement approprié triomphe de la paralysie; les muscles rentrent sous

l'obéissance de la volonté, et le patient peut mouvoir
librement son poignet. Interrogez de nouveau par
l'électricité les muscles guéris : ils restent comme auparavant sourds à cette excitation, ils ont perdu la faculté de se contracter par l'agent électrique; ils sont à
l'égard de l'électricité comme est le corps d'un homme
qui a eu la petite vérole ou la vaccine à l'égard du virus variolique, et qui est réfractaire à une nouvelle
inoculation. D'un autre côté, pour prendre un exemple
entre mille, un homme reste dans une allée, le côté
droit de la face exposé à un courant d'air, pendant une
journée froide; il ne ressent aucune impression douloureuse; mais bientôt les traits éprouvent une singulière distorsion; les muscles du côté droit de la face
sont paralysés; et, comme ils n'opposent plus de résistance aux muscles antagonistes placés de l'autre côté,
ceux-ci attirent les parties et font grimacer toute la
figure. Voilà donc des faisceaux musculaires qu'une
influence morbifique vient d'enlever complétement à
l'action nerveuse; nul effort de la volonté ne peut
leur communiquer la moindre contraction. En cet
état, approchez les excitateurs d'un appareil d'induction; aussitôt les muscles perdent leur paralysie, et la
régularité de la face est momentanément restaurée.
C'est le cas inverse de celui de tout à l'heure : des
muscles réfractaires à la volonté et obéissant à l'électricité.

Ces faits seraient décisifs pour démontrer, si désormais il en était besoin, que l'agent nerveux ne peut
pas être confondu avec l'agent électrique. Ce fut pendant un certain temps une opinion fort accréditée que
celle qui supposait que les phénomènes vitaux s'expli-
quaient par quelqu'une des forces qui meuvent et
gouvernent le monde inorganique. Quand on remonte

dans l'histoire de la science de la vie, on rencontre d'intervalle en intervalle les systèmes qu'elle a subis, c'est-à-dire les tentatives qu'on a faites pour lui appliquer les notions que l'on possédait sur les corps bruts. Plus la physique et la chimie découvraient les faits et en pénétraient les lois, plus on se flattait de l'espérance que ces doctrines, si vraies là où elles avaient pris naissance, et mettant en lumière des forces de plus en plus subtiles, forceraient enfin le mystère de la vie. Ces espérances, si tant est qu'il faille donner ce nom à ce qui demeure encore une erreur, furent démenties par le progrès des choses. La science de la vie, sortie enfin de ces systèmes dont une philosophie incomplète essayait de la revêtir, parut avec le sien propre, qui ne permet de confondre avec rien autre ses faits, ses propriétés, ses lois. Sans doute l'électricité cause la contraction de la fibre musculaire; mais une étude attentive montre bientôt des différences essentielles, et alternativement l'une agit là où l'autre est inerte.

Je trouve encore dans le livre de M. Duchenne un cas que je rapporterai à cette question, parce que cette question touche au désir mal fondé de donner une explication des phénomènes vitaux. La science de la vie ne fait pas connaître ni n'est tenue de faire connaître la cause de la vie. Toutes les sciences s'arrêtent à quelque fait primordial qui est donné et qui, demeurant sans explication, sert au contraire d'explication au reste. La vie, l'électricité, le calorique, la pesanteur, etc., sont, à ce point de vue, des faits primordiaux. Voici le cas dont il s'agit : un homme était affecté de diplopie, c'est-à-dire qu'il voyait les objets doubles; si bien que, guéri soudainement par M. Duchenne, il s'écria en marque du succès : « Vous n'avez plus qu'une tête. » Cette lésion avait pour lui un effet que le lecteur ne

prévoit peut-être pas, c'est qu'elle l'empêchait de marcher. Lorsqu'il était placé sur une surface parfaitement
plane, telle que le sol de la rue ou le plancher de sa
chambre, la route lui semblait toujours latéralement
divisée en deux parties, l'une à gauche qui lui paraissait monter, l'autre à droite qu'il croyait voir fuir en
descendant. En sorte que, plus rassuré sur le côté
montant, il faisait instinctivement une haute enjambée
à gauche et retombait plus bas qu'il n'avait cru. De la
jambe droite, au contraire, croyant descendre, il se
trouvait rudement arrêté et en recevait une secousse
douloureuse. Rien ne pouvait le désabuser de cette
illusion, ni sa volonté, ni l'habitude de chaque jour, et
il en était venu à ne plus oser marcher. Faisons de ce
phénomène pathologique une application à la vue ordinaire. Il est géométriquement incontestable que les
objets viennent se peindre renversés sur la rétine : ce
qui est réellement en haut se trouve en bas; ce qui est
réellement à gauche se trouve à droite, et réciproquement. Cependant il n'est pas moins incontestable que
nous voyons les objets droits. On a fait beaucoup d'efforts pour expliquer cette singularité. Une des explications est qu'à la vérité nous voyons d'abord les objets renversés, mais qu'à la longue, le sens du toucher
rectifiant cette illusion, nous finissons par les voir
dans leur position réelle. Eh bien, voilà un homme
qui a vu pendant des années les objets doubles, que
cette lésion empêchait de marcher, et qui appliquait
tous les efforts de sa volonté à triompher de ce qu'il
savait bien n'être qu'une erreur de la vue. Pourtant il
n'a jamais pu y réussir. Concluons donc qu'il en est de
même pour la vision, que nulle habitude ne redresse-
rait les objets si réellement nous les voyions renversés
comme ils le sont sur la rétine, et que les physiciens

essayent vainement d'expliquer physiquement ce qui, provisoirement, doit être laissé dans le domaine des choses inconnues.

Devenue, grâce à M. le docteur Duchenne, facile à manier, facile à graduer, facile à appliquer sur le point que l'on veut, l'électricité a pris rang définitif parmi les agents propres à soulager ou à guérir les maladies. Quoiqu'elle se soit montrée efficace en quelques circonstances dont ce n'est pas le lieu de parler, et qu'on ne doive en aucune façon en limiter la puissance, toutefois c'est surtout dans la paralysie qu'elle a réussi. Elle y réussit d'abord par un effet direct, puis par des effets secondaires. L'effet direct est dû à la force excitante qu'elle possède, ranimant de la sorte l'excitabilité éteinte dans les muscles; et finissant, quelquefois, au bout d'un temps très-court, par les remettre sous l'obéissance de la volonté. Les effets secondaires sont l'empêchement qu'elle met à l'atrophie, ou la restauration qu'elle procure quand cette atrophie a commencé. On appelle atrophie l'amaigrissement, la déperdition qui survient dans une partie par une cause quelconque. Un muscle atteint de paralysie et par conséquent d'immobilité ne tarde pas à diminuer de volume; peu à peu ses fibres se décolorent, s'amincissent, disparaissent, et, si le temps d'inaction dure assez, il peut arriver que le muscle aura été entièrement effacé. Alors tous les mouvements qui en dépendent sont irrévocablement perdus. Mais l'électricité, appliquée localement à ce même muscle, y détermine des contractions, le soustrait à l'immobilité et permet à la nutrition de s'y faire comme d'habitude. Ou bien, si l'atrophie a déjà fait de notables progrès, sans pourtant avoir détruit l'organe, l'électricité, rappelant le mouvement dans ce qui en reste, y développera par l'exercice une nutrition plus active qui ne tardera pas à réparer les pertes subies. Il y a dans le livre de M. Duchenne des exemples tout à fait remarquables de cette restauration progressive.

Le mot de paralysie est générique, indiquant seulement la perte de mouvement. Le fait est que les paralysies sont d'origine très-diverse. Les unes proviennent d'une lésion du cerveau, les autres d'une lésion de la moelle épinière, les autres d'une lésion des nerfs; les autres sont dues à l'action du plomb, à celle du rhumatisme, à celle de l'hystérie; d'autres enfin, portant improprement ce nom, tiennent à ce que les fibres musculaires se détruisent et sont remplacées par quelque tissu inerte. L'électricité les range aussitôt en deux grandes classes : les paralysies où la contractilité électrique a disparu, et les paralysies où elle est conservée. A la première catégorie appartiennent les paralysies produites par le plomb, par la lésion des nerfs, par la lésion de la moelle; à la seconde, les paralysies dues à une affection cérébrale, à une affection rhumatismale, à une affection hystérique, et aussi les paralysies dues à une atrophie progressive, aussi longtemps du moins que le mal a laissé subsister des fibres musculaires. Ce fait, important au point de vue de la physiologie générale, l'est beaucoup aussi au point de vue du diagnostic médical. C'est le perfectionnement du diagnostic qui témoigne le plus du perfectionnement de la médecine; car le premier précepte de l'art est de ne pas nuire, précepte donné avec autorité par Hippocrate, et que Galien admirait d'autant plus qu'il y réfléchissait davantage. Seul, le diagnostic, c'est-à-dire un discernement exact des maladies, permet d'y obéir avec sûreté. Et dans le diagnostic même il faut toujours beaucoup louer les moyens constants, infaillibles, qui, venant en aide au tact et à l'expérience, fournissent des renseignements décisifs. Ici nous avons un agent subtil qui va interroger des organes situés dans la profondeur du corps, et qui les force à répondre. Le diagnostic est la véritable base de la médecine rationnelle.

On a décrit dans ces derniers temps une maladie longtemps confondue dans l'appellation commune de paralysie, parce qu'en effet elle apporte avec elle la perte des mouvements. Elle ne frappe pas les muscles d'immobilité, mais elle les détruit et y substitue une substance qui n'est pas douée de la faculté de se contracter; elle les attaque les uns après les autres, et enlève ainsi au patient progressivement toute action, jusqu'à ce qu'enfin, le mal envahissant le diaphragme, la mort survient par défaut de respiration. J'engage bien à en surveiller les premières manifestations; car plusieurs observations de M. Duchenne prouvent que l'électricité donne souvent d'heureux résultats quand le médecin intervient de bonne heure. Il peut alors, par l'exercice, rendre aux muscles dont il reste quelque chose, du volume et de l'action; mais, s'il est appelé trop tard, si déjà la transformation s'est opérée, il n'y a plus de ressource pour le muscle transformé, et conserver un certain usage à ceux qui subsistent encore est tout ce qu'on peut tenter et espérer. Dans cette maladie, ce qui permet d'agir et d'obtenir, en certaines circonstances, des succès, c'est que la fibre musculaire, tant qu'elle n'a pas disparu, garde la faculté de se contracter par l'électricité. De cette façon on a une prise; l'exercice électrique combat l'atrophie; et il est vrai de dire avec M. Duchenne que l'électrisation localisée refait de la fibre musculaire.

Non-seulement les mouvements se paralysent sans que la sensibilité soit détruite, mais encore la sensibi-

lité se détruit sans que les mouvements soient paralysés. Là encore l'électricité donne des renseignements
et rend des services. Quoique nous ne sentions pas nos
muscles quand nous les mouvons, cependant il ne faut
pas croire qu'ils soient insensibles ou qu'ils puissent le
devenir impunément. Lorsqu'ils le sont devenus, il se
produit un phénomène étrange. Parmi les malades (si
on les empêche de voir en leur fermant les yeux ou en
les mettant dans l'obscurité), les uns perdent la conscience de l'étendue des mouvements qu'ils exécutent,
de la pesanteur, de la résistance; les autres sont complétement privés de la faculté de mouvoir le membre
soustrait à leur vue; quelque mouvement qu'on les
invite à faire, les muscles qui devraient entrer en contraction restent dans l'inertie, malgré tous les efforts
de la volonté; mais, sitôt qu'on rend la vue, on rend
aussi la faculté de ces mouvements. Il y a donc dans
les muscles une sensibilité propre qui est nécessaire à
l'intégrité de leur fonctions, mais qui peut être sup-
pléée par le sens de la vue.

Par ces quelques exemples que je viens de faire passer sous les yeux du lecteur, je suis loin d'avoir épuisé
le livre de M. Duchenne. Le médecin et le physiologiste
y trouveront de précieux enseignements. M. Duchenne
est un de ces hommes qui ont et la main assez heureuse pour saisir un fait nouveau, et l'esprit assez mûr
pour en tirer avec sûreté les principales déductions
qui y sont contenues.

ANATOMIE[1]

La presse quotidienne n'a pas souvent la bonne fortune de pouvoir s'occuper d'un ouvrage qui offre autant
d'intérêt et d'utilité, et qui mérite autant de succès que
le *Traité complet de l'anatomie de l'homme*. Les auteurs,
MM. Bourgery et Jacob, l'un anatomiste et l'autre
peintre, ont entrepris de réunir dans un seul ouvrage
la représentation et la description de tout ce qu'embrasse l'anatomie humaine. Le plan qu'ils ont conçu
est vaste, et demande, comme toutes les grandes
œuvres, une patience qui ne s'effraye pas de la durée
du travail, une ardeur qui ne s'amortisse point par la
longueur du temps, une netteté de vue que la multiplicité des détails ne trouble pas, et une portée d'esprit qui ne reste pas en deçà de la généralité du sujet.
Voyez, en effet, le cadre que se sont fait les auteurs :
d'abord ils donnent l'anatomie descriptive dans tous
ses détails, avec des applications à l'histoire des fonctions organiques et des maladies. Dans une seconde
partie, ils traitent de l'anatomie chirurgicale, c'est-à-

1. Traité complet de l'anatomie de l'homme, comprenant la médecine opératoire, par le docteur Bourgery; avec planches lithogra-
phiées d'après nature, par N.-H. Jacob. — *National*, 28 mai 1836
et 12 février 1837.

dire des dispositions anatomiques qui isolent et circonscrivent les organes, de celles qui, au contraire, les mettent en communication, et ils décrivent les différentes régions du corps, et les opérations que la chirurgie y pratique. La troisième et dernière partie comprend l'anatomie générale, ou histoire des tissus considérés abstraction faite des organes, et l'anatomie philosophique ou transcendante, à laquelle se rattachent les lois de formation, la considération des races humaines et la comparaison de l'organisation de l'homme avec celle des animaux vertébrés. Ce cadre est étendu, mais il peut être rempli, et, quand il le sera dans sa plénitude (les livraisons qui ont déjà paru donnent, à cet égard, les meilleures garanties), on pourra y étudier l'anatomie humaine aussi bien dans ses détails les plus minutieux que dans son ensemble le plus général; le médecin et le chirurgien y trouveront des secours nécessaires pour la pratique de leur art; l'anatomiste, le tableau de la science telle qu'elle est actuellement; le philosophe, des indications devenues indispensables à quiconque s'occupe de la vie et de la pensée; et l'homme du monde même y puisera, sur l'organisation, des notions qu'il est si rare de rencontrer chez les personnes d'ailleurs éclairées.

L'anatomie, à son berceau, a été entourée de préjugés qui défendaient de jeter un coup d'œil profane sur l'intérieur du corps humain, et qui ordonnaient de rendre promptement à la terre les dépouilles de la mort. En outre, il fallait une certaine curiosité courageuse pour triompher des premiers dégoûts qu'inspire cette science; et ce ne fut pas sans hésitation qu'on se décida à porter le scalpel dans les débris dus à la tombe, et à interroger le cadavre, auquel la corruption ne laisse bientôt plus, comme dit Bossuet, *de nom en aucune langue.* Les idées religieuses de toute l'antiquité s'opposèrent à la dissection. On connaît la condamnation capitale dont les Athéniens frappèrent six de leurs généraux victorieux, pour n'avoir pas donné la sépulture aux soldats morts dans la bataille. L'anatomie n'était pas facile avec des dispositions pareilles dans l'esprit des peuples. Au moyen âge, l'opinion catholique la réprouva longtemps; et de semblables préjugés se sont propagés jusqu'à nos jours dans certains pays. En Angleterre, par exemple, les suppliciés seuls étaient livrés à la dissection; de cet état de choses il résulta d'horribles abus : des misérables, connus sous le nom d'*hommes de la résurrection*, allaient enlever les corps dans les cimetières; et ce qu'un ridicule préjugé empêchait se pratiquait néanmoins dans le secret et avec toutes les circonstances pénibles et dégoûtantes qu'entraînait l'emploi d'hommes livrés à un pareil trafic. C'est une loi toute récente qui, en Angleterre, a régularisé l'étude de l'anatomie.

Les plus anciens anatomistes, Démocrite, Hippocrate, Dioclès, Aristote lui-même, n'avaient jamais disséqué de corps humain. C'est à l'école d'Alexandrie et sous les Ptolémées, que l'anatomie fit ses premiers progrès. Érasistrate et Hérophile ont été les médecins d'Alexandrie qui se sont signalés par le plus grand nombre de découvertes. Celse rapporte, dans son beau résumé de la médecine antique, qu'on les accusait d'avoir disséqué vivants des criminels que le roi d'Égypte leur livrait. « Ouvrir les entrailles et les vis-« cères d'un homme vivant, dit-il, n'est pas d'un art « qui préside au salut des malades; et il n'appartient « qu'à un médecin devenu brigand (*latrocinantis* « *medici*) d'obtenir à ce prix la vue des parties inté-« rieures. » L'antiquité a souvent imputé cette atrocité

à Hérophile et à Érasistrate; Galien en fait mention, et
Tertullien dit dans son livre *Sur l'Ame :* « Hérophile,
« ce médecin, ou plutôt ce bourreau, qui égorgea tant
« d'hommes pour en scruter l'organisation, qui fut
« l'ennemi de l'homme pour le connaître, obtint-il de
« ses recherches des résultats bien certains, la mort,
« et une mort donnée avec les lenteurs et les raffine-
« ments de la dissection, changeant l'aspect des or-
« ganes qui avaient vécu? » Les écrits d'Hérophile et
d'Érasistrate ont péri; et toute cette vieille école d'A-
lexandrie, avec ses amphithéâtres, ses bibliothèques,
ses savants et ses rois cruels et vicieux, mais amateurs
des lettres et des sciences, a tellement disparu, qu'il
est impossible de réfuter cette calomnie, si tant est que
ce soit une calomnie. Tout se tient dans les mœurs
d'une nation; la vie des hommes était peu respectée;
un peu plus tard, on égorgeait devant le peuple romain des centaines de gladiateurs pour lui donner un
jour de récréation; et Vedius Pollion, l'ami d'Auguste,
faisait manger ses esclaves aux murènes. Qu'y aurait-il
d'étonnant avec de telles mœurs, qu'Hérophile eût ouvert vivants des criminels condamnés à mort?

Voici, au reste, un fait certain, voisin de notre
temps, et presque aussi atroce que celui qui est imputé
à Hérophile : « Le grand-duc de Toscane, dit Fallope
« dans son livre des *Tumeurs,* ch. XIV, a ordonné aux
« magistrats de Pise de nous livrer un homme que nous
« tuons de la manière qu'il nous plaît, et que nous dis-
« séquons... Je fis prendre à un homme ainsi livré deux
« gros d'opium; il était atteint d'une fièvre quarte; et
« l'accès, arrivant, empêcha l'action du poison. Ce
« malheureux, glorieux de ce succès, demanda que je
« lui en administrasse une seconde dose, afin que, s'il
« n'en mourait pas, j'obtinsse sa grâce auprès du

« prince. Je lui fis prendre une seconde fois deux gros
« d'opium hors du temps de l'accès, et il mourut. »
Fallope était un médecin chrétien qui vivait dans le
seizième siècle. Mais quelles étaient les mœurs de ce
temps ? La justice (pour n'en citer qu'un exemple)
donnait la question à l'innocent comme au criminel,
brûlait à petit feu, brisait les membres sur une roue,
raffinait les supplices, et était sans respect pour la vie
des hommes et sans pitié pour leurs souffrances. La
cruauté était générale comme du temps d'Hérophile;
et ils sont de la même époque et de la même société le
magistrat qui torture et le médecin qui tue un condamné pour le disséquer.

L'anatomie est devenue une science immense et
d'une tout autre portée qu'on ne se l'imagine ordinairement. D'abord purement descriptive, elle s'est
contentée de mettre à découvert et de reconnaître les
parties qui composent le corps animal; puis, à mesure
que ses déterminations sont devenues plus exactes
dans la série des animaux, elle a comparé ensemble les
organisations les plus différentes. Elle a recherché par
quelle succession se forment les organes dans l'enfant, et de cette étude elle a tiré des lois curieuses
qu'elle a appliquées aux monstruosités; ces monstres
qui avaient jadis effrayé l'imagination des peuples, ces
jeux de la nature où l'on ne pouvait voir qu'irrégularité et caprice, sont rentrés dans la classe des faits ex-
plicables et réguliers. Enfin elle s'est adonnée à l'examen des altérations que la maladie produit dans nos
organes, et a essayé de pénétrer le rapport entre la
lésion et le symptôme. Les rayons épars, que l'on réunit
en un même foyer avec un verre, donnent une chaleur
et une lumière d'une intensité extrême. De même, l'a-
natomie, faisant converger vers un centre les rayons

disséminés qui émanent de tant de faits particuliers, a voulu créer une doctrine générale, et exposer quelques-unes des lois qui président au monde de l'animalité. C'est ce travail des esprits qui a donné naissance à l'anatomie transcendante; il en est résulté la preuve que tous les animaux vertébrés (l'homme compris) ont été construits sur le même plan, et que les organes ne font que se modifier pour s'accommoder aux fonctions de l'animal suivant ses facultés, son habitation et sa nourriture.

Dans l'anatomie transcendante, les éléments de l'organisation ont perdu leur valeur particulière pour prendre une valeur plus générale. Un humérus n'est plus un os particulier, c'est une portion à laquelle nous donnons un nom de convention, et qui joue le rôle de bras chez l'homme, de pied de devant chez le cheval, d'aile chez le pigeon, de nageoire chez la baleine. Pour faire comprendre la transformation que ces éléments ont subie, je ne puis mieux les comparer qu'aux signes algébriques, qui représentent, non plus tel ou tel nombre, mais les quantités dans leur forme la plus abstraite. L'anatomie transcendante est une véritable algèbre où les éléments organiques sont considérés à un nouveau point de vue; et, de même que l'analyse mathématique, après avoir usé de ces signes uniquement par commodité, a fini par y trouver des propriétés et une science nouvelles, de même l'anatomie transcendante, maniant les éléments qu'elle a ainsi généralisés, en tire des formules qui la mènent à des rapports plus compliqués et à des vérités plus hautes.

Un des plus grands anatomistes de l'antiquité, Galien, a dit : «Praxitèle et Phidias ne peuvent travailler « le marbre ou l'airain qu'au dehors et là où leurs

« mains atteignent ; mais l'intérieur de leur statue
« reste informe et grossier, l'intelligence et l'art n'y
« ont rien changé, ne pouvant pénétrer au delà de la
« surface ni modeler les parties profondes. Il n'en est
« pas de même de la nature; il n'est rien dans l'inté-
« rieur du corps qu'elle n'ordonne, qu'elle ne dispose
« ét qu'elle ne termine avec une infinie perfection. »
(Lib. II, *Des Qualités physiques*.) En effet, les qualités
d'organisation qui se manifestent au dehors ne sont
pas moins sensibles au dedans; et il ne faut pas s'étonner d'entendre un anatomiste admirer la forme d'un
os, le développement d'un muscle, la distribution
d'une artère. Tout cela acquiert une signification et
une beauté particulière pour celui qui apprend à voir.

Aristote, voulant encourager ses contemporains à
l'étude de l'anatomie, a écrit ces lignes remarquables :
« Des étrangers étant venus voir Héraclite, et l'ayant
« trouvé dans une boulangerie, où il se chauffait, hé-
« sitaient à entrer. *Venez sans honte*, leur dit le philo-
« sophe, *les dieux sont aussi dans ces lieux*. De même,
« dans l'étude des animaux, il faut aborder chaque
« chose sans un mauvais dégoût, car partout se mani-
« festent la nature et le beau. Ce n'est pas au hasard,
« c'est pour un but déterminé que la nature accomplit
« ses œuvres; et cette fin, pour laquelle chaque chose
« existe ou a été faite, est ce qui représente le beau. »
Ainsi, d'après Aristote, le beau, ou, plus particulièrement, pour me restreindre à mon sujet, le beau anatomique est la conformité à la fin pour laquelle l'organe existe. Le philosophe croyait la définition exacte
et complète; elle ne l'est pas. Un organe n'est pas seulement assujetti à être capable d'exécuter les opérations qui lui sont départies; il est encore soumis à une
condition plus haute et plus générale, c'est de se con-

tenir dans le type du plan. Il faut donc, si l'on veut entrer dans le sens d'Aristote, ajouter à sa définition et dire : le beau est ce qui, répondant le mieux à la fin, représente le mieux la forme typique. Et je pense qu'il faut y entrer; non pas que là soient le point de départ et le premier linéament de la beauté plastique; mais cette conception d'un office et d'un plan limités l'un par l'autre est un échelon dans la formation de la beauté intellectuelle, qui joue un si grand rôle dans notre idéal.

L'idéal, lui aussi, est un plan, est un type placé toujours un peu plus loin que l'ensemble des beautés particulières que l'homme a réussi à voir et à retracer.

Non delicata res est vivere, a dit Sénèque en parlant de ce que la vie morale a de laborieux; cela peut s'appliquer avec tout autant de justesse à la vie physiologique. C'est, en effet, un travail continuel, un effort sans cesse renouvelé, une dépense énorme de forces qui entretiennent le mouvement des fonctions. Quand un homme bien portant se sent allègre et dispos, il se doute peu, s'il n'a pas étudié la construction du corps humain, à quels moteurs puissants, à quelle contention soutenue il doit le bien-être qu'il éprouve. Voyez, en effet, pour ne parler ici que de quelques-uns des phénomènes les plus apparents, ce qui se passe dans l'entretien de la vie pendant chaque moment. Deux vastes courants, l'un de sang artériel, l'autre de sang veineux, marchent dans des directions opposées et traversent avec rapidité et sans relâche toutes les parties du corps. Ce mouvement, que rien n'arrête, commence à la naissance et ne finit qu'à la mort. Deux autres liquides viennent se mêler au flot de la circulation sanguine et lui apporter les éléments qui le composent : la lymphe, puisée partout et conduite par d'in-

nombrables vaisseaux qui lui sont propres, se mêle au
sang veineux; et le chyle, cette liqueur qui est extraite
des aliments et en vue de laquelle seule nous sommes
obligés de prendre de la nourriture, traverse un appareil de vaisseaux et va aussi se jeter par un gros canal
dans une veine voisine du cœur. Ce n'est pas tout : le
sang veineux, qui revient de toutes les parties du corps,
qui a été mélangé à la lymphe, et qui, après chaque
repas, a reçu une onde de chyle, est devenu tout à fait
impropre à entretenir la vie, et il faut, sous peine d'une
mort prompte, qu'il subisse un changement singulier.
Il arrive aux poumons, et là, mis en contact avec l'air
atmosphérique, il absorbe de l'oxygène. Aussitôt, de
rouge noir, il devient rouge brillant et retourne au
cœur qui l'envoie vivifier tous les organes, de telle
sorte que, pour que la vie dure une minute, il faut
qu'incessamment le cœur batte, la poitrine se dilate et
se resserre, le poumon reçoive le sang et l'oxygène soit
absorbé.

C'est un principe en mécanique qu'une force ne ces-
serait jamais d'exercer son action si une résistance ne
la détruisait, et que, par exemple, un boulet qui sort
du canon continuerait éternellement son mouvement
et ne s'arrêterait jamais s'il pouvait se mouvoir dans le
vide, et si la vitesse qui l'anime n'était rapidement
usée par l'opposition du milieu qu'il traverse. Le principe de vie qui fait les animaux, et qui ressemble tant
à une force, serait sans doute immortel et ne s'épuise-
rait jamais s'il ne luttait au milieu d'un monde dans
lequel il se soutient avec effort, et si cette lutte ne l'é-
puisait, comme la résistance de l'air épuise la rapide
impulsion du boulet. Mais une certaine quantité seulement de cette force vitale est accordée à chaque être,
mesure étroite et limitée que le jeu laborieux de tant

de rouages nécessaires consume un peu plus tôt, un peu plus tard. Comme un choc soudain donne en commençant sa plus vive impulsion, de même, à son début, la vie a sa plus grande activité. A ce moment, elle conquiert, plus vite qu'elle ne le fera jamais, les éléments qui doivent lui appartenir ; elle s'élance avec impétuosité dans le temps, elle entraîne avec puissance, dans son tourbillon rapide, les matériaux qui lui sont soumis. De l'ovule imperceptible jusqu'à l'enfant qui arrive à la lumière, quelle énorme augmentation de volume ! combien le corps microscopique qui vient de recevoir la vie n'a-t-il pas été multiplié de fois pour être le fœtus à terme ! Et combien son accroissement relatif n'a-t-il pas été plus rapide dans le sein de sa mère qu'il ne le sera depuis sa naissance jusqu'à sa croissance parfaite ! En neuf mois il est devenu bien des milliers de fois plus gros qu'il n'était d'abord ; en vingt ans, il ne deviendra plus gros qu'une vingtaine de fois.

Platon, avec ce bonheur d'expression et de pensée qui le caractérise et qui en fait le plus grand prosateur de la littérature grecque, compare le corps humain à *un fleuve qui s'écoule sans cesse.* En effet, depuis le moment où il vient à la lumière jusqu'au moment où il se dissout, le corps est livré à un travail incessant de composition et de décomposition ; et, de même que le lit du fleuve paraît toujours plein, bien que l'eau passe et s'écoule sans interruption, de même l'organisme se conserve entre deux mouvements rapides dont l'un le restaure à mesure que l'autre le dissocie. D'une part, toutes les sécrétions, par un flux que rien n'arrête, entraînent les molécules qui ont perdu la faculté de rester vivantes ; de l'autre, la digestion et la respiration apportent, l'une les substances nutritives, l'autre l'oxygène, destinés à réparer les pertes : équilibre tellement nécessaire que, si les matériaux devenus inutiles n'étaient pas emportés par les sécrétions, l'homme périrait aussi sûrement que si la nourriture ou l'air lui manquait.

C'est une contemplation profonde que celle qui s'arrête sur l'activité incessamment productive de la vie. Ces fourmilières d'êtres de toute forme et de toute taille, ce murmure perpétuel des générations qui arrivent et des générations qui s'en vont, cette flamme qu'on appelle la vie et que l'esprit voit errer, pâlir ou grandir sur la croûte du globe, est-il rien qui puisse étonner davantage ? Le vaisseau que le vent emporte dans la haute mer marche moins vite que nos jours ne s'écoulent; le sillon fugitif qu'il trace au milieu des flots s'efface moins promptement que le sillon de notre existence dans l'océan sans bornes des existences et des choses. Et pourtant, dans ce sourd mouvement, dans cet inexorable tourbillon, n'est-t-il pas possible de faire une sorte de halte et de se détacher de la vie pour jeter sur la vie un coup d'œil rapide ?

Chez les latins l'homme se dit *homo*, dérivé, suivant eux, de *humus*, la terre. L'homme est, dans cette idée, le fils de la terre, le composé des éléments terrestres, comme le chêne des forêts; et c'est ce qu'a démontré la chimie moderne. En allemand l'homme se dit *Mensch*, qui signifie l'être intelligent, mot tenant, ainsi que le mot *mens* des Latins, au sanscrit *manas*, intelligence. Nous avons, dans cette simple considération de deux vieilles aperceptions, l'idée totale de l'humanité : terre et esprit; et, puisque nous venons de remonter aux antiquités du langage, il faut remonter aussi aux antiquités du genre humain. On a dit que le présent est l'annonce de l'avenir; il serait

aussi vrai de dire qu'il contient de quoi interpréter
jusqu'à certain point le passé. Les traces des choses qui
furent ne sont pas tellement effacées par le progrès
du temps et la vieillesse du monde, qu'il ne soit
possible d'en entrevoir une confuse image. On sait
qu'il suffit au sauvage des forêts de l'Amérique du
moindre indice pour suivre une piste pendant des centaines de lieues; de même la science, à force de patience et de perspicacité, peut, à travers les siècles accumulés, suivre et reconnaître des êtres et des faits destinés
à ne plus jamais reparaître à la clarté du soleil.

L'anatomie moderne a, par de grands travaux, refait plusieurs pages de l'histoire de la terre que le
temps avait déchirées. Des flores, des faunes inconnues
sont sorties des couches superficielles du sol; non pas
tellement inconnues pourtant qu'on ne s'y retrouvât
bientôt et qu'on ne pût les classer à leur rang, et y découvrir le type et les lois qui régissent les flores et les
faunes vivantes. Comme nous voyons les individus
succéder aux individus dans le cours des temps historiques, ainsi, dans des temps plus reculés et dans une
histoire bien plus longue, les espèces ont succédé aux
espèces; et, mesurées à cette mesure, elles ont eu, elles
aussi, leur fin et leur limite.

Dans cette histoire, l'histoire de l'homme se résume
ainsi : il est le produit d'une des mutations qui sur la
terre changèrent les êtres vivants. Son origine n'est
point contemporaine de celle du globe; il a été un
temps où la terre ne le portait pas, et cette origine ne
se perd pas dans une antiquité très-reculée, si l'on
prend pour terme de la supputation les phases de
notre planète. Il est le plus parfait des animaux, en ce
sens que c'est celui où le système nerveux a atteint son
plus haut développement; et, comme ce système or-

gane de l'intelligence, règle à son tour la composition
et la forme des êtres, il en résulte que ces formes sont
les plus parfaites là où il est le plus parfait. Considéré
dans sa structure seule, l'homme a donc la préémi-
nence sur tous les autres animaux. C'est une démonstration à laquelle l'anatomie conduit inévitablement.

Ces notions fragmentaires sans doute, mais réelles
de cosmogonie positive, rappellent aussitôt les cosmo-
gonies fictives des anciens peuples. Embarrassantes
pour celui qui croit qu'elles furent dictées par la divinité, puisqu'il en résulterait que la divinité n'a pas
bien connu comment les choses s'étaient passées, elles
sont singulièrement curieuses pour l'historien qui étudie les tentatives de l'esprit humain. Dans la Genèse,
les animaux sont créés d'abord, il est vrai; mais ce
sont les animaux que nous connaissons, puisque Adam
les nomma; tandis que les animaux créés les premiers
n'ont jamais eu de nom en aucune langue humaine,
ayant précédé la formation des premiers hommes. Les
sages de l'Étrurie admettaient qu'il y avait en tout
huit races différentes les unes des autres par la durée
de leur vie et par leurs mœurs, et qu'à chacune d'elles
avait été accordé un certain temps fixé par la divinité
et formant une grande année. L'allégorie grecque d'U-
ranus ou du Ciel présentait une image de la production spontanée des différents êtres aux différentes
époques : la mythologie imagina que la Terre était la
femme du Ciel, et, tant qu'ils furent dans leur jeunesse,
ils engendrèrent une nombreuse progéniture de plantes
et d'animaux sans germe; mais, cette puissance procréa-
trice s'étant éteinte, la mythologie dit que le Ciel fut
châtré, parce que toute chose ne s'engendrait plus que
par culture et par semence.

Ovide, interprète de la philosophie grecque, et la

Genèse, avant Ovide, ont dit que l'homme a été fait à
l'image de la divinité. Cette opinion, comme celle que
tout avait été créé, la terre, le soleil et les plus lointaines étoiles, pour cette humble et faible créature,
est une preuve de l'orgueil humain, fruit de l'ignorance. La série des animaux vertébrés présente un ensemble d'êtres bâtis sur le même plan, pourvus d'organes analogues, et où l'idée formatrice est également
empreinte. L'ensemble des vertébrés forme un tout;
et nul, dans cette vaste composition, n'a le droit de se
dire l'image d'une divinité. Le crâne de l'homme et le
crâne de l'éléphant ou du cheval sont construits sur le
même modèle; ils sont fils de la même puissance, jetés
dans le même moule, frappés au même coin. C'est tout
autrement, cette considération le montre, qu'il faut
concevoir les rapports des êtres vivants entre eux; et
pas plus ici qu'ailleurs on ne remonte, par l'étude
réelle, à un créateur qui a mis son empreinte; on remonte seulement à des lois qui opèrent d'une manière
immanente. Que si l'on disait qu'il s'agit d'une image
intellectuelle, on n'échapperait à l'anatomie comparée
que pour tomber sous la main de la physiologie comparée. Par la raison qu'il y a un plan anatomique, il
y a un plan physiologique, et l'intelligence animale est
une échelle dont l'intelligence humaine occupe l'échelon le plus élevé.

« La cause de la perversité, a dit Lactance, est l'igno-
« rance de soi-même (*hæc pravitatis est causa, ignoratio*
« *sui*). » Il serait facile de transporter cette proposition
morale dans le champ anatomique, et de faire voir
que l'anatomie a dissipé des erreurs, guéri des maux,
et qu'elle a eu sa part notable dans l'appréciation plus
juste des choses qui a présidé à l'amélioration des sociétés; car elle est essentielle, indispensable à cette

connaissance de soi que Lactance recommande. Tel est
l'arrangement de ce monde que la plupart des choses
se montrent à nous autrement qu'elles ne sont; et il
faut à chaque instant, suivant l'heureuse expression
de La Fontaine,

> Développer le vrai caché sous l'apparence.

De fait, nulle part le vrai n'a été plus caché sous l'apparence que dans les organisations vivantes; et par
combien d'erreurs a-t-il fallu passer pour arriver à des
notions positives! Connaître l'homme physique et intellectuel, ce qui est une connaissance indispensable
en médecine, en morale, en politique, ne peut se faire
sans les enseignements préalables que fournit l'anatomie. Sans doute, cela est un service indirect; mais là où
elle intervient directement, c'est quand elle montre ir-
réfutablement la place que l'homme occupe dans le plan
général des vertébrés. La découverte de ce plan, lequel
est devenu une des grandes pensées de la science moderne, représente dans l'ordre de la vie ce que représente dans l'ordre cosmique la subordination planétaire
de notre globe.

De même que le système vasculaire est un réservoir
qui reçoit tout et qui distribue tout, de même le système nerveux est placé comme un chaînon intermédiaire entre les organes des sens, qui lui portent les
impressions extérieures, et le système musculaire, auquel il transmet les communications de la volonté. On
est d'autant plus admis à établir cette comparaison, que
le système nerveux et le système vasculaire se tiennent
par d'étroits liens, et que là où le premier est le plus
développé, le second présente aussi le plus grand perfectionnement. Franchissons, en effet, un vaste intervalle dans l'échelle des êtres organisés, et passons, par

une subite transition, de l'homme à un poisson. Chez
le premier se trouve une masse cérébrale considérable,
très-compliquée dans sa composition, très-volumi-
neuse comparativement à la moelle épinière; chez
le poisson, au contraire, le cerveau est, proportion-
nellement à la moelle, petit, dépourvu de complication, et privé d'une foule d'organes qu'offre le cerveau
humain. Avec cette mutation capitale dans l'organisation du système nerveux, qu'est devenu le système
vasculaire? A-t-il pris chez le poisson une prédominance, comme l'on voit certains organes l'emporter
chez les animaux sur les organes correspondants dans
l'espèce humaine? En aucune façon. Au lieu du cœur
à quatre cavités, de la double circulation, de la masse
considérable de sang qui caractérisent l'individu humain, on n'aperçoit plus dans le poisson qu'un cœur à
deux cavités, une circulation simple, et une petite proportion de liquide sanguin conforme à l'étroitesse du
réservoir qui le contient. Et aussi plus l'être est élevé
dans l'échelle, plus sa vie est liée à l'intégrité du système vasculaire : une anguille, à laquelle on arrache
le cœur, vit encore longtemps après; un homme, dont
le cœur est percé par une blessure ou se déchire spontanément, meurt soudainement, plus soudainement
que si le cerveau même était lésé.

Représenter dans des planches les ramifications des
artères et des veines a toujours été une difficulté pour
les anatomistes. Il importe essentiellement à la pratique de la chirurgie que les rapports des vaisseaux avec
les autres parties soient connus minutieusement. Si
l'on met à découvert les vaisseaux dans tout leur trajet, qui passe souvent sous des muscles, sous des ten-
dons, sous des membranes, ces rapports sont perdus;
si, au contraire, on conserve les parties qui recouvrent

les vaisseaux, ces derniers ne sont représentés que dans une portion de leur cours, que l'on peut ponctuer, il est vrai; mais alors on ne se fait plus une idée de la profondeur à laquelle ils sont situés, notions cependant indispensables. MM. Bourgery et Jacob ont évité les inconvénients et atteint le but par un procédé ingénieux qu'ils décrivent ainsi : « Le moyen qui est le seul vrai consiste, tout en conservant les muscles ou les organes dans leur position, à les échancrer ou, en quelque sorte, à les sculpter sur le trajet des vaisseaux qui s'y enfoncent. Ce procédé réunit tous les avantages : 1° il permet de montrer à peu près tous les vaisseaux d'un certain volume; 2° il les montre dans leur lieu réel, en tenant compte de la profondeur relative dans les divers points de leur trajet; 3° il fait voir d'un coup d'œil toutes les anostomoses principales d'un membre ou d'une région, et indique par cela seul au chirurgien les ressources sur lesquelles il peut compter pour rétablir la circulation dans un cas déterminé; 4° il n'altère en rien la forme générale, et conserve toutes les connexions partielles. »

Supposons que quelque anatomiste de la haute antiquité examine avec nous l'œuvre de MM. Bourgery et Jacob; supposons que Praxagore, cet ancien Asclépiade de l'école de Cos, celui qui, le premier, a appliqué l'étude du pouls à l'étude des maladies, tourne avec nous les feuillets du livre, et considère d'un œil surpris et attentif les objets connus et inconnus qu'il présente; l'illustre maître d'Hérophile, le contemporain d'Aristote, accoutumé au style correct et à la sévérité du dessin des peintres grecs, n'aura que des éloges pour les dessins de M. Jacob, et, s'il ne s'étonne pas de voir des dessins joints à un livre d'histoire naturelle, chose dont il y avait déjà eu des exemples de

son temps, il s'étonnera sans doute de la facilité avec
laquelle l'art moderne multiplie si prodigieusement le
nombre des images. Mais bientôt, oubliant la correction et l'élégance des dessins pour arriver au fond
même des études qui l'intéressent, il cherchera à se
reconnaître parmi ces veines, ces artères et ces vaisseaux lymphatiques. Un seul coup d'œil le convaincra
de son ignorance relative. Il lui faudra d'abord convenir que les artères contiennent du sang, quoiqu'il ait
cru et enseigné qu'elles ne contenaient que de l'air;
on lui montrera que les veines communiquent avec les
artères; il apercevra les valvules qui, dans les veines,
empêchent le sang de retourner par son propre poids
vers leurs radicules, et les valvules qui, placées entre
les différents compartiments du cœur, s'ouvrent ou se
ferment pour assurer le jeu de cette merveilleuse
pompe aspirante et foulante; il suivra le sang dans
les poumons, le verra revenir dans le cœur, et il tou-
chera ainsi, au doigt et à l'œil, l'arrangement de la
circulation qui a été si difficile et si longue à comprendre. Il concevra sans peine, en suivant dans leurs détails la distribution des artères, comment les opérations chirurgicales deviennent sûres et précises; un
seul coup d'œil sur les planches de MM. Bourgery et
Jacob lui découvrira qu'une ligature placée sur cette
artère crurale, dont le trajet est si bien représenté,
doit guérir la blessure ou l'anévrisme de l'artère du
jarret; et lui qui proposait, témérairement peut-être,
d'ouvrir le ventre dans le cas d'étranglement interne
des intestins, applaudira à cette anatomie précise et
savante qui permet d'aller chercher sans hésitation,
au fond de l'abdomen, une artère aussi considérable
que l'artère iliaque. Quand on lui expliquera le trajet
des vaisseaux lymphatiques, tout nouveaux pour lui, il

apprendra en même temps que ces vaisseaux, entrevus une première fois par son disciple Hérophile, n'ont été entièrement découverts qu'environ dix-neuf cents ans après lui, et il nous pardonnera notre supériorité scientifique en voyant d'un seul coup le long espace de temps que les générations successives ont employé à nous la procurer.

Cette supposition que je viens de faire pour Praxagore, se réalisera un jour pour notre science contemporaine; il arrivera un temps où nos neveux nous dépasseront autant que nous dépassons nos ancêtres, et, lorsque dix-neuf cents ans seront encore écoulés, lorsque la science sera plus vieille de tous ces siècles, alors ce que nous avons trouvé paraîtra bien imparfait. La durée plus grande des livres dans les temps modernes permet de croire que nos traités franchiront ce long intervalle; et, si alors quelque bibliophile curieux, secouant la poussière des vieux livres du dix-neuvième siècle, ouvre celui de MM. Bourgery et Jacob, il se complaira sans doute à l'exécution de ces anciens dessins et à l'habileté de cet art antique, mais il s'étonnera bien des fois que nous ayons ignoré tant de choses, et il parlera de nous comme j'ai parlé de Praxagore.

SYSTÈME NERVEUX[1]

La Fontaine, dans un de ses apologues imité d'une
vieille et apocryphe légende, raconte qu'Hippocrate,
allant visiter Démocrite accusé de folie par ses compatriotes, trouva le philosophe d'Abdère occupé d'é-
tudes profondes sur les conditions de l'intelligence
dans les animaux :

> ..... Et voyez, je vous prie,
> Quelle rencontre dans la vie
> Le sort cause ! Hippocrate arriva dans le temps
> Que celui qu'on disait n'avoir raison ni sens
> Cherchait dans l'homme et dans la bête,
> Quel siége a la raison, soit le cœur, soit la tête.
> Sous un ombrage épais, assis près d'un ruisseau,
> Les labyrinthes d'un cerveau
> L'occupaient. Il avait à ses pieds maint volume,
> Et ne vit presque pas son ami s'avancer,
> Attaché selon sa coutume. . . . .

Depuis l'époque où les plus anciens physiologistes
de la Grèce essayèrent de déterminer quelques-unes

1. *Anatomie comparée du système nerveux considéré dans ses
rapports avec l'intelligence*, par F. Leuret, médecin de l'hospice
de Bicêtre. Ouvrage accompagné d'un atlas de 33 planches in-folio,
dessinées d'après nature par A.-M. Chazal, tome Ier. — *National*,
1er août 1840. Alors il n'y avait qu'un volume de publié ; le tome II
a paru en 1857 ; il est l'œuvre de M. Gratiolet, M. Leuret étant
mort depuis longtemps.

des conditions sous lesquelles se manifestent les facultés intellectuelles, jusqu'à nos jours, les labyrinthes du cerveau, pour me servir de l'expression de La Fontaine, ont été l'objet de longues recherches et d'infatigables travaux. Il fut un temps où les anatomistes les plus distingués, par exemple Aristote, n'avaient qu'une idée confuse des usages du cerveau, et le considéraient à peu près comme nous sommes encore aujourd'hui forcés de considérer les capsules surrénales, c'est-à-dire comme un organe chargé d'un rôle incertain dans l'économie. Pour les modernes, des observations irrécusables ont démontré que tout ce qui constitue essentiellement l'homme, à savoir ses facultés de sensibilité et d'intelligence, est lié à l'existence du cerveau. *A cerebro tota humanitas pendet*, a dit Van-Swieten, et cette expression n'a rien qui ne soit confirmé par l'étude du système nerveux. Tel est l'intervalle qui sépare les premiers essais de l'anatomie des résultats auxquels la science est arrivée.

Le livre de M. Leuret est relatif à ce sujet, qui s'agrandit d'autant plus qu'on l'étudie davantage. « Il existe, dit cet auteur dans sa préface, entre le système nerveux et l'intelligence, des rapports certains, mais dont la nature et les conditions sont presque entièrement ignorées. On sait que l'intelligence ne se manifeste jamais sans le système nerveux, et l'on attribue aux différences de formes, de volume et de texture des parties qui composent ce système, les différences que l'on observe dans l'étendue et la variété des phénomènes instinctifs, intellectuels et moraux. Sur ce dernier point, on n'a rien encore déterminé ; car on ignore quelles conditions organiques sont nécessaires à la manifestation de tels ou tels phénomènes psychiques. Le premier, je dirais presque le seul moyen que nous ayons de préparer la solution de cet important problème, c'est de comparer, dans chacune des familles, et même dans chacun des individus qui composent la série animale, l'état du système nerveux et celui de l'intelligence, afin de savoir si une organisation donnée coïncide toujours avec le même développement intellectuel, et si jamais ce développement intellectuel ne se manifeste avec une organisation différente. » Il est facile de comprendre quel est le plan suivi par M. Leuret. Il réunit devant lui deux séries de faits : les uns anatomiques, puisés dans l'étude du système nerveux ; les autres psychiques, puisés dans l'étude des penchants, des habitudes, des facultés intellectuelles et des facultés morales ; puis il rapproche ces deux séries l'une de l'autre, et essaye de déterminer s'il existe entre elles rapport et harmonie.

Le premier volume renferme ce qui est relatif aux différents animaux, jusqu'à l'homme exclusivement ; il contient des dissections, des observations microscopiques qu'il m'est impossible d'exposer dans un journal ; mais il m'est du moins possible de donner une brève esquisse de la question générale, à savoir : les rapports des facultés intellectuelles et morales avec le système nerveux.

Les manifestations de l'intelligence (et j'entends ce mot dans le sens le plus général, puisque j'y comprends ce qu'on appelle l'instinct), les manifestations de l'intelligence sont-elles liées à une matière particulière, ou sont-elles associées à toute matière ? Si nous ne consultions que la raison, il nous serait impossible de résoudre cette question ; mais l'expérience, les faits la résolvent ; il n'est pas d'intelligence, de quelque degré qu'elle soit, qui ne soit attachée à une substance spéciale qu'on appelle nerveuse. Dès que les facultés intel-

lectuelles apparaissent, on voit apparaître avec elles
un système matériel, un instrument qui en est la condition constante. Rien dans ce genre n'existe sans un
ganglion ou un cerveau qui serve de centre aux sensations, sans des cordons nerveux qui mettent ce centre
en communication avec le monde extérieur. L'animal
n'est, à proprement parler, animal que par là. Quand
le système nerveux diminue et tend à se confondre de
plus en plus avec la trame des organes, le caractère de
l'animalité tend de son côté à s'effacer de plus en plus,
et l'on arrive à ces êtres douteux qui sont placés sur la
limite du règne animal et du règne végétal, et qui servent de transition de l'un à l'autre. Chez le végétal,
toute trace de système nerveux a disparu ; il n'y a plus
qu'un organisme dont la sphère d'activité est exclusivement renfermée dans les fonctions de nutrition et de
reproduction. Enfin les traits propres de l'organisation
s'obscurcissent à leur tour, et l'on arrive à ces substances dont on ne sait plus si elles sont végétales ou
minérales.

L'observation donne donc ce résultat qui ne souffre
pas d'exception et qui devient une loi : c'est que, dans
les conditions sous lesquelles nous connaissons la vie,
il n'y a de système intellectuel qu'avec un système
nerveux.

J'ai dit tout à l'heure que, la réalité s'observant et
ne se devinant pas, l'esprit humain n'aurait pu trouver
à priori la connexion effective entre la manifestation
des facultés intellectuelles et une substance déterminée.
Cette proposition est certaine et ne doit subir aucune
modification ; mais elle ne m'en suggère pas moins une
réflexion que l'ontologie ne doit pas négliger. La vérité
est que, lorsqu'on cesse de considérer la substance nerveuse comme un substance immédiate, on reconnaît

qu'à son tour elle est composée des éléments qui constituent le globe lui-même, et que, en définitive, la manifestation de l'intelligence est attachée, non pas à un élément spécial, mais à une combinaison particulière d'éléments spéciaux. Le système nerveux est formé, comme les autres tissus des corps organisés, par de l'oxygène, de l'hydrogène, de l'azote, du carbone. L'indétermination logique que, avant toute expérience, la pensée était forcée d'admettre entre telle et telle substance et les manifestations intellectuelles, ne se retrouve donc pas dans la nature elle-même qui fait un choix. En d'autres termes, l'esprit humain n'ayant aucune raison de concevoir que l'intelligence fût attachée à la pierre plutôt qu'au métal, à l'oxygène plutôt qu'à l'hydrogène, il arrive, en fait, que la nature la rattache, par exclusion, à quatre éléments : l'oxygène, l'hydrogène, l'azote et le carbone, devenus, par voie de mixtion et d'organisation, les supports et les instruments de l'intelligence.

Il est certain que l'intelligence ne se manifeste que par l'intermédiaire d'un appareil nerveux. L'homme, être intelligent par excellence, ne se montre tel que lorsque cet appareil est dans un certain état d'intégrité ; et les individus humains qu'un vice grave de conformation a frappés dans le sein de leur mère, n'apportent, en venant au monde, aucune de ces facultés, qui sont, cependant, l'apanage de leur espèce. Mais les deux choses sont-elles liées tellement que l'une ne puisse exister sans l'autre ? Est-il vrai que, partout où il y a substance nerveuse, il y ait intelligence à un degré quelconque ? En d'autres termes, la bête est-elle plus qu'un automate ? Beaucoup ont nié cette seconde proposition ; entre autres, Descartes. N'en déplaise à et illustre philosophe, entraîné loin du droit chemin

par les préoccupations d'un système, il suffit d'interroger les chasseurs, les bergers, les gens qui ont, d'une
façon quelconque, des rapports habituels avec les animaux, pour se convaincre que ces derniers sont doués
de diverses facultés intellectuelles, et qu'ils ne sont pas
de simples machines. Au reste, cette controverse a, il y
a plus d'un siècle et demi, occupé un grand poëte,
celui que j'ai cité au commencement de cet article, et
qui a *touché*, à sa manière, les questions les plus
ardues. La Fontaine expose que les cartésiens soutiennent :

> Que la bête est une machine ;
> Qu'en elle tout se fait sans choix et par ressorts :
> Nul sentiment, point d'âme ; en elle tout est corps.
> Telle est la montre qui chemine
> A pas toujours égaux, aveugle et sans dessein.
> Ouvrez-la, lisez dans son sein :
> Mainte roue y tient lieu de tout l'esprit du monde ;
> La première y meut la seconde ;
> Une troisième suit ; elle sonne à la fin.

A ces dires, La Fontaine répond par des faits :

> . . . . Quand aux bois
> Le *bruit des cors, celui des voix*,
> N'a donné nul relâche à la fuyante proie,
> Qu'en vain elle a mis ses efforts
> A confondre et brouiller la voie,
> L'animal chargé d'ans, vieux cerf, et de dix cors,
> En suppose un plus jeune, et l'oblige, par force,
> A présenter aux chiens une nouvelle amorce.
> Que de raisonnements pour conserver ses jours :
> Le retour sur ses pas, les malices, les tours,
> Et le change, et cent stratagèmes
> Dignes des plus grands chefs, dignes d'un meilleur sort !

Un peu plus loin, après avoir rappelé les travaux industrieux des castors, il ajoute :

> Que ces castors ne soient qu'un corps vide d'esprit,
> Jamais on ne pourra m'obliger à le croire.

Enfin, il résume sur ce sujet sa pensée tout entière dans les vers suivants, où il dit, en parlant des animaux et de l'esprit :

> Pour moi, si j'en étais le maître,
> Je leur en donnerais aussi bien qu'aux enfants.
> Ceux-ci pensent-ils pas dès leurs plus jeunes ans ?
> Quelqu'un peut donc penser ne se pouvan connaître
> Par un exemple tout égal,
> J'attribuerais à l'animal,
> Non point une raison selon notre manière,
> Mais beaucoup plus aussi qu'un aveugle ressort.

Réunir les observations éparses qui sont relatives aux facultés intellectuelles des animaux, et instituer des expériences nouvelles, c'est un sujet qui a déjà fourni matière à beaucoup de travaux, mais qui, on peut le dire, est encore loin d'être épuisé. M. Leuret a emprunté au mémoire de M. Dureau de la Malle *sur le développement des facultés intellectuelles des animaux sauvages et domestiques,* deux faits que j'emprunte à mon tour, non pas qu'ils soient plus intéressants qu'une foule d'autres, mais parce qu'ils me donnent l'occasion d'y rattacher un récit analogue venu de la haute antiquité. Voici les deux faits de M. Dureau de la Malle, dont le premier s'est passé sous les yeux de M. Arago : « M. Arago se trouva arrêté par un orage, dans une mauvaise auberge, à quatre lieues de Montpellier. Il n'y avait qu'un poulet à lui donner pour dîner ; il commanda qu'on mit ce poulet à la broche.

La broche était munie d'un tambour, où l'on faisait entrer des chiens qui donnaient le mouvement ; l'un de ces chiens était dans la cuisine, l'aubergiste voulut le prendre, le chien se cacha, montra les dents, se refusa obstinément aux injonctions de son maître. M. Arago, surpris, en demanda la cause : on lui répondit que le chien résistait parce que c'était le tour de son camarade. M. Arago demanda qu'on allât chercher son camarade. Celui-ci arriva, et, au premier signe du cuisinier, il entra dans le tambour et tourna la broche pendant dix minutes. M. Arago, pour rendre l'expérience décisive, fit arrêter la broche et sortir le chien, puis ordonna qu'on appelât le chien qui s'était montré si rétif. L'ordre fut exécuté. L'animal, dont le refus avait été si obstiné, convaincu que son tour de corvée était venu, entra de lui-même dans le tambour et se mit à tourner. » M. Dureau de la Malle ajoute que quatre gros mâtins noirs tournaient la broche au collège de La Flèche, dirigé alors par des jésuites. Ces chiens connaissaient parfaitement leur tour de service et se révoltaient constamment, comme contre une injustice évidente, lorsqu'on voulait les contraindre à une corvée qui devait être acquittée par un de leurs camarades.

Un fait analogue, mais appartenant à un animal différent, avait été rapporté par l'historien Ctésias de Cnide. On lit dans Plutarque (*De l'habileté des animaux*) : « C'est un sujet d'étonnement de voir que des animaux aient la notion du nombre et la faculté de compter : telles sont les vaches des environs de Suse. Elles sont là chargées d'arroser le jardin royal, à l'aide de seaux mus par des manivelles. Le nombre des seaux à tirer est fixé : chaque vache en tire cent par jour. Il est impossible d'en obtenir davantage de l'ani-

mal, même par la force. Souvent on l'a essayé par
forme d'expérience; mais la vache, quand elle a accompli sa tâche, se, cache et ne se montre plus, tant
est grande l'exactitude avec laquelle elle forme et se
rappelle le total des seaux qu'elle a tirés, ainsi que l'a
rapporté Ctésias de Cnide! » Il est des faits qui ne donnent pas la lumière, mais qui peuvent la recevoir.
Beaucoup d'observations venues de l'antiquité sont dans
cette catégorie, et celle de Ctésias semble trouver une
garantie dans les récits de M. Arago et de M. Dureau
de la Malle. J'ajouterai, quant à l'intelligence des
bœufs, qu'il ne faut pas en juger par l'état où nous
les voyons parmi nous, attendu qu'ils sont presque
complétement négligés; mais que les Hottentots, qui
en ont pris un soin tout particulier, les ont dressés à
garder les troupeaux, à les conduire et à les défendre
contre les étrangers et les bêtes féroces.

La psychologie comparée enseigne que les animaux,
et particulièrement les plus élevés d'entre eux, exécutent des actes qui témoignent de l'existence de facultés
intellectuelles. A cette série d'actes et de facultés correspond une série d'organisations différentes. Là intervient l'anatomie comparée, et elle nous apprend qu'il
se trouve un cerveau et une moelle ou axe cérébro-
spinal chez les animaux vertébrés, et des ganglions di-
versement configurés chez les animaux invertébrés,
excepté les derniers dans l'échelle, les plus semblables
aux végétaux, et où aucune substance nerveuse ne
peut être distinguée. C'est, si je puis m'exprimer ainsi,
la seconde face de la psychologie : d'une part, des facultés et des actes ; d'une autre part, des organes pour
l'exercice de ces facultés, pour l'accomplissement de
ces actes. Or, de même que les actes des êtres animés
vont en se multipliant et se compliquant depuis les

derniers jusqu'à l'homme, de même l'organisation des
appareils nerveux devient de plus en plus complexe.
Que l'on parcoure les belles planches que M. Leuret a
jointes à son ouvrage, et un simple coup d'œil suffira
pour montrer la vérité de cette proposition. Chez les
poissons, le cerveau consiste en une petite masse placée tout à fait en avant des autres portions de l'encéphale ; chez les reptiles, il se prolonge en arrière sur
la partie antérieure des lobes optiques; chez les oiseaux, il se prolonge davantage sur ces lobes, qu'il
parvient même à recouvrir entièrement ; chez les
mammifères, le développement des lobes cérébraux
en arrière devient encore plus considérable; les lobes
optiques sont presque toujours recouverts en totalité,
et le cervelet l'est lui-même dans un certain nombre
de cas. L'intervalle le plus long se trouve donc anatomiquement entre les poissons et les mammifères : et
si, d'un autre côté, vous vous rappelez que les facultés
et les actes départis aux poissons ont une circonscrip-
tion bien plus restreinte que chez les mammifères,
vous reconnaîtrez une infériorité anatomique, comme
vous avez reconnu une infériorité psychique.

Faites un pas de plus, prenez les dessins qui représentent les systèmes nerveux des invertébrés, classe
qui renferme les animaux les plus bornés dans leurs
facultés. Là, il n'y a plus un axe central de substance
nerveuse, on ne trouve que des ganglions séparés ; et
ici encore, si on rapproche les facultés et l'organisation, on voit que cette forme appartient à des êtres
d'un degré inférieur. Nul, parmi les animaux vertébrés, ne descend aussi bas que les derniers des invertébrés; nul, parmi les animaux invertébrés, ne monte
aussi haut que les plus élevés des vertébrés. Cependant on se tromperait grandement si l'on pensait que

ce sont deux séries qui se font suite immédiatement l'une à l'autre, et que le plus parfait des invertébrés est au-dessous du dernier des vertébrés. Il n'en est rien ; les fourmis, les abeilles, qui n'ont qu'un système ganglionnaire, possèdent des facultés, exécutent des actes qui dépassent notablement la capacité de certains animaux pourvus d'un encéphale. Il faut donc admettre deux séries, l'une composée d'animaux à ganglions nerveux, l'autre d'animaux qui ont un axe cérébro-spinal. Ces deux séries sont parallèles dans une portion de leur cours ; le système ganglionnaire, et ceci est un fait, n'atteint pas aussi haut, ne comporte pas autant de facultés que le système encéphalique ; et, lorsque, pour me servir de l'expression de Platon, le destin appela à la lumière les êtres supérieurs, le type ganglionnaire, soit qu'il ne fût pas susceptible d'un développement ultérieur, soit, ce qui revient peut-être au même, qu'il ne fût pas compatible avec la formation et l'entretien d'un système osseux, fit place au type des animaux vertébrés.

Ainsi, pour résumer en quelques mots le résultat final de longues recherches et de patientes observations auxquelles M. Leuret a, par son nouvel ouvrage, apporté une importante contribution, l'étude de la nature vivante montre que les animaux tiennent les uns aux autres, depuis les derniers jusqu'aux plus élevés, aussi bien par leurs facultés que par leur organisation. Ajoutons que, l'instrument de ces facultés étant partout la substance nerveuse, l'analyse a fait voir que cette substance n'est pas autre chose qu'une combinaison des éléments qui entrent pour leur part dans la constitution de l'eau, de la terre et de l'air ; et ici nous pouvons encore citer les paroles du poëte philosophe dont le témoignage a déjà été invoqué plus haut :

Je me suis souvent dit, voyant de quelle sorte
　　　L'homme agit, et qu'il se comporte
En mille occasions comme les animaux :
Le roi de ces gens-là n'a pas moins de défauts
　　　Que ses sujets; et la Nature
　　　A mis dans chaque créature
Quelque grain d'une masse où puisent les esprits :
J'entends les esprits-corps, et pétris de matière.

On ne serait pas venu à nier la parenté des intelligences de l'homme et des animaux, si auparavant on eût pris en considération les analogies de l'organisation cérébrale. Une erreur contraire avait accrédité dans l'antiquité l'opinion que certains animaux jouissaient de facultés éminentes qui leur permettaient de pénétrer plus loin que les hommes dans la connaissance de l'avenir, et qui leur donnaient, comme dit Virgile, *rerum prudentia major.* Une organisation inférieure ne comporte pas des facultés supérieures; et l'anatomie comparée frapperait de nullité cette ancienne opinion, quand bien même l'observation directe n'aurait pas appris que des animaux peuvent avoir certains sens plus subtils ou certaines facultés plus développées que l'homme, mais il n'y en a aucun dont l'horizon intellectuel s'étende aussi loin que le sien. Les anciens n'avaient pas devant eux la masse d'expériences qui est devenu l'héritage des modernes, et plus les véritables merveilles de la nature sont ignorées, plus l'esprit humain se plaît à en créer de fausses; pauvres et mesquines décorations qui tombent comme un vain oripeau quand le voile se lève et que la réalité apparaît.

L'étude qui a pour objet la connaissance des animaux (y compris l'homme) dans leur substance et dans leurs facultés, outre l'intérêt spécial qu'elle possède, a

ou plutôt aura un jour une importance fort grande.
Elle est un des éléments qui doivent entrer dans la politique, quand la politique aura pris les méthodes qui
forment la sûreté et la force de toutes les autres sciences ; elle lui fournira des données indispensables dont
l'absence se fait journellement sentir, et, sans vouloir
dire que le physiologiste sera un homme d'État, je
veux dire que l'homme d'État ne pourra pas se passer
de notions approfondies sur les conditions essentielles
de la nature humaine ; car prétendre régler les sociétés,
sans la connaissance aussi exacte que possible de ces
conditions, est une entreprise où l'on n'agira pas d'a-
près des théories fécondes, où l'on ne fera jamais tout
ce qui est praticable, où l'on se brisera sans cesse
contre d'invincibles résistances et des obstacles insur-
montables.

Ce n'est pas non plus sans une influence le plus souvent salutaire sur les idées et les sentiments, que se
dévoilent dans leur vérité les conditions de l'intelligence. On ne les explore pas sans être amené, par un
juste retour sur soi-même, à sentir combien vaines et
combien fragiles sont toutes les prétentions qui iraient
au delà des termes de ces données. Notre intelligence,
qui, dans le fait, est un bel apanage et une puissance,
n'existe cependant que dans des rapports qu'il faut
connaître. Elle est liée par une véritable parenté à
celle des animaux ; elle est pressée par des besoins impérieux qui en font partie essentielle ; elle est attachée
à l'intégrité d'un organe fragile qu'une enveloppe
osseuse ne protége pas toujours contre les violences du
dehors, et surtout ne met pas à l'abri des lésions que
suscitent les maladies intérieures ; elle est troublée
par quelques gouttes de certaines substances (alcool,
opium, etc.,) qui ont une affinité dangereuse avec l'ap-

pareil nerveux. Quelle conclusion tirer de ce véridique tableau, quand, par la méditation, on s'élève au-dessus du trouble et du labeur de cette existence qui s'ignore, et qui, tant qu'elle n'a pas conscience d'elle-même, poursuit de vaines chimères, s'inquiète de vaines terreurs et lutte pour de vains intérêts? Tout ce qui nous fait rentrer en nous-mêmes (et quoi de plus propre à nous y faire rentrer que l'étude des conditions réelles de notre existence?) est un enseignement d'indulgence, de bonté, de charité.

L'astronome compte une à une des milliers d'étoiles que leur distance rend invisibles à l'œil nu; le naturaliste décrit minutieusement les organes ténus du plus humble des vermisseaux perdu dans la poussière; le physicien, saisissant au passage le rayon lumineux que le soleil envoie, le décompose en des nuances inattendues; le chimiste prend un peu d'eau et la résout en deux substances aériennes; l'archéologue, fouillant les ruines de peuples qui ne sont plus, retrouve, dans des inscriptions depuis longtemps muettes, des langues qui n'ont plus d'interprètes, et des pages d'une histoire effacée; tous sont satisfaits, quand leur travail a pour résultat de leur faire apercevoir dans sa réalité quelqu'une des choses qui sont ou qui ont été. C'est un attrait semblable, et non moins puissant, qui, malgré la répugnance naturelle pour la dépouille des animaux abandonnés par la vie, porte les hommes à rechercher les curieuses questions qui touchent aux conditions de l'intelligence sur notre planète. Il faut se souiller les mains, suivant la parole d'un célèbre médecin, si l'on veut dérober à la mort des secrets que la décomposition rapide des corps organisés efface bientôt jusque dans leur dernier vestige. « L'étude des animaux vertébrés inférieurs, dit M. Leuret, nous a appris qu'à des ganglions encé-

phaliques très-petits correspondent des facultés peu
nombreuses et applicables seulement à des objets ma-
tériels. En avançant, nous allons voir se développer le
ganglion cérébral, et, dans une progression analogue,
s'étendre les instincts et se révéler des facultés d'un
ordre supérieur? Est-ce le hasard qui fait marcher
ainsi de concert deux ordres de phénomènes si différents les uns des autres quant à leur nature, ou bien
y a-t-il entre eux une relation nécessaire? Peu de matière nerveuse, et des instincts bornés à l'alimentation
et à la reproduction; quantité plus considérable de
cette matière, et aux instincts viennent se joindre la
cruauté et la ruse; plus encore, et de la sociabilité, des
passions fortes, de l'intelligence, des facultés morales.
Alliance bizarre! énigme éternelle que chaque génération veut expliquer, et que, malgré ses efforts, elle
laisse à la génération qui suit, aussi incompréhensible
qu'elle l'a reçue? » Alliance bizarre! en effet, aux yeux
de l'esprit humain qui jamais ne l'aurait soupçonnée,
s'il ne l'eût constatée; énigme éternelle, attirant sans
fin, comme toutes les choses infinies, la contemplation de la pensée, qui, suivant l'expression du poëte
italien :

> Aime à faire naufrage en cette vaste mer.
> *E'l naufragar in questo mar m'è dolce.*

DE LA

DOCTRINE MÉDICALE

CONNUE SOUS LE NOM D'ORGANICISME [1]

Ce mot d'*organicisme*, qui fait le titre du livre de
M. Rostan, me remet vivement en l'esprit la difficulté
de traiter, dans un journal tel que le *Journal des Débats*,
des questions abstraites de médecine. Je dis abstraites,
et ceux qui voudront passer par-dessus ce mot d'*organicisme* et me lire verront ce qu'est ici l'abstraction et
à quel ordre elle appartient ; car il s'agit de faire des
généralités très-solides avec des faits très-concrets ; ce
qui, ayant toujours paru impossible à l'ancienne philosophie, est l'œuvre de la *nouvelle*.

Dans tout problème médical, ou, pour me servir
d'un terme plus simple, dans toute maladie, il y a deux
parties étroitement unies, l'une physiologique, l'autre
pathologique. La partie physiologique représente, par
exemple, l'organe et la fonction en état de santé ; la
partie pathologique représente le même organe et la
même fonction en état de maladie. Par ce seul énoncé,

1. *De l'organicisme*, *précédé de réflexions sur l'incrédulité en
matière de médecine*, par M. le professeur Rostan. Troisième édition. Paris, 1864. — *Journal des Débats*, 19 juillet 1865.

il est manifeste que l'on ne connaîtra bien le dérangement que si l'on connaît bien l'arrangement. La physiologie prime la pathologie, suivant la méthode ; car, tout compliqué qu'il est, le cas physiologique l'est encore moins que le cas pathologique, puisqu'une condition quelconque est venue s'ajouter et troubler le jeu régulier.

Mais ce n'est point ainsi que le développement a procédé, ni, à vrai dire, qu'il pouvait procéder ; on ne s'est point proposé d'abord les questions physiologiques pour arriver aux questions pathologiques. Non, la maladie, la souffrance étaient là, pressantes, acharnées ; un désir invincible porta les hommes à chercher des secours contre les maux qui les assaillaient, et, comme dit le vieil Homère, à *composer les doux médicaments qui apaisent les noires douleurs*. Les observations s'accumulèrent, et des esprits judicieux en tirèrent des règles pour la pratique et pour l'enseignement. Ainsi se forma l'ancienne médecine ; des hommes éminents, Hippocrate, Érasistrate, Hérophile, Soranus, Galien, écrivirent ; et les livres et les écoles devinrent les dépositaires de ce que l'expérience et la réflexion avaient suggéré de mieux pour le soulagement des malades.

Au fur et à mesure que les maladies étaient étudiées, la partie physiologique, qui y est implicitement incluse, se montrait davantage. Elle mit bien du temps à se dégager. N'ayant ni doctrine, ni enseignement, abandonnée presque exclusivement aux mains médicales, dont elle ne faisait pas le principal souci, elle s'enrichissait lentement. Pourtant la médecine finit par produire au jour cette grande science : la science de la vie ou biologie, qu'elle portait dans son sein.

L'esprit humain doit à sa constitution un privilége suprême, grâce auquel il peut s'intéresser à la vérité

pure, abstraite, sans aucun retour pour les fruits et les
utilités qu'elle produit. C'est ce privilége qui a enfanté
les sciences. L'histoire montre que la faculté de se pas-
sionner pour la science n'est d'abord éveillée que par
les arts, fils de nos besoins ; puis, fortifiée par cet utile
exercice, cette faculté s'empare successivement des domaines que l'évolution sociale lui ouvre. Les Grecs
furent les premiers chez qui elle commença de s'exercer avec grandeur ; chez les autres nations, elle était
restée rudimentaire, et elle l'est encore chez beaucoup
de races. Ce précieux héritage échut aux mains des
peuples occidentaux, les seuls qui aient su le féconder
immensément et en faire la propriété perpétuelle du
genre humain. Depuis longtemps la faculté de connaître n'a plus d'autre stimulant que le besoin du vrai
lui-même. Cela lui suffit; et là s'offre un beau spectacle : avec un désintéressement qu'elle seule possède,
et avec une impartialité stoïque, la science demande à
la nature ce qui est. La réalité, humble et méconnue
tant que les facultés de l'esprit qui la veulent et la comprennent étaient dormantes, a pris des attraits infinis
maintenant qu'elles se sont éveillées. Et, comme on a
vu qu'elle était à la fois la mère vénérée des vérités et
la féconde productrice des utilités, son empire, qui se
consolidait auprès des esprits scientifiques, s'est consolidé également auprès des esprits pratiques ; de sorte
que le régime mental et social des modernes reçoit
désormais sa direction des facultés qui, à l'origine,
n'avaient que la moindre influence.

On ne peut trop remettre sous les yeux quels sont les
éléments essentiels d'une doctrine positive de la vie.
Nous ne connaissons point de vie hors d'une substance
organisée, c'est-à-dire une substance présentant un
certain arrangement régulier de parties complexes.

Nous ne connaissons non plus aucune substance organisée qui ne soit formée de particules appartenant à la
matière de notre globe terrestre. Tous les corps organisés se résolvent en oxygène, hydrogène, azote, carbone et quelques autres. Ces particules y arrivent avec
toutes leurs propriétés physiques et chimiques, de sorte
que, nécessairement, en tout corps vivant est un plan
fondamental où ces propriétés exercent leur empire ;
rien ne peut soustraire un corps vivant à cette condition. Mais, cette nécessité de toute vie étant satisfaite,
la substance organisée déploie un certain nombre de
propriétés qui lui sont immanentes ; je me sers de ce
mot, afin d'inculquer que toute considération qui,
autrement que comme artifice logique, sépare la vie et
la substance organisée, est une conception métaphysique, et, partant, sans valeur scientifique.

Un très-long temps a été exigé pour parvenir à la
conception de l'immanence de la vie en la substance
organisée. Il n'y a pas beaucoup plus de soixante-dix
ans qu'elle s'est emparée de la science et l'a constituée.
Jusque-là l'idée oscillait entre des forces extrinsèques
surajoutées ou des forces matérielles déjà connues ; ce
qui faisait de la vie ou un cas particulier de la métaphysique, ou un cas particulier de la physique et de la
chimie. On aura une juste notion de cet état de la biologie en se représentant ce qu'était l'astronomie avant
Newton : auparavant on attribuait les mouvements des
corps célestes, soit à des esprits, forces extrinsèques, qui
les mouvaient, soit à un mécanisme tel que les tourbillons, tandis qu'ils dépendent d'une force immanente à la matière, la pesanteur. Les propriétés fondamentales qui constituent la vie, étant ainsi mises dans
leur spécificité et servant désormais de point de départ,
on les étudie dans leurs conditions et dans leurs sub

ordinations, et on en déduit des notions générales qu'on nomme lois biologiques. C'est un travail dans lequel notre siècle est ardemment et fructueusement engagé, mais qui se distingue par l'éminence des difficultés.

Il importe ici, mais il suffit de noter qu'il y a un ordre effectif de superposition dans les sciences, et que la biologie, se superposant à la chimie et à la physique, est supérieure, c'est-à-dire plus compliquée. La hiérarchie des sciences n'est pas un arrangement simplement logique créé par l'esprit pour la commodité d'étudier, c'est aussi un arrangement réel ; et c'est parce qu'elle est un arrangement réel qu'elle est si puissamment logique.

La révolution qui, je l'ai dit tout à l'heure, mit, il n'y a guère que soixante-dix ans, la science de la vie sur ses bases positives, ne tarda pas à se faire sentir à la pathologie. Environ trente ou quarante ans plus tard, on reconnut que les anciennes idées qui, faute de mieux, faisaient de la maladie quelque chose d'indépendant, n'avaient aucune raison d'être, et que la pathologie n'est qu'un cas particulier de la physiologie, c'est-à-dire que l'altération soit de tissus, soit de fonctions, ne représente que le trouble des lois anatomiques et physiologiques. C'est sur cette donnée que dorénavant on chercha les lois pathologiques, qui, comme on le voit, sont secondaires et subordonnées. Ainsi se montre (j'y reviens encore), visible de soi et sans qu'il soit seulement besoin de parole, une hiérarchie qui met la pathologie après la physiologie, et qui superpose la vie animale sur la vie végétale, et toute vie, soit végétale, soit animale, sur les conditions physiques et chimiques ; hiérarchie qui guide si sûrement l'esprit et qui projette une si vive lumière sur l'enchaînement des choses, sur la philosophie et sur l'histoire.

Peut-être on demandera à quoi servent ces hautes
spéculations pour la médecine, dont l'œil est fixé incessamment sur un lit de malade et la main occupée à
guérir des maladies, à cicatriser des plaies, à soulager
des douleurs ? *Scire potestates herbarum ususque me-
dendi*, a dit le poëte latin, en la renfermant dans son
humble et utile office ; *contenti febres et ulcera agitare*,
a dit l'habile vulgarisateur de la médecine grecque
chez les Romains. J'ai répondu d'avance à cette demande en montrant l'attrait, devenu impérieux, de
l'esprit humain pour le vrai ; mais tout à l'heure, à un
autre point de vue, j'y répondrai en examinant ce que
M. Rostan a dit des progrès de la médecine.

Des considérations sur le rapport de la biologie avec
la médecine, on vient directement à l'*organicisme*. Par
ce mot, formé d'*organique*, M. Rostan désigne une doctrine médicale qu'il a fondée au début de sa carrière,
qu'il défend à la fin, et qui peut se résumer en ces deux
propositions essentielles, l'une physiologique, l'autre
pathologique : la première, que les fonctions ne sont
qu'une conséquence d'une disposition anatomique ; la
seconde, que toute maladie dépend matériellement
d'un organe et d'une fonction.

On ne peut trop louer la rectitude qui fit que
M. Rostan mit dans une étroite dépendance la physiologie et la pathologie ; et l'on conçoit que, frappé de
cette lumière, il n'ait jamais abandonné un principe
qui avait de grandes conséquences. Mais ces deux propositions connexes que je viens de rapporter sont susceptibles, dans leur généralité, de bien des interprétations, et, avant de les apprécier, il est bon de voir
quelle interprétation l'auteur avait dans l'esprit quand
il les écrivit.

« Tous les phénomènes, tous les actes de la vie, dit

« M. Rostan, doivent être désignés sous le nom de
« propriétés organiques, pour indiquer que les pro-
« priétés physiques et chimiques sont modifiées par
« l'organisation. » A cette pensée M. Rostan donne
une précision définitive, en ajoutant : « Un temps vien-
« dra où, par les efforts du génie, les sciences physico-
« chimiques auront expliqué les effets de l'organisation
« jusqu'ici mystérieux et couverts de ténèbres. » Je
laisse de côté cette espérance sur laquelle je reviendrai, et je suis l'auteur dans le développement de ses
idées ; car il ajoute que ces actes de la vie, dus à des
conditions organiques, ont besoin, pour se produire,
d'être aidés de l'innervation, ne restant obscurs pour
nous que parce que l'innervation intervient ; l'innervation, qui est la source et le siége de toute propriété
vitale.

J'ai, avec M. Rostan, un fonds commun de doctrine ;
et, ne lui demandant pas pourquoi il crée un hiatus
entre l'innervation et le reste, et pourquoi il n'en fait
pas aussi une condition organique devant un jour être
expliquée par les lois physico-chimiques, je prends le
corps de sa pensée tel qu'il la donne ; c'est que dans
l'être vivant il n'y a qu'une propriété vitale, l'innervation, et que tout le reste appartient à des conditions
organiques, sans doute résolubles en lois physico-chimiques. Or, ceci ne se peut soutenir, renversé aussitôt
par un grand fait : une moitié des êtres vivants vit sans
innervation, je veux dire les végétaux. La vitalité est
donc autre chose que l'innervation.

Le même coup atteint l'explication qui prétend assi-
miler les actes vitaux aux actes physico-chimiques. En
fait, c'est une pure hypothèse ; nulle expérience n'a
montré que les propriétés vitales, dont je ferai tout à
l'heure l'énumération, soient des modifications des lois

physiques et chimiques. En théorie, c'est une hypothèse illusoire; car elle rentre dans l'ordre de celles qui
se proposent la recherche de conditions inaccessibles à
l'esprit humain, et qui substituent la poursuite du
pourquoi à celle du comment. En méthode, c'est une
hypothèse fautive; car elle tend à transporter dans les
sciences plus compliquées les procédés des sciences
moins compliquées, dans les problèmes biologiques
les solutions physico-chimiques, et dans la vie la non-
vie.

Il est temps de se demander comment, le principe
de M. Rostan étant vrai, car, je le répète, il est vrai,
ces opinions que j'ai été obligé de combattre en sont
sorties. C'est qu'il ne suffit pas qu'un principe soit vrai,
il faut encore ne lui demander que ce qu'il contient. On
rend faux un principe vrai en le surchargeant. Or, le
rapport entre la fonction et l'organe ou *organicisme*
n'offre pas une base assez étendue pour supporter la
doctrine entière de la vie, saine ou malade. L'analyse,
soit anatomique, soit fonctionnelle, doit pénétrer plus
avant; et alors, au-dessous des organes on rencontre
les éléments ou parties anatomiquement indécompo-
sables, et au-dessous des fonctions les propriétés irréductibles inhérentes à ces éléments. Quand cette analyse est faite et qu'on est arrivé à ce qui est indécom-
posable *et à ce qui est irréductible, on touche la base,*
le sol.

Les propriétés qui appartiennent à la substance vivante, irréductibles aussi bien l'une à l'autre qu'aux
propriétés physico-chimiques, sont les suivantes : la
première est la nutrition, commune aux végétaux et aux
animaux, inhérente à toute particule vivante, fonde-
mênt des autres propriétés, et consistant en un échange
moléculaire par lequel la substance organisée s'assimile

ce qui lui est bon et rejette ce qui lui est devenu inutile; à la nutrition se rattache la génération qui n'en paraît être qu'une extension, et par laquelle se continuent les espèces. La seconde est la faculté de se contracter départie à la fibre musculaire. La troisième est l'innervation, départie à l'élément nerveux, et de laquelle dépendent tous les phénomènes de sensibilité, d'intelligence, de passion et de volonté. Ces deux dernières sont particulières aux animaux. Tandis que l'organicisme scinde l'innervation, ici une vue plus complète en fait le troisième échelon dans une complication croissante d'organisation et de propriété.

Ainsi, en résumé, toute la doctrine de la vie consiste en la notion d'un certain nombre de propriétés irréductibles, conjointes à un mode de la matière qu'on nomme organisation, et subordonnées aux propriétés irréductibles aussi qui régissent la matière inorganique. Toute la doctrine de la maladie consiste en la notion de dérangement de ces propriétés et de cette organisation par les causes morbifiques, sans création ni de propriétés nouvelles, ni d'éléments organiques nouveaux.

Vers cette doctrine, l'organicisme a été une étape, et dans cette étape on lui rapportera avec reconnaissance un des bons travaux que l'école de Paris ait produits, l'histoire du ramollissement du cerveau. Au début de sa carrière, M. Rostan se signala par cette œuvre dans le champ difficile de la pathologie cérébrale. Cette funeste maladie, qui n'est le triste apanage d'aucune occupation spéciale de nos facultés intellectuelles, sévit surtout quand l'âge s'avance. C'est elle qui souvent sépare les vieilles amitiés, avertissant ceux qui demeurent de se préparer et de ne pas méconnaître en eux le déclin et l'usure des organes.

Comme l'organicisme a contribué à promouvoir la médecine dans l'utile voie du diagnostic, son auteur s'est senti attiré à faire précéder son livre d'une introduction où il défend contre les doutes l'efficacité de l'art qu'il exerce. Les doutes s'élèvent naturellement. Tous les malades traités par les médecins ne guérissent pas ; tous les malades qui n'ont point de médecin ne meurent pas. Où donc, disent les sceptiques, est la réalité de l'art ? Cette objection, qui est celle des Montaigne, des Molière, des Jean-Jacques Rousseau, suppose deux choses : ou que la nature fait toujours bien ce qu'elle fait et qu'il faut la laisser agir, ou, au pis aller, que la médecine ne peut rien sur le cours d'une maladie qui, fatalement, se termine soit par la guérison, soit par la mort.

Que la nature fasse toujours bien ce qu'elle fait et qu'il faille toujours la laisser agir, c'est ce qui ne peut être soutenu. Voilà un homme que surprend un accès de fièvre pernicieuse : le second accès, ou le troisième, ou le quatrième l'emportera ; la nature a ainsi réglé la chose, à moins que des doses de quinquina puissantes et habilement administrées ne détournent l'arrêt. En voilà un autre chez qui l'artère de la cuisse est atteinte d'un anévrisme ; la nature n'a que d'impuissantes coagulations à opposer à une rupture qui entrainera une hémorrhagie foudroyante et la mort, si, avant ce moment, une ligature portée à travers les tissus sur le vaisseau malade ne prévient cet accident inévitable et mortel. En voilà un troisième à qui un obstacle quelconque empêche le cours de l'urine ; la nature ne fait qu'allumer une fièvre ardente qui tuera le malade au milieu des souffrances aiguës, ou, au mieux et très-rarement, elle crée une voie au liquide à l'aide d'abcès et de perforations qui laissent de vastes délabrements et des infirmités permanentes. Qu'on ne force pas mes paroles et qu'on ne m'attribue pas de penser qu'en tous les cas la nature se comporte ainsi ; mais je n'ai pas le temps, car ce serait long, de tracer le départ entre ce que la nature peut et ne peut pas, entre ce qu'elle fait bien et ce qu'elle fait mal. Il suffit, pour la thèse actuelle, de savoir que souvent elle fait mal ou est impuissante.

Les mêmes exemples qui viennent de prouver que la nature ne doit pas, en toute circonstance, être abandonnée à elle-même, suffisent à prouver aussi l'efficacité de la médecine. Mais ceci veut être examiné à un point de vue plus général. Déjà, dans la haute antiquité, Hippocrate a discuté cette question de savoir si la médecine avait de la réalité, la résolvant comme nous, même à défaut du progrès que les siècles ont produit. Il est sorti des écoles grecques d'éminents praticiens ; et il n'est personne qui, lisant les écrits d'Hippocrate, ne sentît de la confiance à être remis à des mains si prudentes et si expérimentées. Pourtant, si l'on veut noter la différence essentielle entre la médecine ancienne et la médecine moderne, on aperçoit que celle-là n'a à sa disposition, pour juger des maladies, que les symptômes, tandis que celle-ci a en plus les lésions. Ceci, dont l'importance n'échappera pas à une réflexion attentive, et qui a déterminé le cours historique de la médecine, a eu une influence décisive sur ce qu'on nomme en médecine le diagnostic, c'est-à-dire la connaissance précise de la maladie sur le patient.

La première condition pour bien traiter une maladie est de la bien connaître, et il est certain que la médecine connaît beaucoup mieux les maladies qu'elle ne faisait jadis. Aussi les consultations entre médecins ne présentent plus ces discordances qui surgissaient alors que l'interprétation des symptômes laissait une plus grande latitude aux erreurs. Aujourd'hui, hors les cas très-difficiles, cas que présente toute pratique, même dans des sciences plus simples que la pathologie, l'examen attentif produit promptement l'accord sur la nature du mal. Reste le traitement : ici encore le progrès sur l'antiquité est grand, et d'ailleurs il se poursuit tous les jours ; la notion des substances actives, leur juste emploi, la recherche de leur spécificité, tout se perfectionne.

Un fait qui me tombe sous les yeux servira, entre beaucoup, à faire voir ce qu'est devenu le diagnostic dans les mains de la médecine moderne. Une femme jeune encore s'aperçoit en se levant qu'elle se tient péniblement debout, qu'elle chancelle en marchant ; ce qui l'inquiète surtout, c'est qu'elle ne peut plus aller en ligne droite, elle est entraînée malgré elle toujours du côté gauche. Il y a strabisme, et la vision est troublée ; mais l'intelligence est intacte, ainsi que la sensibilité. Voilà des symptômes singuliers ; à quoi les rapporter ? D'après des notions précises de physiologie et de pathologie, le médecin diagnostique qu'il y a lésion du cervelet, épanchement sanguin dans cet organe, et il ajoute que très-probablement la malade guérira. La malade guérit en effet, et le diagnostic est certain, bien que, fort heureusement, il n'y ait pas eu d'autopsie pour le confirmer.

Ainsi munie de connaissances solides qui s'acquièrent par le labeur et par l'expérience, et qui font à la fois sa règle et sa force, la médecine combat les maladies, laissant à la nature ce que la nature suffit à guérir, l'aidant là où elle peut lui porter secours, palliant là où il ne reste que la palliation, agissant énergiquément là où l'intervention de l'art est puissante, remplissant chacun de ces offices avec lumière, et apprenant tous les jours, sans que son savoir doive jamais espérer plus que de diminuer le mal et d'augmenter le bien dans un ordre de choses à la fois si clément et si inclément.

A côté de ceux qui ne croient pas à la médecine (c'est un petit nombre), il y a ceux (c'est un grand nombre) qui y croient trop, je veux dire ceux qui, mécontents des limites nécessaires d'un art salutaire, cherchent dans le surnaturel et le charlatanisme d'illusoires secours. La crédulité est une dupe qui s'offre d'elle-même, depuis l'humble village qui a son sorcier guérisseur jusqu'aux splendides demeures où le sorcier ne fait que changer d'allure et d'habit.

« Je connais, dit M. Rostan, des gens d'esprit qui « croient fermement s'être garantis du choléra avec « une ceinture de soie cramoisie. J'en connais d'autres « qui portent trois marrons dans leur poche pour se « préserver de tous maux. Ces gens-là ne croient pas à « la science. M. N... ne croit pas à la médecine, mais « il croit à la moutarde blanche. M. X., autre incré- « dule, croit à la médecine Leroy; M. de M. croit à « l'homœopathie. » A la bonne heure; mais, laissant à une meilleure instruction qui répande des idées justes sur la maladie et sur la guérison le soin de restreindre la mauvaise herbe de la crédulité, j'indiquerai un domaine où l'empire de la médecine est entier, sans aucune intervention de la crédulité d'une part, du charlatanisme d'autre part, et où ses services sont aussi grands que son empire; je veux dire l'hygiène publique. Là il n'y a place ni à l'homœopathie, ni au somnambulisme, ni au docteur noir ou rouge, ni au spiritisme. Les illusions subjectives ne peuvent rien;

un savoir effectif est nécessaire pour apprécier les conditions de salubrité générale et pour appliquer les mesures utiles. De même que les gouvernements, pour gagner les batailles, ne s'en rapportent pas aux pouvoirs occultes qui seraient pourtant si puissants, mais perfectionnent leur artillerie et leur mousqueterie, de même ils demandent à la médecine les règles pour coordonner les éléments hygiéniques dans les agglomérations d'hommes qui leur ont remis la gestion de leurs affaires. Tels ou tels des gouvernés ou des gouvernants peuvent croire aux interventions surnaturelles, au docteur noir ou à l'homœopathie, les gouvernements n'y croient pas[1].

Tandis qu'autrefois la théorie en médecine était suspecte et ne servait, pour ainsi dire, que de cible aux faits qui la démolissaient, aujourd'hui, en vertu de la subordination aux lois physiologiques, elle est devenue un instrument effectif de recherche et une règle fidèle de conduite. De sorte que, en bien des cas, l'esprit s'habitue à une espèce de synthèse; et, comme on sait, la synthèse est la mère de l'étendue et de la généralité, dangereuse et illusoire quand elle est métaphysique, sûre et féconde quand elle est positive. C'est ainsi que le diagnostic, capital, je l'ai dit, en médecine, commence à se présenter d'une façon plus compréhensive. Le but, qui semblait définitif, en avait été de déterminer l'organe lésé et la lésion, et, en cette voie, l'*organicisme*, fidèle à son nom, lui rendit des services. Mais à présent on s'aperçoit qu'on ne peut plus s'arrêter là, que les organes sont composés des

---

1. Voyez, p. 284, ce que je dis de l'utilité qu'il y aurait à créer un ministère de la santé publique. J'ai vu depuis, dans une publication anglaise, la même idée mise en avant. Je note la concordance ; elle me donne quelque confiance en mon idée.

éléments, et que les affections des éléments pri-
ment les affections des organes. Et, en effet, déjà
apparaissent, dans la science et dans la pratique, des
notions précieuses émanées de ce diagnostic plus
profond.

DE L'HÉRÉDITÉ[1]

Dans la primitive ignorance, il y eut un moment où un esprit plus méditatif que les autres se complut à combiner quelques figures, jetant ainsi dans le monde les premiers germes de la géométrie. Peu à peu ces spéculations sur des sujets si simples et si faciles à mettre sous les yeux grandirent infiniment; le vieil Archytas était déjà le mesureur *numero carentis arenæ.* Cette science éclaira l'homme sur les nombres, sur les dimensions et sur le mouvement.

Plus tard, ces figures géométriques passèrent, du sable où la main studieuse les traçait, dans les espaces célestes; les divinités radieuses qui répandaient la lumière du jour ou paraient de leur scintillation nocturne la voûte éternelle furent trouvées se mouvoir selon des courbes et des angles. L'importance d'une telle opération fut, dès l'antiquité, si bien sentie, que Pline n'hésite pas à dire : « La porte des choses s'ouvrit quand l'obliquité du zodiaque fut comprise. » Oui, la porte des choses fut ouverte; et aujourd'hui, grâce à cette science, l'homme connaît sa place : atome jeté sur

1. *Traité philosophique et physiologique de l'hérédité naturelle dans les états de santé et de maladie du système nerveux,* par le docteur Prosper Lucas. Tome Ier ; depuis, l'ouvrage a été mené à bonne fin. — *National,* 14 mai 1849.

une planète qui fait cortége à un soleil perdu parmi
des soleils infinis.

Un pas dans le temps et un degré de plus dans le savoir nous instruisent de la pesanteur, du calorique, de
la lumière, de l'électricité et du son. En possession de
ces connaissances, l'homme se rend un compte véritable de tout ce qui se passe autour de lui. La chute
des graves, les feux étincelants de la foudre, la tendance singulière de l'aimant vers le nord, la lumière,
rapide messagère entre les mondes de l'espace, l'écho
qui n'est plus *une nymphe en pleurs se plaignant de
Narcisse*, tout ce vaste ensemble, une fois saisi, donne
la clef des phénomènes qu'on peut appeler extérieurs.
Mais des phénomènes intérieurs et plus cachés, des
forces intimes décomposent et recomposent incessamment la matière; et la philosophie naturelle n'est encore qu'un fragment incomplet tant que la chimie ne
nous a pas menés dans les profondeurs moléculaires.
Par cette voie nous touchons déjà à la grande science
des êtres vivants; l'organisation animée a pour trame
nécessaire un échange perpétuel de combinaisons chimiques, qui seules enseignent comment les mêmes
éléments passent de la terre, des eaux et des airs, dans
les tissus végétaux et animaux. Puissance de combinaison ou nutrition, transmission ou génération, analogie
des formes organiques, hiérarchie des êtres organisés,
motilité musculaire, sensibilité, intelligence, en un
mot vie dans l'acception véritable, voilà ce qui avance
grandement l'éducation de l'esprit humain et la con-
quête du domaine intellectuel. Que reste-t-il maintenant pour saisir tout ce que l'homme peut saisir, et
mettre définitivement hors de cause les conceptions
surnaturelles ou métaphysiques qui ont alimenté la
raison humaine dans son enfance? Il reste à compren-

dre que les sociétés aussi sont un phénomène naturel
ne dépendant ni de volontés célestes ni d'un vain hasard. Or, en voyant les lois invariables qui président à
la nature inorganique et organique, en voyant les sociétés greffées sur un pareil ensemble, on peut conclure hardiment qu'elles ne sont pas moins assujéties à
une marche nécessaire. Et, en effet, l'histoire, déjà suffisamment longue, témoigne de la tendance invariable
de la civilisation. Ainsi, les sociétés, ayant une loi naturelle, ont une science; et cette science, s'ajoutant
aux sciences précédentes ci-dessus énumérées, complète ainsi la philosophie réelle, qui, dès lors, peut se
substituer à la philosophie subjective et provisoire des
périodes antécédentes.

Je viens de tracer les linéaments d'une histoire des
sciences, et implicitement j'ai tracé aussi ceux des révolutions sociales; car les sociétés n'ont changé que
par le développement des idées, et les idées ne se sont
développées que par le progrès des connaissances
scientifiques. Mais rien de tout cela n'aurait été possible, l'histoire aurait été tout autre, ou plutôt il n'y
aurait pas eu d'histoire sans l'hérédité, sans cette faculté singulière qu'ont les êtres vivants de transmettre
par la voie de la génération les variétés acquises. A défaut d'une telle propriété, l'homme primitif, se repro-
duisant tel quel et sans aucune impression profonde
des influences subies, n'aurait pas suivi dans ses changements la direction déterminée que nous nommons
civilisation. Sans doute la nature humaine, par sa
force innée, aurait, comme elle a fait, produit incessamment des esprits plus pénétrants, plus actifs, plus
inventeurs que le commun; mais les innovations dues
à ces bienfaiteurs n'auraient pas créé d'habitudes mentales, et l'homme serait resté indocile, farouche, sans

goût pour le travail, toujours prêt à quitter ses com-
mencements d'établissement pour rentrer dans l'immense forêt et y poursuivre son gibier. En un intervalle d'environ cent cinquante ans, les éleveurs anglais,
par un emploi judicieux du phénomène d'hérédité,
ont créé une race de chevaux remarquable par sa con-
figuration physique et ses aptitudes. Eh bien! la civilisation doit être considérée comme une expérience
toute spontanée du même genre, créant par l'hérédité
l'homme policé, tellement le même et tellement autre
que l'homme errant dans les solitudes de l'Amérique
ou de la Nouvelle-Hollande. L'hérédité est la condition physiologique de l'histoire, ce qui en assure la
marche, et ce qui en borne les oscillations entre certaines amplitudes.

En toute transmission de la vie, le nouvel habitant du monde apporte une part individuelle (ce que
M. Lucas nomme *innéité*), et une part héréditaire qui
provient des deux auteurs. Avec beaucoup de sagacité,
M. Lucas a démêlé ce double principe, ou, en d'autres
termes, ce double fait primordïal. Toujours et partout
pullulent des variétés infinies; toujours et partout les
parents impriment leur marque sur la conformation
physique et morale des rejetons. Ce sont deux conditions de la procréation qui se donnent constamment la
main et dont l'une n'élimine jamais l'autre. Ainsi,
dans le cas même des jumeaux, là où l'hérédité, si l'hérédité agissait seule, devrait exercer le plus parfaitement son influence et aller jusqu'à l'identité, il y a encore des dissemblances profondes à côté de frappantes
ressemblances. C'est l'innéité qui produit, dans toutes
les familles, les hommes de génie, les aptitudes spéciales, les dispositions prédéterminées; et c'est l'hérédité qui assigne aux races leurs caractères, aux castes

leurs mœurs, aux générations des phases historiques leurs tendances séculaires. C'est l'innéité qui, dans la culture des plantes et dans l'élève des animaux, produit les variétés; et c'est l'hérédité qui, lorsqu'elles en valent la peine, les conserve et les perpétue.

Il faut donc, pour avoir une juste idée de l'hérédité, écarter tout ce qui n'en est pas; mais il faut aussi savoir la reconnaître là où elle existe réellement. Ordinairement, elle se fait sentir *directement* des père et mère sur les enfants; mais il arrive aussi (et ce n'est pas une des particularités les moins singulières de cette propriété des êtres vivants) qu'elle se fasse *en retour*, c'est-à-dire qu'elle reproduise quelqu'un des ascendants. M. Lucas en cite de curieux exemples : un chien de chasse était issu d'une mère braque et d'un père épagneul; son aïeul maternel était braque, et son aïeule paternelle épagneule; on ignore ce qu'étaient l'aïeul paternel et l'aïeule maternelle ; il était lui-même braque. Ce chien, accouplé avec une chienne braque, donna des mâles épagneuls qui n'avaient ni sa couleur ni son caractère, mais bien le poil et le caractère de son père; il donna aussi du même accouplement des chiennes braques auxquelles il avait transmis sa bonté et sa vivacité, et de plus, des chiens braques qui avaient le caractère du père et la couleur de la mère. On est surpris souvent de voir naître des agneaux noirs ou tachés de brebis et de béliers à laine blanche; mais, si on prend la peine de remonter à l'origine du phénomène, on le retrouve dans les aïeux. Cette faculté d'hérédité en retour, qu'on désigne sous le nom d'*atavisme*, se trouve aussi chez les plantes. Dans l'espèce humaine, les mulâtres offrent des faits de ce genre : on voit reparaître tantôt des enfants nègres, tantôt des enfants blancs, reproduction de quelqu'un des ascendants. Ici c'est la couleur qui rend saisissables ces réapparitions; ailleurs ce sont des anomalies de conformation. Un homme ou une femme sexdigitaires peuvent avoir tous leurs enfants exempts de ce défaut; et, s'il arrive que ces enfants donnent le jour à des enfants aussi bien conformés qu'eux-mêmes, il arrive aussi qu'ils leur transmettent l'irrégularité qui les avait sautés. Les livres de médecine contiennent de pareilles généalogies qui mettent hors de doute le fait en question.

A côté de l'hérédité en retour est l'hérédité indirecte, qui ne doit pas non plus faire illusion sur la réalité du fait. En certaines circonstances la ressemblance au père ou à la mère manque, mais la ressemblance avec d'autres parents en vient prendre la place. On observe, en effet, entre des parents souvent fort éloignés et tout à fait en dehors de la ligne directe, entre les oncles et les neveux, les nièces et les tantes, les cousins, les cousines, les arrière-neveux même et les arrière-cousins, des rapports saisissants de conformation, de figure, d'inclinations, de passions, de caractère, de facultés, et même de monstruosités et de maladies. Voici comment se comporte cette hérédité indirecte : un homme bien conformé, parmi les parents duquel s'en trouvaient deux atteints de bec-de-lièvre, eut d'une première femme onze enfants, dont deux avec un bec-de-lièvre; et, d'une seconde femme, deux qui étaient affectés de la même difformité. On cite un enfant, seul sourd-muet parmi cinq enfants, dont le père avait une tante et un frère sourds-muets. On cite encore un enfant affligé de surdi-mutité, qui, ayant six frères infirmes comme lui et deux qui entendaient, avait une tante sourde-muette. On voit donc que, quand on veut apprécier, par exemple, la chance de

24

l'hérédité pathologique dans les familles, il faut regarder non-seulement aux père et mère, mais aussi aux ascendants et même aux collatéraux.

Toutefois c'est, comme on le conçoit, en ligne directe et des père et mère aux enfants, qu'agit surtout l'hérédité. M. Lucas a poursuivi la trace de cette action dans la conformation physique et dans la conformation morale. Son livre est une riche collection de faits de ce genre, classés systématiquement. J'y puise ce qui est relatif à la durée de la vie.

Dans certaines familles, une mort précoce est si ordinaire, qu'il n'y a qu'un petit nombre d'individus qui puissent s'y soustraire à force de précautions. Dans la famille Turgot on ne dépassait guère l'âge de cinquante ans; et l'homme qui en a fait la célébrité, voyant approcher cette époque fatale, malgré toute l'apparence d'une bonne santé et d'une grande vigueur de tempérament, fit observer un jour qu'il était temps pour lui de mettre ordre à ses affaires et d'achever un travail qu'il avait commencé, parce que l'âge de durée de la vie, dans sa famille, était près de finir. Il mourut, en effet, à cinquante-trois ans. Combien de fois les médecins n'ont-ils pas eu sous les yeux de pareils exemples, et n'ont-ils pas éprouvé l'impuissance de l'art à prolonger l'existence dans ces familles où la vie n'a qu'un âge ?

La longévité est également héréditaire. Le 5 janvier 1724, mourait en Hongrie, dans le bannat de Temeswar, un cultivateur, Pierre Czortan, âgé de 185 ans, et après avoir vu ainsi changer trois fois le millésime séculaire. Le cadet de ses fils avait, au moment de sa mort, 97 ans, l'aîné 155 ans. En Norwége, aux environs de Berghem, mourut, à l'âge de 160 ans, un cultivateur, Jean Surrington ; l'aîné de ses fils avait

103 ans; le plus jeune 9 ans; il l'avait eu à l'âge de 151 ans. En Angleterre, Thomas Parr mourut le 4 novembre 1635, âgé, selon les uns, de 153 ans, et, selon les autres, de 168 ans, après avoir vu sur le trône dix rois ou reines d'Angleterre; son fils mourut à l'âge de 127 ans. Jeanne Forster, du comté de Cumberland, atteignit 138 ans; elle laissa une fille unique âgée de 103 ans. A Rome, en 1825, mourait Gavini, un chanteur, il avait 138 ans; son fils est mort récemment dans la même ville à l'âge de 113 ans. Le 17 février 1711, Henri le Boucher, de la ville de Caen, mourait à 115 ans; son père avait vécu 108 ans. Le 23 mars 1715, Jean Filleul, laboureur au village de Boisle, diocèse d'Evreux, meurt âgé de 108 ans; son père avait vécu 104 ans, son aïeul 113; il laissait une fille de 80 ans. Au Havre, une femme, Anne Pesnel, arriva à 110 ans; elle avait conservé toutes ses dents; sa chevelure était encore noire et fournie, et sa raison intacte; depuis 25 ans seulement, elle n'avait plus son père, laboureur près de Lisieux, mort à 105 ans. En 1772, à Dieppe, existait, âgée de 140 ans, et l'intelligence encore saine, une femme, Anne Cauchie, dont le père avait vécu 124 ans, et l'oncle 153 ans.

Ces longévités extraordinaires sont, on le voit, de tous les pays, et, on le voit aussi, nous n'avons, là-dessus, rien à envier aux temps anciens. Pline rapporte (et M. Lucas fait le rapprochement) que, lors du recensement opéré par Vespasien et son fils, censeurs (an de J.-C. 74), il y eut, dans la huitième région de l'Italie, cinquante-quatre individus qui se déclarèrent âgés de 100 ans, quatorze de 110, deux de 125, quatre de 135 ou 137, et trois de 140. En France, il décède annuellement, terme moyen, cent cinquante personnes ayant 100 ans et plus.

Citer sur la foi d'autrui est quelquefois trompeur, et
M. Lucas me saura gré de lui signaler une de ces citations qui induisent en erreur, et auxquelles le savant
le plus exact et le plus laborieux ne peut jamais échapper. Un auteur dont M. Lucas adopte le dire, voulant
prouver les lacunes de l'hérédité, représente le fils de
Caton d'Utique aussi infàme de mœurs qu'infàme de
lâcheté. En ceci, on manque singulièrement à la vérité
historique. Pour moi, je serais bien plutôt porté à offrir Caton d'Utique et son fils, autant du moins que
l'on connaît ce dernier, comme des exemples d'hérédité
de dispositions et de caractère. Caton d'Utique était à
la fois un homme très-passionné et très-tendre. On n'a
qu'à lire, dans Plutarque, l'affection extrême qu'il
portait à son frère, et l'inconsolable douleur que la
mort de ce frère lui causa. On n'a qu'à lire aussi les
soins touchants qu'il prit pour le salut de ses amis à
Utique, quand il voulut se donner la mort. Le stoïcisme s'empara de cette nature passionnée, et Caton
s'y donna sans réserve et sans retour. Mettez des dispositions semblables, sans le contrepoids du stoïcisme,
dans le fils de Caton, et vous aurez une explication naturelle des désordres de ses passions. Mais la fermeté
du père se retrouva le jour de la bataille de Philippes.
Caton le fils, voyant son parti perdu, se jeta bravement
au milieu des ennemis, et, se nommant à haute voix
pour tourner sur lui les épées, il finit, comme son
père, sans vouloir survivre à la ruine de sa cause.

Le premier volume seulement de l'ouvrage de M. Lucas a paru, et l'on doit désirer, dans l'intérêt de cette
grande et importante question de l'hérédité, que le
second arrive. Un auteur qui a consacré de longues
méditations et de puissants efforts à une œuvre considérable, et qui s'y est complu et satisfait, est imman-

quablement soutenu par la force de l'idée qui l'anime
et par la perspective du but qui l'attire. M. Lucas n'a
donc pas besoin des encouragements fugitifs que je lui
donne ici ; toutefois, il est bon de signaler au public les
sujets bien choisis, les labeurs sérieux et la sagacité
ingénieuse à faire sortir l'ordre et le système d'un amas
de faits longtemps jugés incohérents.

L'hérédité pèse d'un poids immense dans les destinées de tout ce qui a vie ; c'est un puissant modifica-
teur des formes, des propriétés, de la santé, de la maladie, du caractère. On sait tout le parti qu'on en a tiré
pour améliorer certaines races domestiques ; on a fait,
par cet intermédiaire, des chevaux, des bœufs, des
moutons pour des services déterminés ; et, comme, en
définitive, l'homme n'est que le premier des animaux,
et que les forces qui régissent leur existence régissent
aussi la sienne, il n'est pas douteux que l'hérédité ne
doive tenir une grande place dans un plan bien entendu d'hygiène publique. Les sociétés européennes,
qui aujourd'hui constituent l'élite de l'humanité, sont
gravement préoccupées par leurs efforts contre des
institutions anciennes qui, de tutélaires qu'elles ont
été, sont devenues rétrogrades et oppressives ; mais,
quand cette lutte sera terminée, quand tout ce qui est
parasite et, à ce titre, cause de trouble et de désordre,
aura disparu, alors tous les soins de l'intelligence se
dirigeront vers le meilleur emploi des ressources sociales ; et la biologie, avec les arts qui en dérivent, in-
terviendra dans ce remaniement des conditions relativement grossières au milieu desquelles se passe encore
notre existence.

Horace, d'accord en cela avec toute l'antiquité, a dit :
« Nos pères valaient moins que leurs pères ; nous valons
moins que les nôtres, et nos enfants vaudront moins

que nous. » C'est le contraire qui est la vérité. La civilisation, par l'entremise de l'hérédité, développe justement les facultés par lesquelles l'humanité se distingue spécialement du reste de l'animalité, et subordonne, sans pouvoir les éteindre (ce qui, d'ailleurs, n'est ni possible ni même intelligible), les tendances plus spécialement animales, qui font parfois de terribles retours. Prétendre que le naturel humain va en se dévastant de plus en plus, ce serait comme si on soutenait que les générations se transmettent la terre de plus en plus déserte, inculte, impraticable. Et, en effet, la même croyance plaçait dans les époques primitives un éden, un paradis, un âge d'or. Au fait, les champs défrichés, les forêts abattues, les rivières contenues dans leurs lits, les marais desséchés, les ponts, les routes, les maisons, les villes ne sont pas, tout prodigieux que soient les travaux exécutés et transmis, la meilleure partie de ce que les hommes qui nous ont précédés dans la vie nous laissent en héritage. Il faut mettre au premier rang du legs fait par eux, et au premier chef de notre pieuse reconnaissance pour les ancêtres, l'amélioration de notre nature intellectuelle et morale.

DU

SUICIDE POLITIQUE[1]

La lecture du livre de M. Des Etangs sur le suicide politique m'a causé une émotion profonde, je n'en disconviens pas. De quelque sang-froid historique qu'on se munisse, quand les aventures de l'histoire prennent ainsi le caractère de tragédies domestiques et confondent incessamment l'inexorable fatalité des choses et les suprêmes supplications des douleurs humaines, le cœur ne peut rester froid et impassible, et il faut l'abandonner au frémissement qui le saisit à mesure que se tourne sous le doigt la feuille lamentable. Que de tristesse dans la révolution et dans le suicide ainsi liés par le récit comme ils le furent dans le fait! Que de regrets pour les meilleures comme pour les plus humbles destinées! Quelle terrible dissolution que celle qui, changeant subitement les rapports et les sentiments, suscite les uns contre les autres des partis,

---

1. *Études sur la mort volontaire. Du suicide politique en France depuis 1789 jusqu'à nos jours*, par M. A. Des Etangs, docteur en médecine. — Un volume in-8°. Paris, 1860.

dévoués il est vrai à de grandes idées, mais aveugles et
furieux !

> Un malheur inconnu glisse parmi les hommes,

a dit Malherbe dans un beau vers où il caractérise les
redoutables conflits de son temps, les conflits religieux.
Le poëte effrayé a eu la vision de ce mystérieux
malheur, de cette fatalité rénovatrice qui se glisse quand
de nouvelles opinions deviennent assez puissantes
pour heurter les anciennes opinions ; en d'autres termes,
quand les grandes révolutions sociales, longtemps pré-
parées, font explosion.

Le livre de M. Des Étangs, c'est l'histoire du contre-
coup des commotions politiques sur ceux qu'elles obligent à mourir ou qu'elles attirent vers la mort. De
même que, dans un livre de médecine, ce ne sont que
maladies dont il est traité, de même ici ce ne sont que
catastrophes qui sont relatées, catastrophes toujours
mises en rapport direct avec le trouble du corps social.
Dans un pareil sujet, si important par ses connexions,
si lugubre par ses détails, la forme et le style importent
beaucoup. Pour mon compte, si j'y avais vu s'étaler la
déclamation et poindre la partialité, si j'y avais rencontré les vains entraînements d'une parole qui ne
saurait pas se régler et d'un faux goût qui aurait
trouvé de si faciles prétextes en de si extraordinaires
événements, j'aurais été bien moins touché. Mais cette
lecture a ravivé toutes mes impressions par la gravité
du style, par le ton contenu qui n'est pas le ton froid,
par la correction châtiée du langage qui montre le
souci de l'auteur pour son sujet, par une sorte de re-
cueillement qui va du livre au lecteur. De la sorte,
l'effet est produit, c'est-à-dire que, tout en faisant passer jusqu'au cœur les émotions d'une terrible histoire,

on attache l'esprit aux enseignements qu'elle apporte avec elle.

« Je commence, dit Tacite,. le récit d'un temps fertile en catastrophes, troublé par les séditions, » et, voulant le caractériser par de derniers mots, il a ajouté dans sa manière : *Ipsa etiam pace sœvum*, funeste même pendant la paix. Dans cet énergique et célèbre tableau, bien des traits s'appliqueraient à la tourmente révolutionnaire : les catastrophes furent grandes et les discordes irréconciliables; mais le dernier trait, celui qui est le principal dans la pensée de Tacite, ne conviendrait pas. Les séditions militaires qui transféraient l'empire n'avaient en effet que des paix ou plutôt des trêves dépourvues de bienfait réel, sortes d'atmosphères lourdes et énervantes qui, sans être l'orage, pesaient sur la terre et sur les corps et ne les rafraîchissaient pas. Tacite le sentait et savait l'exprimer. Au contraire, dans les vraies périodes révolutionnaires, les souffrances pourront être bien grandes et les déchirements bien cruels; mais les paix qui interviennent sont fécondes, car le progrès scientifique, intellectuel, et, par conséquent, quoi qu'on prétende, le progrès moral se poursuit. Importante distinction à faire dans cet enchaînement qui constitue l'histoire. Les commotions de l'empire romain n'avaient d'autre cause qu'un malaise indéterminé et d'autre but que de mettre Othon à la place de Galba, et Vitellius à la place d'Othon, ou encore, si l'on veut, Vespasien à la place de Vitellius, un chef habile à la place d'un chef incapable. Les commotions révolutionnaires, pures dans leur origine de tout intérêt de personnes, avaient pour cause un malaise déterminé, celui que causaient des institutions insuffisantes, et pour but la mise en pratique d'un idéal qui captivait les esprits et les cœurs.

Quel est donc, demandera-t-on, le lien de la révolution avec le suicide ? On l'apercevra, ce lien, et on sera de l'avis de M. Des Étangs, quand on se souviendra qu'entre les suicides, il en est tout un genre qui a pour cause le désir d'échapper à une mort que plusieurs réputèrent honteuse.

Les médecins qui sont à la tête des maisons d'aliénés voient souvent des malades se donner la mort; en ces cas-là, le suicide est manifestement un acte de folie.lié à l'ensemble des phénomènes pathologiques que le patient éprouve, et dépourvu de toute liberté morale. Il arrive encore, en dehors de l'aliénation déterminée, qu'un homme, sain d'ailleurs d'esprit en tout le reste, est saisi d'un dégoût de la vie, invincible mais inexplicable par les circonstances extérieures ; ce dégoût, qui cause le suicide, est une affection morbide et appartient à la médecine. Mais là s'arrête le domaine du médecin. Quand un homme expose clairement les raisons qui l'empêchent de vivre plus longtemps, et quand ses raisons sont réelles et non pas imaginaires, quel motif y a-t-il de lui dénier la liberté morale telle que nous la connaissons chez chacun de nous? Qu'est-ce qu'un acte raisonnable, si ce n'est celui qui est bien compris de l'auteur de l'acte et en rapport avec les circonstances qui le justifient? Il est donc véritable qu'un certain nombre de suicides échappent à la catégorie de la folie, et doivent être rapportés à un autre ordre d'influences.

Du moment que le suicide cesse d'être exclusivement pathologique, il cesse aussi d'appartenir exclusivement à celui qui se défait soi-même; du moment qu'il n'a pas seulement sa cause dans le dérangement de l'intelligence individuelle, il l'a en partie dans des conditions extérieures qui font violence au sujet et qui, à son point de vue, l'obligent de préférer la mort à l'existence.

Mais, dira-t-on, *faire violence*, *obliger*, ce sont là des termes qui compromettent la liberté morale et qui rapprochent le suicide des actes automatiques de la folie. Pas le moins du monde; quand un homme riche, ruiné par sa faute ou par celle des autres et voulant satisfaire ses créanciers, *se fait violence* pour vendre son patrimoine et se sent *obligé* de changer toutes ses habitudes, il est, si l'on veut, contraint; mais, en accomplissant ce sacrifice, il n'en jouit pas moins de sa liberté morale et de sa raison. Ainsi en est-il, entre les suicides, de celui que je considère ici; quelque jugement que l'on porte sur cette action, elle est raisonnée et sous la dépendance de ce qu'on nomme le libre arbitre. Il y a une pression sans doute, mais elle vient du dehors et non du dedans. Or, cette pression qui détermine le patient à délibérer et à faire son choix, où la chercher ailleurs que dans les conditions qui l'entourent, dans le milieu où il est plongé, dans les événements politiques où il se trouve impliqué, dans le destin de la classe à laquelle il appartient, et plus particulièrement dans les rapports domestiques auxquels il est lié? Donc, toutes les fois que le suicide n'est pas un fait médical, il est un fait soit domestique soit social, où, pour me servir des expressions de M. Des Étangs, l'individu n'intervient que comme donnant une forme plus arrêtée, plus précise, à des souffrances domestiques ou à des souffrances générales; il est ce qui mesure l'action des influences extérieures et la résistance de l'âme individuelle, au milieu de ces irrésolutions et de ces retours vers la vie qui, suivant le touchant langage de La Fontaine, font la peine de ceux qui meurent et dont les plus désespérés ne sont pas exempts.

Le cas extrême de cette violence faite à l'individu par les circonstances est celui où le suicide cesse d'être une

mort volontaire, c'est-à-dire quand, tête condamnée,
on se tue pour mourir autrement que ne veulent des
partis vainqueurs, des juges et des bourreaux. Ce genre
de suicide fut, pendant la révolution, le compagnon
inséparable du meurtre que les partis s'infligèrent avec
une cruauté inexorable. Aucun n'y échappa ; et, tour à
tour, des royalistes, des girondins, des montagnards,
des babouvistes, des conspirateurs de toute espèce dé-
cidèrent de leur sort, avant qu'une main ennemie en
décidât. Et ce n'était pas le tranquille suicide de
Caton, ayant son poignard sous son chevet, relisant
le dialogue de Platon sur l'immortalité de l'âme et con-
gédiant ses amis ; c'était le suicide au milieu de mortelles angoisses et de poursuites acharnées, au pied
d'un tribunal, entre les mains des gendarmes, avec un
clou, un mauvais couteau ou une goutte de poison
subtil soigneusement conservé pour la dernière nécessité. M. Des Étangs n'est point intervenu dans ces
lamentables récits ; il a laissé parler les documents
certains, officiels, contemporains ; et certes l'éloquence
en est bien grande pour montrer aussi bien la dure
condition des temps et la fureur des luttes que la résolution de ceux qui voulaient conserver la disposition
d'eux-mêmes et la liberté dans la mort, ou qui croyaient
devoir à l'honneur de leur drapeau de n'être pas touchés par les mains sanglantes du vainqueur.

Voltaire, dans les dernières parties de sa Correspon-
dance, est plein non seulement de prévisions, mais
aussi d'aspirations pour la révolution qui se prépare ;
il félicite ses amis plus jeunes que lui de toucher à des
temps dont l'arrivée dépassera sa vieillesse, mais qu'il
embrasse en espérance, et à l'avénement desquels il
n'a pas été étranger. Contrairement à l'oracle de Macbeth, qui tint parole à l'oreille, mais mentit au fond

et à l'attente, la révolution tint parole à l'attente et au
fond, mais mentit aux premières espérances. Le bien
qu'elle contenait, et pour lequel on se dévouait sans
faire autre chose que l'entrevoir, était à venir; les
épreuves qu'elle apportait étaient présentes et inexora-
bles. Il fallut les traverser, et il est juste de dire que
les amis de Voltaire, ou, pour parler plus exactement,
les hommes éminents qui s'inspiraient de la pensée du
siècle et l'inspiraient à leur tour, ne faiblirent point
dans la tourmente. Rien ne les abandonna, ni la foi
dans leur cause, ni le dévouement, ni l'amour des
lettres et des sciences, ni leur attachement à toutes les
hautes parties de l'humanité. Ce fut alors qu'on vit
clairement combien cet âge, malgré ses frivolités et ses
relâchements, avait puisé de grandeur, de force, d'hé-
roïsme et de vertu dans le souffle de rénovation qui
soulevait la France d'abord, et l'Europe ensuite, et
dans l'agrandissement intellectuel et moral qui signalait l'époque. *Neque adeo sterile virtutum fuit sæculum,
quin et bona exempla prodiderit*, dit Tacite peu content
de son siècle et de son monde. Celui-là, au contraire,
fut si plein d'une séve généreuse que, tandis qu'il fut
devant la mort aussi stoïque que les stoïciens de
Rome, il fut, devant l'avenir qu'il fécondait, plein
d'espérance et d'enthousiasme. Au reste, il se résume
en un type idéal qui depuis longtemps excite en moi
une suprême vénération : je veux parler de Condorcet.
Tout ce qui faisait la vie et la pensée du dix-huitième
siècle était en lui; aussi, quand la grande crise approcha, il l'accueillit avec transport; quand il fallut suivre
une conduite qu'il désapprouvait, il se fit proscrire;
quand il fut proscrit et caché, il écrivit, sous la menace
quotidienne de la mort, son *Esquisse des progrès de
l'esprit humain*, comme il eût fait dans son cabinet;

quand une loi abominable assimila au condamné toute
personne qui recueillerait un proscrit, il se déroba à la
généreuse hospitalité de la dame qui l'avait jusque-là
sauvé; et, quand il fut arrêté, grâce au zèle farouche
d'un maçon, membre du Comité révolutionnaire de
Clamart, il avala un poison depuis longtemps préparé,
ayant écrit dans son testament : « Qu'on éloigne de ma
« fille tout sentiment de vengeance personnelle ; qu'on
« le lui demande en mon nom ; qu'on lui dise que je
« n'en ai jamais connu aucun. » Ame sereine et forte,
dévouée à l'humanité, et montrant par un sublime
exemple ce que peut, par elle-même et sans autre secours, la nouvelle morale qui s'imposa aux consciences.

Dans l'antiquité, l'ordre social ne paraît pas s'être
occupé du suicide; des philosophies le réprouvaient;
la religion lui donnait, dans une autre vie, une place
intermédiaire entre les champs Élysées et le Tartare,
place occupée par ceux ,

> *Qui sibi lethum*
> *Insontes peperere manu, lucemque perosi*
> *Projecere animas.....*

Le christianisme enchérit sur ces condamnations; et,
sous son inspiration, la législation intervint, ordon-
nant que les cadavres de ceux qui avaient disposé
d'eux-mêmes seraient traînés sur une claie, la face
contre terre, pour ensuite être pendus par les pieds, et
que leurs noms seraient déclarés infâmes et leurs biens
confisqués, au détriment de la famille, pour qui, à la
douleur de perdre un de ses membres, venait s'ajouter
la spoliation et la ruine. Ici, comme en d'autres cas,
la médecine remit les choses à un point de vue vrai et
humain. De même qu'elle enleva les possédés aux
exorcismes, les sorciers aux bûchers et les fous aux

cabanons et aux mauvais traitements, elle enleva le
suicide à cette pénalité qui, conforme aux idées de la
civilisation du moyen âge, ne l'était plus à celles d'une
civilisation plus éclairée; car elle montra qu'il y avait
une grave confusion tenant à l'imperfection des connaissances sur la pathologie mentale, et qu'une part
des suicides, devant être certainement attribués à la
folie, n'étaient pas imputables à l'individu et demeuraient des actes irresponsables. Quant à l'autre catégorie, celle où, comme il a été dit plus haut, il n'est pas
possible de méconnaître l'intervention du libre arbitre,
elle conserva pour ces actes déplorables le sentiment
de douleur, de regret, de blâme qu'ils inspirent; mais
elle s'aperçut bien vite qu'elle touchait à des questions
complexes; que, dans bien des cas, si l'individu
victime du suicide était en cause, il n'y était pas seul;
et que, pour prononcer un jugement équitable, chaque
meurtre de soi-même devrait être l'objet d'une enquête,
comme l'est chaque meurtre d'autrui. Plus la médecine
s'accroît et se développe, plus elle devient une conseillère indispensable dans une foule de questions administratives et sociales. On peut juger par cela seul, et
indépendamment du reste, combien les progrès en ont
été étendus et féconds. Jadis on ne la consultait sur
aucune de ces choses, et le fait est qu'elle n'aurait eu
là-dessus rien à proposer que des hypothèses peu vala-
bles et peu dignes d'être écoutées par les gouvernements;
mais, aujourd'hui que là, comme dans les autres parties du domaine intellectuel, la tradition a accumulé les
labeurs d'hommes éminents et en a fait une doctrine
aussi bien assurée par son antiquité que croissante et
progressive, les gouvernements y puisent des informations et des règles; car eux aussi, cédant sans regret à
l'impulsion qui fait entrer partout la connaissance

positive des choses, abandonnent les hypothèses ou les empirismes qui, de nécessité, prévalurent au début et dans le développement des organisations sociales.

Quand on s'est habitué à considérer l'histoire comme un phénomène d'évolution, s'abstenant de juger les notions rudimentaires avec les notions savantes, on arrive, tout en gardant la chaleur de cœur pour ce qui se développe, à rendre justice à ce qui conserve et maintient. Mais cette impartialité nécessaire, sans laquelle l'histoire apparaît comme un chaos et non comme un enchaînement, n'empêche pas d'exercer, dans le cercle qu'elle trace, le juste jugement que réclame une moralité, à la fois toujours présente et toujours croissante et successive. Surtout, quand on touche aux confins où ce qui fut légal commence à se montrer dur, inique, sauvage, monstrueux, il est des cas où le sens moderne se révolte avec pleine raison contre les pratiques traditionnelles qui ne choquent encore que les esprits d'élite. C'est un de ces cas devenus impardonnables qu'offre la vieille législation du suicide.; non-seulement on confisquait les bien de l'homicide de soi-même (du moins c'était la loi, *dura lex, sed lex*), mais encore on faisait cadeau de ces biens confisqués à des personnes qu'on voulait favoriser, et même à de hauts personnages. « Un Velche, dit Voltaire avec ce « dégoût des choses basses et barbares qui le saisissait « si fortement, un Velche s'avise de séparer son âme « de son corps; et, pour consoler le fils, on donne son « bien au roi, qui en accorde presque toujours la « moitié à la première fille d'Opéra qui le fait deman- « der par un de ses amants; l'autre moitié appartient « de droit aux fermiers généraux. » Dans ce passage, que M. le docteur Des Etangs n'a pas manqué de citer, les *filles d'Opéra* ne sont là sous la plume de Voltaire

que pour flétrir, par l'insolente familiarité du langage,
la cruelle ignominie de l'acte administratif. Le fait est
que le profit des suicides n'était pas exclusivement réservé aux filles d'Opéra. « Aujourd'hui, dit Dangeau
« dans ses Mémoires, le roi a donné à Madame la Dau-
« phine un homme qui s'est tué lui-même; elle es-
« père en tirer beaucoup d'argent. » Ainsi voilà une
très-grande dame, et sans doute une excellente dame,
qui calcule ou laisse calculer pour elle ce que lui rapportera l'héritage d'une famille jetée sur le pavé, et
qui ne craint pas de souiller sa main des dépouilles
ensanglantées d'un misérable et du bien de la veuve et
de l'orphelin! Qui de nous, dans la moindre des conditions, ne reculerait avec horreur devant un pareil
cadeau et ne se croirait déshonoré qu'on lui offrît de
mettre un tel argent dans sa bourse? Et cependant
alors un roi donnait et une Dauphine acceptait cette
détestable curée! Certes je n'ai point ici envie de faire
l'apologie de mon temps; mais qu'on cesse, pour nous
faire honte et pour nous corriger, de nous opposer le
dix-septième siècle. Quels que soient les justes reproches que la sagesse contemporaine adresse au dix-neuvième siècle et ceux que l'avenir découvrira, il est vrai
pourtant que la moralité s'est exhaussée, et que, les
hommes restant au fond ce qu'ils ont toujours été,
l'ensemble des conditions sociales tend, dans l'individu, à comprimer les impulsions nuisibles et à faciliter les impulsions bienfaisantes.

Le peuple inculte qui provenait de la rude discipline
du moyen âge n'avait pas non plus été très-doucement
élevé. La question, la torture, la mort prodiguée, des
supplices atroces et souvent des exécutions collectives,
comme quand on *branchait* (c'était le mot) les faux sau-
niers ou quand on mettait à mort ces pauvres Bretons

dont parle Mme de Sévigné, étaient des précédents de funeste augure, si jamais le pouvoir changeait de mains et venait au service d'un mélange redoutable des plus nobles intérêts et des passions les plus furieuses. Byron a peint, dans son *Don Juan*, un navire désemparé, *à la merci des vagues, dont la merci est comme celle des hommes dans les guerres civiles* :

> *At mercy of the wawes, whose mercies are*
> *Like human beings' during civil war.*

Les discordes civiles furent en effet sans merci, et elles entassèrent des hécatombes humaines. J'ai lu dans je ne sais quel auteur anglais que, parmi les méfaits imputables à la nation anglaise, que d'ailleurs il disait peu nombreux, un des plus graves était l'assassinat de Jeanne d'Arc, une femme, une prisonnière de guerre. Il est vrai que cet acte entache l'honneur de l'Angleterre; mais, sans discuter l'assertion ni chercher si ces actes sont aussi peu nombreux qu'il le dit, il est vrai aussi qu'on doit ranger, parmi les graves méfaits de la nation française, la Saint-Barthélemy et la Terreur, y compris les réactions qui l'accompagnèrent et la suivirent. Dans des actes qui impliquent tellement la responsabilité commune, il ne suffit pas de s'en prendre à quelques *individus notoirement moteurs ou instruments* de ce qui s'est fait; mais il n'est que juste de les reporter à l'être collectif qu'on appelle nation, afin d'en composer, sans flatterie, sa biographie véritable, de lui remontrer ses fautes à côté de ses grandeurs, et de l'avertir (car il peut écouter les leçons de l'histoire) des entraînements qui lui ont mis le poignard ou la hache à la main.

Dans ces méfaits de nations, je rangerais, ce qu'on ne fait pas d'ordinaire, les guerres injustes; non pas que

j'oublie que la guerre est souvent un difficile cas de
conscience nationale : c'est ainsi, par exemple, que, dans
celle que suscita la révolution, tout en reconnaissant le
plein droit de la France nouvelle, on ne peut écarter le
droit de la France royaliste et de l'Europe. Mais, quand,
sans contestation aucune, elle est une guerre injuste,
comme celle d'Espagne en 1808, alors c'est un méfait
aussi entachant, pour la nation qui y donne les mains,
que la Saint-Barthélemy ou la Terreur. Et même qu'est
le sang versé dans ces deux événements à côté de six ans
de combats, d'embuscades, d'agressions audacieuses,
d'héroïques mais farouches résistances, de ville forcées,
de femmes mises à mal, de blessés égorgés, d'hôpitaux
incendiés ? Et, à un autre point de vue, qu'est le mobile d'une rapacité conquérante à côté de la grandeur
des mobiles sociaux qui, sous le nom de catholicisme,
de protestantisme et de révolution, enflammèrent les
hommes pour des intérêts moraux et des causes imper-
sonnelles ?

Ce qui est digne de remarque dans ces grands méfaits et les montre sous leur vrai jour d'emportement
et de culpabilité transitoire, c'est que, tout odieux
qu'ils sont, ils ne changent la conviction de personne.
Le perfide et immense massacre de la Saint-Barthélemy
ne dégoûta aucun catholique de sa croyance ; et le sang
versé par la Terreur ne fit point revenir le révolutionnaire en arrière et vers le giron de la monarchie et de
l'Église. Aucun parti ne voulut admettre que sa cause
fût responsable de l'humanité si outrageusement violée,
et c'était avec raison ; mais, comme il faut bien que toute
responsabilité retourne à qui de droit, celle-ci retombe
sur la nation. La même nation que ses chefs purent,
sur tout le territoire de la France, lancer en trahison
contre les huguenots, refusa de reconnaître Henri IV

tant qu'il ne fut pas devenu catholique ; la conscience religieuse fut ferme et inflexible, mais la conscience morale s'était tue devant le meurtre. La même nation, qui n'hésita point à donner son appui au régime de la Terreur, obligea les Bourbons restaurés à accepter et à consacrer la révolution ; la conscience politique, meilleure que la conscience morale, ne permit pas que la grande œuvre de la révolution fût détruite. Cela montre que la conscience morale est loin de posséder parmi nous la généralité et la puissance qui appartiennent à la conscience religieuse et à la conscience politique, et qu'un grand avancement se sera produit quand cette généralité et cette puissance auront passé de son côté. Par une détestable mais naturelle inclination, les partis religieux et politiques sont disposés à se regarder respectivement comme les violateurs des lois divines et humaines ; et aussi, quand ils sévissent avec fureur les uns contre les autres, ils ne se sentent occupés qu'à venger le ciel ou la vertu. Qu'était le protestant pour le catholique ? qu'était le jacobin pour le royaliste ? qu'était le girondin pour le montagnard ? On se représentera pleinement cette odieuse partialité, en lisant, dans leur grossière naïveté, les procès-verbaux de quelques municipalités racontant la poursuite et le suicide de girondins traqués comme des bêtes fauves. Au point de vue de l'histoire, la commotion à impulsion progressive a des compensations que la guerre n'a pas : la révolution française en est sans doute le plus étonnant exemple ; pendant que la Terreur la souillait, les plus vives lumières l'illuminaient, et les plus nobles aspirations l'entraînaient. Mais il n'en est pas moins vrai que la biographie des nations ne se compose pas seulement de ce qu'elles ont fait de grand, de ce qu'elles ont produit de beau.

M. Des Étangs ne me reprochera pas ces considérations historiques; car je ne fais que le suivre, comme
lui-même ne fait que suivre son sujet. Après ces morts
qu'on se donne pour échapper au bourreau, il en est
de plus volontaires qui sont liées aussi aux événements
politiques. Tel se tue parce que, attaché à une forme
de gouvernement qui s'écroule, il ne veut pas y survivre; tel autre, déçu dans l'espoir du triomphe de son
parti, échappe par la mort à l'impatience et au découragement. D'autres, touchés moins vivement, il est
vrai, des idées politiques qui gagnent ou perdent le
dessus, le sont davantage de la commotion; ils s'effrayent ou s'affligent outre mesure, et ils se précipitent
dans le suicide. En un conflit aussi tumultueux et
d'aussi violentes agitations, il ne peut manquer de se
trouver des esprits emportés, attristés, découragés,
effrayés, pour qui de telles émotions coupent les liens
avec la vie.

Avant d'écrire son livre et pour l'écrire, M. Des
Étangs a fouillé les dépôts où l'on conserve, sur les suicides, les rapports des commissaires de police et les
pièces, quand il y en a, qui proviennent de la main des
victimes et où sont consignées les dernières pensées.
Ces tristes documents sont indispensables. De même
qu'on ne peut faire l'histoire d'une maladie qu'en re-
cueillant exactement, au lit des malades, des récits exacts
de chaque cas particulier, à l'aide desquels se compose
un tableau général, de même on ne peut faire l'histoire
du suicide qu'en rassemblant et comparant ce que le
suicide dit sur lui-même. Ces dires sont le contrôle des
recherches, et on ne doit pas plus les laisser de côté
qu'on ne doit, dans une maladie, laisser de côté une
classe importante de symptômes. La première question
dans l'étude du suicide étant : quel est le mobile qui,

décidant la volonté, la détermine à faire fi de la conservation de soi-même ? il importe d'étudier l'expression de cette volonté. C'est à elle à nous renseigner sur
elle-même, tant par ce qu'elle déclare que par la manière dont elle le déclare. Là on voit que, quand la
résolution de mourir l'a emporté ; quand a pris fin la
lutte suprême avec le désir de vivre, lutte décrite avec
un calme si sombre et une sensibilité si profonde par
Carrel, dans sa célèbre étude sur un suicide ; quand,
tous les fils de la vie étant brisés un à un, mille choses
involontaires finissent par faire une mort volontaire ;
on voit, dis-je, qu'aucun sentiment, quelque fort qu'il
soit, ne contrebalance plus l'impulsion fatale. Ni la
tendresse pour une mère, pour une femme, pour des
enfants, ni la religion chrétienne n'arrêtent la main
homicide ; on demande pardon à ceux qu'on abandonne, au Dieu qu'on offense, et on n'en exécute pas
moins le projet conçu et arrêté. Étudier comment la
préoccupation de la mort surmonte les autres préoccupations est un problème de psychologie qui ne peut
être poursuivi que dans les pièces écrites par les dé-
funts. Un choix de pareilles pièces doit accompagner
les recherches sur le suicide. M. Des Étangs en a donné
le bon exemple ; et le lecteur qui médite l'en remer-
ciera.

En lisant son livre, je me suis arrêté plusieurs fois
devant une pièce qui m'a retenu malgré moi, si bien
qu'il me faut ici la transcrire. Il s'agit d'un ouvrier
dont la fille s'était noyée et qui réclame la pauvre dépouille : « Monsieur, vous m'excuserez de la liberté
« que je prends de vous interrompre en vous adressant
« ces mots. C'est le besoin qui me le fait faire. Je vous
« dirai donc que je suis resté veuf depuis voilà neuf
« mois, chargé de quatre enfants en bas-âge, dont le

« dernier en nourrice et qui a coûté la vie à sa mère.
« Maintenant je n'en ai plus que trois ; car, à peine sorti
« du malheur qui m'est arrivé, il m'en arrive un
« autre. L'aînée de mes enfants, qui était une fille
« âgée de seize ans, a eu la coupable pensée de se dé-
« truire en se jetant au canal Saint-Martin, sur la me-
« nace que sa bourgeoise d'apprentissage lui avait faite
« de la renvoyer. Sa crainte de se trouver à ma charge
« lui a fait faire cette chose-là ; car la position des ou-
« vriers, dans ce moment-ci, n'est pas belle, vous n'en
« ignorez pas. Mes travaux sont arrêtés, et je n'ai main-
« tenant que les huit francs par semaine que le gou-
« vernement veut bien nous faire. Il faut bien espérer
« que ça n'aura pas de suite. Enfin, Monsieur, c'est
« pour réclamer une bagatelle provenant de la dé-
« pouille de ma fille que l'on m'a dit avoir été déposée
« au greffe du Palais-de-Justice. Vu ma position, il
« faut s'en prendre à tout, cependant à tout ce qui
« vous appartient. La bagatelle consiste en une paire
« de boucles d'oreilles, une mauvaise clef ouvrant la
« porte de ma chambre et un dé. » Tant de tristesse,
épanchée en un si simple langage, une douloureuse
nécessité si ressentie et si contenue, le souci du présent
s'imposant si durement aux peines de l'âme, une si
humble requête en une telle souffrance, voilà de quoi
arrêter la main et le cœur sur le feuillet !

M. Des Étangs a considéré le suicide, non-seulement
au point de vue médical, non-seulement au point de
vue moral, mais aussi au point de vue social. Et cela
est nécessaire. La médecine, déblayant la question, a
débarrassé le suicide des punitions légales. La morale
condamne abstraitement le suicide, mais sans pénétrer
jusqu'aux racines par où il tient, comme tant d'autres
désordres, au milieu social. Ainsi ce milieu social doit

être étudié dans ses rapports avec le mal qui nous occupe. Il en résulte que la morale, pour faire un pas au
delà du point où elle s'est élevée, a désormais pour
tâche de donner à ses préceptes la base des connaissances sociologiques, afin de joindre à l'efficacité individuelle qu'elle possède, l'efficacité collective des amen-
dements sociaux. C'est la conclusion du livre de M. Des
Étangs; c'est aussi la mienne.

DE LA

TOXICOLOGIE DANS L'HISTOIRE

ET DE LA MORT D'ALEXANDRE [1]

On serait tenté de croire que de très-bonne heure,
dans les soupçons d'empoisonnement, la justice a eu
l'idée de faire examiner le corps des victimes et d'y
rechercher le poison. Une substance vénéneuse avait
été introduite, disait l'accusation : quoi de plus simple
que de voir s'il en était ainsi, et de prouver, en ex-
trayant le poison, à la défense qu'elle avait tort, ou
d'infirmer l'accusation en établissant que la mort était
naturelle ? Cependant cette idée n'est simple qu'en apparence, et au fond elle est très-complexe. Sans doute
il est possible (et pourtant cela n'est pas sûr) que l'idée
de rechercher la substance toxique dans les personnes
qui avaient succombé se fût présentée à l'esprit, lorsqu'il s'agissait de discuter une affaire d'empoisonnement ; mais les moyens de traiter une pareille question
ont longtemps fait défaut ; et en vain aurait-on voulu,
dans les temps anciens, opérer scientifiquement, comme
on fait aujourd'hui, sur les accusations d'empoison-

1. *Revue des Deux-Mondes*, 15 novembre 1853.

nement, et mettre sous les yeux des juges la pièce pro-
bante, c'est-à-dire cette substance accusatrice qui sort
des entrailles du mort pour confondre le meurtrier,
ou bien réduire à néant des inculpations haineuses et
aveugles, et trouver dans les symptômes et les lésions
la marque incontestable d'une maladie spontanée.
Ceci dépasse infiniment le pouvoir scientifique des
âges antérieurs, et suppose un avancement de la chimie et de la pathologie sans lequel le problème demeure absolument insoluble.

Tout est connexe dans les choses de l'histoire: pour
répondre avec une suffisante certitude aux questions
que pose la justice, il faut, d'une part, isoler chimique-
ment le poison; et pour cela des connaissances chimiques très-précises sont nécessaires. D'autre part, il
faut connaître la marche des maladies naturelles et de
celles qui sont d'origine vénéneuse; et pour cela des
connaissances étendues en pathologie sont requises.
Or la chimie n'a pu naître et se développer que quand
la physique se fut établie; car que serait une chimie
sans notions préliminaires sur la chaleur, sur l'électricité, sur le magnétisme, sur le son, sur la lumière, sur
la pesanteur? Et la pathologie n'a pu prendre consistance que quand les lois de la vie ont eu pour base
les lois chimiques; car que serait une doctrine des êtres
vivants où tout d'abord on ignorerait les compositions
et décompositions élémentaires? On le voit, pour que
le juge interroge, pour que le médecin réponde, un immense développement doit se faire, qui ne comprend
guère moins que la totalité de l'évolution humaine ou
histoire; la science de la chimie et celle de la vie
n'ayant atteint un point suffisant d'élaboration que
vers la fin du siècle dernier et au commencement de
celui-ci.

On donne le nom de toxicologie à l'ensemble des connaissances qui ont pour objet les poisons, comprenant les caractères chimiques qui les distinguent, les effets qu'ils produisent sur les corps vivants, les remèdes qu'on peut leur opposer, et enfin les moyens à l'aide desquels on les reconnaît dans le corps des personnes empoisonnées. Le mot même est un exemple remarquable du trajet que font les significations. Sans parler de la finale qui, synonyme de *doctrine*, provient d'un primitif grec voulant dire *cueillir*, *ramasser*, ce qui indique comment d'une idée purement physique on a fait une idée purement abstraite et intellectuelle; sans parler, dis-je, de cette finale, l'autre partie, *toxique*, qui signifie en grec poison, vient du mot qui exprime l'arc; par conséquent, nous sommes reportés au temps où les peuplades grecques, placées encore à un état relativement primitif, empoisonnaient, comme font encore aujourd'hui plusieurs tribus sauvages, leurs flèches pour tuer le gibier ou les ennemis. Puis ce venin, destiné à la chasse ou à la guerre, est devenu le nom commun de tous les poisons; enfin, transporté dans la langue anglaise, *intoxication* a pris le sens d'ivresse. En cet échantillon étymologique, on part de l'idée du mot *arc* pour arriver aux idées d'*empoisonnement* et d'*ébriété*, et l'on suit sans peine tous les degrés par lesquels l'acception primitive s'est transformée. C'est grâce à ce travail que, dans les langues, des mots divers sont venus à signifier une même chose, ou que des mots identiques sont venus à représenter des idées tout à fait différentes.

On peut appeler poison tout ce qui, n'étant pas alimentaire, engendre, une fois introduit dans l'économie par une voie quelconque, une maladie plus ou moins grave. Pour qu'il y ait empoisonnement, il faut qu'il y ait pénétration de la substance toxique, il faut qu'elle se combine, d'une façon ou d'autre, avec un ou plusieurs des éléments qui constituent le corps vivant.

Ce seul énoncé suffit pour montrer combien les poisons sont, par la nature même des choses, voisins des remèdes. A la vérité, pris dans son ensemble, le remède contient une foule de choses très-diverses qui ne sont liées l'une à l'autre que par la propriété commune de modifier en bien l'organisme malade; mais, quand on les considère en un sens plus étroit et comme substances introduites dans le corps et destinées à y produire une action déterminée, les remèdes et les poisons se confondent tellement, que beaucoup ne diffèrent plus que par la dose; et quelques-uns des poisons les plus énergiques sont au nombre des remèdes héroïques. Faisons-nous une idée exacte de la situation des êtres vivants dans le monde qui les entoure. On ne peut en aucune façon se les figurer isolés; toute existence organique et vivante (ces deux termes sont synonymes, et à notre connaissance il n'y a point de vie sans organisation) suppose un milieu ambiant par lequel sont fournis les éléments nutritifs, dans lequel sont rejetées les substances usées par le mouvement vital, et dont la réaction entretient le jeu des fonctions. Ainsi la terre, l'air, l'eau et les forces qui y sont immanentes, chaleur, électricité, lumière, affinité chimique, procurent le sol où vit tout ce qui vit; et, pour étendre jusqu'au bout cette idée capitale, la civilisation progressive forme un dernier milieu artificiel, mais de plus en plus puissant, et créant, pour les sociétés et les individus, des conditions de développement, de santé, de maladie, qui y ont toutes leurs racines. Dans ce milieu général se trouvent des choses particulières qui affectent d'une façon particulière aussi les organismes vivants : ce sont

les remèdes et les poisons. Là, rien ne s'est deviné : des
propriétés (que nous appellerons à bon droit occultes)
n'ont été révélées que par l'expérience; car aucun indice,
avant tout essai, ne pouvait faire prévoir que l'opium
assoupissait, que l'iode agissait sur le goître, que le
mercure causait le tremblement, que le plomb amenait
d'atroces coliques et la paralysie des membres, que la
belladone dilatait la pupille, et tant d'autres phénomènes remarquables et spéciaux, trouvés par une
recherche aveugle d'abord et maintenant systéma-
tisée.

Donc, pour bien concevoir la position de l'être vivant
et, en particulier, de l'homme, on se le représentera
comme en rapport non-seulement avec le gros des choses et l'ensemble cosmique où il est placé, mais encore
avec une multitude de substances minérales, végétales,
animales, qui ont une action directe sur lui. C'est par
là en effet que l'homme peut tant influer sur sa propre
santé, sur sa propre conservation. Les influences générales ne sont pas à sa disposition; il ne régit ni la chaleur du soleil ni celle de la terre. Les modifications météorologiques ne lui sont pas plus soumises que les tempêtes qui ébranlent l'océan; tout au plus peut-il, par
un travail bien conduit, restreindre les forêts, resserrer
les marécages, développer la culture et diminuer ainsi
les causes de destruction. Mais ces choses particulières
dont j'ai parlé (et la chimie en accroît continuellement
le nombre), ces choses salutaires ou funestes, suivant
l'usage qu'on en fera, sont là remises à son jugement
et à son savoir comme autant d'instruments. Un célèbre médecin de l'antiquité, Hérophile d'Alexandrie,
appelait les remèdes « les mains du médecin. » Toutes
ces substances d'une action effective et spéciale sont,
on peut le dire, autant de mains à l'aide desquelles on

intervient dans la santé pour l'entretenir, dans la maladie pour la guérir.

Par un autre côté aussi, le poison tient de très-près au remède, je veux dire par l'efficacité élective en vertu de laquelle l'un et l'autre modifient les parties vivantes. On se ferait une très-fausse idée de cette action, si on se la figurait toujours sous l'image des acides ou des alcalis puissants. Ceci est une action qu'on peut appeler grossière et brutale ; l'acide et l'alcali, en vertu de leurs affinités, séparent les éléments des tissus vivants, s'en approprient quelques-uns, et de cette façon, les désorganisant, les livrent immédiatement à la gangrène et à la mort. Il est bien clair que, dans ces cas, quand la puissance délétère a corrodé l'estomac et les intestins, la vie n'est plus possible ; ce sont là de véritables blessures, et c'est comme le fer ou le plomb qui vient déchirer les organes. Mais, dans beaucoup de circonstances, les choses se passent tout autrement ; la lésion locale est nulle ou de peu d'importance, et cependant les accidents les plus graves se manifestent : une profonde perturbation s'empare de toutes les fonctions, les rouages essentiels de la vie sont ou suspendus ou déconcertés, et tout se hâte vers une catastrophe.

D'où viennent ces effets formidables ? De deux conditions qui sont connexes : la première, c'est que le poison va, par son contact et sa combinaison, exercer une action déterminée sur un élément, déterminé aussi, du corps vivant ; la seconde, c'est que cet élément, ainsi modifié, modifie nécessairement à son tour celui avec lequel il a des rapports physiologiques, et ainsi de suite, jusqu'à ce que l'organisme tout entier se trouve engagé dans une série croissante de troubles et de dérangements. Dès qu'un élément anatomique du corps est changé en quoi que ce soit, ses propriétés le sont également; il produit sur les autres éléments une réaction différente de celle qu'il produisait auparavant; ceux-ci s'altèrent de proche en proche, et c'est de la sorte et par cet enchaînement fatal (car il tient à des propriétés inhérentes) que dans ces cas la maladie se généralise et vient porter son empreinte en tous les points du corps.

Au fond, l'action du remède n'est pas autre. Lui aussi, changeant la propriété de tel ou tel élément, engendre une série de changements dont l'expérience a démontré l'utilité suivant les cas de maladie. Il faut donc descendre de la conception nuageuse qui mettait l'organisme entier en présence d'une substance, et le soumettait, pour ainsi dire, à cet empire. Tous les termes intermédiaires faisaient défaut; le corps se présentait comme quelque chose sans connexion avec le poison ou le remède, qui semblaient posséder des propriétés directes sur la vie même. Pourquoi l'un agissait-il, et pourquoi l'autre se laissait-il modifier? Nulle réponse ne pouvait être faite à ces questions, ou, pour mieux dire, on y faisait une multitude de réponses illusoires dont l'histoire formerait une bonne part des systèmes médicaux. On est sorti de cette situation si peu scientifique, du moment qu'aux propriétés chimiques des substances actives et aux propriétés vitales des éléments anatomiques on a rattaché le point de départ du dérangement total. En un mot, entre l'action du remède ou du poison et la modification subie par le corps, on ne connaissait aucun rouage intermédiaire; tout paraissait immédiat. Or, dans le fait, tout est médiat, et ce n'est que par une succession d'engrènements parfois, il est vrai, très-rapides que les effets se généralisent.

Ici intervient une découverte importante, due à Orfila, et qui a imprimé aux recherches toxicologiques le caractère de l'utilité à la fois théorique et pratique. Entre le contact du poison avec les surfaces digestives (car c'est par là surtout que s'en fait l'introduction) et l'influence délétère qu'il exerce sur le système, se trouve une longue distance, une lacune qu'il s'agissait de combler. Le premier pas fut fait quand on reconnut que le poison ne restait pas immobile dans le lieu où il avait été déposé, mais qu'il était pris par les petites veines innombrables qui garnissent l'intestin, et de là charrié partout où le sang est porté. Un second pas, et celui-là est dû à Orfila, fut accompli quand on détermina davantage cette absorption générale, démontrant que non-seulement la substance toxique est transportée dans le torrent circulatoire, mais encore qu'en beaucoup de cas elle choisit un lieu d'élection et va s'accumuler en certains organes. Là elle demeure jusqu'à ce que la mort survienne, ou que, les forces et le traitement l'emportant, les dernières particules en soient éliminées. Le terme de la guérison est que, définitivement, tout le poison soit chassé par un travail inverse de celui qui l'avait introduit au sein de l'économie.

Ainsi, pour considérer l'empoisonnement en sa totalité, il faut y voir d'abord une introduction produite par la force absorbante des tissus, puis une élimination produite par la force décomposante de ces mêmes tissus. Il suffit de présenter ces deux faits, qui sont connexes, pour écarter toutes les idées qui ont si longtemps régné sur la finalité des opérations exécutées dans le corps vivant. Personne ne peut s'y méprendre : c'est une force manifestement aveugle, ou, en d'autres termes, nécessaire, qui détermine le transport à l'intérieur des substances toxiques; car, si elle n'était pas aveugle et nécessaire, si la moindre lueur de choix et d'élection s'y pouvait apercevoir, elle écarterait loin d'elle ce qui va en peu d'instants plonger le système entier dans les désordres les plus étranges et les plus funestes. Pour me servir du mot *nature* avec le sens faux et métaphysique qu'on lui donne souvent, la nature se prend à tous les piéges qu'on lui tend ; on n'a qu'à lui présenter ce qui est le plus vénéneux et le plus mortel, elle l'absorbe aussitôt comme ce qu'il y a de plus inoffensif ou de plus sain, sauf à témoigner aussitôt son repentir par de graves perturbations, par des convulsions affreuses, par des lividités, des pâleurs, des hémorrhagies, symptômes très-divers dont beaucoup ne font qu'aggraver le mal. Mais, laissant de côté ce langage d'une philosophie qui n'est jamais plus en défaut que dans la contemplation des êtres vivants, le repentir ici n'est pas autre chose que le déploiement de nouvelles activités également aveugles et nécessaires.

Il fut un temps, dans l'évolution scientifique de l'humanité, où la *téléologie* (ou doctrine des causes finales) forma une conception d'un ordre très-élevé, suffisant à rallier toutes les notions positives que l'on possédait, et leur assurant un rationalité qu'elles n'auraient pas pu recevoir autrement lors de leurs premiers rudiments. Le plus grand et le plus légitime usage qui en ait été fait se trouve dans les écrits de Galien, alors qu'il donnait de la solidité et un charme réel aux études physiologiques, laissant loin derrière lui les brutes et incohérentes idées de ceux qui, ne voulant pas prendre l'issue, alors ouverte, des causes finales, n'avaient rien pour se soutenir et se guider. Plus tard, dans l'époque moderne, on continua l'œuvre de Galien, mais avec un succès décroissant ; car, plus les faits s'accumulaient, plus ils devenaient incompatibles avec une doctrine qui n'est pas née sur le terrain positif. De tous côtés maintenant elle cède la place à une doctrine plus compréhensive, celle des conditions d'existence. Là est un champ immense et toujours réel ; et la théorie qui s'y élève est à la fois pleinement solide, puisqu'elle n'a pour base que l'expérience, et pleinement rationnelle, puisqu'elle systématise incessamment l'expérience incessamment acquise.

Cela a été dans tous les temps un sujet de controverse, que de savoir si réellement la médecine possédait quelque efficacité pour la guérison des maladies ; et, quoique l'exercice de l'art ne discontinuât point parmi les hommes, toutefois cette perpétuité pouvait, pour bien des raisons, ne pas paraître un argument suffisant. Le doute se fondait sur les cas où les malades succombent, bien qu'ils soient traités médicalement, et sur les cas où les malades guérissent, bien qu'ils ne reçoivent aucun soin médical. Comme chaque maladie est, à vrai dire, une expérience qui ne peut se recommencer, pour voir si, en employant un procédé différent, elle se terminerait autrement, il restait, par ce côté, une impossibilité de démontrer que la médecine eût aucune efficacité. Mais si l'on veut, considérant l'idée de poison, en écarter pour un moment tout ce qui s'y rattache de funeste et de destructeur, on comprendra que les substances toxiques fournissent une preuve irrécusable de la puissance des moyens à l'aide desquels on peut agir sur l'économie vivante. Au fond, il suffit de généraliser complétement cette notion et d'y voir, non pas ce qui exerce une action nuisible, mais ce qui exerce une action quelle qu'elle soit. A ce point, le poison et le remède c'est même chose. Or, à qui saurait-il être douteux qu'à l'aide d'une foule de substances on produise dans le corps les changements les plus variés et les plus considérables ? Le scepticisme ne portera aucunement sur la possibilité de modifier gravement l'organisme; il ne peut porter que sur la possibilité de produire avec jugement, avec opportunité, ces modifications. La puissance est plutôt trop grande que trop petite, comme le montrent tant de poisons si promptement mortels sous la plus faible dose. On ne serait jamais embarrassé de causer chez l'être vivant les dérangements les plus singuliers; mais on est souvent, en effet, très-embarrassé pour rendre ces changements profitables à l'homme malade. Ici, deux lumières interviennent, qui assurent la marche du médecin et lui apprennent à se servir avec utilité des moyens qui sont à sa disposition : l'une, c'est l'expérience, qui a essayé les choses et montré les cas, les doses, les occasions; l'autre, c'est la connaissance du corps malade, laquelle dérive fondamentalement de la connaissance du corps en santé. Par cette étude, le médecin acquiert une clairvoyance singulière qui, dans mainte et mainte circonstance, lui permet de pénétrer en l'intimité des organes et d'apercevoir ce qui est pourtant caché à la vue. Quand il a ainsi déterminé le mal auquel il a affaire, il use, avec fermeté et connaissance, des moyens qui modifient l'état des tissus et des fonctions.

Du côté de la pratique, la découverte d'Orfila porta immédiatement des fruits; elle étendit notablement les moyens de retrouver les poisons et de constater les crimes. En effet, tant qu'on ne sait pas que plusieurs substances toxiques vont se loger dans l'intimité de certains tissus, il peut arriver, même au chimiste exercé et pourvu de toutes les ressources de l'analyse, de laisser échapper de véritables cas d'empoisonnement. Le malheureux qui a succombé est déjà dans le cimetière, les véhicules où le poison a été administré ont disparu,

même les intestins et l'estomac n'en contiennent plus
de traces, et pourtant il est encore possible de produire
des témoins accusateurs capables de confondre le coupable qui se croit le plus caché. Indépendamment du
véhicule qui portait le poison, par-delà les membranes
qui l'ont reçu, on sait qu'il est déposé en des réceptacles
connus d'avance, prêt à reparaître dès que les affinités
chimiques, habilement utilisées, l'appelleront à la lumière.

Ceci est véritablement un bon thème pour montrer
sans conteste combien la médecine des modernes l'emporte sur celle des anciens : non pas que je prétende en
tirer vanité au profit des uns et aux dépens des autres,
car personne plus que moi n'est persuadé que nous ne
sommes quelque chose que grâce au labeur de nos
aïeux, et que les générations ensevelies ont droit à un
culte reconnaissant de notre part ; mais c'est afin de
faire voir comment les choses, par le progrès de la civilisation, se développent et s'améliorent ; c'est afin de
signaler sur ce terrain particulier la loi de l'évolution
générale, et de modifier le point de vue auquel on aperçoit toujours l'antiquité. Elle, elle est jeune ; nous, nous
sommes anciens, destinés à devenir jeunes à notre tour
pour nos arrière-descendants, qui nous devront une
part de leurs progrès et de leur civilisation. Si on avait
proposé au plus habile médecin de la Grèce ou de Rome
de décider en un cas donné s'il y avait eu ou non
empoisonnement, il n'aurait pu répondre que de la
façon la plus dubitative, n'ayant guère, comme le vulgaire, que des preuves morales à sa disposition. Nulle
ouverture des corps, nulle connaissance des lésions
anatomiques que produisent les maladies, nulle étude
suffisante des symptômes et du diagnostic, nulle appréciation chimique des substances vénéneuses. Or c'est

de tout cela que se compose l'histoire d'un empoisonnement. Comment donc faire pour le déterminer, s
l'on manque de ces connaissances indispensables? Un
empoisonnement était pour nos prédécesseurs un problème insoluble ; il a fallu résoudre une foule de problèmes préalables avant de l'aborder. La puissance
intellectuelle de l'homme collectif croît comme sa
puissance matérielle ; et ce qui à une certaine époque
lui est interdit devient possible, quand il s'est pourvu
d'instruments logiques supérieurs en efficacité à ceux
que naguère il avait à son service.

Orfila, par ses recherches spéciales sur des poisons
particuliers et par son ouvrage sur la toxicologie, donna
une forte et féconde impulsion à ces études, qui occu-
pèrent à l'envi les médecins et les chimistes. Des luttes
vives éclatèrent, des objections s'élevèrent, des difficultés surgirent, si bien qu'un moment on crut que
cette doctrine, si laborieusement construite, allait
devenir inutile, au moins en quelques-unes de ces applications devant les tribunaux. Ce fut quand on
découvrit que le corps humain, qui, comme on sait,
renferme une portion notable de fer, contient ou peut
contenir, sans empoisonnement, certaines substances
métalliques vénéneuses. Comment alors discerner, en
un cas donné, si cette substance est là par le fait d'un
crime ou d'un état naturel ? Orfila s'employa avec ardeur à dissiper les doutes que suscitait cette complication inattendue du problème. De là, il fallut passer à
l'examen du sol des cimetières, imprégné lui-même
parfois de métaux toxiques. Or ces métaux peuvent
pénétrer dans les corps qui y ont été ensevelis et qu'on
exhume. Ces causes d'erreur ayant été signalées et
éclaircies, Orfila laissa la toxicologie plus assurée en sa
marche et en ses dires qu'il ne l'avait trouvée.

Les notions des anciens étant tout à fait rudimentaires, ils allaient chercher des preuves chimériques. Ainsi ils attachaient une grande importance aux taches et aux lividités ; ils supposaient que le cœur, cet organe essentiel, devait porter des traces de l'action violente qui avait éteint la vie, et ils croyaient ou qu'il se couvrait de marbrures, ou qu'il devenait incapable de se consumer dans la flamme du bûcher funéraire. Que dire de pareils arguments ? Quelle valeur auraient-ils devant les tribunaux ? Et, si on leur en a jamais accordé, à quelles erreurs n'ont-ils pas dû donner lieu ? En cet état, la médecine était absolument impuissante à éclairer la justice ; aujourd'hui elle est une de ses lumières, et cette différence constate tout le progrès accompli. Quelques exemples de ce qui se faisait ou se disait dans l'antiquité à ce sujet le feront mieux ressortir encore.

Des bruits d'empoisonnement coururent, on le sait, après la mort d'Alexandre. Ceux qui pensaient alors que la mort avait été naturelle alléguèrent comme une preuve non petite que le corps, étant resté pendant plusieurs jours sans aucun soin, à cause des discordes des généraux, n'avait présenté aucune trace de l'action d'un poison, bien que déposé dans des lieux chauds et étouffants. Ceci témoigne, non qu'Alexandre ne fut pas empoisonné, mais que les historiens qui invoquent de tels arguments sont sous l'influence de ce préjugé qui fit croire longtemps qu'un corps empoisonné cède plus vite à la putréfaction. Les observations positives n'ont aucunement justifié ces idées préconçues ; la corruption inévitable de tout organisme de qui la vie s'est retirée et qui est livré aux affinités chimiques, peut survenir très-vite dans des cas où aucun poison n'a été administré, et, réciproquement, elle peut, suivant les circonstances, tarder beaucoup, même quand un poi-

son a donné la mort. Au reste, dire que le corps d'A-
lexandre resta sans se putréfier au sein de la chaleur et
de l'humidité, c'est, par un autre côté aussi, obéir à
ces chimériques notions qui élevaient hors de l'humanité les grands hommes et voulaient même accorder à
leurs dépouilles inanimées une vertu d'incorruptibilité.

Les historiens anciens se sont partagés sur la question
de savoir si Alexandre avait été victime d'embûches
secrètes. Quand on vit ce prince conquérant de l'Asie
expirer à Babylone à moins de trente-trois ans, il
n'est pas étonnant que des bruits aient circulé sur
une fin si prématurée. Des projets gigantesques occu-
paient cet esprit actif et ambitieux, qui sortait à peine
de la jeunesse. Des députations lointaines étaient
venues le visiter dans la vieille cité de Bélus; il se pré-
parait à faire le tour de l'Arabie, et on ne sait vraiment où il se serait arrêté, si tant de puissance n'avait
été soudainement arrachée à tant d'activité. On eut de
la peine à penser que le hasard seul de la mort eût
choisi cette victime de qui dépendait un si grand avenir. D'ailleurs des indices pouvaient conduire dans
cette voie. Durant le cours de ces campagnes qui
avaient mené Alexandre jusqu'à l'Indus, bien des haines
s'étaient développées dans le cercle de ses plus intimes
officiers, et, soit qu'il se fût livré trop hâtivement à des
soupçons, soit que réellement des complots eussent été
tramés contre lui, il avait plusieurs fois sévi. C'était,
pour une raison ou pour une autre, une cour dangereuse, un service semé d'écueils, et il n'y aurait rien eu
d'étonnant à ce que de secrètes vengeances eussent
couvé auprès de lui.

Au moment de la catastrophe, un homme surtout se
trouvait dans une situation menacée et par conséquent
menaçante : c'était Antipater, commandant en Macé-

doine. Une grande victoire remportée sur les Lacédémo-
niens, qui avaient fait une diversion dangereuse au moment où Alexandre était au fond de l'Asie, porta très-
haut sa renommée et sa puissance. On prétendait que
ses services avaient attiré sur lui, non la faveur, mais
la haine et le soupçon; de plus, la mère du roi, qui
était en querelles continuelles avec Antipater, ne ces-
sait d'exciter l'esprit de son fils contre ce général.
Aussi est-ce lui que la rumeur accusa de la mort d'A-
lexandre.

A ces présomptions générales, on ajouta des détails
plus particuliers. Sur le moment, dit Plutarque, personne n'eut le soupçon d'un empoisonnement; mais on
rapporte que, la sixième année, Olympias mit à mort
beaucoup de monde et qu'elle fit déterrer les restes
d'Iolas, qui avait déjà cessé de vivre, comme étant celui qui avait administré le poison. Ceux qui disent
qu'Aristote conseilla ce crime à Antipater, et que ce fut
Antipater qui fit porter le poison, s'appuient d'un certain Agnothémis, qui prétendait le tenir du roi Antigone, et Antigone, comme on sait, fut un de ces généraux qui se disputèrent et se partagèrent l'empire
d'Alexandre. Il paraît même qu'à Athènes les bruits
d'empoisonnement trouvèrent un grand crédit; car, au
moment où cette ville, après la mort d'Alexandre,
essaya de secouer le joug des Macédoniens, couronnant
encore par quelques exploits glorieux cette dernière
lutte pour sa liberté, Hypéride, un des orateurs qui
tenaient avec Démosthènes contre le parti macédonien,
proposa, dit-on, un décret pour que des honneurs
fussent rendus à Iolas, qui avait délivré la Grèce de son
formidable oppresseur. Cette croyance à l'empoisonnement pénétra loin dans l'opinion commune. Les
livres sibyllins, apocryphes il est vrai, mais anciens,

présentant comme futur ce qui était passé depuis longtemps, disent que le Mars de Pella trouvera, trahi par
d'infidèles compagnons, la fin de son destin, et que,
revenu de l'Inde, une mort cruelle le frappera dans Babylone, au milieu des festins.

On ne s'arrêta pas là, et on indiqua les moyens à
l'aide desquels l'empoisonnement avait été pratiqué. A
la vérité, comme on va le voir, nous touchons ici de
tous côtés au récit populaire et à la légende. Il est en
Arcadie, près d'un lieu nommé Nonacris, une source
très-froide que les Arcadiens assurent être l'eau du Styx.
Il ne paraît pas que, du temps d'Hérodote, on eût attribué à cette eau des propriétés vénéneuses; car il en dit
seulement que c'est un filet d'eau tombant d'un rocher
dans un bassin, lequel est entouré d'un rebord en ma-
çonnerie. Mais, plus tard, des dires étranges circulèrent
sur cette eau mystérieuse : on prétendait que, dépour-
vue d'odeur et de saveur, elle n'en était pas moins un
poison très subtil, exerçant une action coagulante à
l'intérieur. Bien plus, elle ne peut être contenue dans
aucune espèce de vase; elle perce le verre, le cristal,
les métaux, et on n'a trouvé, pour la contenir et la
transporter, que le sabot d'un cheval. De telles propriétés visiblement chimériques sont relatées par Vi-
truve, par Sénèque, par Pline, par Pausanias. C'est
cette eau merveilleuse qui fut choisie pour l'empoisonnement d'Alexandre, et l'on comprend maintenant
comment Aristote est impliqué là-dedans; car, pour
la légende populaire, il n'y avait que le philosophe
dont le savoir était aussi renommé que les conquêtes
de son disciple, qui pût indiquer ce venin subtil et
infaillible.

Ainsi préparé, le poison fut apporté par Cassandre,
fils d'Antipater, à Philippe et à Iolas ses deux frères,

qui étaient échansons du roi ; mais alors, comme leur
charge les obligeait de goûter les mets et les breuvages,
comment se fit-il qu'ils n'aient pas été eux-mêmes em-
poisonnés ? Justin, qui croit à l'empoisonnement, rapporte qu'on leva ainsi la difficulté : Philippe et Iolas
goûtèrent en effet d'abord le breuvage du roi, et ils
n'ajoutèrent qu'ensuite le poison qu'ils tenaient dans
de l'eau froide. C'est, comme il sera dit plus loin, l'artifice dont on se servit pour empoisonner Britannicus.

Manifestement, nous n'avons là que des contes sans
consistance ; mais il se pourrait que, bien que l'imagination populaire eût fait les frais des moyens par lesquels le crime fut commis, l'empoisonnement n'en eût
pas moins été réel. Ceux qui y croyaient remarquaient
que Cassandre, par ses actions mêmes, témoigna la haine
qu'il portait à Alexandre, et de la sorte se dénonça
comme celui qui avait tranché la vie de ce prince ; car,
plus tard, ayant acquis la souveraine puissance, il se
montra animé de sentiments très-hostiles pour tout ce
qui concernait son ancien souverain, égorgeant Olympias, laissant son corps sans sépulture, et rebâtissant
avec ardeur la ville de Thèbes qu'Alexandre avait détruite.

Ces détails prouvent, comme on le sait d'ailleurs par
toute l'histoire de ces temps de trouble, que ce n'étaient
pas les scrupules de la morale qui auraient arrêté ces
hommes puissants se disputant l'empire. Un empoisonnement et un meurtre ne leur coûtaient pas beaucoup.
Cependant de pareilles présomptions ne suffisent en aucune façon pour assurer qu'Alexandre mourut, non
par une maladie, mais par un poison. Aussi plusieurs
ajoutent-ils qu'au moment où il vida la coupe présentée par Iolas, il ressentit une douleur aiguë. Soudain, dit Diodore, comme s'il avait reçu quelque coup

violent, il gémit, et, poussant de grands cris, fut emporté dans les bras de ses amis. Justin ajoute que ses douleurs étaient telles qu'il demandait un glaive pour s'ôter la vie, et qu'il redoutait le moindre attouchement de ceux qui l'entouraient. Toutefois les assertions de Diodore et de Justin ne sont aucunement confirmées par un récit officiel que nous avons de la maladie d'Alexandre.

Alexandre avait deux historiographes, Eumène de Cardia et Diodote d'Érythrée, qui consignaient jour par jour les événements. Ce recueil fut publié; il était connu dans l'antiquité sous le titre d'*Éphémérides royales*. Des détails peu importants s'y trouvaient, comme le reste; ainsi nous apprenons dans ces *Éphémérides* qu'il arriva plus d'une fois au roi de Macédoine, après s'être enivré, de dormir deux jours et deux nuits de suite. Sa dernière maladie y a figuré, et des extraits concordants ont été conservés par Arrien et par Plutarque. Voici ce qu'ils disaient :

« Alexandre but chez Médius, où il joua, puis il se leva de table, prit un bain et dormit; ensuite il fit le repas du soir chez Médius, et il but de nouveau très-avant dans la nuit. C'était le 17 du mois de *dæsius*.

« Étant sorti de là (c'était le 18), il prit un bain; après le bain, il mangea un peu et dormit dans le lieu même, parce qu'il avait déjà la fièvre. Il se fit transporter sur un lit pour faire le sacrifice, et sacrifia chaque jour, suivant les rites. Après le sacrifice, il resta couché dans l'appartement des hommes jusqu'à la nuit. Là, il donna des ordres aux officiers pour l'expédition par terre et pour la navigation; il enjoignit à ceux qui devaient aller par terre de se tenir prêts pour le quatrième jour, à ceux qui se devaient embarquer avec lui de se tenir prêts pour le cinquième. De là, il se fit transporter sur un lit jusqu'au fleuve, s'embarqua sur un bateau et se rendit dans le jardin royal, situé sur l'autre rive. Là, il prit de nouveau un bain, et il se reposa.

« Le lendemain, il prit de nouveau un bain et fit le sacrifice ordonné. Étant allé dans sa chambre, il y resta couché et joua toute la journée aux dés avec Médius. Il commanda aux officiers de venir le trouver le lendemain matin de très-bonne heure ; puis, le soir, il prit un bain, fit le sacrifice aux dieux, mangea quelque peu, se fit reporter dans sa chambre, et déjà il eut la fièvre toute la nuit sans interruption.

« Le jour suivant, il prit un bain, et, après ce bain, il fit le sacrifice. Couché dans la salle de bains, il passa le temps avec les officiers de Néarque, écoutant ce qu'ils disaient de la navigation et de la grande mer.

« Le jour suivant, il prit un nouveau bain, il fit les sacrifices ordonnés. Il ne cessa plus d'avoir la fièvre, et la chaleur fébrile fut plus grande. Cependant il fit venir les officiers, et leur recommanda de se tenir tout prêts pour le départ de l'expédition par eau. Il prit un bain sur le soir, et, après le bain, son état se trouva déjà fâcheux, la nuit fut pénible.

« Le jour suivant, il fut transporté dans la maison située près du grand bassin ; il fit, il est vrai, le sacrifice ordinaire, mais il avait beaucoup de fièvre. Il resta couché ; néanmoins, avec ses généraux, il parla des corps qui étaient privés de chefs, et leur recommanda d'y pourvoir.

« Le jour suivant, il fut porté avec peine au lieu du sacrifice, qu'il fit cependant ; il ne donna plus aucun ordre à ses généraux sur la navigation.

« Le jour suivant, ayant beaucoup de fièvre, il se leva pour le sacrifice, qu'il fit. Il ordonna aux principaux de ses généraux de passer la nuit dans la cour, aux officiers inférieurs de la passer dehors, devant les portes.

« Le jour suivant, il fut transporté du jardin royal dans le palais ; il dormit un peu, mais la fièvre n'eut pas de relâche. Les généraux étant entrés, il les reconnut, mais ne leur parla plus ; il avait perdu la parole, et il eut une fièvre violente la nuit.

« Le jour suivant et la nuit, grande fièvre. Les Macédoniens

le crurent mort ; ils vinrent, en poussant de grands cris, jusqu'aux portes, et, par leurs menaces, ils forcèrent les *hétères* de
les leur ouvrir. Les portes ayant été ouvertes, ils passèrent
tous en simple tunique devant le lit.

« Le jour suivant, même état, et le lendemain le roi mourut
vers le soir. »

Voilà le récit authentique. Est-il possible de l'interpréter médicalement? D'abord remarquons que, dans
tout le cours de ce récit, il n'est question que de l'état
fébrile du roi, et qu'on ne mentionne aucun autre
symptôme que de la fièvre. On ne parle ni de douleur
en un point du corps, ni de gêne de la respiration, ni
de toux, ni de rien, en un mot, qui puisse indiquer une
inflammation locale. C'est donc une fièvre qu'eut Alexandre. Il y a, dans la description que nous venons de
citer, assez de traits conservés pour qu'on puisse dia-
gnostiquer, même rétrospectivement, quelle fut la maladie qui emporta le roi. Ce qui est caractéristique, ce
sont les apyrexies du commencement. Une fièvre qui
dure onze jours, qui offre, à son début, des intermissions
et qui finit par devenir continue, est une de ces fièvres
qui sont communes dans les pays chauds, et que plusieurs médecins de l'Algérie ont désignées sous le nom
de pseudo-continues. Deux médecins ont déjà essayé de
déterminer la maladie d'Alexandre; mais, s'appuyant
sur un passage mal interprété de Justin, ils crurent que
la maladie du roi n'avait duré que six jours, et d'ailleurs ils ne se rendirent pas un compte exact de la série
des jours dans les *Éphémérides royales;* toutefois ce caractère intermittent les avait frappés. Ainsi Alexandre
est mort d'une de ces fièvres qui sont si communes en
Algérie, en Grèce, dans l'Inde, et qui certainement
règnent encore sur les bords de l'Euphrate. Dès lors, la

question d'empoisonnement se trouve résolue : puisqu'il est établi que son affection fut une fièvre, il est
établi par cela même que le poison et encore moins
l'eau du Styx n'y furent pour rien.

Éphippus, dans son livre *sur la Sépulture d'Alexandre
et d'Éphestion*, avait attribué la mort d'Alexandre à des
excès de boisson. « Protéas le Macédonien, dit-il, était
« très-grand buveur, jouissant néanmoins d'une bonne
« santé, car il était habitué. Alexandre, ayant demandé
« une large coupe, la vida avant Protéas. Celui-ci la prit,
« donna de grandes louanges au roi, et, à son tour, but la
« coupe de manière à s'attirer les applaudissements de
« tous les convives. Peu après, Protéas, ayant demandé
« la même coupe, la vida de nouveau. Alexandre lui fit
« raison avec courage ; mais il ne put supporter cet excès
« de boisson ; il se laissa tomber sur son oreiller, et la
« coupe lui échappa des mains. Ce fut là que commença
« la maladie dont il mourut, maladie infligée par la co-
« lère de Bacchus, à cause qu'il avait pris la ville de
« Thèbes, patrie de ce dieu. » On déchargera Bacchus de
toute intervention dans la maladie du prince. A la vérité, des excès de vin peuvent, débilitant l'économie,
la rendre plus accessible aux influences morbifiques ;
mais Alexandre était dans un lieu où les causes qui
produisent les fièvres intermittentes et rémittentes sont
très-puissantes ; il venait de faire avec quelques vaisseaux une promenade dans les marais que forme l'Euphrate au-dessous de Babylone, et c'était là un ennemi
dangereux contre lequel ne pouvaient rien son invincible phalange et ses victoires, mais duquel un médecin habile et actif l'aurait peut-être préservé.

Que fit-on pour combattre la maladie ? Les *Éphémérides royales*, au moins dans les extraits qui nous ont
été conservés par Arrien et Plutarque, omettent toute

mention des médecins et des secours médicaux; elles
ne parlent que des sacrifices qu'Alexandre fit régulièrement et des bains qu'il prit avec non moins de régularité, tant que ses forces le lui permirent. Les sacrifices
lui avaient été prescrits pour détourner la colère des
dieux. Les cérémonies religieuses exercent une influence morale qui, dans certains cas, peut être salutaire;
mais beaucoup de maladies, et entre autres les fièvres
dont il s'agit ici, ne sont pas susceptibles d'être modifiées par ce genre d'actions. Il ne resta donc des sacrifices auxquels Alexandre se soumit que la fatigue
corporelle qu'ils lui imposèrent; or toute fatigue, tout
mouvement, tout effort tendent à aggraver le mal; le
repos et la tranquillité sont recommandés expressément,
comme une condition de succès, par les médecins qui
ont écrit sur ces fièvres. Alexandre sacrifia le premier
jour de sa maladie, il sacrifia encore le second, le troisième, le quatrième, quoiqu'il fût déjà dans un état
fâcheux; le cinquième, il fut porté avec peine au lieu
du sacrifice; le sixième, il accomplit encore la cérémonie malgré le mal qui l'accablait, et ce ne fut
qu'après avoir ainsi persévéré jusqu'à l'extrême limite
de ses forces qu'il cessa les sacrifices ordonnés. On peut
prononcer avec certitude que, dans l'état fébrile où il
se trouvait, il ne se livra pas impunément à ces dérangements et à ces efforts quotidiens, et que le danger
qu'il courait déjà par l'effet seul de la maladie fut
encore accru par les pratiques qui lui étaient imposées.
Il ne faut pas porter un jugement plus favorable des
bains qu'il prit avec constance pendant les six premiers
jours de sa maladie; les bains ne font pas partie du
traitement dont les médecins modernes usent dans les
fièvres dont nous parlons, et on peut dire que les médecins anciens ne les employaient pas non plus dans

des cas semblables; du moins Hippocrate ne veut pas qu'on y ait recours dans les fièvres graves.

Diodore de Sicile est le seul qui parle de l'intervention des médecins ; il se contente de dire qu'ils furent appelés et ne purent être d'aucun secours au roi. Nous ne savons pas quels moyens ils employèrent ; mais il est certain que le genre de vie suivi par Alexandre dans sa dernière maladie tendit à multiplier les chances mauvaises, et à rendre plus immanquable la terminaison funeste. Une maladie aiguë est toujours un grand péril à traverser ; il faut que le malade n'empire pas sa condition par des fautes, il faut que le médecin use habilement des opportunités qui se présentent et des ressources que l'art lui fournit. Un bon médecin anglais ou français, habitué à traiter les maladies des pays chauds, aurait employé les émissions sanguines au début, si l'état général et local l'avait exigé ; puis il aurait eu recours aux évacuants et au sulfate de quinine, et il aurait eu beaucoup de chances pour guérir son malade ; un bon médecin des temps hippocratiques aurait employé le même traitement, sauf le sulfate de quinine, et aurait été secourable encore, quoique notablement moins que le médecin moderne ; mais le roi de Macédoine, dirigé uniquement par des conseils superstitieux dans cet extrême péril, succomba malgré sa jeunesse et sa vigueur.

Les soupçons au sujet de la mort d'Alexandre, soupçons d'ailleurs démontrés faux par la pathologie, ne sortirent jamais du cercle des rumeurs et ne donnèrent lieu à aucune recherche. Il n'en fut pas de même d'une autre mort prématurée que la clameur publique attribua au poison, je veux dire celle de Germanicus. L'affaire fut plaidée dans le sénat. L'accusé, avant sentence rendue, mit fin à ses jours. Germanicus avait été envoyé dans l'Orient. En même temps Pison reçut le commandement de la Syrie. Ce gouverneur montra contre Germanicus un esprit d'insubordination et de violence qui se porta aux dernières extrémités. Sa femme Plancine ne resta pas en arrière de son mari; et, quand Germanicus eut succombé, Pison et Plancine témoignèrent la joie la plus odieuse, l'un renversant par ses licteurs les sacrifices offerts à Antioche pour le salut du jeune César, et l'autre quittant, à la nouvelle de la catastrophe, le deuil qu'elle portait pour la perte d'une sœur. Aussi, en présence de cette conduite aussi étrange que coupable, tout le monde à Rome crut que Germanicus était mort par le poison; et on ne s'arrêtait pas à Pison, on supposait que celui-ci n'avait agi que par les ordres de Tibère, jaloux de la faveur singulière dont Germanicus jouissait parmi les Romains. La suite montra jusqu'à quel point allait cette haine de Tibère. La fière et vertueuse épouse de Germanicus, Agrippine, périt reléguée dans une île, après avoir eu un œil crevé d'un coup de bâton donné par un centurion. De ses deux fils aînés, Néron fut mis à mort dans une île, par la faim probablement, entraînant dans sa chute plusieurs personnages distingués et même leurs esclaves. C'est ainsi que Titius Sabinus, avec tout son monde, fut exécuté et jeté aux gémonies, et là, aux yeux d'une multitude assemblée, se passa un spectacle singulièrement touchant : le chien d'un de ces esclaves égorgés, parce que leur maître était ami du fils de Germanicus, ne voulut pas abandonner le corps du malheureux auquel il avait appartenu, et alla périr dans les flots du Tibre quand le Tibre emporta le corps inanimé. Quelle société que celle où l'on abandonnait tous ces cadavres des suppliciés au courant du fleuve qui traversait la grande ville ! Le second fils, Drusus, mourut aussi de faim dans un réduit du palais. Ajoutons que, Pison ayant été condamné après sa mort par le sénat, Tibère adoucit l'arrêt et sauva complétement Plancine des suites de l'accusation.

Mais tant de cruautés exercées contre cette famille infortunée ne prouvent pas que Tibère en eût fait disparaître le chef. Dans les détails de l'affaire, on trouve que le palais où Germanicus gisait malade était rempli de toutes sortes de maléfices par lesquels la superstition croyait alors, et crut longtemps après, abréger la vie. Ceci montrait beaucoup de haine de la part des ennemis du prince ; les maléfices sont de vaines armes qui n'agissent que sur l'imagination, et il paraît pourtant qu'à ce titre, mais à ce titre seulement, Germanicus en souffrit. Un de ses lieutenants envoya à Rome, pour figurer dans le procès, une sorcière célèbre par ses œuvres et ses empoisonnements ; cette femme mourut dans le trajet, et on accusa Pison de l'avoir fait périr. Vitellius, un des accusateurs, allégua, pour prouver l'empoisonnement, que le cœur de Germanicus n'avait pu être consumé par le feu du bûcher. Il est difficile de croire à la réalité de ce fait ; en tout cas, si le cœur ne fut pas consumé, cela tient à quelque hasard de la combustion, et il n'y a rien à en conclure pour la question de l'empoisonnement. De plus, les accusateurs ne savaient dire où et quand le poison avait été administré. Ils prétendaient à la vérité que Pison, dans un repas, couché au-dessus de Germanicus (on sait que les Romains mangeaient couchés), avait, de sa main, empoisonné les aliments du prince; mais cela ne paraissait possible à personne, au milieu de serviteurs étrangers, en présence de Germanicus et de tant d'assistants.

La défense alléguait le genre de maladie qui avait

emporté le jeune prince ; probablement elle fit valoir
la durée du mal, l'amélioration momentanée qui s'était
manifestée, et enfin les incompatibilités qu'elle crut
apercevoir entre les symptômes et une affection causée
par le poison. Ce qui est remarquable, c'est qu'on ne
fit comparaître devant le sénat aucun médecin pour
leur demander leur avis. En définitive, Germanicus,
durant sa maladie, crut, et sa femme, ses amis crurent
avec lui qu'il succombait à un empoisonnement. Il leur
fit promettre de poursuivre la vengeance de sa mort ;
mais devant le sénat les preuves positives firent défaut. L'accusé réfuta les allégations ; et, comme il ne
nous a été conservé aucun détail sur la maladie, il est
impossible de faire un pas de plus, et de dissiper ou d'aggraver le soupçon qui pèse sur Pison et sur sa femme.

On voit par tout ce qui transpire de cette société ancienne, même à travers un si long espace de temps,
qu'il y avait là des officines de poison, étroitement liées
d'ailleurs avec la sorcellerie et la magie, qui étaient si
curieusement cultivées dans le secret de la superstition
romaine. Il est certain aussi que, malgré l'ignorance
où l'on était de la chimie, ces ateliers de crimes savaient produire des poisons très-énergiques. Senèque,
dans une phrase acerbe pour les mœurs de son temps,
donne à ces préparateurs le titre de grands artistes, et
dit que leurs mixtures n'offensent ni le goût, ni l'odo-
rat. On a une preuve de leur puissance dans un empoisonnement qui n'est sujet à aucun doute, à savoir
celui de Britannicus.

Les Romains avaient l'habitude de boire de temps en
temps des verres d'eau chaude ; cela faisait partie de
leur régime, et montre combien les goûts et les usages
changent de siècle à siècle et de peuple à peuple.
Apporter cette eau au point juste de chaleur qui plai-

sait était une grande affaire pour les serviteurs; et
Arrien, dans ses préceptes de morale, recommande aux
maitres de ne pas se livrer à des accès de colère contre
l'esclave qui servait le breuvage trop chaud ou trop
froid. Ce fut à l'aide de cet usage qu'on empoisonna
Britannicus sans empoisonner le dégustateur. Les enfants de la maison impériale, avec quelques enfants
des grandes familles romaines, mangeaient à une petite table où ils étaient assis ; les parents mangeaient
couchés à une grande table. Un serviteur apporte à
Britannicus l'eau beaucoup trop chaude, il la repousse,
on y verse de l'eau froide, mais de l'eau froide empoisonnée, et à peine a-t-il bu qu'il perd aussitôt la voix
et la respiration. A ce spectacle, Agrippine fut frappée
de consternation ainsi qu'Octavie, la sœur de la victime. Néron prononça les mots que Racine a mis dans
sa bouche ; mais ce qui est bien plus tragique que la
tragédie, ce qui fait pénétrer bien plus avant dans
l'abîme de cette cour si profondément vicieuse, après
un court silence, le repas recommença avec une gaieté
apparente et comme si de rien n'était. Sans doute on
emporta Britannicus, et il acheva d'expirer tandis qu'on
achevait de dîner. Toujours est-il qu'un effet très-ra-
pide fut produit, et que le jeune homme tomba promptement en défaillance. Quelles étaient ces préparations
vénéneuses qui attaquaient si rapidement les ressorts
de la vie ? Déjà on avait vu, sous le règne de Tibère,
un chevalier romain, accusé du crime de lèse-majesté,
avaler dans le sénat même du poison, et tomber mourant aux pieds des sénateurs. Des licteurs l'emportèrent
en hâte dans la prison, et, quand ils voulurent l'exécuter, ce n'était plus qu'un cadavre. Parmi les poisons
connus maintenant, il n'y en a qu'un petit nombre capables de causer une aussi prompte destruction. Plu-

sieurs viennent de contrées qui alors n'avaient point
de communication avec l'empire romain, et il ne reste
guère que l'acide hydrocyanique auquel on puisse
songer. Plusieurs fruits à noyaux le contiennent ; il
n'est pas impossible que ces grands artistes dont parle
Sénèque aient réussi, dans leurs manipulations multipliées, à rencontrer quelques combinaisons meurtrières
où cet acide avait place. C'est ainsi que les alchimistes,
à force de chercher, de souffler, de fondre, de combiner, avaient mis la main sur des substances singulièrement actives et précieuses, telles que l'eau-de-vie, certains acides énergiques, le phosphore, etc. Songez aussi
aux *trouvailles* des sauvages dans le genre poison.

Ceci n'est qu'un coin de la société romaine sous les
premiers empereurs. A côté de l'habitude et de la
facilité d'user du poison, était l'impossibilité véritable d'en retrouver les traces et de convaincre les criminels. Ces deux choses sont connexes par le fait ; mais
elles le sont aussi par le fond et par une nécessité intime qui tient aux lois mêmes de l'histoire ; en d'autres
termes, à chaque degré de l'évolution de l'humanité
correspond un certain degré déterminé de l'administration de la justice.

Dans de certaines époques d'une érudition mal digé-
rée, on s'est souvent plu à imaginer que les peuples
anciens avaient possédé des sciences très-développées
que les modernes ne faisaient que retrouver successivement. En considérant la chose d'une façon abstraite
et avant toute enquête, il ne serait pas impossible qu'en
effet des peuples antiques, par un travail semblable au
nôtre, fussent arrivés à un point égal ou supérieur, et
que quelque grand accident naturel, des inondations,
des cataclysmes, des enfoncements de continents, des
déplacements de mers, des pestes infiniment plus vio-

lentes que le choléra ou la mort noire du moyen âge, eussent détruit toute cette civilisation et l'eussent réduite à l'état sauvage; mais rien ne prouve qu'il en ait été ainsi. Ce sont des jeux de l'imagination ; et, quand on en vient aux faits eux-mêmes, on ne trouve que la série historique connue, qui va, en remontant des peuples modernes, jusqu'aux époques les plus reculées de l'Égypte. Maintenant, si l'on veut, en quelqu'un des points de cette série, placer des sciences très-avancées, on sera soudainement arrêté par un obstacle : c'est que ces sciences supposent un tout autre ordre de choses que celui au milieu duquel on prétend les intercaler. Que l'on donne, si l'on veut, aux Egyptiens sous les pasteurs, ou sous des pharaons encore plus anciens, la connaissance du système du monde, de la gravitation universelle et de la forme de la terre, et qu'on se demande à quelles conditions cela aurait pu être su : il fallait tout le développement mathématique jusqu'au calcul différentiel et intégral, il fallait tous les travaux sur la pesanteur, il fallait aller porter le pendule sous l'équateur. De plus, si un pareil travail avait été fait, des esprits assez curieux et assez sagaces pour pénétrer si loin dans les secrets du monde auraient étendu leurs regards sur la chimie, sur la biologie, sur la science sociale; tout se serait senti de cette élaboration générale, et quelque chose de semblable à notre civilisation aurait nécessairement apparu dans ces temps antiques. Or, comme rien de pareil ne s'y montre, il faut, remontant de proche en proche la chaîne des notions communes, dire que l'état des connaissances en astronomie et en mathématiques ne pouvait dépasser ce qui est indiqué par l'état de l'ensemble social.

Ces relations résultent des conditions mêmes qui font de la société un grand corps, et qui ne permettent pas

qu'une partie se développe, sans que tous les autres
éprouvent une évolution correspondante. Plus on les
appréciera, plus l'érudition deviendra ferme et fruc-
tueuse. L'histoire a fait un pas considérable en recevant
dans sa doctrine générale cette grande notion des rapports et des coexistences. Par une connexion toute naturelle, ce qui est vrai de la science ne l'est pas moins
de la morale. Il y a aussi, dans ce domaine, des corres-
pondances nécessaires et des niveaux successifs; il ne
s'agit pas ici des actes individuels; car, sans doute, en
tout temps et en tout lieu, se sont produites les actions
les plus héroïques et les plus criminelles; mais il s'agit
de cette moralité collective, de cette opinion publique
qui, suivant les époques, permet et défend. Or celle-là
est sous la dépendance certaine de l'ensemble des
choses sociales; elle n'est la même ni dans l'âge du
paganisme gréco-romain, ni dans les siècles où l'Église
et la féodalité dominèrent, ni dans la période de dissolu-
lution révolutionnaire qui ébranla l'édifice du moyen
âge. Comme la science croissante a pour effet de faire
prévaloir les idées générales, la moralité croissante a
pour effet de faire prévaloir les intérêts généraux; et
celui qui descendra du monde antique au monde catho-
lico-féodal et enfin au monde moderne verra que tel
est, dans l'ordre du savoir et dans l'ordre du sentiment,
le développement historique.

La nature, mère de toutes les bonnes choses, l'est
aussi de toutes les mauvaises, produisant avec une
abondance cruelle les poisons de toute espèce. Le règne
minéral en offre de nombreux; une foule de plantes
sont vénéneuses; plusieurs animaux sont pourvus de
virus très-dangereux; dans bien des maladies, certaines
humeurs deviennent les véhicules d'empoisonnements
actifs; enfin la fermentation et la putréfaction, qui sont

perpétuellement en jeu, donnent lieu à des émanations
délétères. Ceci est l'image réelle et la cause profonde
de ce qui se passe dans le monde moral, offrant, lui
aussi, toutes sortes de choses mauvaises, qui sont les
penchants malfaisants, les vices et les crimes. Mais, de
même qu'une sage industrie tend à réfréner les influences nuisibles qui abondent dans la nature, de
même une sage morale tend à diminuer l'empire des
penchants personnels, et à augmenter celui des penchants généraux. A ce terme, il n'est pas besoin
d'ajouter que, pour l'industrie qui améliore nos champs
et nos arts comme pour celle qui améliore le monde
social, la science est la grande ouvrière.

La médecine, qui est aujourd'hui une arme puissante
dans les mains de la justice, n'est devenue capable de
remplir un tel office qu'à force de travaux et de décou-
couvertes ; et ces travaux, ces découvertes, longtemps
l'opinion publique les lui a interdits. Dans l'antiquité,
elle était privée d'une ressource essentielle, l'ouverture
des corps de ceux qui ont cessé de vivre et l'examen
des lésions qui ont amené la mort. Des croyances vigi-
lantes et sévères environnaient les dépouilles mortelles,
et les protégeaient contre la recherche scientifique, qui
ne semblait qu'une curiosité impie et coupable. A la
vérité, les rois grecs de l'Égypte permirent à l'école
active et mémorable d'Alexandrie de porter la main
sur le corps humain ; mais bientôt cette anomalie, cette
révolte contre l'opinion régnante disparut, et le célèbre
Galien, qui a composé des livres d'anatomie, excellent
résumé de tout ce que les anciens surent en ce genre,
n'avait jamais disséqué que des singes. Dans une pareille situation, il ne pouvait être question d'aller à la
poursuite du poison introduit, et ceux-là même qui
étaient le plus persuadés de l'empoisonnement de Ger-

manicus, sa femme, ses amis, firent brûler le corps du jeune prince, détruisant ainsi tout moyen de constater un crime. Mais qui songeait alors que les particules vénéneuses pussent être retrouvées par une science profonde et un art subtil? Et qui ne voit aujourd'hui la singulière et étroite liaison de toutes les choses sociales? Tandis que les croyances théologiques du paganisme défendaient de toucher aux restes de la mort, par une concordance véritablement historique la science était hors d'état d'utiliser ces recherches, quand même elles eussent été permises; au fond, l'interdiction qui les frappait et l'impuissance scientifique étaient des faits de même ordre et de même date.

Ce fut au moyen âge et dans le courant du XIVᵉ siècle que les papes, faisant taire les anciens scrupules, autorisèrent les dissections. Ainsi, dans sa seconde moitié, le moyen âge posséda ce qui avait manqué à l'antiquité païenne, la possibilité d'étudier, sans qu'il y eût souillure pour la conscience ni danger pour l'investigateur, la structure humaine sur l'homme même. On remarquera en même temps que cet âge fut adonné avec passion à l'alchimie; l'alchimie qui, chimérique sans doute en ses rêves de transmutation et de panacée, fut pourtant singulièrement féconde en faits positifs, en trouvailles singulières, en substances actives. L'alchimie, philosophiquement considérée, est un des caractères les plus saillants du moyen âge, un de ceux qui en marquent le mieux la force et la capacité progressive.

Le XVIᵉ siècle, Vésale en tête, renouvelle l'anatomie; et de là sorte la médecine commence à s'approcher du moment et de l'état où elle pourra aborder le grand problème de la toxicologie. En effet à côté de l'anatomie régulière et après elle se développe ce qu'on appelle

l'anatomie pathologique, c'est-à-dire l'étude des traces
que la maladie laisse dans le corps, des lésions qui ont
rendu les organes impropres à leur office. Dans ces per-
quisitions, les poisons eurent leur place ; il fut reconnu
que la plupart altéraient de toute façon les tissus vivants. Si dans ces altérations il y avait eu quelque chose
de tout-à-fait spécial, le problème se trouvait résolu ;
la médecine n'avait aucun secours à emprunter pour
déclarer que, dans telle et telle circonstance, il y avait
ou n'y avait pas eu empoisonnement. Mais la chose
n'est pas aussi simple ; il est des maladies spontanées
qui, dans les organes, produisent des lésions difficile-
ment discernables de celles qui sont l'effet des poisons,
et dès lors toute conclusion est atteinte d'une incertitude trop réelle pour qu'on y attache des arrêts de vie
ou de mort.

Pendant que la médecine cheminait, l'alchimie, par
une transformation dont ce n'est pas ici le lieu de rappeler l'histoire, était devenue la chimie, démontrant
d'une façon péremptoire qu'aucune matière ne se perd,
et se faisant fort de retrouver dans les corps composés
les corps composants. Qu'on observe encore ici avec
attention les coïncidences nécessaires de l'évolution
historique : ce fut dans le courant du xviie siècle et particulièrement dans la seconde moitié du xviiie que la
chimie se constitua ; ce fut aussi à ce moment que la
médecine se trouva en état d'user des nouveaux secours
qui lui arrivaient. On peut le dire, dans tout le cours
de son développement il ne s'était encore offert à elle
nul événement qui la servît si bien dans ses recherches
propres, et tout d'abord elle en usa pour se mettre à la
trace du trajet que parcourent les poisons dans le corps.
Ce qui avait été impossible à l'antiquité, au point qu'elle
n'en dut pas même concevoir la pensée, se présenta

comme un problème parfaitement soluble auquel on mit la main.

La solution a été obtenue ; elle est pleinement générale et satisfaisante, tant qu'il s'agit de poisons minéraux. Le métal n'est sujet à aucune décomposition ultérieure, et tel il est introduit dans l'économie, tel il se retrouve, après s'être mélangé aux boissons, aux aliments, aux humeurs, après avoir circulé avec le sang, après s'être logé dans les dernières profondeurs des organes. Mais il n'en est plus de même pour les poisons organiques, c'est-à-dire les poisons qui viennent des végétaux ou des animaux; ceux-là sont des substances composées, parfois très-complexes; les éléments s'en dissocient facilement, et dès lors manque cette persistance, cette identité qui, dans les empoisonnements métalliques, assure tellement les investigations. Devant ce nouveau problème, la chimie n'est restée ni inactive ni impuissante; elle sait retrouver quelques poisons végétaux; mais elle est loin de les reconnaître tous, et là, en bien des cas, elle n'a plus que des présomptions en place des certitudes qu'ailleurs elle peut offrir à la conscience du juge.

Nous venons de suivre dans ses principales évolutions, et en insistant à dessein sur quelques épisodes trop négligés par les historiens scientifiques, une partie importante de la médecine. Dans les temps antiques, aux yeux de la science rudimentaire, le poison et le corps vivant sont en présence immédiate : le poison une fois introduit, l'homme succombe, par un effet, ce semble, de totalité qu'exerce la substance vénéneuse et par une agression directe sur la vie. Plus tard, l'examen faisant un pas, on s'aperçoit que maintes fois les membranes qui l'ont reçue sont altérées dans leur texture. Plus tard encore, on reconnaît que l'agent délétère est absorbé

et pénètre dans le sang. Enfin, dans un dernier degré
qui est le point actuel, on poursuit la substance vénéneuse jusqu'à certains nids qu'elle va chercher de préférence et où elle demeure fixée. Cela est le fruit du
travail médical : cause, symptômes, lésions de tissus,
traitement, dans les limites du possible tout est recherché, retracé, déterminé. Aussitôt que ce travail
médical, suffisamment poursuivi, donne des résultats
sur lesquels on puisse compter, il s'étend à un domaine
qui semblait complétement étranger, et il devient, en
des circonstances essentielles, une lumière pour la justice. Néanmoins, tout en signalant les services rendus
par les physiologistes et les médecins, il est évident
qu'en cette voie ils n'ont rien pu sans le secours d'une
autre science, la chimie, qui a procuré les moyens de
suivre à la trace les substances introduites et de les dégager de leurs combinaisons. Ce fait d'histoire scientifique
exclut l'antiquité de toute connaissance étendue de la
toxicologie, surtout en ce qui concerne la recherche du
poison. Ainsi, tandis que l'une analyse des acides et des
alcalis, recueille des gaz, et pèse tout ce qui entre et
tout ce qui sort, construisant la théorie de ces combinaisons et décombinaisons, travail moléculaire du
monde entier ; tandis que l'autre porte un œil curieux
sur les dépouilles de la mort, dissèque des fibres et suit
le mouvement des fluides, établissant le système des
notions relatives à la nature vivante, voilà que du
sein de ces investigations toutes spéculatives s'échappe
un rayon de lumière qui assure la justice : vif et puissant caractère de la vérité abstraite qu'on ne peut ni
trop chercher pour elle-même, ni trop apprécier pour
les utilités attendues ou inattendues qu'elle fournit.

HENRIETTE D'ANGLETERRE

BELLE-SŒUR DE LOUIS XIV

EST-ELLE MORTE EMPOISONNÉE [1] ?

Le dirai-je? La première impulsion au travail dont
on lit le titre m'est venue d'un sentiment littéraire et
du besoin de goûter dans sa plénitude une œuvre admirable. Tout le monde connaît les soupçons qui pla-
nèrent sur la mort foudroyante de Madame; tout le
monde aussi a dans la mémoire la funèbre et touchante
exclamation de Bossuet : « O nuit désastreuse, ô nuit
« effroyable où retentit tout-à-coup, comme un éclat
« de tonnerre, cette étonnante nouvelle: Madame se
« meurt, Madame est morte! Qui de nous ne se sentit
« frappé à ce coup, comme si quelque tragique accident
« avait désolé sa famille? » Toutes les fois que je relisais
l'oraison funèbre d'Henriette-Anne d'Angleterre, duchesse d'Orléans (et combien de fois ne l'ai-je pas re-
lue!), à ce passage qui fit éclater tant de sanglots sous les
voûtes de l'église de Saint-Denis, et qui, même aujour-
d'hui, ne nous laisse pas sans émotion, je m'arrêtais
et je sentais naître en moi un sourd murmure qui mê-

1. *La Philosophie positive*, septembre-octobre 1867, p. 183.

lait à cette solennelle lamentation je ne sais quoi de discordant. Quoi! me disais-je, voilà une femme charmante, jeune encore, pleine de grâce et de douceur, possédant toute faveur auprès de son frère et de son beau-frère, les deux puissants rois de la Grande-Bretagne et de la France, mais, par un triste revers de la médaille, en butte aux injures, aux outrages et peut-être aux mains meurtrières des mignons de son mari; la voilà qui disparaît par un mal aussi inconnu que soudain; toutes les bouches parlent de poison; on nomme l'empoisonneur, le chevalier de Lorraine, tout récemment exilé par le roi à la demande de Madame et au grand désespoir de Monsieur. Bossuet n'ignore pas ces bruits : ils sont trop publics; toutefois, les dédaignant vrais ou faux, il s'abandonne au cours de sa merveilleuse éloquence, épanchée en accents pénétrants de douleur, de résignation et de foi; sorte d'élégie chrétienne où aucune lumière sinistre ne vient tomber. Mais nous qui le lisons, nous ne pouvons dédaigner ni les bruits, ni les lueurs sinistres. Il semble que le froid de l'empoisonnement se glisse dans notre cœur; quelque chose de venimeux est là-dessous qui nous offense; et devant le chef-d'œuvre on se met à penser : beau langage, images splendides, art infini; mais, de son sujet, le grand orateur, en prenant pour texte *vanité des vanités et tout est vanité*, n'a pris que le frivole et le superficiel. Le sérieux, le profond était dans le sombre drame d'un crime accompli sur les marches du trône; et, si Bossuet n'a pu ni dû toucher à de tels mystères, l'effrayante réalité, qui se dresse à côté de lui, ternit son éloquence, qui ne nous semble plus qu'une sonore rhétorique.

Au contraire, supposons détruite l'opinion de l'empoisonnement; supposons que cette mort si prompte et si mystérieuse pour des contemporains a été naturelle ; alors, dégagée d'un soupçon séculaire, l'éloquence de Bossuet reprend sa souveraine sérénité. Il n'y avait rien à dire que ce qu'il a dit, *déplorant dans un seul malheur toutes les calamités du genre humain, et dans une seule mort faisant voir la mort et le néant de toutes les grandeurs humaines.* Mon âme se livre sans réserve à l'entraînement de cette parole qui tombe sur un lamentable trépas, non sur un crime abominable ; et la grandeur du monde chrétien éclate dans ces pages, comme éclate dans un chant d'Homère la grandeur du monde païen.

C'est sous ces impressions que j'ai accompli les dernières recherches d'un sujet auquel j'avais songé depuis bien longtemps, et dont depuis bien longtemps aussi j'avais cru entrevoir la solution. Non pas que, de parti pris, je fusse résolu d'avance à trouver ce qui me convenait, et à décharger d'un crime la cour de Louis XIV, d'un mal-être l'éloquence de Bossuet ; bien décidé, au cas que je ne me satisfisse pas, à laisser toute sa force à la terrible accusation consignée dans les mémoires de Saint-Simon, ou bien à attendre que quelque main plus heureuse découvrît des preuves qui m'auraient échappé. Mais, si le lecteur juge que j'ai réussi à prouver que la mort de Madame fut naturelle, je serai content qu'un résultat que je n'ai d'abord cherché qu'en vue des beautés d'une oraison funèbre efface de l'histoire le soupçon d'un crime.

Homère et Bossuet ! je viens de les nommer l'un à côté de l'autre, et je ne m'en dédis pas. La grande prose n'est pas inférieure à la grande poésie pour la beauté, le charme, l'effet et la puissance. Jamais je ne l'ai mieux éprouvé que dans les pages de Bossuet. Comme la poésie, suivant l'heureuse allégorie de la Grèce, a son sé-

jour préféré sur les cimes altières de Parnasse et d'Hé-
licon, de même l'aigle de Meaux se complaît dans les
hauteurs théologiques, d'où il contemple le néant de
l'homme et le double office des mains de Dieu, pleines
l'une de colère et l'autre de miséricorde. Alors, pour
faire partager à qui l'entend le transport et le frisson
qu'il ressent à la vue de ce monde surnaturel, il éclate
en accents égalant dans leur perfection tout ce qu'il y
a de plus parfait dans le domaine de la beauté intellectuelle. Il n'a besoin pour son sublime langage que des
mots les plus simples : il les appelle, et ils prennent sous
sa main une lumière extraordinaire; il les range, et il
en sort des images à dessin grandiose et merveilleux;
il les frappe, et ils rendent une profonde et majestueuse
harmonie. Dans ces lignes où j'exprime si imparfaitement ce que je sens, j'essaye du moins de payer au
grand écrivain une vieille dette de reconnaissance;
car combien d'heures de jeunesse ne m'a-t-il pas
charmées ! Combien de fois ne m'a-t-il pas porté dans
un idéal mythologique, il est vrai, pour moi, mais auquel s'associaient sans peine la grandeur de l'histoire
et le charme du passé !

L'oraison funèbre parle de mort, et la mort parle de
cadavre. Ce mot repoussant, Bossuet l'a mis dans un
passage que je cite, bien que si connu : « Elle va des-
« cendre à ces sombres lieux, à ces demeures souter-
« raines, pour y dormir dans la poussière avec les
« grands de la terre, comme dit Job, avec ces rois et
« ces princes anéantis parmi lesquels à peine peut-on
« la placer, tant les rangs y sont pressés, tant la mort
« est prompte à remplir ces places! Mais ici notre ima-
« gination nous abuse encore : la mort ne nous laisse
« pas assez de corps pour occuper quelque place, et on
« ne voit là que les tombeaux qui fassent quelque

« figure. Notre chair change bientôt de nature; notre
« corps prend un autre nom, même celui de cadavre,
« dit Tertullien, parce qu'il nous montre encore quelque
« forme humaine, ne lui demeure pas longtemps; il
« devient un je ne sais quoi qui n'a plus de nom en
« aucune langue; tant il est vrai que tout meurt en lui,
« jusqu'à ces termes funèbres par lesquels on expri-
« mait ses malheureux restes ! »

A mon tour, dans les pages qui suivent, je vais mettre
sous les yeux du lecteur un cadavre, non pas celui qui,
caché sous les planches d'un cercueil, descend au sein
de la terre, mais celui qui, à peine refroidi, occupe
encore le lit où s'est exhalé le dernier soupir. La médecine, en son office de science et de charité, voit et
touche ce qui offense la vue et le toucher. *Inquinandæ
sunt manus*, a dit un célèbre médecin, il faut souiller
ses mains, et ne pas craindre d'acheter à ce prix d'utiles
et précises notions sur le siége des maladies et sur les
moyens de les reconnaître, d'en prévoir l'issue et de les
traiter le plus convenablement. C'est sous son couvert
qu'ici je décrirai, comme on décrirait dans un livre du
métier, une maladie advenue il y a aujourd'hui tout
près de deux cents ans, appréciant les symptômes, ouvrant le corps, notant les lésions intérieures, et du
tout tirant un jugement sur ce mal qui, en neuf
heures, ravit une aimable femme, une grande princesse
à la gloire où, comme dit Bossuet, *elle allait être précipitée*. Puis ce n'est pas tout; Bossuet est catholique, et
moi j'appartiens à la philosophie positive. Aussi humble
qu'il est possible devant le grand orateur, je ne le suis
plus devant le philosophe; et, dans le courant, je trou-
verai à faire intervenir une doctrine qu'il n'a pas pré-
vue, même quand il prévoyait qu'il y aurait des gens
qui, « ne pouvant plus reconnaître la majesté de la

28

« religion déchirée par tant de sectes, iraient enfin
« chercher un repos funeste et une entière indépen-
« dance dans l'indifférence des religions ou dans
« l'athéisme. » (*Oraison funèbre de la reine d'Angleterre.*)

Venons donc au fait, et commençons par indiquer
où naquirent les soupçons d'empoisonnement; c'est
chez la malade elle-même qu'ils naquirent d'abord.
Très-vite elle se crut empoisonnée. Voici ce que raconte
Mᵐᵉ de La Fayette, amie de la princesse, et qui ne la
quitta pas un seul moment depuis le verre d'eau de
chicorée jusqu'à la terminaison fatale : « Tout d'un
« coup (c'est-à-dire environ une demi-heure après le
« début des premiers accidents) Madame dit qu'on re-
« gardât à cette eau qu'elle avait bue, que c'était du
« poison, qu'on avait peut-être pris une bouteille
« pour l'autre, qu'elle était empoisonnée, qu'elle le
« sentait bien, et qu'on lui donnât du contre-poison.
« J'étais dans la ruelle auprès de Monsieur; et, quoique
« je le crusse fort incapable d'un pareil crime, un éton-
« nement ordinaire à la malignité humaine me le fit
« observer avec attention : il ne fut ni ému ni embar-
« rassé de l'opinion de Madame; il dit qu'il fallait don-
« ner de cette eau à un chien[1]. Il opina comme Ma-

---

1. On lit dans une lettre de Bossuet : « L'ouverture du corps fut
« une manifeste conviction du contraire (que la princesse n'avait
« pas été empoisonnée), puisque l'on n'y trouva rien de sain que
« l'estomac et le cœur, qui sont les premières parties attaquées par
« le poison; joint que Monsieur, qui avait donné à boire à Mᵐᵉ de
« Meckelbourg qui s'y trouva, acheva de boire le reste de la bou-
« teille, pour rassurer Madame; ce qui fut cause que son esprit se
« remit aussitôt, et qu'elle ne parla plus de poison que pour dire
« qu'elle avait cru d'abord être empoisonnée par méprise, ce sont
« les propres mots qu'elle dit à M. le maréchal de Gramont (*Bibl.*
« *de l'École des Chartes*, 2ᵉ série, t. I, p. 174). » Bossuet est en
désaccord avec Mᵐᵉ de Lafayette sur les particularités de l'eau de

« dame qu'on allât quérir de l'huile et du contre-poi-
« son pour ôter à Madame une pensée si fâcheuse.
« Mme Desbordes, sa première femme de chambre, qui
« était absolument à elle, lui dit qu'elle avait fait l'eau
« et en but ; mais Madame persévéra toujours à vou-
« loir de l'huile et du contre-poison ; on lui donna
« l'une et l'autre. Sainte-Foi, premier valet de chambre
« de Monsieur, lui apporta de la poudre de vipère; elle
« lui dit qu'elle la prenait de sa main, parce qu'elle se
« fiait à lui. On lui fit prendre plusieurs drogues dans
« cette pensée de poison, et peut-être plus propres à
« lui faire du mal qu'à la soulager... Il sembla qu'elle
« avait une certitude entière de la mort, et qu'elle
« s'y résolut comme à une chose indifférente. Selon
« toutes les apparences, la pensée du poison était éta-
« blie dans son esprit, et, voyant que les remèdes
« avaient été inutiles, elle ne songeait plus à la vie, et
« ne pensait qu'à souffrir les douleurs avec patience...
« Gueslin, que l'on avait envoyé quérir à Paris, arriva
« avec M. Valet, qu'on avait envoyé chercher à Ver-
« sailles. Sitôt que Madame vit Gueslin, en qui elle
« avait beaucoup de confiance, elle lui dit qu'elle était
« bien aise de le voir, quelle était empoisonnée, et
« qu'il la traitât sur ce fondement... Le maréchal de
« Grammont s'approcha de son lit ; elle lui dit qu'il

chicorée bue pour détromper Madame de l'idée d'empoisonnement ;
et, en ceci, il mérite moins de confiance que cette dame, qui ne
quitta pas un moment la princesse. D'ailleurs les dires, soit de
Mme Lafayette elle-même, soit de l'ambassadeur anglais, témoignent
que l'idée de poison quitta Madame beaucoup moins qu'il ne prétend. Quant à la croyance que le poison attaque de préférence le
cœur (comme s'il y avait un poison en général et non une foule de
poisons particuliers), elle ne mérite mention que comme souvenir
d'une vieille superstition médicale et comme témoignage de l'inca-
pacité où étaient à la fois médecins et hommes du monde, de porter
le moindre jugement sur un cas d'empoisonnement réel ou supposé.

« perdait une bonne amie, qu'elle allait mourir, et
« qu'elle avait cru d'abord être empoisonnée par mé-
« prise... Une contenance paisible au milieu de la cer-
« titude de la mort, de l'opinion du poison et de ses
« souffrances qui étaient cruelles... L'ambassadeur
« d'Angleterre arriva... Il lui demanda si elle était
« empoisonnée; je ne sais si elle lui dit qu'elle l'était,
« mais je sais bien qu'elle lui dit qu'il n'en fallait rien
« mander au roi son frère, qu'il fallait lui épargner
« cette douleur, et qu'il fallait surtout qu'il ne songeât
« point à en tirer vengeance, que le roi n'en était pas
« coupable, qu'il ne fallait point s'en prendre à lui.
« Elle disait toutes ces choses en anglais; et, comme
« le mot de poison est commun à la langue française
« et à l'anglaise, M. Feuillet (son confesseur) l'entendit
« et interrompit la conversation, disant qu'il fallait
« sacrifier sa vie à Dieu et ne pas penser à autre
« chose. »

Ceux des historiens qui ont cru que l'empoisonnement était avéré ont entendu les paroles de M. Feuillet
comme l'expression d'un homme qui sent le danger
des révélations, et qui, soit pour faire sa cour, soit
pour épargner des maux ultérieurs, interrompt les
plaintes et les étouffe. Le fait est que le mot de poison
retentissait à ses oreilles, et que la situation devint
embarrassante. Il faut interpréter bien ce qu'on n'a
aucune raison d'interpréter mal, et ne voir dans l'in-
jonction de M. Feuillet que la recommandation de la
résignation sans limite et sans restriction; mais l'in-
jonction reste dure[1].

---

1. Sa rudesse, en effet, fut extrême. Dans l'agonie de ses souffrances, Madame s'étant écriée : « Mon Dieu, ces grandes douleurs
« ne finiront-elles pas bientôt? » M. Feuillet reprit : « Quoi! Ma-
« dame, vous vous oubliez! Il y a tant d'années que vous offensez

Après la malade viennent ses compatriotes les Anglais. Le comte d'Arlington, ministre de Charles II, écrivit au chevalier du Temple, ambassadeur d'Angleterre à la Haye, cette lettre imprimée dans le livre de Mᵐᵉ de La Fayette : « Les brouilleries de ses domestiques « et sa mort subite nous avaient d'abord fait croire « qu'elle avait été empoisonnée; mais la connaissance « qu'on nous a donnée depuis du soin qu'on a pris « d'examiner son corps et des sentiments que nous ap- « prenons qu'en a Sa Majesté Très-Chrétienne, laquelle a « intérêt d'examiner cette affaire à fond, et qui est per- « suadée qu'elle est morte d'une mort naturelle, a levé « la plus grande partie des soupçons que nous en « avions. Je ne doute pas que M. le maréchal de Belle- « fonds, que j'apprends qui vient d'arriver avec ordre « de donner au roi une relation particulière de cet acci- « dent fatal et qui nous apporte le procès-verbal[1] de la « mort de cette princesse et de la dissection de son corps, « signé des principaux médecins et chirurgiens de Paris, « ne nous convainque pleinement que nous n'avons « rien à regretter que la perte de cette admirable prin- « cesse, sans qu'elle soit accompagnée d'aucunes cir- « constances odieuses, pour rendre notre douleur « moins supportable. »

Le même livre de Mᵐᵉ de La Fayette contient, sur ce sujet, des lettres de M. Montaigu, alors ambassadeur

---

« Dieu, et il n'y a encore que six heures que vous faites pénitence; « dites plutôt, avec saint Augustin : Coupez, Seigneur, tranchez, « taillez. » N'étant pas catholique, je ne me mêle jamais de blâmer ce qui paraît bien aux catholiques entre eux; mais la morale humaine et supérieure, qu'aujourd'hui le monde professe, aurait trop de pitié de la souffrance pour recommander la résignation sur ce ton.

1. Est-ce la pièce dont je publie ici, un peu plus loin, un extrait? Ce procès-verbal doit exister en Angleterre; je n'ai pu en retrouver une copie à la Bibliothèque nationale.

d'Angleterre à Paris. Celle-ci adressée au comte d'Arlington concorde avec les dires de Mme de La Fayette :
« ... Je suppose que M. le maréchal de Bellefonds est
« arrivé à Londres. Outre le compliment de condo-
« léance qu'il va faire au roi, il tâchera, à ce que je
« crois, de désabuser notre cour de l'opinion que Ma-
« dame ait été empoisonnée, dont on ne pourra jamais
« désabuser celle-ci ni tout le peuple. Comme cette
« princesse s'en est plainte plusieurs fois dans ses plus
« grandes douleurs, il ne faut pas s'étonner que cela
« fortifie le peuple dans la croyance qu'il en a. Toutes
« les fois que j'ai pris la liberté de la presser de me dire
« si elle croyait qu'on l'eût empoisonnée, elle ne m'a
« pas voulu faire de réponse, voulant, à ce que je crois,
« épargner une augmentation si sensible de douleur
« au roi notre maître. La même raison m'a empêché
« d'en faire mention dans ma première lettre, outre que
« je ne suis pas assez bon médecin pour juger si elle
« a été empoisonnée ou non. L'on tâche ici de me faire
« passer pour l'auteur du bruit qui en court, je veux
« dire, Monsieur, qui se plaint que je le fais pour
« rompre la bonne intelligence qui est établie entre les
« deux couronnes. »

La lettre suivante, écrite par M. Montaigu au roi Charles II, relate l'incident de M. Feuillet : « ... J'eus
« l'honneur d'entretenir Madame assez longtemps le
« samedi, jour précédent de celui de sa mort; elle me
« dit qu'elle voyait bien qu'il était impossible qu'elle
« pût jamais être heureuse avec Monsieur, lequel s'était
« emporté contre elle plus que jamais deux jours au-
« paravant à Versailles, où il l'avait trouvée dans une
« conférence secrète avec le roi sur des affaires qu'il
« n'était pas à propos de lui communiquer (la ligue
« contre la Hollande)... Je pris la liberté de lui deman-

« der si elle ne croyait pas qu'on l'eût empoisonnée ;
« son confesseur, qui était présent et qui entendit ce
« mot-là, lui dit : Madame, n'accusez personne, et of-
« frez à Dieu votre mort en sacrifice. Cela l'empêcha
« de me répondre, et, quoique je fisse plusieurs fois la
« même demande, elle ne me répondit qu'en levant les
« épaules. »

Autre lettre de M. Montaigu à milord Arlington, relative aux bruits qui couraient : « ... Il y a eu depuis
« la mort de Madame, comme vous pouvez bien vous
« l'imaginer dans une occasion pareille, plusieurs
« bruits divers. L'opinion la plus générale est qu'elle
« a été empoisonnée ; ce qui inquiète le roi et les mi-
« nistres au dernier point. J'en ai été saisi d'une telle
« manière, que j'ai eu à peine le cœur de sortir depuis ;
« cela joint aux bruits qui courent par la ville du res-
« sentiment que témoigne le roi notre maître d'un at-
« tentat si rempli d'horreur, qu'il a refusé de recevoir
« la lettre de Monsieur, et qu'il m'a ordonné de me re-
« tirer, leur fait conclure que le roi notre maître est
« mécontent de cette cour. »

Enfin, dans une dernière lettre à milord Arlington,
M. Montaigu se plaint que le chevalier de Lorraine ait
été rappelé d'exil : « ... Je n'écris présentement que
« pour rendre compte à Votre Grandeur d'une chose
« que je crois pourtant que vous saurez déjà, c'est que
« l'on a permis au chevalier de Lorraine de venir à la
« cour et de servir à l'armée en qualité de maréchal
« de camp. Si Madame a été empoisonnée comme la
« plus grande partie du monde le croit, toute la France
« le regarde comme son empoisonneur, et s'étonne avec
« raison que le roi de France ait si peu de considéra-
« tion pour le roi notre maître, que de lui permettre
« de revenir à la cour, vu la manière insolente dont il

« en a toujours usé envers cette princesse pendant sa
« vie. »

Si le récit de Saint-Simon qu'on lira bientôt était
vrai, il serait vrai aussi que le roi sut d'une façon positive que Madame avait été empoisonnée par le chevalier de Lorraine. Dès lors la faveur faite à un tel scélé-
rat serait, de la part de Louis XIV, plus qu'un caprice;
ce serait un acte odieux, une sorte de complicité ré-
troactive, d'autant plus condamnable qu'il témoigna,
cela est certain, un tendre intérêt à la pauvre princesse
durant sa courte maladie. En effet Bossuet n'a rien
exagéré quand il a dit : « Le roi, la reine, Monsieur,
« toute la cour, tout le peuple, tout est abattu, tout est
« désespéré; et il me semble que je vois l'accomplisse-
« ment de cette parole du prophète : *Le roi pleurera,*
« *le prince sera désolé, et les mains tomberont au peuple*
« *de douleur et d'étonnement.* Mais et les princes et les
« peuples gémissaient en vain; en vain Monsieur, en
« vain le roi même tenait Madame serrée par de si
« étroits embrassements. Alors ils pouvaient dire l'un
« et l'autre avec saint Ambroise : *Je serrais les bras,*
« *mais j'avais déjà perdu ce que je tenais.* La princesse
« leur échappait parmi des embrassements si tendres;
« et la mort plus puissante nous l'enlevait entre ces
« royales mains. »

Dans ce passage il faut pourtant reprendre ce qui est
dit de l'affliction de Monsieur : elle fut fort petite; et,
quand il nous la dépeint grande, l'orateur fait plus
d'honneur à la bienséance qu'à la vérité. Mais surtout
je ne puis laisser passer ces paroles : En vain Monsieur,
en vain le roi *même...* Eh! grand évêque, comment ce
même a-t-il pu se trouver sous votre plume? Pour retenir une vie qui fuyait, quelle puissance avait le roi
plus que Monsieur ou tout autre? Et quelle espérance

de salut résidait en cette royauté qui s'inclinait tendrement mais vainement sur d'irrémédiables douleurs? L'encens qui fumait de toute part aux pieds de l'idole de Versailles vous a vous-même offusqué; et, dans votre futile adoration, vous vous êtes, pour ainsi dire, étonné que brutalement la mort vînt écarter ces royales mains. Oh! flatteur inconscient de vous-même! ô puissance de l'air affadissant de la cour de Louis XIV!

Que les brouilles de Monsieur et de Madame aient été présentes aux esprits dans ces moments douloureux, c'est ce que montrent ces quelques lignes de Mme de La Fayette : « M. Valet s'en retourna à Versailles sur les « neuf heures et demie, et nous demeurâmes autour de « son lit à causer, la croyant sans aucun péril. On était « quasi consolé des douleurs qu'elle avait souffertes, « espérant que l'état où elle avait été servirait à son « raccommodement avec Monsieur; il en paraissait « touché; et madame d'Épernon et moi, qui avions en- « tendu ce qu'elle avait dit, nous prenions plaisir à lui « faire remarquer le prix de ses paroles. »

Il faut citer ici quelques mots de la seconde Madame, non pas comme témoin de faits qui s'étaient passés plusieurs années avant qu'elle vînt à la cour de Louis XIV, mais comme écho des bruits qui avaient cours longtemps après les événements. Dans une lettre du 26 août 1689 elle écrit : « Vous aurez sans doute appris qu'on « accuse ce d'Effiat d'avoir donné à feu Madame du « poison que le chevalier de Lorraine avait envoyé de « Rome par Morel, à ce qu'on dit. » Ce Morel était de cette bande des d'Effiat, des chevalier de Lorraine, que la voix publique accusait de mœurs dégoûtantes.

Dix-sept ans après, à la date du 13 juillet 1706, la princesse revenait sur ce sujet : « Elle (Madame) vou- « lut faire chasser le chevalier de Lorraine, et elle y

« réussit; mais il ne l'a pas manquée. Il a envoyé
« d'Italie le poison par un gentilhomme provençal
« qu'on appelait Morel; et, pour récompenser celui-ci,
« on l'a fait premier maître d'hôtel[1]. D'Effiat n'avait
« point empoisonné l'eau de chicorée, mais la tasse
« de Madame; et c'était bien imaginé; car on a bu de
« l'eau de chicorée, mais personne ne boit dans notre
« tasse. »

Ces quelques mots ne sont cependant pas sans importance dans la discussion qui va s'ouvrir. En effet il était notoire dans la maison qu'une personne au moins, Mme Desbordes, et peut-être deux[2], avaient bu de la même eau de chicorée que Madame et n'avaient point été incommodées. Cela était grave contre l'opinion de l'empoisonnement. Aussi, dans la lettre dont je viens de rapporter un fragment, il est dit qu'on empoisonna non pas l'eau elle-même, mais la tasse où cette eau fut versée; de sorte qu'il faudra admettre ou que, la poudre vénéneuse ayant été mise dans la tasse, la personne qui versa l'eau pour l'apporter à Madame, ne s'aperçut pas qu'elle contenait dans son fond une substance que la propreté seule obligeait de jeter, ou que les parois mêmes et les bords de la tasse avaient été enduits de quelque poison.

Si, au moment de la mort de la duchesse d'Orléans, Mme de Grignan eût été en Provence au lieu d'être à Paris, nous aurions certainement, dans les lettres de Mme de Sévigné, une ample moisson. Mais, dans l'état, il n'y a que ceci : « Cette pauvre reine d'Espagne (fille

---

1. C'est sans doute le même que celui que Saint-Simon nomme Maurel de Vaulonne.
2. Le lecteur verra qu'en donnant un verre d'eau de chicorée à Madame, on en donna aussi un à Mme de Lafayette. Il est probable qu'elle le but, cependant cela n'est pas dit.

« de Madame), plus âgée d'un an que sa mère, est morte,
« comme elle, d'une étrange manière; elle tomba le 10e
« de ce mois dans des vomissements si extrêmes et si
« violents que nul remède n'a pu la secourir; et, jus-
« qu'au 12e qu'elle mourut à midi, elle n'a pas eu un
« moment pour respirer... mandant au roi qu'elle n'a
« point de regret à la vie, et qu'elle meurt de sa mort
« naturelle, quoiqu'elle eût dit d'abord comme Madame
« et comme elle s'en repentant. Enfin on ne parle pas
« de poison; ce mot est défendu à Versailles et par toute
« la France; mais la pauvre princesse est morte..... »
(*Lettre à madame de Grignan*, 23 février 1689.) Il ne serait pas impossible que cette fille de Madame eût succombé à la même maladie que sa mère, qui est, à ce
que je pense, car il faut commencer à la nommer, ce
que les médecins appellent l'ulcère simple de l'estomac[1] ou ulcère corrosif. A la vérité, la forme avec
d'excessifs vomissements, comme chez la reine d'Espagne, est beaucoup moins fréquente que celle dont on
trouvera un type dans la description de la maladie de
la duchesse d'Orléans; mais elle existe aussi. L'invasion
subite, la mort prompte, les soupçons d'empoisonnement, peut-être l'hérédité, tout m'inclinerait à con-
jecturer que les deux cas sont dus à la même lésion.
Mais il n'y a rien à dire de plus sur la fille, tandis que
pour la mère les documents abondent.

Que ces attaques subites d'un mal irrémédiable au
milieu d'une bonne santé apparente, ces douleurs
atroces et ces morts rapides suscitent des pensées d'empoisonnement, cela est naturel dans certains cas et dans

---

1. Ceux qui ne sont pas médecins demanderont peut-être pourquoi on le nomme ulcère simple; c'est pour le distinguer de l'ulcère
cancéreux de l'estomac, qui a de tout autres symptômes, une tout
autre marche et une tout autre anatomie pathologique.

certains milieux, et cela s'est vu ailleurs qu'à la cour de
Louis XIV. J'emprunte le récit naïf d'une scène de ce
genre à un médecin allemand qui a écrit sur la maladie dont il est ici question (LUDWIG MUELLER, *das corro-
sive Geschwür in Magen*, p. 227). Il avait été appelé
auprès d'un malade qui succomba rapidement à la péritonite suraigüe, suite de la perforation de l'estomac
par l'ulcère. « Les parents du défunt, dit-il, et tout
« l'entourage, étant des gens sans instruction, ne purent
« s'expliquer une maladie si rapidement mortelle qu'en
« supposant qu'il y avait eu empoisonnement. Les in-
« jures m'accueillirent quand j'entrai dans la maison
« pour visiter le corps, et me suivirent quand j'en sor-
« tis. Mais ce ne fut pas la fin de mon histoire. On
« croyait avoir remarqué, et de fait ce n'était pas
« une illusion, qu'après l'administration des poudres
« blanches (sulfate de morphine), la douleur avait tou-
« jours empiré, le malade s'écriant, se tordant et éprou-
« vant à chaque dose un vomissement. *Post hoc, ergo*
« *propter hoc;* le crime était prouvé. Le lendemain, je
« reçus une lettre de l'autorité sanitaire, m'apprenant
« que le médecin du cercle était chargé de m'interro-
« ger sur ce qui s'était passé. Cet interrogatoire expli-
« qua et mit l'affaire à néant. Ma pratique n'en souffrit
« pas; mais que serait-il arrivé si ce cas se fût trouvé
« au début de ma carrière? A quoi m'aurait servi
« d'avoir diagnostiqué juste et employé les médica-
« ments convenables? L'autorité sanitaire aurait été
« satisfaite, mais moi je n'aurais eu sans doute qu'à
« prendre le bâton de voyage. »

Je termine la série des soupçons d'empoisonnement
et des charges contre le chevalier de Lorraine et M. d'Effiat par les dires de Saint-Simon (*Mémoires*, ch. XCIV).
Ce sont les plus récents, mais, à beaucoup près, les plus

importants. C'est un récit détaillé, minutieux, du moyen
employé pour administrer à Madame le poison envoyé
d'Italie; les acteurs de cette tragédie sont nommés, et
le tout est affirmé par un homme qui a reçu leurs confidences et qui a fait les siennes à Louis XIV lui-
même.

« Je ne puis, dit-il, finir sur ce prince (Monsieur),
« sans raconter une anecdote qui a été sue de bien peu
« de gens, sur la mort de Madame, que personne n'a
« douté qui n'eût été empoisonnée et même grossière-
« ment. Ses galanteries donnaient de la jalousie à Mon-
« sieur. Le goût opposé de Monsieur indignait Ma-
« dame... Le chevalier de Lorraine, dans le fort de sa
« jeunesse et de ses agréments, étant né en 1643, pos-
« sédait Monsieur avec empire, et le faisait sentir à
« Madame comme à toute la maison. Madame, qui
« n'avait qu'un an moins que lui et qui était char-
« mante, ne pouvait à plus d'un titre souffrir cette do-
« mination; elle était au comble de faveur et de con-
« sidération auprès du roi, dont elle obtint enfin l'exil
« du chevalier de Lorraine. A cette nouvelle, Monsieur
« s'évanouit, puis fondit en larmes... D'Effiat, homme
« d'un esprit hardi, premier écuyer de Monsieur, et le
« comte de Beuvron, homme liant et doux, mais qui vou-
« lait figurer chez Monsieur, dont il était capitaine des
« gardes, et surtout tirer de l'argent pour se faire riche
« en cadet de Normandie fort pauvre, étaient étroite-
« ment liés avec le chevalier de Lorraine, dont l'ab-
« sence nuisait fort à leurs affaires... Madame était
« d'une très-bonne santé qui achevait de leur faire
« perdre de vue le retour du chevalier de Lorraine.
« Celui-ci était allé promener son dépit en Italie et à
« Rome. Je ne sais lequel des trois y pensa le premier;
« mais le chevalier de Lorraine envoya à ses deux amis

« un poison sûr et prompt par un exprès qui ne savait
« peut-être pas lui-même ce qu'il portait.

« Madame était à Saint-Cloud, qui, pour se rafraî-
« chir, prenait depuis quelque temps, sur les sept
« heures du soir, un verre d'eau de chicorée. Un garçon
« de sa chambre avait soin de la faire; il la mettait dans
« une armoire d'une des antichambres de Madame
« avec son verre, etc. Cette eau de chicorée était dans
« un pot de faïence ou de porcelaine, et il y avait tou-
« jours auprès d'autre eau commune, au cas que Ma-
« dame trouvât celle de chicorée trop amère, pour la
« mêler. Cette antichambre était le passage public pour
« aller chez Madame, où il ne se tenait jamais per-
« sonne, parce qu'il y en avait plusieurs. Le marquis
« d'Effiat avait épié tout cela. Le 29 juin 1670, passant
« par cette antichambre, il trouva le moment qu'il
« cherchait, personne dedans, et il avait remarqué qu'il
« n'était suivi de personne qui allât aussi chez Ma-
« dame; il se détourne, va à l'armoire, l'ouvre, jette
« son boucon; puis, entendant quelqu'un, s'arme de
« l'autre pot d'eau commune, et, comme il le remet-
« tait, le garçon de la chambre, qui avait le soin de
« cette eau de chicorée, s'écrie, court à lui, et lui de-
« mande brusquement ce qu'il va faire à cette armoire.
« D'Effiat, sans s'embarrasser le moins du monde, lui
« dit qu'il lui demande pardon, mais qu'il crevait de
« soif, et que, sachant qu'il y avait de l'eau là-dedans,
« lui montrant le pot d'eau commune, il n'a pu résis-
« ter à en aller boire. Le garçon grommelait toujours,
« et l'autre, toujours l'apaisant et s'excusant, entre
« chez Madame, et va causer comme les autres cour-
« tisans, sans la plus légère émotion. Ce qui suivit une
« heure après n'est pas de mon sujet, et n'a que trop
« fait de bruit par toute l'Europe.

« Madame étant morte le lendemain 30 juin, à trois
« heures du matin, le roi fut pénétré de la plus grande
« douleur. Apparemment que dans la journée il eut
« des indices, et que ce garçon de chambre ne se tut
« pas, et qu'il eut notion que Purnon, premier
« maître d'hôtel de Madame, était dans le secret, par la
« confidence intime où, dans son bas étage, il était
« avec d'Effiat. Le roi couché, il se relève, envoie cher-
« cher Brissac, qui dès lors était dans ses gardes et
« fort sous sa main, lui commande de choisir six
« gardes du corps bien sûrs et secrets, d'aller enlever
« le compagnon et de le lui amener dans ses cabinets
« par les derrières. Cela fut exécuté avant le matin.
« Dès que le roi l'aperçut, il fit retirer Brissac et son
« premier valet de chambre, et, prenant un visage de
« nature à faire la plus grande terreur : Mon ami, lui
« dit-il, en le regardant depuis les pieds jusqu'à la
« tête, écoutez-moi bien : si vous m'avouez tout et que
« vous me répondiez vérité sur ce que je veux savoir
« de vous, quoi que vous ayez fait, je vous pardonne,
« et il n'en sera jamais mention; mais prenez garde à
« ne me pas déguiser la moindre chose; car, si vous le
« faites, vous êtes mort avant de sortir d'ici. Madame
« n'a-t-elle pas été empoisonnée ? — Oui, sire, lui ré-
« pondit-il. — Et qui l'a empoisonnée, dit le roi, et
« comment l'a-t-on fait? Il répondit que c'était le che-
« valier de Lorraine qui avait envoyé le poison à Beu-
« vron et à d'Effiat, et lui conta ce que je viens
« d'écrire. Alors le roi, redoublant d'assurance de grâce
« et de menace de mort : — Et mon frère, lui dit le roi,
« le savait-il? — Non, sire, aucun de nous trois n'était
« assez sot pour le lui dire : il n'a point de secret, il
« nous aurait perdus. A cette réponse, le roi fit un
« grand ha! comme un [homme oppressé et qui tout

« d'un coup respire. Voilà, dit-il, tout ce que je voulais
« savoir. Mais, m'en assurez-vous bien? Il rappela
« Brissac, il lui commanda de remener cet homme
« quelque part, où tout de suite il le laissât aller en li-
« liberté. C'est cet homme lui-même qui l'a conté,
« longues années depuis, à M. Joly de Fleury, procu-
« reur général du parlement, duquel je tiens cette
« anecdote.

« Ce même magistrat, à qui j'en ai reparlé depuis,
« m'apprit ce qu'il ne m'avait pas dit la première fois,
« et le voici : Peu de jours après le second mariage de
« Monsieur, le roi prit Madame en particulier, lui conta
« ce fait, et qu'il la voulait rassurer sur Monsieur
« et sur lui-même, trop honnête homme pour lui
« faire épouser son frère, s'il était capable d'un tel
« crime. Madame en fit son profit. Purnon était de-
« meuré son premier maître d'hôtel. Peu à peu elle
« fit semblant de vouloir entrer dans la dépense de sa
« maison, le fit trouver bon à Monsieur, et tracassa si
« bien Purnon, qu'elle le fit quitter et qu'il vendit sa
« charge, sur la fin de 1674, au sieur Maurel de Vau-
« lonne. »

D'abord notons qu'aucune impossibilité morale ne
vient s'interposer contre la réalité de l'action ainsi
dénoncée à la postérité. Il y avait, pour me servir du
langage de Bossuet (*Oraison funèbre de Letellier*), *de
ces fiers courages dont la force malheureuse et l'esprit
extrême ose tout et sait trouver des exécuteurs.* Saint-
Simon lui-même a dit que cette cour était la plus dangereuse des cours. N'avons-nous pas sous les yeux
ce Masque de fer gardé comme un prisonnier et mort
sous un impénétrable secret? Ne voyons-nous pas la
sinistre affaire des poisons où furent impliqués des
hommes et des femmes de la plus haute volée? N'avons-

nous pas appris que le duc de Bourgogne, tout héritier présomptif de la couronne qu'il était, fut près de succomber aux intrigues d'une cabale acharnée? Enfin, à une époque plus rapprochée de nous, ne savons-nous pas que des trames ourdies à côté de la reine Marie-Antoinette lui firent un mal irréparable, et la livrèrent toute compromise aux passions révolutionnaires? Nous n'avons donc aucun droit de récuser ce récit au nom de présomptions morales.

Il ne peut être récusé qu'au nom de bonnes preuves médicales. Je pense que je les ai trouvées, et qu'il sera démontré faux, parce que l'empoisonnement lui-même sera écarté. Toutefois, au défaut de ces preuves qui ont manqué jusqu'à ce jour, le récit méritait-il intrinsèquement la confiance qu'il a inspirée à plusieurs historiens, et ne renfermait-il pas des difficultés qui commandaient de suspendre le jugement, et de l'admettre non comme un témoignage décisif, mais simplement comme une pièce au procès? Nous n'avons à notre disposition ni M. Joly de Fleury ni Purnon, pour les interroger et leur demander des explications; il faut prendre le récit tel qu'il est et sans y rien changer. Donc, tel qu'il est, c'est d'Effiat tout seul qui a mis le poison dans l'eau de chicorée, et Purnon est complétement étranger au fait matériel de l'empoisonnement. Comment se fait-il que ce soit lui que Louis XIV demande pour s'éclaircir de doutes cruels? Sentant cette objection et voulant la prévenir, le récit dit que *apparemment* le garçon de chambre parla de la scène de l'armoire, nomma d'Effiat, et que par d'Effiat on remonta à Purnon, qui, malgré son bas-étage, était en intimité avec d'Effiat. Remarquez cet *apparemment;* on ne sait même pas si le garçon de chambre a parlé.

Suivant le récit, le but du roi n'est pas de faire jus-

tice, mais de s'assurer si son frère n'est pas complice
du crime. Jusqu'à présent la seule chose qu'il ait ap-
prise, c'est que d'Effiat a touché à l'armoire. C'est donc
d'Effiat qu'il va interroger? — Point, c'est Purnon,
avec toute chance d'avoir devant lui un homme qui ne
savait rien, ou qui, s'il savait quelque chose, n'étant
compromis en rien, ne devait pas faire un pareil aveu.
En effet comment Purnon peut-il parler si pertinem-
ment du fait de l'empoisonnement? Pour cela, conduit devant le roi un peu moins de vingt-quatre heures après la mort de la princesse, il faut, ou que
d'Effiat lui ait dit avant le coup comment il s'y pren-
drait, ou après le coup, comment il s'y était pris.
Avant le coup, il ne l'a pu, puisqu'il n'était pas maître
des circonstances et que même il faillit être saisi en
flagrant délit; après le coup, conçoit-on qu'un homme
aille aussitôt, sans y être forcé, déposer cette dangereuse confidence dans l'oreille d'un subalterne?

Si d'Effiat a touché à l'armoire qui renfermait l'eau
de chicorée et a été aperçu par le garçon de chambre,
ce garçon, en apprenant que Madame se plaignait
d'avoir été empoisonnée par cette eau, a dû être frappé
de terreur, et, sous cette impression, ou bien garder un
profond silence sur la circonstance suspecte de peur
d'être compromis, ou bien s'écrier et nommer d'Effiat.
Dans la première hypothèse, Louis XIV n'apprend
rien et ne fait venir ni d'Effiat ni Purnon; dans la seconde, il fait venir d'Effiat, le seul coupable, le seul
qui puisse lui donner des paroles précises sur la complicité ou non complicité de son frère.

En définitive, d'Effiat ayant seul mis le poison dans
l'eau de chicorée, il est impossible d'imaginer comment Louis XIV s'adresse à Purnon. Ajoutons que le
récit fait jouer à Louis XIV un rôle indigne d'un roi.

J'approuve qu'il tienne sa parole à Purnon; mais il n'avait rien promis à d'Effiat; et si, par ménagement pour son frère, il étouffe de son plein pouvoir royal l'affaire, il devait, de ce même plein pouvoir, faire jeter le coupable dans une de ces bastilles qui avaient englouti le Masque de fer.

On voit que la mise en scène est singulièrement suspecte. Mais il y a plus : le récit est en désaccord avec un témoignage certain et du moment sur un fait important dans un cas de ce genre. Ce n'est pas le garçon de chambre qui fit l'eau de chicorée, c'est madame Desbordes, première femme de chambre de Madame.

Dans le récit, il est dit que le roi informa la seconde Madame de tout le détail de l'empoisonnement. Or on a pu voir plus haut comment cette princesse s'exprime là-dessus dans des lettres qui, étant confidentielles, dispensaient de toute réserve : « *On accuse... a ce qu'on dit.* » Ce n'est pas ainsi dubitativement qu'elle se serait exprimée, si elle avait tenu le fait de la bouche même du roi. Évidemment elle parle comme tout le monde; et elle n'aurait pas parlé comme tout le monde, dans l'hypothèse du récit. Autre singularité : M. Joly de Fleury a eu les confidences de Purnon, soit; mais, pour savoir que Louis XIV a instruit la seconde Madame de l'empoisonnement, il a donc eu aussi les confidences du roi ou de Madame. A quel titre ? comment ? et quelle chance d'être, d'un côté, confident d'un maître d'hôtel, et, de l'autre, des personnages royaux !

Enfin, ce qui est décisif, d'après le récit, le poison fut mis dans l'eau de chicorée; chose assurément fausse, puisqu'au moins une personne but de cette même eau et n'en souffrit aucun mal.

Un peu plus bas, quand j'aurai raconté la maladie de la princesse, je noterai qu'aucun poison ne peut produire les accidents signalés. Tout le récit que, sur la foi de M. Joly de Fleury, Saint-Simon a inséré dans ses mémoires, demeure donc une légende née sous l'impression de la croyance publique au crime de la cabale. Le poison venu d'Italie, terre classique des poisons dans l'opinion du xvie et du xviie siècles, le rôle des trois associés contre Madame, l'apparition de ce garçon de chambre qui ne figure que pour former un chaînon jusqu'au roi, l'intervention de Louis XIV, menaçant de sa colère un misérable pour aboutir à l'impunité universelle qui était le fait certain (personne n'ayant jamais été recherché), enfin la raillerie même sur l'indiscrétion de Monsieur qu'on se plaisait à nommer la femme la plus insupportable de la cour, rien de tout cela n'est de l'histoire. S'il était assuré, comme le dit Saint-Simon, que M. Joly de Fleury tînt un pareil récit de la bouche même de Purnon, il faudrait admettre que Purnon prît à son compte toute cette légende, pour se vanter, par une forfanterie sans danger, d'un rôle qu'il n'avait pas eu.

Au reste, bien que les rumeurs se soient fixées particulièrement sur le chevalier de Lorraine et M. d'Effiat, elles ont pourtant admis quelques variations; et madame de Sévigné écrit, à la date du 26 juin 1676 : « Madame de Fiennes me dit qu'on lui mandait que la « Brinvilliers mettait bien du monde en jeu, et nom- « mait le chevalier de B***, mesdames de Ch*** et de « G*** pour avoir empoisonné Madame, pas davantage. « Je crois que cela est très-faux; mais il est fâcheux « d'avoir à se justifier de pareilles choses. »

J'ai discuté tous les soupçons d'empoisonnement qui ont accompagné et suivi le cas; maintenant il s'agit de discuter le cas lui-même. Et d'abord je mets sous les yeux du lecteur une esquisse générale de la maladie que les modernes nomment ulcère simple de l'estomac, et que les anciens ne savaient pas reconnaître. Cette esquisse, je l'emprunte à l'auteur allemand dont j'ai déjà parlé. Elle cadre si exactement avec les symptômes du mal de Madame qu'on la croirait faite pour les besoins de la cause ; pourtant elle n'est que le crayon de ce qui se présente dans la pratique, de ce qui se consigne dans les livres.

« Une femme, dans l'âge florissant, dit M. Müller, « se plaint que son appétit est altéré depuis plus ou « moins de temps, que, parfois, surtout après le repas « du milieu de la journée, des pesanteurs d'estomac « ou même des douleurs se font sentir ; il peut s'y join- « dre des renvois et des nausées. Comme la malade « paraît pourtant se bien porter et que, même hors « du temps de ces accidents, elle se sent tout à fait « saine, ses plaintes ne sont pas l'objet d'une grande « attention de la part soit de ses proches, soit du mé- « decin, soit aussi d'elle-même : on attribue tout cela « à la dyspepsie, et l'on prescrit quelques médicaments « propres à fortifier l'estomac, qui toutefois n'amendent « pas le mal. Un jour, après le repas, la patiente, s'é- « tant par hasard baissée ou ayant fait quelque fort « mouvement, pousse tout à coup un cri, s'affaisse sous « l'impression d'une douleur foudroyante dans la région « de l'estomac, perd la parole ou exprime avec des gé- « missements qu'il s'est fait une rupture en elle et « qu'elle en a eu la sensation. Dans quelque cas sur- « viennent de violents vomissements ; dans d'autres « tout se borne à des maux de cœur continuels et à des « vomituritions. Les douleurs deviennent toujours plus « intenses, et se répandent dans tout le ventre qui se « météorise. Les traits du visage témoignent de l'an- « goisse inexprimable et de la souffrance de la patiente.

« Elle implore, avec gémissement, des secours dont
« ne tarde pas elle-même à désespérer. Un pressenti-
« ment certain d'une prochaine mort s'empare de la
« malheureuse. Aucun moyen ne lui procure du sou-
« lagement ; et, dans la pleine conservation de l'intelli-
« gence, la mort arrive de huit à trente heures après la
« perforation (p. 58). »

Qu'on lise avec attention cette description, ensuite
qu'avec non moins d'attention on lise ce qui suit, tiré
du livre de Mᵐᵉ de La Fayette : « Le dimanche 29 juin...
« on servit le dîner ; elle (Madame) mangea comme à
« son ordinaire, et, après le dîner, elle se coucha sur
« des carreaux, ce qu'elle faisait assez souvent lors-
« qu'elle était en liberté ; elle m'avait fait mettre auprès
« d'elle, en sorte que sa tête était quasi sur moi... elle
« s'endormit. Pendant son sommeil elle changea si
« considérablement qu'après l'avoir longtemps regar-
« dée j'en fus surprise, et je pensai qu'il fallait que
« son esprit contribuât fort à parer son visage, puisqu'il
« le rendait si agréable lorsqu'elle était éveillée, et
« qu'elle l'était si peu quand elle était endormie ; j'a-
« vais tort néanmoins de faire cette réflexion, car je
« l'avais vue dormir plusieurs fois, et je ne l'avais pas
« vue moins aimable.

« Après qu'elle fut éveillée, elle se leva du lieu où elle
« était, mais avec un si mauvais visage que Monsieur
« en fut surpris et me le fit remarquer. Elle s'en alla en-
« suite dans le salon où elle se promena quelque temps
« avec Boisfranc, trésorier de Monsieur, et en lui parlant
« elle se plaignit plusieurs fois de son mal de côté...
« Madame quitta Boisfranc et vint à madame de Meckel-
« bourg ; comme elle parlait à elle, madame de Gama-
« ches lui apporta, aussi bien qu'à moi, un verre d'eau
« de chicorée qu'elle avait demandé il y avait déjà quel-

« que temps. Madame de Gourdon, sa dame d'atour, le
« lui présenta ; elle le but, et, en remettant d'une
« main la tasse sur la soucoupe, de l'autre elle se prit
« le côté, et dit avec un ton qui marquait beaucoup de
« douleur : Ah ! quel point de côté ! Ah ! quel mal ! je
« n'en puis plus. Elle rougit en prononçant ces paroles,
« et, dans le moment d'après, elle pâlit d'une pâleur
« livide qui nous surprit tous ; elle continua de crier
« et dit qu'on l'emportât comme ne pouvant plus se
« soutenir.

« Nous la prîmes sous les bras ; elle marchait à peine
« et toute courbée. On la déshabilla dans un instant.
« Je la soutenais pendant qu'on la délaçait. Elle se
« plaignait toujours, et je remarquai qu'elle avait les
« larmes aux yeux ; j'en fus étonnée et attendrie, car je
« la connaissais pour la personne du monde la plus
« patiente. Je lui dis, en lui baisant le bras que je sou-
« tenais, qu'il fallait qu'elle souffrît beaucoup ; elle me
« dit que cela était inconcevable. On la mit au lit ; et,
« sitôt qu'elle y fut, elle cria encore plus qu'elle n'avait
« fait, et se jeta d'un côté et d'autre, comme une per-
« sonne qui souffrait infiniment. On alla en même
« temps appeler son premier médecin, M. Esprit ; il
« vint, et dit que c'était la colique, et ordonna les re-
« mèdes ordinaires à de semblables maux. Cependant
« les douleurs étaient inconcevables. Madame dit que
« son mal était plus considérable qu'on ne pensait,
« qu'elle allait mourir, qu'on allât quérir un confes-
« seur.

« Tout ce que je viens de dire s'était passé en moins
« d'une demi-heure. Madame criait toujours qu'elle
« sentait des douleurs terribles dans le creux de l'esto-
« mac... Ce qu'on lui donna la fit vomir. Elle en avait
« déjà eu envie plusieurs fois avant que d'avoir rien

« pris; mais ses vomissements ne furent qu'imparfaits,
« et ne lui firent jeter que quelques flegmes et une
« partie de la nourriture qu'elle avait prise. L'agitation
« de ces remèdes et les excessives douleurs qu'elle
« souffrait la mirent dans un abattement qui nous
« parut du repos; mais elle nous dit qu'il ne fallait
« pas se tromper, que ses douleurs étaient toujours
« égales, qu'elle n'avait plus la force de crier, et qu'il
« n'y avait point de remède à son mal... Elle entendit
« (vers neuf heures du soir) que nous disions qu'elle
« était mieux, et que nous attendions l'effet de ce
« remède avec impatience : « Cela est si peu véritable,
« nous dit-elle, que, si je n'étais pas chrétienne, je me
« tuerais, tant mes douleurs sont excessives. Il ne faut
« point souhaiter de mal à personne, ajouta-t-elle;
« mais je voudrais bien que quelqu'un pût sentir un
« moment ce que je souffre, pour connaître de quelle
« nature sont mes douleurs... » On lui donna un bouil-
« lon, parce qu'elle n'avait rien pris depuis son dîner ;
« sitôt qu'elle l'eut avalé, ses douleurs redoublèrent et
« devinrent aussi violentes qu'elles l'avaient été lors
« qu'elle avait pris le verre de chicorée : la mort se
« peignit sur son visage (vers onze heures du soir)...
« Son agonie n'eut qu'un moment ; et, après deux ou
« trois petits mouvements convulsifs dans la bouche,
« elle expira à deux heures et demie du matin, et neuf
« heures après avoir commencé à se trouver mal. »

Voilà ce lit de souffrance et de mort sur lequel Madame gît étendue, inspirant à Bossuet des accents qui
émurent un auditoire digne de lui, et qui demeurent
aussi sonores et vibrants qu'au moment où ils empli-
rent les voûtes d'une vaste cathédrale. Il faut les prendre dans leur beauté, et nous laisser sans résistance
aller à l'idéal où ils nous entraînent. Sans résistance,

ai-je dit ; car, si on résistait, si on ne se faisait en idée l'homme catholique du xviie siècle, alors tout se décolorerait ; et, au lieu de cette réalité substantielle que chaque époque conçoit et met au front de ses créations, apparaîtrait quelque chose de mythologique, pour quoi nous n'avons plus ni ardeur ni transport.

Homère, c'est le grand type, car il est le plus loin de nous et tout immortel malgré ses trois mille ans, Homère ne conçoit et ne peint le monde qu'incessamment traversé par les dieux, qui descendent de leur souverain séjour et y remontent pour le souci des mortels. Quand Achille tire à demi son glaive contre Agamemnon, c'est Minerve qui arrive en hâte pour lui retenir le bras. Aucune limite n'est tracée entre le ciel et la terre, entre l'humain et le divin ; les hommes sont fils des dieux, et, comme dit le poëte latin sous la même inspiration :

> Ille deûm vitam accipiet, divisque videbit
> Permixtos heroas, et ipse videbitur illis.

Tout cela, revêtu d'une splendide poésie et du plus beau langage, est un charme, mais à la condition de nous faire, un moment, contemporains de cet âge héroïque, et d'y coudoyer les dieux et les héros. Gardonsnous bien de rapprocher ce lointain et de dissiper un équitable mirage. Dissipé, nous ne verrions plus que ce que le chrétien Lactance disait irrévérencieusement des chefs-d'œuvre païens de Phidias et de Praxitèle, à savoir que c'était de grandes poupées ; et il ne nous plairait pas que Junon poursuivît d'une haine implacable Priam et son peuple, et que Jupiter les plaignît sans les sauver.

Ainsi de Bossuet. Sans doute une religion épurée et le monothéisme nous reportent bien plus près de notre

temps et de nos conceptions. Cependant, pour continuer mon dire, il ne nous plaît pas que Dieu inflige la
mort à une grande princesse pour nous instruire, nous
chétifs : « Considérez, messieurs, dit-il, ces grandes
« puissances que nous regardons de si bas. Pendant
« que nous tremblons sous leur main, Dieu les frappe
« pour nous avertir. Leur élévation en est la cause ; et
« il les épargne si peu, qu'il ne craint pas de les sacri-
« fier à l'instruction du reste des hommes. » Il ne nous
plaît pas davantage que Dieu livre l'Angleterre à la
révolution pour faire d'Henriette d'Angleterre une catholique : « Que ces deux principaux moments de la
« grâce ont été bien marqués par les merveilles que
« Dieu a faites pour le salut éternel d'Henriette d'An-
« gleterre ! Pour la donner à l'Église, il a fallu renver-
« ser tout un grand royaume. La grandeur de la maison
« d'où elle est sortie n'était pour elle qu'un engage-
« ment plus étroit dans le schisme de ses ancêtres,
« disons des derniers de ses ancêtres, puisque tout ce
« ce qui les précède, à remonter jusqu'aux premiers
« temps, est si pieux et catholique. Mais, si les lois de
« l'État s'opposent à son salut éternel, Dieu ébranlera
« tout l'État pour l'affranchir de ses lois. Il met les
« âmes à ce prix. » Il ne nous plaît pas enfin qu'une
main divine intervienne dans l'événement qui arrache
la royale enfant aux ennemis de sa maison : « Un coup
« imprévu et qui tenait du miracle délivra la princesse
« des mains des rebelles. Malgré les tempêtes de l'O-
« céan et les agitations encore plus violentes de la
« terre, Dieu, la prenant sur ses ailes comme l'aigle
« prend ses petits, la porta lui-même dans ce royaume ;
« lui-même la posa dans le sein de la reine sa mère,
« ou plutôt dans le sein de l'Église catholique. »

Que ce langage est divin et digne des divines pensées ! Mais, pour nous y complaire avec plénitude, il faut que nous nous fassions un esprit théologique, nous qui sommes devenus, par toute notre institution, étrangers à cet esprit. Pour peu que nous cessions de nous rendre semblables aux images empreintes dans les monuments passés, le désaccord effectif entre les âges qui se succèdent éclate sans réserve ; alors nous laissons à ceux dont telle est la croyance, la croyance aux souveraines volontés qui bouleversent l'Angleterre pour sauver une âme ; et nous cherchons, dans la contemplation des lois de la nature et de l'histoire, ces lumières qui font savoir avec étendue, sentir avec élévation. Pour nous, hommes modernes privilégiés par notre position dans le temps, nous avons, à vraiment parler, deux âmes, l'une tournée vers le passé et jouissant de ce qu'il a fait de plus grand et de plus beau, l'autre tournée vers l'avenir et désireuse de voir devant elle s'ouvrir les perspectives et les horizons.

Maintenant qu'on a la description de la maladie de Madame par un *témoin oculaire et fidèle*, comparons-la avec l'esquisse que j'ai traduite du médecin allemand, ajoutant toutefois, car cela est très-important, que, toujours d'après Mᵐᵉ de La Fayette, durant les jours qui précédèrent la mort, la princesse se plaignit d'un *mal de côté* et *d'une douleur dans l'estomac à laquelle elle était sujette*. Ces douleurs préliminaires figurent dans la malade type que j'ai présentée aux lecteurs. Comme notre malade type, la princesse, à part ces incommodités légères en apparence, semblait bien portante à ses proches, à ses amis, à elle-même. Tout à coup, un jour, après le repas, comme la malade type, la princesse, à l'occasion non d'un effort, mais du mouvement occasionné par la déglutition de la tasse de chicorée, se plaint d'une excessive douleur, devient livide, et à l'instant est foudroyée au point qu'il faut l'emporter pour la mettre dans son lit. Comme chez la malade type, la souffrance est, chez la princesse, terrible au creux de l'estomac. Comme chez la malade type, le pressentiment de la mort s'établit, et la vie s'éteint en peu d'heures avec la plénitude de l'intelligence. L'extrême similitude de ces deux tableaux suffit déjà pour montrer que des deux côtés on a affaire à une même maladie.

Entrons davantage dans le détail du diagnostic. L'exquise sensibilité répandue sur tout l'abdomen, les envies de vomir, les angoisses inexprimables, le pouls *retiré* comme on disait alors, et le refroidissement des extrémités sont, réunis, les signes incontestables d'une péritonite suraiguë. Il n'est point de médecin qui, approchant du lit d'un patient en cet état, ne diagnostique avec certitude que le péritoine est en proie à une vaste inflammation.

Si M. le professeur Cruveilher, qui, le premier, a établi le diagnostic et le pronostic du redoutable ulcère dont il s'agit ici, avait été appelé auprès de Madame, considérant l'invasion subite, l'atrocité des douleurs, le malaise antérieur de l'estomac et la péritonite consécutive, il aurait prononcé sans hésitation qu'une ulcération occupait depuis plusieurs jours un point de l'estomac, et qu'une perforation venait de se faire, et il aurait averti ceux qui entouraient la princesse de l'inévitable léthalité de la lésion.

En somme, le diagnostic se pose ainsi : ulcère simple de l'estomac, dont les premiers symptomes se sont fait sentir par les troubles de digestion et par les douleurs gastriques, durant un certain nombre de jours, avant le 29 juin; déchirure de l'ulcération par l'effet de l'ingestion d'un verre de liquide; et péritonite suraiguë, suite de la perforation.

La terrible rapidité d'une telle destruction montre à Bossuet le doigt de Dieu : « Comme Dieu, dit-il, ne « voulait plus exposer aux illusions du monde les sen- « timents d'une piété si sincère, il s'est hâté. En effet « quelle diligence ! En neuf heures l'ouvrage est ac- « compli. Il s'est hâté de la tirer du milieu des iniqui- « tés. » Hélas! ce n'est pas, dans la chétive condition de l'humanité, chose rare que la mort, se hâtant, ac- complisse son ouvrage en bien peu de moments. Le choléra, les apoplexies, les ruptures du cœur ou des gros vaisseaux, les fièvres pernicieuses, les syncopes dont on ne revient pas, voilà qui tranche en quel- ques instants notre vie et *ne fait de nous tous qu'une même cendre.* Le médecin, qui sait que l'air recèle des miasmes perfides ou qui aperçoit dans nos tissus la dé- sorganisation préparatoire des derniers accidents, voit en tout cela un enchaînement général et rien de parti- culier ; et Fagon, le médecin de Louis XIV, avait un pressentiment de ces lois régulières qui font sans re- lâche leur office bon et mauvais, salutaire et nuisible, vivifiant et mortel, quand, affligé à la fois par la vieil- lesse et par la souffrance, il disait : *Je suis trop bon physicien pour m'irriter contre la nature.*

Après avoir rapporté, analysé et discuté les symptômes éprouvés par la princesse, il m'est permis d'ajouter avec confiance un renfort à ma démonstration, c'est qu'il n'est aucun poison qui reproduise l'ensemble de ces ac- cidents. Il faudrait, en effet, un poison qui causât une très-vive douleur à l'estomac sans en causer à la bouche et à la gorge, et aussi qui, foudroyant instantanément le malade, le laissât vivre assez de temps pour qu'une péritonite survînt. Il n'en est point de tel. Les poisons qui feraient naître une très-vive douleur à l'estomac, par exemple, les acides et les alcalis concentrés, brûleraient, en passant, les voies de la déglutition, et rien de pareil n'arriva. L'arsenic et le phosphore, qui agissent sur l'estomac, l'enflammant et le perforant, ne causent ni la douleur instantanée ni le subit anéantissement qui suivent la perforation. Enfin, les poisons foudroyants dont on a un mémorable exemple dans la mort de Britannicus, tuent en quelques minutes, sans susciter ni douleurs véhémentes, ni longues plaintes, ni péritonite. Ainsi, tandis que les arguments positifs, qui sont toujours les meilleurs, prouvent la mort naturelle, les arguments négatifs apportent à la discussion un contingent qui n'est pas à dédaigner.

Que firent les médecins ? Leur rôle fut assez triste. Non pas qu'il faille leur reprocher de n'avoir pas diagnostiqué une perforation de l'estomac; cette maladie n'était encore ni décrite ni reconnue sur le vivant ou sur le mort. Non pas qu'on doive les accuser de ne s'être pas aperçus de l'existence d'une violente péritonite; la péritonite, de leur temps, n'était point distinguée dans le groupe des souffrances abdominales, et ce n'est que longtemps après eux qu'on a commencé d'en assigner les caractères et les symptômes. Non pas qu'il y ait lieu de mettre à leur charge la terminaison fatale pour impéritie ou négligence; la lésion était au-dessus de toutes les ressources de l'art, non-seulement du leur, mais du nôtre. Toutefois, même en ces cas désespérés, il reste au médecin un office qui, secondaire il est vrai, n'est pas cependant sans importance, c'est de prévoir. Or à cet office les médecins de Madame faillirent complétement; ils n'aperçurent le danger qu'à la dernière extrémité; qu'on en juge par ces passages de Mme de La Fayette : « Gueslin consulta avec M. Valet et avec M. Esprit, et, après une conférence assez longue, ils vinrent « tous trois trouver Monsieur, et l'assurèrent sur leur

« vie qu'il n'y avait point de danger... Le roi les prit
« en particulier pour savoir ce qu'ils en pensaient ; et
« ces mêmes médecins qui, deux heures auparavant,
« en répondaient sur leur vie, et qui trouvaient que
« les extrémités froides n'étaient qu'un accident de la
« colique, commencèrent à dire qu'elle était sans espé-
« rance, que cette froidure et ce pouls retiré étaient
« une marque de gangrène, et qu'il fallait lui faire re-
« cevoir Notre-Seigneur... M. Brayer, excellent méde-
« cin, arriva ; il n'en désespéra pas d'abord, il se mit à
« consulter avec les autres médecins. Madame les fit
« appeler ; ils dirent qu'on les laissât un peu ensemble,
« mais elle les renvoya encore quérir ; ils allèrent au
« pied de son lit. On avait parlé d'une saignée : Si on
« la veut faire, dit-elle, il n'y a pas de temps à perdre,
« ma tête s'embarrasse, et mon estomac se remplit. Ils
« demeurèrent surpris d'une si grande fermeté ; et,
« voyant qu'elle continuait à vouloir la saignée, ils la
« firent faire ; mais il ne vint point de sang, et il en
« était très-peu venu de la première qu'on avait faite ;
« elle pensa expirer pendant que son pied fut dans
« l'eau. »

 Quand le diagnostic et le pronostic ne sont pas établis, le traitement va à l'aventure. Dans de semblables
cas de perforation il n'y en a point, sauf des narco-
tiques pour pallier, s'il est possible, les douleurs ;
mais il faut le savoir. Au lieu de cela, les médecins
tentèrent au hasard différentes choses comme s'ils
savaient et s'ils pouvaient. D'abord sans inquiétude,
ils s'effacèrent ensuite quand la mort approcha. « Le
« roi... me trouva désespérée, dit Mme de La Fayette,
« de ce que les médecins ne lui donnaient point (à la
« malade) de remèdes, et surtout l'émétique. Il me fit
« l'honneur de me dire qu'ils avaient perdu la tramon-

« tane, qu'ils ne savaient ce qu'ils faisaient, et qu'il
« allait essayer de leur remettre l'esprit. Il leur parla,
« et se rapprocha du lit de Madame, et lui dit qu'il
« n'était pas médecin, mais qu'il venait de proposer
« trente remèdes aux médecins. Ils répondirent qu'il
« fallait attendre. Madame prit la parole et dit qu'il
« fallait mourir par les formes. »

Trente remèdes! O naïveté bien intentionnée d'une
royale ignorance! Si M. Cruveilher, de qui j'ai déjà dit
que son nom marque dans l'histoire de l'ulcère simple
de l'estomac, et que je ne rencontre jamais sans me
rappeler avec reconnaissance qu'il y a bien plus de quarante ans il m'examina et me reçut à l'École pratique,
avait assisté à la consultation, il eût épargné au roi
cette exhibition en lui annonçant respectueusement
mais fermement que ni la nature ni l'art n'avaient aucun secours pour la princesse mortellement frappée.

Les médecins déclarèrent que Madame n'avait point
été empoisonnée. L'opinion d'alors leur donna tort; la
médecine d'aujourd'hui leur donne raison. Mais la vérité est que, dans l'imperfection de leurs connaissances,
ils dirent plus qu'ils n'en savaient. Pour établir qu'une
personne n'est pas morte empoisonnée, il faut : ou bien
montrer qu'elle a succombé à une maladie dont on assigne précisément la nature, la marche et les lésions;
cela, ils ne le firent pas, ils ne pouvaient le faire, et,
quand ils prétendirent que la mort avait été causée *par
une trop grande effusion de bile*, ils prononcèrent, pathologiquement, une vaine parole; ou bien soumettre le
corps à des épreuves chimiques et constater qu'aucun
réactif n'y décèle la présence d'une substance vénéneuse. Or, je l'ai montré dans un autre travail (voyez
p. 428), l'antiquité (et j'y comprends pour ce dont il

s'agit le siècle de Louis XIV) était incapable d'établir juridiquement un fait d'empoisonnement; il y faut la chimie, et la chimie n'était pas née.

Pour achever notre examen médical, il ne reste plus qu'à ouvrir le corps et à en faire, comme on dit, l'autopsie. Notons tout d'abord ce qu'on doit y trouver, si le diagnostic a été juste : on doit y trouver les traces d'une péritonite aiguë et un trou à l'estomac. Il y a à la Bibliothèque nationale, dans les manuscrits français, au N° 17052, une pièce qui porte pour titre : *Mémoire d'un chirurgien du roi d'Angleterre qui a été présent à l'ouverture du corps de Madame*. Elle est essentielle dans notre recherche; la voici : « ... L'incision étant faite
« pour l'ouvrir (le ventre), il en sortit une vapeur fé-
« tide et de mauvaise odeur. Le ventre étant ouvert,
« on trouva l'épiploon tout mortifié et gangrené, les
« intestins tendant aussi à mortification et putréfaction,
« fort décolorés; le foie d'une couleur gris jaunâtre
« tout brûlé, en sorte qu'en le touchant il tombait entre
« les doigts par miette sans aucune apparence de sang;
« la vessie du fiel fort pleine et diffuse d'une bile fort
« haute en couleur, qui semblait par son épanchement
« avoir donné la couleur aux autres parties voisines;
« la ratelle bonne, de couleur et grosseur naturelle;
« le rein gauche un peu flétri et mol, mais bon dans sa
« substance, le droit fort bon; toute la capacité du
« bas-ventre pleine d'une matière sanieuse, putride,
« jaunâtre, aqueuse et grasse comme de l'huile; le
« ventricule ou estomac par l'extérieur beau et bien
« conditionné, mais au dedans tout fourré et teint d'une
« bile aduste jusques au haut de l'œsophage, laquelle
« se nettoyait aisément avec le doigt, sans y avoir
« trouvé aucune excoriation depuis l'orifice d'en haut
« jusques au bas, que je visitai fort exactement; seule-

30

« ment un petit trou dans la partie moyenne et anté-
« rieure, lequel était arrivé par mégarde du chirurgien
« qui l'avait coupé, sur quoi je fus le seul qui fis
« instance ; mais, l'ayant bien visité de près, je n'y
« trouvai aucune excoriation, ni corrosion, ni noir-
« ceur, ni dureté, ni macule, ni lésion d'aucune autre
« partie, au reste fort bon dans toute l'étendue du
« ventricule ; le poumon adhérant aux côtes du côté
« gauche, rempli d'une matière spumeuse, le côté droit
« meilleur, mais non pas tout à fait bon ; le cœur gros
« et renfermé dans sa liqueur du péricarde, fort bon
« et naturel ; mais toutes les parties en général fort
« exsangues. L'on n'a point ouvert la tête, ni les boyaux,
« la cause de la mort ayant été trouvée dans le ventre,
« qui est, à ce qu'on a jugé, une trop grande effusion
« de bile. »

Dans ce temps-là les autopsies étaient fort impar-
faites. Cependant celle-ci, avec quelque discussion,
nous fournira les éclaircissements dont nous avons besoin pour achever notre recherche. J'ai sous les yeux,
en écrivant, bon nombre d'observations de perforations
gastriques, et je n'avance rien que je n'aie vérifié dans
cette sorte de modèle et de type. Au moment de l'incision, la sortie d'une vapeur fétide est signalée dans les
observations modernes, comme elle l'est dans celle-ci.
Les observations modernes, comme celle-ci, disent que
la capacité du bas-ventre est remplie par une quantité
considérable d'un liquide trouble et de mauvaise odeur.
Voilà la péritonite établie ; et, quand notre auteur rapporte que *l'épiploon était tout mortifié et gangrené, les
intestins tendant aussi à mortification et putréfaction*, il
n'est pas douteux que cette description, toute vague
qu'elle est, s'applique aux traces d'une inflammation
aiguë du péritoine. Rapprochez cette péritonite surai-

guë de l'invasion subite d'une atroce douleur, et dites si le *trou* peut manquer.

Il ne manque pas en effet : *un petit trou*, dit notre auteur. Ce sont en effet de petits trous que l'on rencontre souvent dans nos observations. Seulement il ajoute que ce trou *était arrivé par mégarde* du chirurgien, qui avait coupé l'estomac. Cela est-il vrai? lui-même en douta, car il dit *qu'il fut le seul qui fit instance*, et il n'accepta ce dire que quand l'examen attentif de l'estomac ne lui eut montré aucune autre corrosion. Or, dans plusieurs des observations que je consulte, le trou est dit fait comme par un emporte-pièce; et, quand l'ulcère est à marche aiguë, il arrive mainte fois que la surface intérieure de l'estomac est saine dans tout le reste de son étendue. Notre chirurgien la trouva saine en effet partout, sauf ce pertuis; et, comme ce qui le préoccupait, c'était la recherche de corrosions par le poison, ne les rencontrant pas, il se rangea à l'opinion de la perforation par mégarde. Mais nous ne pouvons nous y ranger; les symptômes pendant la vie, les traces de péritonite après la mort, nous l'interdisent.

Enfin veut-on une preuve de fait, non de raisonnement, que le *trou* est une perforation spontanée, *non une incision par mégarde*? On se souvient que la princesse but de l'huile comme contre-poison; s'il y a eu perforation, cette huile doit être arrivée dans le bas-ventre. Or le chirurgien dit que la matière trouvée dans le bas-ventre était grasse comme de l'huile. Dans une des observations qui me servent de lumière, il est relaté que, le malade ayant pris de l'huile de ricin, cette huile se retrouva dans le bas-ventre; c'est le pendant du cas qui nous occupe.

Poncet de la Grave, dans ses *Mémoires intéressants*

pour servir à l'histoire de France (t. III, p. 417), contient une *Relation de la maladie, mort et ouverture du
corps de Madame*, par M. l'abbé Bourdelot, médecin :
« Il arriva par mégarde, y est-il dit, lors de la dissec-
« tion, que la pointe du ciseau fit une ouverture à la
« partie supérieure du ventricule, sur laquelle ouver-
« ture beaucoup de gens se récrièrent, demandant d'où
« elle venait. Le chirurgien dit qu'il l'avait faite par
« mégarde ; et M. Vallot dit avoir vu quand le coup
« avait été donné. M. Bourdelot fit voir que cette ou-
« verture n'était ni cautérisée, ni enflammée, ni avec
« veines gonflées autour de la peau, n'était point bouffie
« ni épaisse, ce qui arrive aux plaies qui sont faites
« dans les corps vivants. » Évidemment ce trou préoc-
cupa les médecins. Ne sachant pas qu'une pareille
corrosion peut exister sans l'action d'un poison, ils se
mirent aussitôt à examiner attentivement l'ouverture, et
trouvèrent avec une grande satisfaction qu'elle n'était
ni cautérisée, ni enflammée, ni épaissie. Mais ce qu'ils
crurent décisif ne l'est pas ; car, dans mes observations,
je trouve un cas où l'ulcération siégeait à la petite cour-
bure de l'estomac, avec des bords nettement taillés et
sans endurcissement dans le voisinage (Ludwig Müller,
p. 244). La prétendue mégarde ne fut pas constatée sur
le fait même ; autrement, si, au moment où le chirurgien commettait la maladresse, il en eût averti, aucune
contestation ne se fût élevée, il n'eût pas été besoin
d'invoquer l'absence de cautérisation, d'inflammation,
d'épaississement. Ajoutons que, s'il est facile de faire
accidentellement avec un bistouri une incision, il ne
l'est pas du tout avec une pointe de ciseaux sur des
membranes qui ne sont pas tendues. Le fait est qu'on
devait trouver un trou et qu'on le trouve ; toute contestation tombant devant ces trois choses, l'invasion

subite du mal, la péritonite et la présence de l'huile dans le bas-ventre.

Après l'autopsie, les médecins prononcèrent que la malade avait succombé à un choléra-morbus; c'est le terme dont ils se servirent. Une telle déclaration, dont il n'avait été aucunement question durant la vie, fait douter ou de leur bonne foi, ou de leur savoir, même relatif. En effet le choléra-morbus, qu'il ne faut pas confondre avec le choléra asiatique, n'est pas une affection médicalement ignorée de leur temps, comme l'étaient la perforation spontanée de l'estomac et la péritonite. Caractérisé par des vomissements et des déjections incoercibles, au moins dans le début, il fut très-anciennement décrit avec beaucoup d'exactitude. Ou bien les médecins, en prononçant ce grand mot, voulurent couper court aux propos, et alors il leur restait au fond de l'âme quelque doute sur la nature de ce trou de l'estomac qui leur avait apparu si singulièrement; ou bien ils crurent réellement à un choléra-morbus, et alors ils ne savaient pas ce que c'était, parlaient de ce qu'ils ignoraient, et ne connaissaient pas même les descriptions contenues dans leurs livres.

Il est aisé de voir pourquoi leur dire ne mit pas fin aux soupçons. De nos jours, un cas pareil survenant, le diagnostic avant la mort et les lésions trouvées après la mort assureraient aux procès-verbaux une pleine certitude. Mais, pour Madame, il restait toujours un point noir dont les médecins ne rendaient aucune raison, avec ou sans choléra-morbus; c'est comment Madame, après un simple verre d'eau de chicorée, saisie d'une intolérable douleur, avait été comme foudroyée. Tant que la médecine n'avait pas donné l'explication de ce phénomène étrange, un nuage subsistait. Cette explication, la médecine moderne la fournit, et il ne

faut rien moins pour dissiper définitivement tout soupçon d'empoisonnement.

Mon expertise, c'est le nom que je puis donner à ce
travail, est arrivée à son terme. Je la résume. Il y a une
maladie, l'ulcère simple de l'estomac, très-exactement
décrite par les modernes, dans laquelle le malade
éprouve subitement une atroce douleur à l'abdomen
après quelque effort ou quelque déglutition, s'affaisse
sur lui-même, présente tous les symptômes de la péritonite suraiguë, conserve sa pleine connaissance, succombe en peu d'heures, et, à l'autopsie du corps, on
voit un abondant épanchement dans le bas-ventre et
une perforation à l'estomac. Madame ressentit soudainement une intolérable souffrance abdominale après
avoir bu un verre d'eau de chicorée, devint à l'instant
si faible qu'il fallut la porter sur son lit, fut en proie à
une violente péritonite, conserva toute sa connaissance,
succomba en neuf heures, et l'on trouva dans son corps
une péritonite, un abondant épanchement et un trou
à l'estomac, sur lequel on contesta, mais sur lequel il
n'est pas possible de contester quand on se rappelle
qu'elle avait avalé de l'huile comme contre-poison et
que l'autopsie énonce, dans l'épanchement, *une matière
grasse comme de l'huile.* La médecine prononce donc en
pleine connaissance de cause que Madame n'a pas été
empoisonnée. Comme contre-épreuve et comme équivalent de recherches chimiques, on sait par de bons
témoignages qu'une autre personne, peut-être deux,
burent de la même eau de chicorée et n'en reçurent
aucun mal.

Il est assez commun parmi les gens du monde qui
ignorent ce qu'est la médecine et son histoire, à propos
de tant de cas où son impuissance n'est que trop manifeste, de dire que depuis les temps anciens elle n'a ob-

tenu aucun progrès qui vaille la peine, et qu'on meurt aujourd'hui comme jadis. Oui, sans doute ; pourtant je ne veux pas laisser passer cette occasion de faire comprendre par un seul cas combien, grâce à la méthode qui désormais guide toutes les sciences, la médecine a obtenu et continue à obtenir de réels et grands progrès. Le moindre médecin élevé dans nos écoles et dans nos hôpitaux, appelé auprès de la princesse, aurait reconnu la perforation, la péritonite et la mort inévitable, sans tourmenter la malade par de vains remèdes, sans égarer les proches par de vaines paroles. Oui, dira-t-on, mais il l'aurait laissée mourir comme Esprit, Gueslin et les autres. Doucement, et ne prononçons pas si vite : appelé en temps utile et avant l'irrémédiable accident de la perforation, il aurait, par une étude attentive des symptômes, soupçonné, entrevu, reconnu le mal secret qui menaçait d'une si terrible catastrophe les jours de la princesse ; et, par un traitement approprié, car on a maintenant bon nombre d'exemples de guérison, il aurait peut-être conservé Madame dans *cette grande place qu'elle remplissait si bien.*

Ces mots sont de Bossuet et de cette oraison que je puis maintenant sentir et admirer, sans qu'un livide empoisonnement y vienne mêler sa secrète horreur. Satisfait, je m'élève avec l'auteur dans toutes les sublimités de ce monde théologique où son génie déploie ses grandes ailes, et de cette Providence *aux yeux de qui rien ne se perd et qui suit toutes les parcelles de notre corps, en quelque endroit écarté du monde que la corruption ou le hasard les jette.* Mais ces sublimités sont devenues pour moi, comme celles d'Homère, la splendide image de choses qui ont guidé, inspiré, ennobli l'humanité, mais que l'humanité commence à délaisser

comme moindres que la réalité nouvelle. Tandis que
Bossuet voit dans la mort lamentable d'une princesse
si aimée une volonté qui, ou bien *abrége les tentations
avec les jours de Madame et l'arrache à sa propre gloire,*
ou bien *s'irrite contre notre orgueil et le pousse jusqu'au
néant,* nous y voyons l'enchaînement infini des lois naturelles, tantôt bienfaisantes, tantôt destructives, mais
toujours aussi manifestes et régulières quand elles font
et défont nos trames passagères, que quand elles
meuvent les soleils dans l'immensité[1].

---

1. Je mets ici en note une petite dissertation sur la mort du roi
de France Henri Ier, mort qui en effet est étrange. Voici comment
Ordéric Vital la raconte : « Anno ab incarnationis Domini MLX,
« indict. XIII, Henricus, rex Francorum , post multas probitates,
« quibus in regno gloriose viguit, potionem a Johanne medico Car-
« notensi, qui ex eventu surdus cognominabatur, spe longioris et
« sanioris vitæ accepit. Sed quia voto suo magis quam præcepto
« archiatri obsecundavit, et aquam, dum veneno rimante interiora
« nimis angeretur, clam a cubiculario sitiens poposcit, medicoque
« ignorante ante purgationem bibit, proh dolor ! in crastinum cum
« magno multorum mœrore obiit. » Voilà une purgation de précaution qui tourne d'une manière bien funeste ! Et voilà un archiatre
qui s'absente bien mal à propos ! Ce Jean de Chartres fut, dit l'annaliste, surnommé le sourd d'après l'événement, sans doute parce
qu'il n'entendit pas les plaintes de son royal patient et qu'il ne
vint pas à son secours.

L'annaliste attribue la mort du roi à une imprudence, à savoir
que, tourmenté par la soif avant que le médicament eût commencé
son opération, il but secrètement, à l'insu de son médecin, de l'eau
que lui donna son chambellan. Cette infraction, dans l'opinion de
l'annaliste, met complétement à couvert la responsabilité de l'ar-
chiàtre ; et il est probable qu'il ne l'a pas inventée, mais que l'archiatre la mit en avant aussitôt qu'il vit les accidents mortels se
déclarer.

Mais pouvons-nous la recevoir comme fait Ordéric Vital ? Pour que,
le purgatif étant ingéré dans l'estomac et avant le commencement
de l'évacuation, de l'eau bue déterminât des accidents graves au point
de devenir promptement mortels, il faudrait que la substance purgative fût telle que, mise en contact avec de l'eau, elle se décompo-
sât et laissât libre un agent rapidement toxique. Or il n'est aucun

purgatif salin ou autre, simple ou composé, qui soit tel. Et dans un cas pareil, de la soif étant survenue, l'eau que l'on boira sera inoffensive. Soit ignorance, soit mauvaise foi, l'archiatre a couvert d'une fausse excuse l'imprudence qu'il avait commise et dont le roi fut si promptement la victime.

Bien que l'observation, qui n'est pas médicale, soit fort incomplète, on y reconnaît cependant un trait qui indique une meilleure explication que celle de cet archiatre à la fois imprudent et négligent. Le malade, quand il eut pris le purgatif, en ressentit très-vivement l'action immédiate (*veneno rimante interiora*), et fut rapidement en proie à une extrême angoisse (*nimis angeretur*). Avec cela et l'issue prompte et fatale, il est possible de compléter l'observation ; le purgatif était drastique, la soif et l'anxiété devinrent très-fortes ; soit qu'il survînt des évacuations, dont, il est vrai, l'annaliste ne dit rien, soit qu'il n'en survînt pas, une inflammation interne s'alluma, et le roi succomba à l'action du purgatif administré. Il serait mort, quand bien même il n'aurait pas bu cette eau qui lui fut reprochée. Il est heureux pour l'archiatre que le patient lui ait fourni cette excuse, fausse mais acceptée, pour le disculper. Maintenant quelle fut la nature du médicament administré? Y eut-il erreur dans la dose, ou le roi se trouva-t-il susceptible d'une manière excessive à l'effet du médicament? C'est ce qu'il est impossible de dire. Mais on lit dans la Collection hippocratique des cas qui, par leur similitude, éclaircissent celui de Henri Ier : « Une femme « en santé, est-il dit dans le Ve livre *des Épidémies*, t. V, p. 233, « fut prise, à la suite d'un purgatif administré pour conception, de « douleurs dans le ventre ; tortillements dans l'intestin ; elle gonfla ; « la respiration devint gênée ; anxiété avec douleur, elle n'avait « guère vomi ; elle resta morte cinq fois au point de paraître avoir « passé. Le vomissement par l'eau froide ne lui procura aucun « relâche, pas même, quand la douleur était pressante, pour la « dypsnée. On lui fit des affusions d'eau froide sur le corps, « environ trente amphores ; et cela seul parut la soulager..... Elle « réchappa. »

Elle réchappa, oui ; mais combien près fut-elle de la mort! Un autre n'eut pas la même chance. « Antandre, à la suite d'un purga- « tif n'éprouvant rien du reste, parut avoir de la douleur à la ves- « sie, aussitôt il rendit rapidement beaucoup d'urine ; à partir du « milieu du jour, une très-forte douleur se fit sentir dans le ventre ; « étouffement, anxiété, jactitation ; il vomissait, ne rendant rien par « le bas ; il souffrit la nuit, et le sommeil ne vint pas. Le lende- « main, il rendit beaucoup par le bas, le sang en dernier lieu, et il « mourut (t. V, *ibid.*). » Un auteur hippocratique (t. VI, p. 241) dit qu'avec les évacuants cholagogues et phlegmagogues commencent les dangers et les accusations contre les médecins. Le fait est que, dans l'antiquité et sans doute aussi dans le moyen âge, la pharmacie ne savait pas doser suffisamment les substances énergiques qu'elle faisait entrer dans ses médicaments composés. (*Journal des Savants*, 1869, p. 272.)

GIL BLAS

ET

L'ARCHEVÊQUE DE GRENADE [1]

Ce titre rappelle un des plus spirituels récits d'un roman qui abonde en récits spirituels et en fines peintures. Lesage a voulu représenter ce risible amour-propre d'auteurs qui, ayant obtenu un succès grand ou petit, s'infatuent de leur esprit et s'imaginent qu'il n'en peut plus rien sortir qui ne soit digne d'admiration. Même il arrive que plus leurs derniers écrits sont faibles, plus ils leur inspirent de tendresse ; c'est ainsi que maintes fois une mère a témoigné un attachement partial pour un enfant difforme ou maladif ; mais, tandis que cette partialité est touchante, impulsion d'une tendresse qui penche vers ce qui demande plus de secours, l'autre partialité, germant dans ce fonds commun de nos sentiments égoïstes qui doit toujours être surveillé, excite une juste moquerie.

L'archevêque de Grenade composait des homélies que le Seigneur bénissait ; elles touchaient les pécheurs,

1. *Philosophie positive*, novembre-décembre 1867, t. Ier, p. 438.

elles les faisaient rentrer en eux-mêmes et recourir à
la pénitence. Mais le saint homme l'avouait : il se proposait encore un autre prix qu'il se reprochait vainement, c'était l'estime que le monde accorde aux écrits
fins et limés. Bien plus, il savait que les bons auteurs
qui écrivent trop longtemps finissent par n'être plus
égaux à eux-mêmes ; et, comme il désirait de se sauver
avec toute sa réputation (c'est l'expression de Lesage),
il exigea de Gil Blas la promesse de l'avertir, s'il arrivait que la décadence se manifestât. Il déclara qu'il
recevrait cet avertissement comme une marque d'affection, et ajouta que, s'il apprenait par quelque autre
que ses homélies n'avaient plus la force ordinaire et
qu'il devait se reposer, Gil Blas perdrait, avec son
amitié, la fortune qu'il lui promettait.

Tout allait au mieux. L'archevêque prêchait avec
son succès accoutumé ; et Gil Blas payait son tribut
d'admiration légitimement rendu et gracieusement
reçu ; mais l'apoplexie arrive : « Dans le temps de ma
« plus grande faveur, nous eûmes une chaude alarme
« au palais épiscopal ; l'archevêque tomba en apo-
« plexie ; on le secourut si promptement, et on lui
« donna de si bons remèdes, que, quelques jours après,
« il n'y paraissait plus ; mais son esprit en reçut une
« rude atteinte. Je le remarquai bien dès la première
« homélie qu'il composa. Je ne trouvai pas toutefois la
« différence qu'il y avait de celle-là aux autres assez
« sensible pour conclure que l'orateur commençait à
« baisser. J'attendis encore une homélie pour mieux
« savoir à quoi m'en tenir. Oh ! pour celle-là, elle fut
« décisive. Tantôt le bon prélat se rebattait, tantôt il
« s'élevait trop haut, ou descendait trop bas. C'était
« un discours diffus, une rhétorique de régent usé, une
« capucinade. »

Gil Blas, à ce moment de son histoire, n'était pas
assez avancé dans l'expérience de la vie pour soupçonner que les protestations de l'archevêque n'étaient
qu'un moyen derrière lequel se cachait une craintive
vanité d'auteur. Il tomba en plein dans ce piége où
l'on n'aurait pas voulu le prendre, et, craignant d'être
biffé du testament s'il n'avertissait, il prit la liberté
d'insinuer que le dernier discours ne lui paraissait pas
tout à fait de la force des précédents. Ces paroles
firent pâlir son maître. Vainement il essaya de réparer
sa sottise et de rajuster les choses. « N'en parlons plus,
« mon enfant, dit l'archevêque, vous êtes encore trop
« jeune pour démêler le vrai du faux. Apprenez que je
« n'ai jamais composé de meilleure homélie que celle
« qui a le malheur de ne pas avoir votre approbation.
« Mon esprit, grâce au ciel, n'a encore rien perdu de
« sa vigueur. Désormais, je choisirai mieux mes con-
« fidents. J'en veux de plus capables que vous de déci-
« der. Allez, poursuivit-il en me poussant par les
« épaules hors de son cabinet, allez dire à mon tréso-
« rier qu'il vous compte cent ducats. Et que le ciel
« vous conduise avec cette somme. Adieu, monsieur
« Gil Blas, je vous souhaite toutes sortes de prospéri-
« tés, avec un peu plus de goût. »

La leçon est charmante et de tous les temps ; mais
encore faut-il l'examiner à un point de vue que Lesage
n'avait pas soupçonné, au point de vue médical. Quand
une statue nous frappe par le caractère empreint, par
l'expression noble ou gracieuse, par l'idée grande ou
profonde, il n'est pas interdit à l'anatomiste de la considérer attentivement, pour rechercher si, dans ce
corps de marbre ou de bronze, une vraie charpente
osseuse soutient toutes les parties ; si, dans ces membres et dans ce torse, les muscles fictifs sont l'exacte

représentation des muscles réels ; enfin, si, dans cette face qui sourit, ou s'inquiète, ou s'alarme, ou se passionne, l'artiste a bien saisi les traits qu'y imprime chaque faisceau musculaire mis par la nature en corrélation avec l'impression ressentie par le cerveau. Il est certainement des choses belles malgré des incorrections ; mais il n'en est pas moins vrai que le réel est à la racine de toute beauté, et que le génie est d'autant plus près de l'idéal qu'il est plus près de la correction. J'entends ici par correction l'exacte représentation de la nature.

Or il y a une grande incorrection dans le récit de Lesage. Pour lui, comme pour tout le monde d'ailleurs, un homme frappé d'apoplexie est, moralement, après le coup porté, ce qu'il était avant le coup. Mais, pour un médecin, cela n'est pas. L'apoplexie est un événement qui se passe dans l'organe même de la pensée et du sentiment, et qui, différant des lésions inflammatoires susceptibles de se résoudre sans laisser de traces, en laisse d'ineffaçables. Sous l'influence d'une altération dans la nutrition des vaisseaux capillaires du cerveau, il se fait tout à coup une déchirure de la substance célébrale ; du sang s'épanche ; et, quand la mort ne succède pas rapidement à l'épanchement, ou, un peu plus tard, à l'inflammation qui s'allume, un travail réparateur de la lésion commence : le sang épanché se résorbe en partie et se transforme en caillot ; le caillot lui-même se réduit ; la plaie se cicatrise ; mais il reste une cicatrice qui, n'étant point un équivalent de la substance nerveuse détruite, a toujours pour suite une infirmité plus ou moins grave de la fonction.

A cette anatomie tout correspond. Sur le coup le malade chancelle et tombe ; il est paralysé d'un côté du corps. Revenu à lui, la langue est déviée, la parole embarrassée; les idées sont incomplètes; il sait à peine ce qui lui est arrivé. La guérison, quand elle s'opère, n'est pas parfaite : on reste impotent et lésé dans quelqu'une des facultés intellectuelles ou morales. Même dans les cas les plus heureux, alors que l'apoplexie n'est pas forte et que le patient conserve le pouvoir de prendre part à la vie et de gérer ses affaires, une sensibilité maladive s'empare de lui : tantôt il devient irascible et morose, tantôt il s'émeut pour ce qui ne l'aurait pas agité autrefois, et, à la moindre impression, sa voix tremble, ses yeux se mouillent de larmes.

Il y a vingt-deux siècles, les choses se passaient absolument de la même façon. Hippocrate parle de l'apoplexie comme nous en parlons. Alors comme aujourd'hui, les petits vaisseaux de la substance cérébrale étaient disposés à se rompre; alors comme aujourd'hui, cette rupture compromettait l'équilibre intellectuel et moral de l'homme; alors comme aujourd'hui, la réparation en était incertaine, lente, incomplète. La seule différence à constater est dans le savoir respectif des deux époques. Hippocrate ne connaissait que les symptômes des maladies, et il les étudia avec une supériorité qui lui a mérité le nom de père de la médecine ; mais il ne savait aucunement ce qui se passait derrière ces symptômes, et, en particulier, ce qui se passait dans le cerveau de ces *frappés ;* car c'est ce que signifie le mot apoplexie. Aujourd'hui, grâce à une dissection savante du cerveau des personnes qui ont succombé à cette funeste maladie, dissection faite à tous les degrés de la lésion, on en a construit l'enchaînement entier depuis l'irruption du sang dans la substance cérébrale jusqu'à la cicatrisation ; de sorte que

le diagnostic et le pronostic ont acquis une très-grande
précision. Mais en même temps chacun touche du
doigt les limites de la médecine, déterminées par celles
de la nature : une déchirure sera toujours une déchirure ; un épanchement comprimera toujours le cerveau enfermé dans une boîte osseuse inextensible ; une
cicatrice ne réparera jamais la destruction effectuée.
Tout ce que peut la médecine, c'est d'apporter des
soins auxiliaires, soit pour favoriser la cicatrisation,
soit pour détourner quelque attaque subséquente.
Jugez après cela de la folle ignorance d'un public qui
s'imagine voir marcher des apoplectiques, grâce à une
parole d'autorité, à des passes de magnétisme, à des
secrets de sorcier.

Et il n'est pas étonnant que Lesage n'ait pas songé à
l'objection que la médecine pourrait soulever contre
son ingénieux chapitre. Au temps où il écrivait, l'o-
pinion des théologiens qui s'imposait au nom de la ré-
vélation, celle des philosophes dont la psychologie ne
différait pas essentiellement de la psychologie théologique, enfin celle même des médecins encore incertains
entre les observations de leur art et les décisions de
l'orthodoxie, étaient que la cause de la pensée et du
sentiment réside en une substance immatérielle, distincte des organes qui l'emprisonnent momentanément.
C'était la croyance consacrée. Comment dès lors un
homme de lettres, cherchant à peindre quelques traits
de la nature humaine dans un récit à personnages divers, se serait-il avisé qu'une lésion quelconque du cerveau devait avoir une influence considérable sur le
caractère intellectuel et moral de cette substance immatérielle, et changer tout d'un coup, aux yeux du
physiologiste, la responsabilité de l'acte ? Pourtant il
savait bien que l'apoplexie fait baisser l'esprit, mais il

ne savait pas qu'elle fait aussi baisser le moral ; et c'est ainsi que son livre n'a pas été privé d'un charmant chapitre.

L'archevêque de Grenade est un prédicateur non sans talent, au jugement de ses paroissiens ; c'est un homme pieux, se réjouissant du fruit que font ses homélies, vain sans doute, mais d'une vanité qui s'avoue à peine à elle-même et qui n'est pas sans quelque reproche de la conscience. Ainsi présenté, il n'est pas du tout sûr que ce personnage, devenu inégal à lui-même, soit par le relâchement qu'inspire quelquefois le succès, soit, ainsi que cela s'est vu, par l'abus du genre qu'il avait adopté, n'eût pas reçu l'avis de Gil Blas avec plus de modération. Il eût songé à la promesse d'une entière franchise qu'il avait exigée ; il n'eût pas complétement méconnu le cruel embarras entre parler et se taire imposé à son pauvre secrétaire ; il eût réfléchi aux hasards de la composition ; il se fût enquis auprès de lui-même et des autres. En un mot, chez un homme sain, la vanité d'auteur n'est pas un cas tout à fait désespéré ; c'en est un chez un apoplectique ; et, si, de nos jours, un Lesage reprenait un thème semblable, un physiologiste de ses amis lui dirait : Prenez garde, supprimez l'apoplexie, mais appuyez sur l'infatuation et la déraison qui affligent certains auteurs ; autrement, ce n'est pas à leur amour-propre que vous faites la leçon, c'est à l'imprudence de Gil Blas qui va comme si une apoplexie laissait les choses entières.

Entre les mille destructions intellectuelles qu'effectue un mal inexorable, en voici une rare et curieuse dont un savant célèbre, Broussonnet, offrit l'exemple : « Toutes ses idées étaient, il est vrai, saines et justes ; « toutes les connaissances qu'il avait jamais eues se « présentaient à lui sans beaucoup de difficulté toutes

31

« les personnes qu'il avait connues étaient encore pré-
« sentes à son souvenir ; sa langue, quoiqu'un peu
« embarrassée, exprimait assez bien tous les sons ;
« mais, par une fatale bizarrerie, il ne pouvait pro-
« noncer aucun nom substantif et, par conséquent,
« aucun nom propre. Ces mots cependant étaient,
« comme les adjectifs et les verbes, gravés dans sa mé-
« moire ; car il les reconnaissait facilement, lorsqu'on
« les prononçait devant lui. Il lisait avec facilité, et
« comprenait sans peine les livres écrits dans toutes les
« langues qu'il avait jamais sues ; mais, lorsqu'il vou-
« lait lui-même écrire, les lettres dont les mots étaient
« composés ne se présentaient plus à sa mémoire, et il
« jetait sa plume avec une espèce de désespoir. Le ma-
« lade s'était créé une sorte de langue. Ainsi, pour
« remplacer les noms propres qu'il ne pouvait pronon-
« cer ni écrire, il entassait les épithètes : il appe-
« lait un de ses amis, M. Bosc : *celui que j'aime bien;*
« M. Desfontaines : *le grand bon modeste.* » (DE CANDOLLE,
Eloge de Broussonnet.) Demandez donc à un homme
dans cet état, qu'il réponde paisiblement à Gil Blas, le
chicanant sur ses homélies.

Mais, j'y songe, que gagne-t-on au progrès de la
science et à cette exacte connaissance de ce qui se passe
dans le cerveau d'un homme que l'apoplexie a touché
de son aile funèbre ? Si Gil Blas parle, il est cruel ; s'il
se tait, il est complaisant et flatteur. Que fera donc Gil
Blas ? il se taira, et ne sera ni complaisant ni flatteur ;
car, renseigné par la médecine, il sait qu'il a devant
lui une lésion incurable, non une vanité intraitable.

Ce n'est pas aux dépens des Gil Blas que Lesage a
prétendu nous apprêter à rire, c'est aux dépens des ar-
chevêques de Grenade. Il en connaissait. Toutefois il faut
retrancher l'apoplexie ; elle excuse d'avance toute dé-

cadence, toute irritabilité, tout entêtement, lésions morales que rend irrémédiables l'irrémédiabilité de la lésion anatomique. On n'a pas besoin d'apoplexie soit
pour baisser en général, soit pour manquer son coup
en particulier ; et alors chacun est en droit de s'égayer
à l'amusant spectacle d'un aveugle amour-propre qui,
incapable d'un retour sur soi-même, est disposé à prendre par les épaules et à chasser de son cabinet ce Gil
Blas importun qu'on nomme le jugement public.

Lesage a voulu faire rire, et il y a réussi ; il a voulu
corriger, et il y a aussi réussi ; car, depuis lui, l'archevêque de Grenade est un type qui ne s'est jamais laissé
oublier. La corrigibilité et l'incorrigibilité sont des
conditions morales dépendant de la nature de l'individu
et surtout de son âge. Le monde, à vrai dire, est un
grand pénitencier où nos instructeurs sont les événements journaliers de la vie. Et on a beaucoup fait pour
son propre amendement, quand, à côté de la nécessité
d'agir et de vivre qui nous emporte tous, on admet l'i-
dée de la leçon donnée par les choses et de la corrigibilité limitée dont nous sommes doués. L'infatuation
n'est pas particulière à ceux qui écrivent ou composent ;
on peut l'étudier psychologiquement tout à son aise
dans les dernières années de l'empereur Napoléon Ier,
qui, accablant de son mépris, selon l'expression de
M. de Ségur, les faits politiques et militaires qui le con-
trariaient, court d'aveuglement en aveuglement jusqu'à
Moscou, sans que 1812 serve d'enseignement à 1813, ni
1813 à 1814, ni 1814 à 1815. Le terrible Gil Blas des
événements est d'année en année mis à la porte par
l'impérial archevêque de Grenade, et cela, remarquez-
le, sans apoplexie et sans rien autre que l'enivrement
de l'orgueil par la prospérité et le pouvoir absolu.

La moqueuse leçon de Lesage ne s'applique pas à

ceux qui, comme Corneille, sont aveuglés de cet innocent aveuglement qui n'est pas une faute de l'âme. Ce
grand homme a écrit avec une simplicité parfaite et, je
dirai, touchante, un examen de ses propres pièces;
mais, comme il ne sut jamais distinguer Lucain de Virgile, il ne sut non plus faire une distinction entre le Cid
et Pertharite, entre les Horaces et Agésilas. Pour lui
tout cela est équivalent; et, dans une épître que, très-
vieux déjà, il adressa à Louis XIV et où l'on retrouve
de beaux vers, il exprime qu'il suffirait d'un regard de
la faveur royale pour le remettre l'égal de son jeune
rival que le public enivre de ses suffrages, et pour faire
applaudir un Othon ou un Attila autant que Britannicus
ou Mithridate. Puis voyez-le s'embarrasser d'une Béré-
nice, dont toute la suavité, toute la tendresse, tout le
goût de Racine n'ont pu faire qu'une trop longue idylle.
Plus il va, plus il tombe; pour se relever, il lui aurait
fallu la clairvoyance qui fit chercher à Racine, dans
Athalie, un nouvel ordre de conception dramatique.
Mais à une clairvoyance de ce genre Corneille fut toujours étranger; il reste renfermé dans ces types où la
superbe espagnole, la fierté romaine et la gloire mo-
narchique se combinent, comme elles se combinaient
en effet et plaisaient vers la fin de Louis XIII et sous la
régence d'Anne d'Autriche; et naturellement ces types,
qui ne se renouvelaient pas, s'affaissèrent sous sa main
vieillissante. A ces aveugles de génie, ne demandez
rien que ce qu'ils donnent spontanément.

Mais les aveugles de génie sont rares; et le gros des
hommes a besoin de leçons et ne s'y refuse pas. L'irri-
table Voltaire défaisait et refaisait ses tragédies aux
moindres remontrances de son fidèle d'Argental; et les
deux illustres amis, Boileau et Racine, se rendaient le
service de se censurer. Néanmoins cela ne suffit pas.

Quand Boileau entreprit, ce qui était le plus antipathique à son génie, une ode, il demanda et obtint les critiques de Racine. Ces critiques ne changèrent rien à un si pitoyable morceau. Boileau a dit :

> ... Souvent un esprit qui se flatte et qui s'aime
> Méconnaît son génie et s'ignore soi-même.

Lui si clairvoyant a péché lourdement contre son propre précepte ; il était aussi incapable de composer une ode, qu'était incapable de composer un poëme épique celui qui, suivant sa plaisante expression :

> ... poursuivant Moïse au travers des déserts,
> Court avec Pharaon se noyer dans les mers.

La cour, je le sais, lui demanda cette ode, qu'un' poëte anglais retourna rudement contre lui, quand les alliés eurent repris Namur en présence d'une armée française, comme les généraux de Louis XIV l'avaient prise en présence d'une armée anglo-hollandaise ; mais il devait décliner l'honneur qu'on lui faisait, et le reporter sur Racine, qui, à en juger par les chœurs de ses tragédies, était un vrai et grand lyrique. Est-ce que Boileau n'avait pas reconnu quel vol puissant son ami pouvait prendre, si la gloire de Malherbe l'eût tenté, ou plutôt si, devançant son temps, il eût percé une atmosphère de cour et un étroit classicisme pour chercher une inspiration dans les profondeurs de la nature ou dans celles de l'âme ? Mais devance-t-on son temps ?

Pour *ne pas s'ignorer soi-même et se méconnaître*, il faut se faire une sorte de thermomètre et se choisir un terme de comparaison avec quelque modèle qui convienne à *notre esprit, à notre goût, à nos occupations*. Voltaire, en tant que poëte dramatique, avait pris, afin de *ne pas s'ignorer*, Racine, dont l'élégance, la correction, l'harmonie, la délicatesse avaient pour lui un

charme infini ; et, quelque vif que fût son amour-propre, cette mesure l'avait réduit à une sincère humilité.
Il s'en exprime sans réserve; et, devant cette poésie,
qu'il ne se lasse pas de vanter; il n'a garde de se glori-
fier de l'admiration que ses propres œuvres excitaient
sur la scène. Ses contemporains élevèrent très-haut son
talent dramatique; le siècle présent a notablement
baissé le rang qui lui fut alors assigné ; mais il est vrai
de dire, qu'il ne s'enivra pas des applaudissements, et
qu'il ne perdit jamais de vue la distance qui le sépa-
rait de Racine. C'est un mémorable exemple de la
clarté d'esprit, même dans le plus vif de sa propre
cause, et un exemple le plus éloigné de l'archevêque
de Grénade. Mais Voltaire n'eut pas d'attaque d'apoplexie ; il n'eut pas non plus d'attaque d'infatuation,
demeurant jusqu'au bout lucide et maître de sa force,
qu'il consacra chaque jour davantage, à mesure qu'il
vieillissait, à un service social et qu'il mania avec autant de prudence que d'efficacité.

Il est sage de suivre les bons exemples. Depuis que
je suis livré à la philosophie, j'ai aussi choisi un modèle qui me servît de terme de comparaison ; et c'est le
grand livre d'Auguste Comte. Non pour le style ; ce
n'est pas que je partage les sévérités dont il a été l'objet de la part de ceux qui s'effrayent des nouvelles
choses philosophiques, et qui se prennent de leur effroi
à sa phrase, quelquefois trop pleine, mais jamais
oiseuse. Je l'ai choisi comme le chef de la pensée positive et celui qui l'a le premier inaugurée dans le domaine entier du savoir humain. Là je trouve l'étendue
des perspectives, la puissance des combinaisons, l'enchaînement des conséquences, la fécondité des idées; là,
avec contentement, je me sens disciple et à la seconde
génération d'une doctrine qui grandit. Chaque fois,

cette lecture m'est une leçon de défiance et de confiance : de défiance, quand je vois dans sa grandeur ce qu'exige le nouveau travail philosophique ; de confiance, quand j'aperçois combien est sûr le terrain qui nous a été préparé.

Il est aussi un thermomètre, un terme secondaire de comparaison qu'il ne faut pas négliger, c'est se relire. Se relire, quand on ne le fait pas pour s'admirer, est chose instructive. On y apprend combien, insensiblement et sans s'apercevoir, on a subi de changements. Les idées ne se présentent plus dans le même enchaînement : ici on voudrait ajouter, là retrancher ; ici on approuve, là on désapprouve ; ici on s'étonne qu'on ait suivi tel développement, là qu'on n'ait pas aperçu la voie qui s'ouvrait pour d'amples considérations. En un mot, l'on se trouve tout changé, bien que restant le même. Rester fondamentalement le même en se développant est grande chose. Ce doit être un trouble et une douleur, quand, brûlant ce qu'on avait adoré, adorant ce qu'on avait brûlé, on brise soi-même son identité intellectuelle, comme fit de notre temps le célèbre Lamennais ; mais c'est sérénité et jouissance intime quand, dans l'ordre d'idées où le mouvement général et l'étude particulière nous ont jetés, apparaît une évolution congénère qui agrandit tout, fortifie tout, et que, de simple libre penseur, comme j'étais, on devient philosophe positiviste comme je suis. En se comparant diligemment à soi-même, on reconnaît en quoi l'on a perdu, en quoi l'on a gagné ; on entretient la trame de sa propre évolution ; et c'est avec fruit que l'on se considère dans la jeunesse et dans la maturité, pour ne pas se méconnaître dans la vieillesse.

La vieillesse ! Mme de Sévigné, quand elle en approcha, la vit venir avec une sorte d'horreur naturelle à

une si jolie femme, et se plaignit d'avoir été condamnée, sans qu'on l'eût consultée, à naître, à vieillir, à
mourir, se rejetant finalement, pour échapper à ces
lugubres pensées, dans la volonté de Dieu, d'une façon
qui sentait assez, dans plus d'un passage, la doctrine de
saint Augustin et de Jansénius[1]. Le fait est que vieillir
est, comme tout le reste d'ailleurs, la preuve palpable
qu'une loi naturelle et non une intelligence paternelle .
préside à nos destinées. Si, par quelque décret insonda-
ble, cette intelligence avait voulu que nous mourus-
sions, elle aurait, dans sa miséricorde, voulu en même
temps que nous ne vieillissions pas, et que, jusqu'au
bout, les hommes retinssent la plénitude de leur maturité et les femmes la plénitude de leurs charmes. Et
qu'on ne dise pas que c'est en effet par miséricorde que
la destinée nous a fait vieillir, et qu'il faut s'habituer à
perdre peu à peu la vie pour la perdre sans regret. L'argument aurait quelque valeur (car, en effet, la mort de
l'adulte est, en général, plus pénible que celle du vieillard), si, tous, nous arrivions à ce grand âge où, comme
Fontenelle disait à près de cent ans, on ressent la difficulté d'être, s'éteignant sans souffrance et sans regret.
Mais la vieillesse est le lot des privilégiés; le plus grand
nombre n'y parvient pas ; et, pour me servir de l'expression de Malherbe, *que de blondes jeunesses* sont ra-

1. « Il me semble que j'ai été traînée malgré moi à ce point fatal
où il faut souffrir la vieillesse; je la vois, m'y voilà, et je voudrais
bien au moins ménager de ne pas aller plus loin, de ne point avancer dans le chemin des infirmités, des douleurs, des pertes de mémoire, des défigurements qui sont près de m'outrager, et j'entends
une voix qui dit : il faut marcher malgré vous, ou bien, si vous ne
voulez pas, il faut mourir; qui est une extrémité où la nature ré-
pugne. Voilà pourtant le sort de tout ce qui avance un peu trop ;
mais un retour à la volonté de Dieu et à cette loi universelle où
nous sommes condamnés, remet la raison à sa place et fait prendre
patience » (à Mme de Grignan, 30 novembre 1689).

vies avant le temps et rendent, dans les angoisses d'une
mort ou rapide ou lente, une vie que ceux qui les
entourent espéraient n'avoir pas été donnée pour une
si courte durée et pour si peu d'usage !

Laissons les rêves, et voyons la vieillesse telle qu'elle
est, n'ayant devant elle qu'un court espace dont rien
ne masque plus le terme prochain. Fénelon admire la
vieillesse, et fait exprimer à ses jeunes gens le désir de
franchir l'intervalle dangereux de la vie, et d'atteindre
tout d'un coup à ce grand âge où les passions sont
éteintes et où la sagesse règne en souveraine. J.-J.
Rousseau, au contraire, admire la jeunesse et ses
riches promesses, et, en regard, fait peu de cas de cette
fin de la vie où tout décroît et se resserre. Que le vieillard ne se laisse ni flatter par Fénelon, ni décourager
par Rousseau. Il ne vaut jamais l'homme jeune ; mais,
si la main du temps destructeur ne l'a pas trop mal-
traité, il peut encore valoir quelque chose pour lui-
même et pour les autres. Et de fait c'est uniquement en valant pour les autres que la vieillesse peut
valoir pour elle-même. Dans la pensée et le sentiment, c'est le domaine impersonnel qui seul lui reste
ouvert. Alors, si on a eu l'heureuse chance d'être in-
téressé à quelque œuvre philosophique, scientifique
ou sociale, on y jette sa vieillesse avec d'autant plus
d'abandon que rien n'en distrait plus l'esprit et que le
peu de jours qui restent ne sont bons qu'à être ainsi
dépensés.

Ce n'est pas sans vigilance et sans effort que l'on parvient à se maintenir, autant que se peut maintenir un
organisme entré dans la décadence et la ruine rapides.
Un médecin de Montpellier, M. Bérard, a prétendu, sous
le nom d'*insénescence du sens intellectuel*, que l'intelligence, soustraite à la loi du corps, n'était pas sujette à

vieillir. Il était spiritualiste, et je conçois que ce vieillissement de l'intelligence ait toujours inquiété ceux qui font de cette intelligence l'attribut d'une âme immatérielle. Mais l'*insénescence* de quoi que ce soit dans un être vivant est une erreur physiologique. L'observation universelle a constaté que le vieillard perd incessamment, non-seulement sans gagner, mais sans réparer. De son côté, une anatomie pathologique exercée démontre que, par le progrès de l'âge, il se fait, dans le cerveau, d'inévitables altérations de nutrition auxquelles correspondent les diminutions séniles. A la vérité, comme le cerveau est un organe qui parvient tardivement à sa pleine constitution, il commence tardivement aussi à vieillir. Et il échoit, en effet, à des natures privilégiées de conserver, même dans une grande vieillesse, de hautes qualités. Ainsi, tout récemment encore, nous avons vu avec admiration M. Biot, à l'extrémité de l'âge, travailler, composer, écrire, et jeter à pleines mains, de ses mains si débiles, les trésors de son profond savoir, de son amour pour la science et de son élégance achevée. Mais ces priviléges et ces exceptions, qui d'ailleurs ne manquent pas non plus pour le corps chez quelques robustes vieillards, confirment la règle, loin de la détruire ; et même M. Biot n'aurait plus été capable des grands travaux mathématiques et physiques qui avaient fondé sa réputation. Aussi y avait-il renoncé : il racontait, il recherchait, il contrôlait, il jugeait, en un mot, il éclairait la science et ne l'étendait plus. La faculté des créations et des conceptions, *c'est* là ce qui sépare, de l'homme en sa plénitude, le vieillard en sa décroissance. Mais il lui reste, quand le sort le favorise et qu'il aide le sort, il lui reste le calme de l'âme, la sérénité de l'idée, l'accumulation du savoir, l'étendue du jugement, et quelquefois, dans les heureux moments, quelques sourires de sa jeunesse.

Si, au contraire, le sort et l'organisation ne sont pas favorables, alors, habitué à se surveiller, on le sent, on le voit, on le sait, et l'on fait comme l'illustre physicien Faraday demandant sa retraite à ses auditeurs : « L'affaiblissement graduel de ma mémoire et de mes « autres facultés se manifeste péniblement à moi ; et il « m'a fallu le souvenir de votre bienveillance pour « accomplir ma tâche jusqu'au bout. S'il m'arrive de « professer trop longtemps, ou de manquer à ce que « vous attendez de moi, n'oubliez pas que c'est vous « qui avez voulu me retenir à mon poste. J'ai désiré « me retirer de l'arène, ainsi que doit le faire tout « homme dont les facultés baissent ; mais j'avoue que « l'affection que j'ai pour cette salle et pour ceux qui « la fréquentent est telle, que j'ai de la peine à recon- « naître que l'heure de la retraite a sonné. » C'est de de la sorte qu'au lieu de présenter un spectacle ridicule, un vieillard présente un spectacle touchant.

Voltaire raconte qu'il mena à une représentation du *Grondeur* son père, qui était d'humeur fort grondeuse et qui en gronda un peu moins. De même, grâce à Lesage, l'archevêque de Grenade est en scène et fait réfléchir les amours-propres. L'apoplexie est de trop ; néanmoins la leçon y est, et elle demeure courante et proverbiale. Les auteurs sont avertis, et le public l'est aussi.

LES

SEMEURS DE PESTE

Ce fut une opinion généralement reçue dans le cou--
rant du XVI⁰ siècle, qu'il était possible de semer la
peste, c'est-à-dire de la propager à l'aide de certaines
préparations, et qu'il y avait des semeurs de peste.
Cette opinion ne demeura pas à l'état de pure spéculation ; les tribunaux accueillirent ce genre d'accusations, et prononcèrent contre les coupables vrais ou
faux des supplices cruels comme ceux qui étaient à
l'usage de la justice d'alors.

Cette opinion est-elle fondée ; c'est-à-dire est-il possible de semer la peste ? Avant d'entrer dans l'examen
de cette double question, il faut rapporter les faits qui
la suscitent. Le plus considérable, parce qu'il est le
plus détaillé, est celui de Bonivard pour la ville de
Genève. Voici ce que nous dit ce chroniqueur :

« Cette année (1530), la peste regnoit à Genève ; et ne
souffisoit pas de celle que Dieu envoioit auls hommes
pour les punir de leurs pechez ; mais la malice humaine, non contente de la peine que Dieu donnoit à

son espece, s'y voulut aussy aider; ce que m'a semblé
digne de memoire, et pour ce l'ai ici inseré.

« Y vous fault sçavoir que à Geneve avoit et a encores
ung hospital pestilential pour y retirer les infaictz en
temps de peste ; et y avoit ordinairement ung hospi-
tallier qui fust chirurgien pour penser les malades,
un prebstre pour les consoler et confesser, avec
d'aultres serviteurs à ce deputez, qui estoyent tous
bien stipendiez à cause du danger où ilz se mectoyent,
et mesmement des femmes que chascun particulier
choisissoit tant pour soy subvenir, que pour nectoyer
les maisons infaictes. Lesquelles femmes l'on appelloit
cureresses, qui curoient vrayement, mais non pas pour
cure qu'elles eussent de leur maistre, car elles avoyent
bon gage et desroboyent bien autant vaillant; si avoit
aussi l'hospitalier et le prebstre sa part au butin.

« Si advint que par la grace de Dieu la peste commençoit peu à peu s'appaiser. De quoy mes galanz
n'estoyent pas fort contentz; car gens qui font leur
prouffit du mal ne soubhaitent pas volentiers le bien,
et eussent tousjours voulentiers entretenu le mal. Si
leur vint tout à poinct qu'il y avoit à Geneve ung enfant
de ville d'assez bonne maison, mais adonné à toutes
tromperies, en sorte qu'il en faisoit profession et ne
prenoit que à louenge le nom de meschant, pourveu
que l'on reputast sa meschanceté fine. Et ce nonobstant
il n'avoit encores faict finesse jusque alors reprehen-
sible jusque à peine corporelle. Cestuy se nommoit
Michel Caddo. Si gaigna tant avec ses finesses, qu'il
devint en telle pouvreté qu'il ne sçavoit de quoy vivre,
et n'avoit parent ny ami qui se voulust fier en luy de
le retirer en sa maison; par quoy estoit besoing que
le regnard jouast du meilleur de ses tours. Pour soy
faire norrir et bien penser, il contrefaict le malade de

peste. Incontinent il fut envoyé à l'hospital, et commandé qu'il fust bien traicté; ce qu'il fut, et plus tost
de vin que de julliep ny syrop. Estant là, il voyoit bien
que cette feste ne pouvoit durer que quarante jours ;
car après l'on luy donneroit son congé; pourquoy
s'advisa de la prolonger. Il va pateliner avec l'hospitalier (qu'estoit de Foussigny, mais il avoit esté norry en
Allemaigne et s'appeloit maistre Jehan Placet) d'entretenir cette peste, affin que, deffaisant les aultres, elle
les entretint eulx.

« Premierement ilz delibererent de tous ceulx que
l'on amenoit à l'hospital, que, au lieu de les guarir,
s'ilz ne vouloient morir de eulx mesmes, les faire
morir par poison ou aultre. Item, après qu'ilz estoient
mortz, ils tyroient la peste ou carbuncle qu'ils avoient
sur le corps hors d'icelluy, puis la mectoient en poul-
dre, mixtionnée avec d'aultres drogues; de quoy ilz
donnoient à boire aux frappez de peste, feignant que
c'estoit un breuvaige de guerison. Et non contens de
cela, après que Michiel Caddo eust faict son terme à
l'hospital, ils pouldroient de beaux mouchoirs bien
ouvrez, de belles jarretieres et semblables de cest poison; puis alloit Michiel Caddo par la ville la nuict,
les laissant tumber par la rue çà et là, et principalement devant les maisons où il y avoit à mordre pour
eulx et pour les cureurs et cureresses; et, non contentz
de cela, en frottoient les verroux des portes. Le matin,
le valet ou la chamberiere, au sortir de la maison,
trouvoient de beaulx mouchoirs, de belles jarretieres
et semblables; cuydant avoir gaigné bon butin, les
retiroyent, et puis, devant que s'aller dormir, em-
poygnoient le verroil pour fermer la porte de la maison ou de la bouticque, et souvent le maistre ou la
maistresse ou le filz de l'hostel ; et croc, ilz estoient

happés. Et avoient commodité Caddo, l'hospitalier, le
prebstre et tous ceulx de ceans qu'ils avoient attirés à
leurs cordelles, et aussi aulcuns cureurs et cureresses,
de besoigner de leur mestier.

« Cela demeura caché une espace de temps ; mais
le dyable ne se soucie pas tant de s'ayder à cacher
les pechez de ses suppostz, comme à les leur faire
faire. Quand Caddo eut assez besoigné de nuict, il
ne se peut tenir le faire de jour ; ains, ung jour de
caresme de l'année ensuyvante, laissa tumber un cornet de cet oignement au millieu de la rue de Coustance,
pensant que nul s'en aperceust. Mais il y eut quelcun
qui le vit, et toutes fois ne cuydoit pas que fust chose
si meschante, ains une tromperie de risée, que ce fust
quelque poudre de aloes ou aultre chose pour affiner
les gentz, comme il avoit de coustume, et dict : Ce chat
de Michiel Caddo a laissé tumber icy je ne sçay quoy
pour tromper les gentz ; et le voulut lever. Mais il
y eut quelque personnage plus sage qui dict : Non,
il n'est pas expedient, au temps qui court, de manier
quelque chose trouvée ; leve-le avec quelque chose
sans le toucher, et voyes que c'est. Ils prindrent des
busches de bois avec lesquelles ilz le leverent, et avec
icelles le desploierent ; et incontinent voici en sortir
la plus grande puantise du monde. Chascun s'en esmer-
veilloit, et ne pouvoit l'on sçavoir que c'estoit, fors une
pouvre femme, que, n'avoit pas longtemps, estoit sortie
de l'hospital, où elle avoit esté malade, que dict : Sans
poinct de faulte, messieurs, cecy est faict d'un carbuncle de peste. Et lors chascun de s'esmerveiller, et ne
faillit on en d'aller advertir les syndicques, qui estoient
pour lors Jehan Baslard, Jehan Amy Botheylier, Perrin
Villiet et Jehan Leurier, qui assemblerent incontinent
le conseil et lui exposerent le cas, qui commanda in-

continent au Saultier d'aller happer ce Michiel Caddo,
lequel y trouva se voulant sauver en franchise dedans
le convent des cordeliers dict Rive; car il y avoit desja
senti le benit.

« Si fut happé par le Saultier et mené en prison, où
messieurs les syndicques, avec aultres commis de la
part du conseil, allerent pour le confesser; car c'estoit
aussi auprès de pasque. Et du commencement il con-
trefaisoit le badin, disant aux syndicques : Vous avez
gros tort, messieurs, de me rompre ainsi la teste, et me
destourber de penser en ma confession comme je fais;
attendez jusque après pasque, et je vous diray tout.
Les syndicques luy respondirent : Il faut que vous
confessiez à nouz premierement; et, ainsi qu'il tergi-
versoit, luy presenterent la corde. Incontinent il va
dire que le cornet qu'il avoit jecté estoit plain d'une
boue de playe de grosse verolle qu'il avoit en la jambe.
Quant on luy demanda pourquoy il faisoit cela, il
respondit : Pour ce qu'iceulx se mocquoient de ma
playe, qu'estoit puante, et je leur en vouloye donner
comme à moy, afin qu'ilz ne s'en mocquissent plus.
Les syndicques, non contentz de celle response, luy
feirent donner une estrapade, et lors il declacqua le
totage, accoulpa l'hospitalier et aulcuns cureurs et
cureresses, et d'adventage declara certain preservatif
qu'ilz faisoient pour manier la peste sans dommage,
lequel a esté publié par impression; pourquoy n'en
parlerai plus oultre.

« Incontinent les seigneurs envoyerent se saisir de
ses complices, qui furent examinez, confrontez et tor-
turez. Et parloient tous comme par ung tuiau, excepté
ung valet qui se saulva, lequel l'on appeloit Lentille [1],

1. Si l'on en croit La Roche Flavin (*Biblioth. toulous.* liv. III,

duquel l'on ne tenoit pas grand compte, et ne s'informa on gueres de luy. Ces prisonniers vesquirent jusque après pasque, que l'on les fist morir, mais non pas tous à ung coup ni à ung jour. On les mena sus ung chariot tout autour de la ville, liez à une colomne, nudz jusques à la ceinture. Et avoit le borreau au dessus du chariot du feu tout prest, où il eschauffoit ses tenailles; puis, quant elles estoient toutes rouges, leur en donnoit à chascun carrefour une pinsade, que leur levoit la piece de la chair. Et après furent menez au Molard, où, sus ung eschaufaud, ilz eurent les testes trenchées; puis furent mis en quartiers, et les quartiers avec les testes portez et attachez en divers lieux, excepté au filz de l'hospitalier, auquel à cause de sa jeunesse fut faicte grace de s'en passer pour la teste; et ne fust encore esté deffaict, sans ce qu'il confessa qu'il sçavoit bien composer la mixture paternelle; et pourtant, plustot pour crainte du mal advenir que pour la vengeance du passé, il perdit aussi la vie. » (*Chronique de Genève*, t. II, p. 395-401.)

Ce ne fut pas seulement à Genève que l'on crut à la sémination de la peste, et qu'il y eut pour cela des exécutions capitales. Nous lisons dans La Roche Flavin, *Bibliothèque toulousaine*, livre III, lettre P, titre VII, arr. 2 : « Ceux qui de guet apens et par artifice sement « la peste sont punissables capitalement; à cause de « quoy plusieurs estant decouverts en Albigeois et « Quercy, qui en faisoient de mesme en l'an 1559, « furent condamnés à mort; et, en mesme temps, dans « Toulouse, ayant esté convaincus de cas semblable, « certains des infecteurs publics, par arrest de la cour,

---

lettre P, titre VII, arr. 2, en note), ce Lentille mourut dans le tourment de la question en 1545, pour avoir semé la peste.

« furent condamnez à estre brulez tous vifs à petit
« feu... En l'an 1563, se presenterent au roi certains
« Italiens qui promettoient faire mourir tous les hu-
« guenots de peste; qui fut cause que, peu après, les
« villes de Montpellier, Nismes, Aiguesmortes et autres
« villes huguenottes, se voyant seules en mesme temps
« affligées de peste, firent courir le bruit et publierent
« que c'estoit l'execution de la promesse desdits Ita-
« liens... En l'an 1581, les Parisiens, ayant apperceu
« que la peste s'augmentoit dans leur ville par la me-
« chanceté de telles gens qui semoient la peste par le
« moyen de certaines pourritures, emplastres et autres
« infections, obtindrent permission du roy de tuer sans
« forme de procez ceux qui seroient trouvez commet-
« tans tels actes, pour servir de terreur aux autres. »
- Lafaille (*Annales de Toulouse*, sur l'année 1542) rapporte : « Au mois d'avril, la contagion se découvrit
« dans cette ville; mais, par les soins du capitoul, elle
« n'y fit que peu de progrès. Il y eut deux semeurs de
« peste qui, par arrêt du parlement, furent condamnés
« à être brûlés à petit feu. »

La peste est une maladie fébrile spéciale, caractérisée par des bubons et des charbons. On a longtemps
cru qu'elle n'avait pas sévi dans l'antiquité; c'était une
erreur fondée sur des arguments négatifs, à savoir
qu'aucun auteur ancien n'en faisait mention; mais des
textes grecs, récemment découverts et publiés par le
cardinal Mai, nous ont appris qu'elle avait apparu dès
lors avec ses bubons et ses charbons, et justement
dans les lieux qui la produisent encore, l'Égypte et la
Syrie. Cela, en même temps, a détruit l'opinion de
ceux qui attribuaient la prétendue origine postérieure
de la peste à la désuétude des embaumements en
Égypte et aux inhumations dans une terre si chaude

et périodiquement humectée par les inondations du Nil.

C'est, en effet, de l'Égypte et de la Syrie que la peste est originaire, comme le choléra l'est de l'Inde, la fièvre jaune des côtes occidentales de l'Amérique, et comme la suette le fut de l'Angleterre vers la fin du moyen âge. Cette maladie n'est pas du nombre de celles que nous puissions faire naître artificiellement en négligeant les règles de l'hygiène, comme, par exemple, le scorbut, le typhus, la pourriture d'hôpital, la pyohémie ou infection purulente. Celles-là, on est sûr de les produire toutes les fois que l'on rassemblera certaines circonstances déterminées, d'ailleurs bien connues aujourd'hui.

Depuis plus de trente ans, la peste n'a pas eu d'explosion en Égypte ou en Syrie. On attribue cet heureux événement à de bonnes mesures d'hygiène que la médecine occidentale a suggérées au gouvernement de ces pays. Il n'est pas douteux que de bonnes mesures d'hygiène n'aient une action contre ces redoutables fléaux qui désolent notre pauvre humanité; mais il serait prématuré de se flatter que le vieil ennemi est définitivement vaincu, et qu'il ne fera plus aucun retour offensif.

De là résulte que depuis le même laps de temps nous n'avons eu à signaler dans l'Occident aucun cas de peste. Au reste, il y a longtemps que, grâce aux précautions prises, cette maladie ne pénètre plus dans nos contrées; la dernière invasion en France est celle qui est connue sous le nom de peste de Marseille et du Gévaudan; Moscou a été attaqué il y a moins de temps, ainsi que certains points des côtes de l'Italie. En somme, l'Occident, depuis plus d'un siècle, s'est mis à l'abri des grandes invasions du fléau; mais il n'en était pas de même dans les époques antérieures ; et au commencement du dix-septième siècle, ainsi que durant le seizième, la France, l'Angleterre, la Hollande, l'Allemagne furent très-souvent visitées par cet hôte redoutable. Vu la production de la peste en Égypte et en Syrie, et, parallèlement, vu la cessation de la peste en Occident depuis qu'on se garde contre elle, on peut affirmer que toutes les pestes qui antécédemment l'ont affligé étaient l'effet d'une importation qu'on n'avait pas alors l'idée de combattre.

Semblable en cela à la fièvre jaune et différente du choléra, la peste n'affecte pas la forme pandémique, et, quelque funeste qu'en soit l'action, ne s'étend pas sur le globe entier. Mais, encore là, il ne faut pas se fier à ces cruels et subtils fléaux. Il paraît bien que la mort noire du quatorzième siècle, qui fut une peste, fut aussi une pandémie.

Tandis que la variole, la pustule maligne, la clavelée, la vaccine sont inoculables, la peste ne l'est pas. On peut voir là-dessus les expériences qui furent faites en Égypte à l'hôpital du Caire, sur des condamnés à mort, et que MM. Clot-Bey et Bulard pratiquèrent sur eux-mêmes[1]. On ne peut y opposer ce que rapporte Deidier, médecin de Montpellier : dans la peste de Marseille, cet habile expérimentateur prit de la bile sur des personnes mortes de la peste, et l'introduisit soit dans des plaies faites à des chiens, soit dans leurs veines par injection. A la suite de ces opérations, il vit ces chiens succomber avec des tumeurs, des charbons, des gangrènes qu'il compara à ceux des pestiférés, mais qui, dans la réalité, ne sont que les accidents bien

---

1. *De la peste observée en Égypte*, par Clot-Bey. Paris 1840, p. 353 et suiv.

connus de toute inoculation de matières putrides.

Si elle n'est pas inoculable, elle n'en est pas moins contagieuse et transportable. Pour le démontrer, il n'est pas besoin de citer les cas particuliers; il suffit de rappeler ce fait général et décisif que la peste produite en Égypte et en Syrie arrive en Occident. Pour le choléra, le principal véhicule du miasme empoisonneur est dans les déjections; pour la peste, il est dans les chemises, draps, vêtements, lits qui ont servi au malade. C'est pour cette raison que les personnes qui ont servi les pestiférés ont été parfois des agents de transmission. « Il n'est pas naturel, écrit M. Dupont à Dodart [1], de laisser commercer en public, après un simple parfum, les personnes qui ont servi les pestiférés. On expérimente tous les jours que ceux qui ont été avec des pestiférés donnent la peste à des gens, sans l'avoir. On doit leur faire quitter toutes les hardes qu'ils ont, les laver de la tête aux pieds avec du vinaigre... » Ce conseil était un résultat des observations faites durant la peste de Marseille, qui fut si meurtrière.

Ces véhicules principaux de la peste et du choléra n'empêchent pas que l'atmosphère du malade lui-même ne soit infectieuse dans une certaine mesure. Au reste, cette contagion, de quelque façon qu'elle s'opère, est bien loin d'être absolue et immanquable; même, les cas d'immunité sont tellement fréquents que des médecins ont soutenu qu'elle n'existait ni pour le choléra ni pour la peste. C'est une erreur; la contagion en est maintenant démontrée. Qu'il y ait une certaine somme de péril, il faut le savoir, afin de la diminuer par

---

1. *Traité des causes, des accidents et de la cure de la peste.* Paris 1742, p. 193.

toutes les précautions que cette connaissance suggère.
Il faut le savoir aussi, afin de la braver avec courage
et intelligence dans tous les cas où les devoirs soit privés, soit publics le commandent. Tout médecin agira,
comme fit Chicoyneau, dans la peste de Marseille.
« Parmi ces députés (les médecins envoyés au secours
« de la ville affligée), l'illustre M. Chicoyneau se dis-
« tingua par son zèle et par son courage; quand les
« médecins et les chirurgiens sont frappés de terreur,
« il paraît dans la ville, et entre dans toutes les infir-
« meries; les lits des pestiférés ne l'effraient pas; il les
« approche avec tranquillité, il examine leurs maux
« comme il aurait examiné une fièvre tierce, il respire
« l'air qui sort de la bouche des mourants, il les con-
« sole, il présente lui-même des bouillons à ces misé-
« rables, qui ne voyaient partout que l'image de la
« mort. Il porte les mains sur les charbons, sur les
« bubons ouverts; par un excès de zèle, il ouvre des
« cadavres couverts des ravages de la peste, il examine
« les viscères, il les touche, il les dissèque plusieurs
« fois (*Traité des causes, des accidents et de la cure de
« la peste*, p. 117). » Depuis Chicoyneau et Marseille,
les redoutables contagions n'ont pas manqué, et n'a
pas manqué non plus le dévouement des médecins.

Il a été constaté que les individus qui ont été affectés
de la peste une première fois sont généralement réfractaires à une nouvelle invasion. Ces gens, connus
sous le nom de *mortis* en Orient, sont employés de
préférence comme gardes auprès des pestiférés; ils ne
prennent aucune précaution en soignant les malades,
en enterrant les morts, en maniant leurs hardes; et
même ils couchent et mangent dans leur voisinage.
La première attaque de peste exerce sur eux une faculté préservatrice et modifiante. La plupart des *mortis*

échappent intacts; quelques autres ressentent des douleurs dans les anciennes cicatrices des bubons, sans
autres symptômes; c'est le très-petit nombre qui est
atteint d'accidents graves.

Voilà le côté médical de la peste; en voici un côté
moral durant les ravages de celle de 1530 à Genève :
« J'hay demeuré en quelque lieu de ce pays, tandis
« que la peste y briguandoit, en telle sorte que en telle
« maison ha esté qu'elle n'y laissa aucun habitant,
« jáçoit qu'il en y eust plus de seize ou dix-huit. Je ne
« failloie pas de veoir porter devant mon logis six ou
« sept corps pour le moins ensevelir. Ce nonobstant,
« vous eussiez veu les filles dancer au virolis, et chan-
« ter des chansons de caresme-prenant. Et cependant
« voyez l'une d'entre elles que le frisson de la fievre
« serroit, et commençoit à s'estendre, si qu'il failloit
« l'emporter en sa mayson et dès sa mayson le matin
« au cemitiere, et n'entrerompoient pas les autres
« leur dance pour cela. En sorte qu'il me souvenoit
« d'un trouppeau de porceaux que l'on meine à la
« foire ou au marché; et leur mect on au devant un
« vaisseau plain d'orge ou d'avoyne qu'ilz mangent, et
« cependant vient un boucher qui prent le plus gras
« du trouppeau par le pied, luy met le pied sus la
« gorge qu'il luy ouvre pour veoir s'il est mesel (ladre);
« et, s'il le treuve sain et net, luy met le cousteau au
« gousier, et le saigne, et tue; et cependant ses com-
« paignons ne laissent pas de se paistre (Bonivard, des
« Difformes Reformateurs, p. 152). »

Tout ceci posé, est-il possible de semer la peste? Oui,
sans doute; et ce serait en transportant dans une maison saine un pestiféré, ou bien les objets de vêtement
et de literie qui lui ont servi. Cette pratique, répétée
dans plusieurs maisons, les empoisonnerait, non pas

toutes, mais un certain nombre : or est-ce cela que
faisaient les semeurs de peste au dire des jugements
qui les ont condamnés? Pas le moins du monde. Ce
qu'ils employaient, c'était la matière du charbon pestilentiel.

Cette matière, ils étaient accusés de l'employer de
deux façons, à l'intérieur et à l'extérieur.

Dans le premier cas, après avoir tiré la matière du
charbon hors du corps du pestiféré, ils la mettaient en
poudre, et, la mixtionnant à d'autres drogues, ils la
faisaient boire aux frappés de peste dont ils voulaient
hâter la fin. Or l'on sait positivement que, si l'introduction des matières putrides soit par inoculation sous
la peau, soit par injection dans les veines, produit les
effets les plus graves, elle est au contraire inoffensive
quand elle se fait par les voies digestives; et Deidier,
que j'ai cité, avait, dès la peste de Marseille, établi
cette innocuité en montrant que les chiens de l'hôpital qui mangeaient toutes sortes de débris provenant
de pestiférés demeurèrent bien portants.

Dans le second cas, avec cette poudre faite de débris
de charbons, ils poudraient des mouchoirs, des jarretières, et les laissaient tomber dans la rue ; ou bien
ils en frottaient les verrous des portes ; ou bien enfin
ils remplissaient de cette poudre un cornet de papier,
et le laissaient tomber dans la rue. Alors, au dire des
informateurs, malheur à celui qui ramassait le mou-
choir ou la jarretière, qui mettait la main sur le ver-
rou, ou qui ouvrait le cornet malfaisant! Il était aussitôt pris de la peste. Sans rappeler qu'il est faux que
la peste, même dans la véritable contagion, se communique avec cette infaillibilité et cette promptitude,
il est certain que ce n'est pas par la matière carbon-
culeuse que la peste se transmet; c'est par l'atmosphère

du malade et par les linges et draps qui lui ont appartenu. De ce côté encore, les semeurs de peste doivent être déchargés, sinon de mauvaise intention, du moins d'action nuisible sur la santé publique.

A cette opinion que les débris d'un charbon pestilentiel pouvaient communiquer la peste, le hasard des superstitions humaines a donné un pendant singulier et contradictoire. Dans la peste qui sévit en Grèce pendant les années 1827 et 1828, plusieurs personnes eurent recours aux amulettes, et quelques-unes imaginèrent de porter comme préservatif un morceau de charbon de peste[1]. Ceux qui usèrent de tels amulettes n'en ressentirent aucun bien, cela va sans dire; mais ils n'en ressentirent aucun mal, en dépit des arrêts que de fausses notions dictaient aux parlements du XVIe siècle.

De cette discussion il résulte que la sémination de la peste fut un faux crime, comme le fut la sorcellerie. Dans la gravité d'un crime imaginaire, il n'y a point de limites. L'imagination put grossir autant qu'elle le voulut les terreurs que la communication d'un mal formidable ou les relations avec les noirs esprits inspiraient, et le châtiment que méritaient de pareils coupables. Aussi les supplices cruels, le feu, le petit feu, les tenailles rouges ne furent pas ménagés. Pauvre humanité !

Mais, bien qu'il ne fût pas possible de semer la peste, y a-t-il eu des semeurs de peste, comme existèrent les sorciers, bien que la sorcellerie n'existât pas? Ceci est une question toute différente. Est-il vrai que des misérables aient fait des tentatives, illusoires sans doute, mais réelles, pour propager la contagion? Je ne

---

1. Gosse, *Relation de la peste en Grèce*, p. 189.

me fie pas à la torture qui arrache du torturé le faux
comme le vrai. Je ne me fie pas davantage aux rumeurs
populaires. Celui qui aujourd'hui croirait, d'après la
foule criant à l'empoisonnement et les affiches du pré-
fet de police ne la contredisant pas, qu'en 1832, à Paris,
aux premiers effets foudroyants du choléra, les médecins
empoisonnaient les citoyens, se tromperait. Il est donc
possible qu'on se trompât, si on accordait une foi absolue aux accusations populaires et aux arrêts des parlements contre les semeurs de peste. Il est bien manifeste que frotter les verrous avec de la poudre de
charbon de peste, laisser tomber des mouchoirs ou des
jarretières qui auraient été saupoudrées de la sorte,
sont des actes qui échappent à toute vérification positive. On cite encore à leur charge le dépôt dans la rue
de cornets contenant des détritus de charbon ; cela est
un fait matériel qui a pu être constaté. Il en est de
même des emplâtres infectieux que, dit-on, ils préparaient et disséminaient. Ces choses-là rentrent dans le
domaine de celles qui sont susceptibles d'être prou-
vées par témoignages ; on doit admettre que les parlements auront mis le plus grand soin à les établir,
puisqu'il faut bien admettre qu'ils sévirent avec une
extrême cruauté contre un crime imaginaire en fait.

Il n'est aucunement impossible qu'il se soit établi
une relation morbide entre l'opinion publique qui
admettait la sémination de la peste et l'esprit de
quelques misérables qui, se croyant le pouvoir de mal
faire, en ressentirent le désir. La croyance populaire à
la sorcellerie, réagissant de cette façon, a engendré
beaucoup de prétendus sorciers.

Ici peut avoir place un fait singulier, consigné dans
Dion Cassius, qui n'est pas sans quelque rapport avec
les semeurs de peste. Malheureusement, il se trou-

vait dans les livres perdus de cet historien, et n'est
conservé que dans l'Épitome de Xiphilin, au règne de
l'empereur Commode : « Il survint une maladie aussi
« intense qu'aucune que je sache. Souvent il mourut
« dans Rome deux mille personnes en un seul jour.
« Beaucoup aussi, non-seulement dans la capitale,
« mais aussi, pour ainsi dire, dans tout l'empire,
« furent victimes de manœuvres criminelles; car des
« scélérats, enduisant de petites aiguilles avec des poi-
« sons pernicieux, introduisirent par ce moyen, à prix
« d'argent, chez d'autres le venin. Cela se fit aussi sous
« Domitien. » Voici ce que le même abréviateur nous
dit au règne de ce prince : « Certaines gens s'avisèrent
« de piquer avec des aiguilles empoisonnées ceux qu'il
« leur plaisait, et beaucoup de gens mouraient, sans le
« sentir, des suites de ces piqûres; d'un autre côté,
« beaucoup de ces coupables ayant été dénoncés fu-
« rent punis. Ce crime ne fut pas seulement commis
« à Rome; il le fut, pour ainsi dire, dans tout l'uni-
« vers. » Il est difficile de se faire une idée de la portée de ces textes. Dans le cas sous Commode, il règne
en même temps une très-violente épidémie, et l'on
pourrait songer à des inoculations à l'aide d'aiguilles
trempées dans les liquides morbides, d'autant plus
que la maladie qui désolait alors Rome et l'empire tout
entier fut une fièvre avec éruption, et dès lors probablement inoculable. Mais cette supposition ne trouve pas
d'appui dans le cas sous Domitien; là il n'est fait mention d'aucune épidémie concomitante. Bien plus, on
dit que les personnes piquées avec ces dangereuses
aiguilles mouraient sans le sentir. Parmi les poisons
susceptibles d'enduire des aiguilles et de causer par
une piqûre des morts promptes et sans le sentir, nous
ne connaissons que le curare. Or le curare, composi-

tion vénéneuse découverte par les peuplades sauvages de l'Amérique du Sud, n'était pas à la disposition des anciens. Possédaient-ils le secret de quelque composition non moins promptement délétère? Nous l'ignorons absolument.

Tout en croyant à la sémination de la peste, l'opinion s'inquiéta de savoir comment, la peste étant si immanquablement communicable qu'on la transmettait avec des mouchoirs, des jarretières, des sachets, ou en frottant les verrous des portes, les gens qui la propageaient pouvaient la manier impunément. Voici comment on écarta cette apparente contradiction : « Et est « à remarquer, dit La Roche Flavin, *loc. cit.*, que les « maîtres de cet art, comme a été vérifié, pour se gar- « der eux-mêmes d'être surpris de la peste, se font des « ulcères à la peau, sur la région du cœur, avec herbes « caustiques, voulant par ce moyen donner exhalaison « au venin qui va toujours droit au cœur; ce que j'ai « appris des médecins être un souverain remède pré- « servatif et curatif de la peste. » Ai-je besoin de noter que le venin ne va pas droit au cœur [1], qu'en vain se ferait-on des ulcères à la peau, sur la région du cœur, et que jusqu'à présent on ne connaît d'autre préservatif de la peste que de se tenir loin des lieux où elle règne? Astruc, qui croyait aux semeurs de peste, et qui note qu'ils préparaient et pétrissaient, sans être offensés, les drogues infectées, ne croyait pas sans doute (je l'espère pour son savoir médical) que des herbes caustiques appliquées sur la région précordiale procurassent aucune immunité.

Je viens de montrer au lecteur un épisode de la

---

1. Cette erreur prévalait encore du temps de Bossuet; il en fait mention en parlant des rumeurs d'empoisonnement au sujet de la duchesse d'Orléans. Voy. p. 434.

peste, petit sans doute, mais bien entaché d'erreur et de mal. Ce n'est pas la faute de l'homme, si la nature déchaîne à l'improviste contre lui de formidables fléaux qui précipitent les victimes par milliers dans les cimetières, et qui font le deuil et le vide dans les villes et dans les campagnes. Ce n'est pas non plus sa faute, si, troublé par de pareilles apparitions, obligé de se faire à la hâte un système, de prendre un parti et d'agir, il se trompe souvent et beaucoup. Mais le même malheur qui veut qu'il se trompe veut aussi que ses erreurs aient des contre-coups funestes et lointains. Ici, par exemple, elles vont susciter de fausses justices, allumer les bûchers à petit feu, et chauffer les tenailles ardentes. Que faire donc? S'indigner contre les erreurs pour ainsi dire fatales du passé? Le mot *fatales* indique quel doit être le caractère de cette indignation. Elle devient le ferme propos d'étudier selon la bonne méthode nos pestes corporelles et morales. Puisque, grâce à nos aïeux, nous sommes pourvus d'un meilleur outillage scientifique, et que nous voyons plus nettement comment il faut chercher, tirons des faits positifs les doctrines positives, et sur ce fondement établissons un système de conduite avec prudence et humanité : avec prudence, car notre savoir d'aujourd'hui sera agrandi demain ; avec humanité, car il faut tâcher que nos descendants ne s'indignent, à leur tour, de nos erreurs fatales.

FIN.

TABLE

FIN DE LA TABLE.

Paris. — Imp. Viéville et Capiomont, rue des Poitevins, 6

www.ingramcontent.com/pod-product-compliance
Lightning Source LLC
Chambersburg PA
CBHW060915220326
41599CB00020B/2967